癌症症状学

Cancer Symptom Science

评测、机制和管理
Measurement, Mechanisms, and Management

主　　编　Charles S. Cleeland
　　　　　Michael J. Fisch
　　　　　Adrian J. Dunn

主　　译　张宏艳　李小梅

副 主 译　梁　军　李　方

名誉主译　刘端祺

主　　审　王　欣　石丘玲

学术秘书　高伟健

人民卫生出版社

图字号：01-2018-1233

图书在版编目（CIP）数据

癌症症状学：评测、机制和管理 /（美）查尔斯·S. 克里夫兰（Charles S. Cleeland）主编；张宏艳，李小梅主译. —北京：人民卫生出版社，2019

ISBN 978-7-117-28639-8

Ⅰ. ①癌… Ⅱ. ①查…②张…③李… Ⅲ. ①肿瘤学—临床医学—研究 Ⅳ. ①R73

中国版本图书馆 CIP 数据核字（2019）第 129763 号

| 人卫智网 | www.ipmph.com | 医学教育、学术、考试、健康，购书智慧智能综合服务平台 |
| 人卫官网 | www.pmph.com | 人卫官方资讯发布平台 |

版权所有，侵权必究！

癌症症状学：评测、机制和管理

主　　译：张宏艳　李小梅
出版发行：人民卫生出版社（中继线 010-59780011）
地　　址：北京市朝阳区潘家园南里 19 号
邮　　编：100021
E - mail：pmph @ pmph.com
购书热线：010-59787592　010-59787584　010-65264830
印　　刷：北京盛通印刷股份有限公司
经　　销：新华书店
开　　本：787 × 1092　1/16　印张：23
字　　数：589 千字
版　　次：2019 年 7 月第 1 版　2020 年 1 月第 1 版第 2 次印刷
标准书号：ISBN 978-7-117-28639-8
定　　价：149.00 元

打击盗版举报电话：010-59787491　E-mail: WQ @ pmph.com
（凡属印装质量问题请与本社市场营销中心联系退换）

译者名单

主　译

张宏艳（解放军总医院第七医学中心）

李小梅（解放军总医院第二医学中心）

副 主 译

梁　军（北京大学国际医院）

李　方（解放军总医院海南医院）

名誉主译

刘端祺（解放军总医院第七医学中心）

主　审

王　欣（美国MD安德森癌症中心）

石丘玲（美国MD安德森癌症中心）

学术秘书

高伟健（解放军医学院研究生院）

译　者（以姓氏笔画为序）

王　飞（解放军总医院第七医学中心）

王　玮（空军军医大学唐都医院）

王　莉（解放军总医院第七医学中心）

王　喆（大连大学附属中山医院）

王社论（解放军战略支援部队特色医疗中心医院）

王春红（吉林大学第二医院）

史振峰（新疆维吾尔自治区人民医院）

吕嘉晨（哈尔滨医科大学附属肿瘤医院）

朱　眉（郑州市第六人民医院）

朱燕娟（广州中医药大学第二附属医院）

刘　昊（安徽医科大学第一附属医院）

刘慧龙（解放军总医院第七医学中心）

杜瀛瀛（安徽医科大学第一附属医院）

李　方（解放军总医院海南医院）

李　艳（美国MD安德森癌症中心）

李　倩（解放军总医院第七医学中心）

李　强（空军军医大学附属唐都医院）

杨　敏（中国医学科学院肿瘤医院）

佟学金（哈尔滨医科大学附属肿瘤医院）

闵　婕（空军军医大学附属唐都医院）

张玉松（苏州大学附属第二医院）

陈方国（解放军第960医院）

易立涛（福建华侨大学）

周文丽（海军军医大学附属长征医院）

赵　翌（大连医科大学附属第一医院）

施雅真（美国MD安德森癌症中心）

贾　佳（解放军总医院第七医学中心）

高　晖（美国MD安德森癌症中心）

高伟健（解放军医学院研究生院）

黄咏仁（美国德州A&M大学）

梁　峰（解放军总医院第五医学中心）

编者名单

Sonia Ancoli-Israel, PhD
Department of Psychiatry, University of California San Diego, La Jolla, California, USA

Vickie E. Baracos, PhD
Department of Oncology, University of Alberta, Edmonton, Canada

Jessica A. Boyette-Davis, PhD
Department of Pain Medicine, The University of Texas M. D. Anderson Cancer Center, Houston, Texas, USA

Joanna M. Brell, MD
Community Oncology and Prevention Trials Research Group, National Cancer Institute, Rockville, Maryland, USA

Tristin D. Brisbois Clarkson, PhD
Department of Agricultural Food and Nutritional Science, University of Alberta, Edmonton, Canada

Michael A. Burke, MD
Department of Psychiatry and Behavioral Sciences, Winship Cancer Institute, Emory University School of Medicine, Atlanta, Georgia, USA

David Cella, PhD
Department of Medical Social Sciences, Northwestern University Feinberg Medical School and The Robert H. Lurie Comprehensive Cancer Center of Northwestern University, Chicago, Illinois, USA

Victor T. Chang, MD, FACP
Section of Hematology Oncology, VA New Jersey Health Care System, East Orange, New Jersey, USA; Department of Medicine, UMDNJ-NJMS, New Jersey, USA

Charles S. Cleeland, PhD
Department of Symptom Research, The University of Texas M. D. Anderson Cancer Center, Houston, Texas, USA

Robert Dantzer, PhD, DVM
Integrative Immunology and Behavior Program, Departments of Animal Sciences and Medical Pathology, University of Illinois, Urbana, Illinois, USA

Patrick M. Dougherty, PhD
Department of Pain Medicine, The University of Texas M. D. Anderson Cancer Center, Houston, Texas, USA

Adrian J. Dunn, PhD
Department of Psychology and Pacific Biosciences Research Center, University of Hawaii at Manoa, Honolulu, Hawai'i, USA

Diane L. Fairclough, DrPH
Department of Biostatistics and Informatics, University of Colorado, Denver, Aurora, Colorado, USA

Michael J. Fisch, MD, MPH
Department of General Oncology, The University of Texas M. D. Anderson Cancer Center, Houston, Texas, USA

Perry N. Fuchs, PhD
Departments of Psychology and Biology, Center for the Study of Health and Illness, The University of Texas at Arlington, Arlington, Texas, USA

Sergio A. Giralt, MD
Adult Bone Marrow Transplant Service, Memorial Sioan-Kettering Cancer Center, New York, New York, USA

Luca Imeri, MD
Department of Physiology and Giuseppe Moruzzi Centre for Experimental Sleep Research, University of Milan Medical School, Milan, Italy

Edward F. Jackson, PhD

Department of Imaging Physics, The University of Texas M. D. Anderson Cancer Center, Houston, Texas, USA

Aminah Jatoi, MD

Department of Oncology, Mayo Clinic, Rochester, Minnesota, USA

Juan Miguel Jimenez-Andrade, PhD

Department of Pharmacology, Arizona Cancer Center, University of Arizona, Tucson, Arizona, USA

Valen E. Johnson, PhD

Department of Biostatistics, The University of Texas M. D. Anderson Cancer Center, Houston, Texas, USA

Keith W. Kelley, PhD

Integrative Immunology and Behavior Program, Departments of Animal Sciences and Medical Pathology, University of Illinois, Urbana, Illinois, USA

Nisha Lassi, MD

Department of Medicine, Mayo Clinic, Rochester, Minnesota, USA

Bang-Ning Lee, PhD

Department of Hematopathology, The University of Texas M. D. Anderson Cancer Center, Houston, Texas, USA

Richard T. Lee, MD

Department of General Oncology, The University of Texas M. D. Anderson Cancer Center, Houston, Texas, USA

Lianqi Liu, MD

Department of Psychiatry, University of California San Diego, San Diego, California, USA

Patrick W. Mantyh, PhD, JD

Department of Pharmacology, Arizona Cancer Center, University of Arizona, Tucson, Arizona, USA; Research Service, VA Medical Center, Minneapolis, Minnesota, USA

Mary W. Meagher, PhD

Department of Psychology, College of Liberal Arts, Texas A&M University, College Station, Texas, USA

Tito R. Mendoza, PhD

Department of Symptom Research, The University of Texas M. D. Anderson Cancer Center, Houston, Texas, USA

Christina A. Meyers, PhD

Department of Neuro-Oncology, The University of Texas M. D. Anderson Cancer Center, Houston, Texas, USA

Andrew H. Miller, MD

Department of Psychiatry and Behavioral Sciences, Winship Cancer Institute, Emory University School of Medicine, Atlanta, Georgia, USA

Lesley-Ann Miller, PhD, MS

Department of Drug Use Policy and Pharmacoeconomics, The University of Texas M. D. Anderson Cancer Center, Houston, Texas, USA

Lori M. Minasian, MD

Community Oncology and Prevention Trials Research Group, National Cancer Institute, Rockville, Maryland, USA

Ruchika Mohla, MS

Department of Psychiatry, University of Medicine & Dentistry of New Jersey – New Jersey Medical School, Newark, New Jersey, USA

Ann O'Mara, PhD, RN, FAAN

Community Oncology and Prevention Trials Research Group, National Cancer Institute, Rockville, Maryland, USA

Mark R. Opp, PhD

Department of Anesthesiology and Pain Medicine, University of Washington, Seattle, Washington, USA

T. Dorina Papageorgiou, PhD, MHSc

Department of Neuroscience, Baylor College of Medicine, Houston, Texas, USA

Russell K. Portenoy, MD

Department of Pain Medicine and Palliative Care, Beth Israel Medical Center, New York, New York, USA

Charles L. Raison, MD

Department of Psychiatry and Behavioral Sciences, Winship Cancer Institute, Emory University School of Medicine, Atlanta, Georgia, USA

James M. Reuben, PhD
Department of Hematopathology, The University of Texas M. D. Anderson Cancer Center, Houston, Texas, USA

Jane A. Scott, PhD
Mapi Values, PLC, Macclesfield, Cheshire, UK

Maria Sgambati, MD
Biomedical Consultant, Washington DC, USA

Qiuling Shi, MD, PhD
Department of Symptom Research, The University of Texas M. D. Anderson Cancer Center, Houston, Texas, USA

Allan Siegel, PhD
Department of Neuroscience & Neurology, University of Medicine & Dentistry of New Jersey – New Jersey Medical School, Newark, New Jersey, USA

Ellen Stovall
National Coalition for Cancer Survivorship, Silver Spring, Maryland, USA

Javier O. Valenzuela, PhD, MS
Department of Symptom Research, The University of Texas M. D. Anderson Cancer Center, Houston, Texas, USA

Lynne I. Wagner, PhD
Department of Medical Social Sciences, Northwestern University Feinberg Medical School and The Robert H. Lurie Comprehensive Cancer Center of Northwestern University, Chicago, Illinois, USA

Xin Shelley Wang, MD, MPH
Department of Symptom Research, The University of Texas M. D. Anderson Cancer Center, Houston, Texas, USA

Jane C. Weeks, MD, MSc
Dana Farber Cancer Institute, Harvard Medical School, Boston, Massachusetts, USA

Jeffrey S. Wefel, PhD
Department of Neuro-Oncology, The University of Texas M. D. Anderson Cancer Center, Houston, Texas, USA

Loretta A. Williams, PhD, RN, MSN, BSN
Department of Symptom Research, The University of Texas M. D. Anderson Cancer Center, Houston, Texas, USA

Wendy V. Wismer, PhD
Department of Agricultural Food and Nutritional Science, University of Alberta, Edmonton, Canada

Randall T. Woodruff, BS
Department of Psychiatry, University of Medicine & Dentistry of New Jersey – New Jersey Medical School, Newark, New Jersey, USA

Steven S. Zalcman, PhD
Department of Psychiatry, University of Medicine & Dentistry of New Jersey – New Jersey Medical School, Newark, New Jersey, USA

Haijun Zhang, MD
Department of Pain Medicine, The University of Texas M. D. Anderson Cancer Center, Houston, Texas, USA

致中国读者

我很高兴向所有参与将这本书提供给中国读者的人们致谢,特别感谢刘端祺教授促成此书中文版的出版。癌症患者由于疾病或对疾病的治疗而经历痛苦,减轻这些痛苦需要多个学科的研究工作。本书意欲阐述从基础实验室科学到癌症患者人群研究的跨学科研究如何协力使患者更容易忍受疾病及耐受治疗。

It is a pleasure for me to thank all people that have been involved in making this book available to the Chinese reader, with a special thanks to Professor Duanqi Liu for making the Chinese edition of this book possible. Alleviating distress that so many cancer patients experience as part of their disease or due to our treatment of the disease will require the research effort of many disciplines. This book represents an attempt to illustrate how interdisciplinary research ranging from basic bench laboratory science to research in patients with cancer might be combined to make the disease more tolerable and treatment more bearable.

我们在理解癌症的基本生物学以及如何控制疾病进展方面取得了很大进步。一些患者群体的寿命更长。然而,相比之下,对减少疼痛和其他症状,改善功能与生活质量,我们所需科学的理解和实践并未得到应有的重视。

We are making great strides in understanding the basic biology of cancer and in bringing this understanding to delaying the progression of disease. Some groups of patients are living longer. By contrast, however, our understanding and implementation of the science needed to reduce pain and other symptoms, improve function, quality of life has not received attention they deserve.

我们希望本书中介绍的各种方法将激发多学科协作方法,从而促进症状科学的研究。个体化医疗已成为癌症和治疗研究的既定目标。关于遗传学、癌症发生和治疗耐受的分子机制、新药开发和治疗方法的复杂性以及预测患者对特定疗法反应能力的新信息,使我们对癌症可以得到控制更加乐观。

Our hope is that the various approaches represented in this book will inspire a multidisciplinary approach that will lead to collaborative research in symptom science. Personalized medicine has become the stated goal in disease and treatment research for cancer. New information about genetics, molecular mechanisms in cancer promotion and treatment resistance, increased sophistication in the development of novel drugs and methods for treatment, and increasing ability to predict what patients will respond to specific therapies has increased optimism that cancer can be managed.

同样需要广泛的合作用于研究疾病症状及降低生活质量和功能的治疗毒性。本书提供了有关如何协作的样板。虽然它是在几年前编写的,但是症状科学领域缺乏进展,因此本书的内容目前仍然具有指导意义。

The same breadth of collaboration needs to be applied to the research for symptoms of disease and the toxicities of therapy that degrade quality of life and function. This book offers a template about how this collaboration might look like. It was written several years ago, but the lack of progress in this area makes the content still relevant.

在过去二十多年中,我非常高兴与中国科学家和临床医生合作,共同治疗疼痛和其他症状。在全国范围内的肿瘤学实践中,教学和实施疼痛评估和管理取得了很大进展。很多人为成功改善疼痛控制做出了贡献。在所有这些敬业的人中，我特别感动李同度教授的热情和奉献精神，他激励了我和其他许多致力于让癌症患者更加舒适的人们。多年来，许多中国肿瘤学专业人士的奉献精神、创造力和见解让我印象深刻。我也对传统中医缓解症状的潜力印象深刻。临床实践和研究表明，一些中医方法可以缓解症状。但是，进一步了解为什么这些中医方法能够发挥作用将会更有所帮助。

It has been my great pleasure to collaborate with Chinese scientists and clinicians over the last two decades in the management of pain and other symptoms. Great progress has been made for teaching and implementing pain assessment and management in oncology practice nationwide. So many have contributed to the success of improved pain control. Of all these dedicated people, I especially would like to acknowledge the enthusiasm and dedication of Professor Tongdu Li, who was an inspiration to me and so many others who worked to make cancer patients more comfortable. I continue to be impressed by the efforts from many Chinese oncology professionals with their dedication, creativity, and insights. I also remain impressed by the potential of traditional Chinese medicine (TCM) to offer symptomatic relief. Clinical practice and studies have demonstrated that some TCM methods do provide symptom relief. But it would be helpful to know more why some of these TCM products work.

在美国，国家癌症研究所制定了一项专门用于减少癌症治疗毒性基础研究的专项资助计划，并支持许多临床试验，以减少癌症症状，特别是疼痛和疲劳。制药公司正在开发缓解各种症状（如神经性疼痛、疲劳、恶病质和呼吸困难）的药物。中国在基础研究和临床研究方面已有实力将症状研究作为当务之急的规划，这将为千百万患者在抗癌治疗和生存期间提供福利。

In the US, the National Cancer Institute has developed a special funding program devoted to basic research in toxicity reduction, and supported many clinical trials to reduce cancer symptoms, especially pain and fatigue. Pharmaceutical companies are developing drugs that reduce a variety of symptoms (e.g., neuropathic pain, fatigue, cachexia, dyspnea). China has the maturity in both basic and clinical research to make symptom-focused research a top priority, providing benefit for millions of patients during active treatment and survivorship.

Charles S. Cleeland

（王欣 译）

中文版序

当我看到这本书的时候，便被书的题目所吸引。癌症，症状，科学，这三者有何内在联系？癌症的症状研究如何成为科学？从如何测评患者对身体不适的主观感觉，到研究症状发生的机制，从而形成对症状有针对性的治疗和管理。我们发现对癌症症状的认识，已从一般的治疗，上升为系统科学的理论认知。同时，本书提出将研究转化为指导临床症状干预，推动新的药物研发的思路和方法。这种前瞻性探索的视角使我感到这本书的非凡意义。

3M（Measurement，Mechanisms，Management）是本书阐述的核心内容。

Measurement（评测）。症状量表的研制与应用，使者的主观症状得以量化评估，为临床治疗和药物干预效果的研究提供了工具，突破了症状—这一患者主观感觉研究发展的瓶颈。有了可以评估症状程度、变化的工具，使症状治疗有了评价治疗效果的方法，我们才能体会到科学方法植入症状临床研究的重要意义。

Mechanisms（机制）。本书用大量的证据论述了目前在症状基础研究领域的进展，例如：炎症因子与肿瘤相关症状产生的关系；动物模型的建立及其对药物研究的作用；使用分子影像学技术，观察研究有关症状在人体内发生的现象和变化；利用生物学技术和基因检测等手段，研究症状的生物学行为机制，识别易感人群，研发药物治疗靶点并预测治疗效果等等，建立以机制为重点的研究，提出症状机制假说，发现治疗药物，并进行药物干预临床研究，使我们为实现有效控制患者的各种症状，从实验研究向临床转化的目标更加明确。

Management（管理）。肿瘤症状的发生是复杂的，临床表现与多种因素相关。正因为此，症状的管理需要及时，反复，全面的评估，以及跨学科的合作团队。通过典型病例和癌症症状发生的流行病学研究，我们发现症状不仅与癌症病情、治疗方法有关；更与患者报告方式，情绪，价值观密切相关。而这一切，是以患者的真实表述开始的。因此，本书特别强调了在共同决策和以患者为中心的医学模式时代，良好的医患关系对症状管理的重要性。毕竟，使每一个患者在治疗疾病中获得满意的生活质量是我们追求的目标。

本著作第一主编是世界卫生组织（WHO）症状评估中心前主任、肿瘤姑息治疗研究中心前主任委员、美国FDA现任顾问、被誉为"世界症状学之父"的美国MD安德森癌症中心症状学教研室主任Charles S. Cleeland教授。2000年初，我去美国访问，有幸拜会了Cleeland教授，并有了一次难忘的长谈。先生认真探索的精神深深感染了我，思考问题的角度和开放的态度体现了一个科学研究者的大家风范，使我受益匪浅。Cleeland教授在疼痛和症状研究领域的声誉及学术影响迄今仍发挥着重要的引领作用。

癌症治疗发展到今天，使我们更加认识到关注患者的生活质量在癌症治疗、生命价值中的重要意义。可以说姑息医学的进步与发展，促进了我们对癌症症状管理的关注。我们从这本书中不仅学习到症状研究新的进展和方法，同时，对癌症症状控制和癌症治疗同等重要的理念也有了更深刻的理解。对患者的全面关注将使肿瘤医生的职业素养进一步提升。当癌症症状的研究有了系统的理论、方法、诊断、治疗,并形成完整的知识体系时,它将体现科学的内涵。即便还不完善,还有许多问题需要进一步探索、发现和证实,这正是我们将为之继续努力的。

衷心希望这本书中文版的出版,给关注这一领域的医生们以新的启迪。

李萍萍

2019 年 3 月 7 日于北京

原著前言

……照顾患者的秘诀在于关爱患者。

Francis W. Peabody

癌症…症状…科学。仅本书书名中组合在一起的这三个词，就标志着我们确实已经迈入了一个新的时代：我们将会考虑如何对待已被诊断为癌症的人。对于我们这些长期主张通过整合、循证医学，以整体观念来认识、评估和治疗癌症患者的人来说，这本书是值得欢迎的，因为这些更多的研究终于将癌症生物学与患者的个人真实体验结合起来。也许最为重要的是，这本书现在向我们所有人（包括医务人员、患者及医疗护理的资助者们）展示了据此治疗他们的实例。正如本书重点指出的，我们现在已经知道如何测量症状的严重程度和了解它对癌症患者康复带来的不良影响，并且可以通过检查明确其在生物学行为的根据。尽管在不久以前，这个研究领域还被贬斥为一个"软科学"领域，不容易量化。当今，优质的癌症医疗，不仅基于我们熟悉的、可以定量的所谓"硬科学"的应用，还应将定量与定性相结合，尊重癌症患者的个人体验，最终确定一个人或一个群体的最佳的治疗方案。

缘于我自己的癌症经历，促使我在过去40多年间一直支持主张患者在癌症和残疾方面的权利，近20年是在全国癌症生存联盟（National Coalition for Cancer Survivorship，NCCS）就职。6年前，我受邀到由美国德克萨斯大学MD安德森癌症中心Charles Cleeland博士发起的一个有关症状管理的研究会议发言，缘于长期对Cleeland博士工作的崇敬，我欣然接受邀请。

正当我考虑如何在20分钟或更少的时间来讨论我们机构在癌症整体治疗中如何将癌症相关症状的处理置于优先地位的国家策略时，发现听众中有来自华盛顿的政策制定者。我意识到我会有一个友好的听众，真正的挑战是我们将基于证据基础的信息传递给我们的立法者，由他们来确定什么是当前真正有价值的医疗。

22年前，我作为优质癌症疗护运动的一名活跃分子发言，6年前我为Cleeland博士和他的同事进行讲座，与我今天为本书传达的信息没有什么不同。不同的是我们已有现代的证据，证实需要采取干预，将源于癌症症状的多种痛苦最小化。

我本人的患癌经历始于将近40年前的1971年12月23日。有两件事对我来说十分特别。一件完全是我个人的事情，另一件则是重要的政治事件。那一天，我开始治疗自己的IV期霍奇金淋巴瘤，而当天晚间电视新闻报道，理查德·尼克松总统签署了"国家癌症法案"（National Cancer Act），官方宣布开始一场"抗癌战争"（war on cancer）。从那一天开始，我受教于这样的概念：我们作为一个国家，如何将癌症作为一个政治问题；而每一个罹患癌症的个人，如何在与威胁生命的疾病对抗中体验着我们最好的特权环境下的卫生保健系统。

20世纪70年代，已经进入了一个有些常见儿童癌症的诊断不再意味着立即宣布死亡的时期。然而，对于诊断为癌症的成年人来说，痛苦和折磨并不少见，大多数成年人癌症的最终结果实际上还是不确定的，大部分癌症心理和行为方面研究都是关于是否要如实告知患者癌症诊断，如何准备死亡，如何管理丧亲，以及如何减轻痛苦等常见问题（过度简化的癌症疗护，这在今天看起来是如此的不同）。

当我在 1971 年被诊断癌症时，我想参加一个临床试验，测试一些抗癌药物新的组合，但因为当时我处于产后 4 周，被认为不符合入组条件。取而代之的是，我接受了单独的放射治疗，这在当时并不认为可以治愈我这样分期和类型的疾病。钴 -60 对全身淋巴结的足量照射几乎导致所有接受治疗的患者不孕不育。因为我的医生担心我会推迟或拒绝治疗，在治疗之前没有人和我讨论过这样的结果。之后 12 年，疾病没有复发，但由于放疗导致的近期和远期不良反应迁延不愈，这包括更年期提前、不孕不育症、放射性心包炎、肋软骨炎和心律失常、严重恶化的腰椎和颈椎、反复发作的膀胱炎、还有一种使人疼痛和某种程度上致残的慢性疾病被称为组织缺血性坏死。1984 年，疾病复发，我接受了化疗，而化疗方案正是在 1971 年我没有能够入组的那一项临床试验中的研究方案，但化疗也使我的手脚遗留有明显的疼痛性神经病变，一直持续到今天。此次复发也给我带来了一些焦虑，通过良好的心理治疗和短期药物治疗有效地得以控制。2007 年，我被诊断出严重的冠状动脉血管病变和心脏瓣膜损伤，结论是缘于辐射暴露的结果。然后又是双侧乳腺癌，这也很可能与之前的治疗有关。

今天，我庆幸没有癌症复发，但我永远不会摆脱癌症及其带来的困扰。我对于入组 1971 年临床试验的渴望以及求而不得，使得我成为优质癌症疗护的热心倡导者，怀有对临床试验的一种特殊尊重，因为它推动了全新癌症治疗方法的发展。在过去 20 多年里，我作为 NCCS 的倡导者积极开展工作。近 25 年来，NCCS 一直站在癌症生存（cancer survivorship）运动的前沿，当今，这一运动可以为癌症幸存者综合评分、为患者提供支持和为倡导者组织活动。NCCS 成立前并没有癌症生存运动。运动的创始人包括：一位公共卫生医师、肿瘤学专业人员（包括肿瘤护士和社工），残疾法、保险改革、心理社会研究和生物医学研究领域的

专家，以及在社区支持组织中领导同伴的癌症幸存者。他们共同创造了一种新型的癌症治疗语言，从定义"幸存者"这个词开始，它包括有癌症病史的任何人——从做出诊断到他生命的终结。NCCS 的创始人在使用他们这种新语言上是非常宽泛的，认识到了癌症诊断对每一个与抗癌有关人们的破坏性影响，他们对"幸存者"的定义，也包括癌症患者的家人、朋友和任何对癌症患者进行支持的人。

几乎所有癌症患者都会告诉你，癌症对他的身体、情感、社会、经济和精神等各个层面均会产生影响。除去一些例外，癌症幸存者渴望告诉你他们的故事，所有与癌症幸存者一起工作的健康专家都知道，从患者的经历中洞察每一名患者的不同个人体验，可以学习到疾病的真实本质。在 NCCS，我们知道，在适应癌症诊断时，以及在寻求癌症治疗过程中提高生活质量的方式，作为一个有知情和处置权的患者，或好或差会给他们生活带来巨大的不同。对于许多癌症幸存者来说，积极接触他人非常关键，积极与他人沟通，诉说自己的希望和恐惧，诉说癌症对家庭关系和日常生活造成的影响十分必要。无论是寻求专业人士的个人心理支持，还是通过互联网和电话参加到支持团体中。很多人在倾听以及向他人分享自己的与癌症抗争的故事中获得了希望。

我是一个幸运的癌症幸存者。对于我罹患的所有癌症及相关的健康问题，都在最好的环境下得到处置。在过去的 40 年间，我经常思考如果我没有生活在华盛顿大都市地区，在那里获得优质的癌症疗护是如此容易，对我来说将会怎样？如果我没有足够的医疗保险覆盖或保险不足怎么办？如果我没有一个可以支持我的雇主怎么办？如果家庭把我的癌症诊断视为一件可耻的事情，把它当作是家庭的灾祸，就如同一些幸存者告诉我他们所经历的一样，我又该怎么办？如果我的配偶无法处理横亘在家庭生活中的困难，就像很多不幸的幸存者又该怎么办呢？

为了更好地回答这些普遍存在、影响广泛

的问题，我们将目光转向了与癌症有关的政策和政治领域。我们在癌症相关领域的工作与癌症相关政策有着丰富的、密切相关的历史渊源。从 1992 年到 1994 年，由基层开始，NCCS在美国各城市的市政厅举行了一系列座谈，听取并了解生活在不同社区的人们对癌症的感受，特别关注他们的医疗质量和生活质量对其日常生活的影响。1995 年，根据从这些市政厅讲座中学到的东西，我们聚集了在系列讲座中认识的许多社区领袖，NCCS 组织召开了第一次全国癌症生存大会。通过 3 天的会议，我们努力把从普通民众那里听到、学到的东西，带给华盛顿特区更广泛的听众，引起他们的注意，并与他们一起建立一套基本的癌症医疗质量体系。此次大会的建议和共识由 NCCS 通过我们的《癌症医疗质量要素》（*Imperatives for Quality Cancer Care*）[1] 进行发布。《要素》首次以书面文件的形式对优质癌症医疗的概念进行了定义，是根据患者的观点提供的建议。《要素》号召对癌症患者实施整体治疗，通过多学科团队为患者提供全程医疗。1996 年，国家癌症研究所设立了癌症生存办公室，并对《要素》中的推荐进行了回应，任命《要素》的创始人之一 Julia Rowland 博士来担任办公室主任。《要素》中列出如下两个重要原则：

- 所有医疗计划应向癌症患者提供一系列惠益，包括一级预防和二级预防、早期诊断、早期治疗、针对疼痛、恶心、疲劳和感染的支持治疗、长期随访、社会心理服务、姑息治疗、临终关怀和丧亲辅导。
- 必须保障和提升提供的社会心理服务。确诊癌症后应该在关键时间节点接受心理评估，同时接受持续的癌症治疗，确保提供可用的支持并能够获取信息，促进自身权益。

当今，这些原则被许多肿瘤专业人员在提供优质癌症医疗时所使用和遵循。为进一步支持这些原则，在 1999 年，医学研究所（Institute of Medicine，IOM）研究并发表了首个十年期系列报告，首篇报告就是《确保优质癌症疗护》（*Ensuring Quality Cancer Care*）[2]，文中援引这些原则作为提供优质癌症疗护的有机组成部分。因为欠缺足够的研究经费，针对癌症幸存者的经历——定性的、传闻的、与癌共存以及死于癌症——并不总是能够进行适当的研究。IOM 发布的后续报告给我们提供了强有力的证据，证明了这项研究的需要，并且在不久的将来，我们能够自豪地指出在本书中所采取的干预措施将真正帮助人们更好的生活，当最后的时间来临时，更有尊严地死去。多年来，作为癌症幸存者，我读到了许多美丽的故事。这些故事讲述了一个个非凡的人，他们的生存和死亡都是优雅而有尊严的。有一个特别生动的故事深深刻画在我的记忆中，这是一篇题为《蟾蜍时代》（*Under Toad Days*）的文章，作者 Elizabeth McKinley 是一名医生，也是一名癌症幸存者[3]。

在接受最后一次放疗之后，我躺在一张冷冰冰的铁质治疗床上，头发已脱光，半披着衣服，我被自己脸上的泪水惊呆了。我想我会很高兴，终于完成了治疗，但是，我哭了。当时，我不能确定我自己的感受。回首过去，我想哭泣是因为我的身体勇敢地闯过了长达 18 个月的手术、化疗和放疗。具有讽刺意味的是，我哭也是因为我不再会回到那个熟悉的治疗床，在那里我得到了安慰和鼓励。此时，我没有感到丝毫快乐，而是孤独、被遗弃和害怕。这对我来说是癌症幸存者的艰难开端。

根据医学专业判断，我的治疗已经结束了，但我真的感觉不到。我认为作为癌症幸存者不会体会到真正的治疗结束，我们只是从可量化的、可治疗疾病转向未来生存不可估量、充满不确定性的幸存状态。处于积极治疗状态意味着会定期与护士或医生见面——真正被照顾。当我最后一次离开那张放疗治疗床时，我发现自己和一个癌症幽灵单独相处，他不会让我忘记我在哪里，或者让我自由地选择我要去的地方。

癌症幸存者多达数百万人之巨，随着癌症治疗方法延长我们的生命，我们的队伍将持续增长。但是治疗结束后，与未来不确定性的斗争通常是在诊室之外进行的一场无声的战斗，大多数医生都不去考虑或谈论它。在罹患癌症前，我作为基层医师当然也没有关注这个问题。现在我相信，医生需要和我们癌症幸存者谈谈生存期间的这种斗争，肿瘤学家需要关注癌症患者使我们能应付生存期的问题。也就是说，他们必须解决幸存者在积极治疗结束后所经历的怅然若失的感受，把他们从一个非常紧张的环境中解救出来。他们必须帮助幸存者了解恐惧和不确定性对他们生活的影响，以及如何减轻这些压力。

对于 McKinley 医生和千百万的其他癌症幸存者来说，我们所要探讨的一些问题包括，但不限于：

- 癌症治疗最常见的近期和远期不良反应是什么，哪些人易发？
- 有没有办法评估这些不良反应的高发风险，是否可以预防或减轻？
- 随访癌症幸存者的远期不良反应，监测复发的高危人群，最好的方法是什么？
- 随访的费用是多少？
- 通过行为或心理社会干预可以减轻这些人的生理或心理方面的疾患吗？

现在你手里拿着的这本书开始着手解决这些问题，结合基础和临床科学家的工作（他们的研究可以被精确地量化和测量），以及行为科学家的工作（他们的研究经常基于患者主观的报告），联合创建一个叫做症状研究的新学科。在这里，我们可以了解真正的生物行为研究科学，深入了解我们如何更好地管理癌症诊断带来的诸多问题。讲述成千上万的癌症幸存者的故事是这个多学科症状研究团体的重要工作，这也成为有记载的癌症生存史的一部分。这项工作讲述了癌症患者如何应对痛苦的症状，生理和心理社会问题对他们生活带来的影响，以及不幸死于癌症的故事。我们这些癌症幸存者知道这项工作是多么有分量；知道它是多么有价值；我们也知道，它需要被那些负责医疗保险支出的人士和那些提供医疗的专业技术人员所重视。

当我第一次倡导对癌症患者进行优质医疗时，一位同事给我寄来一份 Stanley Reiser 博士在 JAMA 发表的论文，题目是《患者的时代》（*The Era of the Patient*），论述了如何利用治疗疾病的经验来塑造卫生健康使命[4]。文中他引用了 Vaclev Havel 一篇关于世界政治观点的文章。Havel 批判的观点对处于不断发展和进步阶段的科学和医学很有借鉴意义。Havel 写道：

必须再给一次机会让事情呈现它们自己本来的面目，感知它们的独特个性。我们必须看到世界的多元性，而不是通过寻求共同的标准或把一切都归结为一个共同的公式来约束它。我们必须努力去理解，而不是去解释。前进的道路不是单纯地构建普适的系统性解决方案，试图从外部抵达真相，也应该通过个人的体验接近真相的本质。

很多年来，癌症幸存者不断向医疗专业人员诉说他们的恐惧和希望，他们的焦虑和不确定感。他们经常向肿瘤专家、护士、社工和其他人报告症状，但是常常被低估，治疗不足。随着这本书的出版，我们有理由希望对癌症患者实施完整的真正的优质医疗，从诊断的那一刻直到生命终结，不让任何患者，在他们的生命过程中缺失适当的症状管理。毕竟，这就是我们追求的生活质量。

作为癌症幸存者，《身体的意志：对疾病的反思》（*At the Will of the Body: Reflections on Illness*）的作者 Arthur Frank 在书中这样写道[5]：

在诊断癌症后的第三年，我努力着少一些害怕。有些日子，世界似乎非常可怕，我意识到人与人之间唯一的真正区别不是疾病或是健康，而是每个人感知生命价值的方式。当我没有时间走出去看阳光的时候，我意识到自己的恢复过程太过漫长了。一点点恐惧还是可以接受的。知道自己要在病床上躺1个月，每天问着自己今天是怎样度过的，这是可以接受的。还是那个问题——你今天怎么样？——提醒我去感受、去看、去听。当日常感到沮丧时，我就要记住无法过寻常日子的那些时候。现在我回归了寻常生活，我要提醒自己这是一个奇迹。

Ellen Stovall

2010 年 4 月

（刘慧龙 译　张宏艳 校）

参考文献

1. Clark EJ. *Imperatives for Quality Cancer Care: Access, Advocacy, Action, and Accountability*. Silver Spring MD: National Coalition for Cancer Survivorship, 1996.

2. Hewitt ME, Simone JV, National Cancer Policy Board (US). *Ensuring Quality Cancer Care*. Washington DC: National Academy Press, 1999.

3. McKinley ED. Under Toad days: surviving the uncertainty of cancer recurrence. *Ann Intern Med* **133**(6):479–480, 2000.

4. Reiser SJ. The era of the patient: Using the experience of illness in shaping the missions of health care. *JAMA* **269**(8):1012–1017, 1993.

5. Frank AW. *At the Will of the Body: Reflections on Illness*. Boston: Houghton Mifflin, 1991.

原著致谢

如果没有德克萨斯大学安德森癌症中心大学症状研究系的 Jeanie F. Woodruff, ELS 的编辑才能、耐心和顽强的努力,这本书的出版就不可能实现。在很多方面,这是她的书。除了她的文字才华,她一直是与作者交流、提醒、鼓励、建议,并在适当情况下使作者内疚的大师——所有这些都是为了让这本书呈现在您手中。

这本书花费了大量时间才得以出版。首先,癌症症状学是一个发展中的研究领域,该领域涉及的知识是快速发展和变化的。这也导致了整个编撰过程中需要不断进行修正。其次,我们邀请了一群非常繁忙的临床和实验室研究者,他们通过学习补充研究领域做一些背景准备,然后才能为这本多学科的书做出贡献。我们感谢他们这一额外的努力。当然主编在这个过程中学到了很多,我们希望编者们也从中获益。

这种延迟出版的一个后果是它潜在地减弱了那些按时完成撰写工作的编者的贡献值,因为编者自己和他人的研究可能已取得更多进展,而未被收入这些章节。落后者和拖延者从最新发展的角度审视他们的论题而受益。问题很容易解决:按照编者姓名进行文献检索,可以发现他们最新的研究成果。

我们感谢剑桥大学出版社的工作人员,因为他们的专业知识、职业性、耐心和鼓励,帮助我们开始编撰本书的冒险之旅,并努力使之完成。我们有幸与许多剑桥员工合作,但特别感谢 Nisha Doshi、Nick Dunton、Chris Miller、Laura Wood 和 Betty Fulford 在整个项目中提供的宝贵帮助。

最后,我们想特别列出一些编者家人的名字,他们饱受本书描述症状之苦,因癌症逝世。他们是:Abby、Linda、Joseph、Gus 和 Louis Doctor, John Charles Dunn, E.M. 和 Martha Helen Flake, 以及 Eclas Houston Patterson。如果我们把为本书编撰做出贡献的人员的所有家人中遭受癌症及其并发症折磨,以及已经逝世的名字都列出,可能会填满一整页。

对他们来说,无论我们是否知道他们的名字,我们都曾一起为这项工作努力奋斗。

(高伟健 译)

目 录

第一部分 绪 论

第 1 章 癌症症状学概论

Charles S. Cleeland, Michael J. Fisch, and Adrian J. Dunn

在美国，超过 1 100 万人有癌症病史，这个数字还在以每年 140 万新发病例的数量递增。由于近年来癌症预防和治疗的进步，接近 68% 的癌症患者在诊断后可以生存 5 年以上，然而，18% 的患者在经过数月的痛苦后因疾病进展死亡[1]。

众所周知，癌症患者和癌症生存者所感受到的症状可以导致严重的痛苦，影响机体各种功能及康复。尽管很多症状是由癌症自身引起的，由癌症治疗带来的疼痛、神经损害、疲劳、睡眠障碍、认知障碍和情感症状已被逐渐得到认识。癌症治疗相关症状可能持续数周、数月、数年或更长时间，甚至癌症治疗好转后这些症状仍限制其进行职业活动和社会活动的恢复。

在许多情况下，癌症可以像其他严重的慢性疾病一样处理，因此需要持续数年的治疗及治疗过程中频繁地监护和处理治疗相关症状。随着癌症患者生存期越来越长，癌症治疗导致的症状的长期持续存在变得更加普遍，使得患者很难恢复到患病之前的功能状态。如果癌症治疗相关的症状变得特别严重，使患者被迫放弃潜在的可治愈疗法，这些症状就直接影响到了患者的生存。如果能控制甚至预防这样的症状出现，将会给千千万万的癌症患者和癌症生存者带来潜在收益。

症状和症状负担

症状是一种对健康功能改变的感觉或认知。例如疲乏、疼痛和恶心等，这些症状可以根据它们的严重程度和对身体功能的不同影响进行分类。可以引导出疾病诊断的症状叫做主要症状，在医学中的正确的观念里，症状是一种主观报告。

相比之下，体征是一种反映疾病或紊乱的客观证据，如血压升高或视网膜外观异常。因此，症状可以简单地被定义为患者自身发现的任何特征，而体征是由他人发现的。症状和体征并不是由它们自身的本质而定义的，而是由谁观察到了它们定义的。同一特征可以被医生和患者同时发现，所以它就既是症状也是体征。诸如疼痛等的一些情况只能是症状，而其他的指标，如医生或实验室检测的血细胞分析则为疾病征象。

中度到重度的癌症相关症状极大地影响了患者的生活质量和工作能力。生活质量和工作能力的降低在肿瘤患者身上产生一种"症状负担"。"症状负担"可以被认为是由疾病带来的肿瘤负担的主观类似物。每位癌症治疗的参与者，包括癌症患者、得过癌症的患者或者治疗过癌症患者的医生，都知道多种症状可能同时存在，并且每一种症状都可能加重另一种（如疼痛通常和情感障碍、睡眠问题、注意力集中困难和疲劳相关），然而直到最近，这个问题才得到重视。尽管对癌症相关症状引起的不适已广为重视，癌症或癌症治疗是如何通过生物学行为机制引起这些症状或症状群（在发作和严重程度上共同变化的两种或更多的症状）仍相对知之甚少。

研究人员通过对动物模型中病态行为特点

的研究，发现许多症状有一共用机制，这可能和癌症患者的症状表现很相似[2-5]。"病态行为"反映了动物在注射炎症因子或特异的促炎细胞因子后一系列的行为和生理性反应[6,7]。我们需要将在动物实验中的发现与癌症患者的症状表达联系起来，反之，对癌症患者症状表现的研究应该指导动物模型的建立。如果我们可以建立起这样的联系并且找到特异的机制，就可以通过症状表现下的内在机制调控来控制改善多种症状，而不是通过经验治疗来控制单一症状，如兴奋剂治疗疲劳、阿片类药物治疗疼痛。

对于症状机制的进一步理解可以为我们带来一种既降低肿瘤负荷又可以改善症状负担的综合治疗。治疗癌症的最终目标是获得临床缓解，从而在最长的缓解期里获得最好的生活质量[8]。这对于现阶段无法治愈的癌症患者尤为重要，他们的生存时间依靠高强度的化疗延长了，而生活质量却由于治疗引起的不可耐受的症状降低了。新的靶向药物的开发为减少化疗引起的典型副作用提供了机会，同时提高了疾病控制率。然而，这些新的靶向药物同样带来了新的副作用，这些副作用需要更进一步的研究来减少症状负担和患者的功能性失调。

新兴的症状学研究

癌症症状学作为新领域的出现，从某些方面来说，与建立科学地了解一种疾病的联合手段类似：①学习疾病的生物学和行为学；②确认疾病流行程度和严重程度的测定方式；③检测现有的治疗是否对于疾病治疗有效；④研究新的治疗方式。这种不同学科的合作也是写这本书的灵感。当一种新的疾病出现，尚无预防和治疗它的方法，用于理解它的生物学本质、行为学分型和最佳治疗方式的研究仍不到位，研究者就需要关注这个领域，学科间需要相互商讨来建立合适的研究方法，研究者需要经过专业培训并获得相应资助。如果关于症状本质的假说可被证实和检验，那么那些经得住经验检验的假说就可以带来新的治疗方式。

我们逐渐认识到，对于癌症患者症状的管理需要新的治疗方法。美国科学院医学研究所将癌症引起的疼痛控制列为重点健康关怀前20名之一[9]。美国科学院医学研究所的全国癌症咨询委员会曾要求大量增加症状方面的试验研究[10]，提出症状控制研究的可行性已经被论证了。该报告引用了大量的最新进展，如在临床和实验室研究中，患者主观症状作为合理的评估标准已经被逐渐接受了。新的研究介绍了一种独特的方法，用来理解症状表达和严重程度更深层面的生物学特征。我们可以利用症状模式和基因筛查（基因组学）纵向建模，也可以纵向分析症状、细胞因子和神经递质（蛋白组学）三者之间的关系，这些方法都可以提供关于患者-环境因素和治疗-环境因素的信息，而这些信息可以帮我们理解改善或抑制症状表现的机制。功能和分子成像技术可以帮助我们理解症状的大脑皮层表现，也可以帮我们理解癌症相关疲乏、疼痛、认知障碍及其他非特异性症状的具体分子机制。

本书的目的

本书编者们很高兴为那些以预防和减轻癌症症状负担为目标的医务工作者提供"癌症症状学"资源。这本书的首要目的是整理最新的研究进展来理解癌症相关症状。我们希望不同科学领域可以分享这些发现并且促进产生新的治疗癌症相关症状的方法。我们从不同学科中借鉴信息，这些学科均在尝试理解症状的生物行为学基础、临床前模型和临床试验，以及治疗癌症相关同时性、多重症状广谱药物开发等方面做出重大贡献的学科。我们写这本书主要的愿望是激发多学科合作研究的力量，并且为以下方面提供框架：

- 融合行为学与生物学来阐述症状进展的机制。
- 建立与癌症患者或癌症治疗患者行为相接近的动物模型。
- 使用已经被应用到其他生物问题中的新技

术（如基因组学、蛋白质测量、功能和分子成像）。

- 测试潜在的控制症状的新型药物，包括临床前研究及临床试验。
- 建立新的统计学模型，将纵向的症状报告与从临床试验中获得的多重生物学数据整合起来。
- 推动交叉学科讨论，培养具有多学科理念的思想者，扩大研究人员库来持续发展该项研究。

无论癌症症状的可能机制是什么，无论采用怎样的治疗，在接下来的章节里我们利用跨学科的方式去理解症状，一一阐述。

我们希望读者将下面几个章节里描述的不同学科协同起来，发现预防症状发展的新途径，发现治疗癌症症状和癌症治疗相关症状的新方法。所有这些努力有一个最终目标，那就是让患者无论在治疗中还是治疗后均可获得功能改善、压力缓解、治疗满意、持续治疗的意愿和较高的生活质量。

（吕嘉晨　译　周文丽　佟学金　校）

参考文献

1. National Institutes of Health, National Cancer Institute. Surveillance Epidemiology and End Results (SEER) cancer statistics review 1975–2006. Available from: URL: http://seer.cancer.gov/csr/1975_2006/browse_csr.php. Accessed Aug 14, 2009.
2. Cleeland CS, Bennett GJ, Dantzer R, et al. Are the symptoms of cancer and cancer treatment due to a shared biologic mechanism? *Cancer* **97**(11): 2919–2925, 2003.
3. Dantzer R, O'Connor JC, Freund GG, Johnson RW, Kelley KW. From inflammation to sickness and depression: when the immune system subjugates the brain. *Nat Rev Neurosci* **9**(1):46–56, 2008.
4. Lee BN, Dantzer R, Langley KE, et al. A cytokine-based neuroimmunologic mechanism of cancer-related symptoms. *Neuroimmunomodulation* **11**(5):279–292, 2004.
5. Miller AH, Ancoli-Israel S, Bower JE, Capuron L, Irwin MR. Neuroendocrine-immune mechanisms of behavioral comorbidities in patients with cancer. *J Clin Oncol* **26**(6):971–982, 2008.
6. Hart BL. Biological basis of the behavior of sick animals. *Neurosci Biobehav Rev* **12**(2):123–137, 1988.
7. Kent S, Bluthé RM, Kelley KW, Dantzer R. Sickness behavior as a new target for drug development. *Trends Pharmacol Sci* **13**(1):24–28, 1992.
8. Durie BG. New approaches to treatment for multiple myeloma: durable remission and quality of life as primary goals. *Clin Lymphoma Myeloma* **6**(3):181–190, 2005.
9. Patrick DL, Ferketich SL, Frame PS, et al. National Institutes of Health State-of-the-Science Conference statement: symptom management in cancer: pain, depression, and fatigue, July 15–17, 2002. *J Natl Cancer Inst* **95**(15):1110–1117, 2003.
10. Foley KM, Gelband H. *Improving Palliative Care for Cancer.* Washington DC: National Academy Press, 2001.

第2章　癌症患者症状的发病机制研究

Adrian J. Dunn

症状学研究的首要目标是为了防治症状的发展，针对癌症和癌症治疗引起的症状建立新的或强化的治疗方法，因而可能改善患者的功能、应激状态、治疗满意度和对治疗的耐受程度，提高癌症治疗过程中和治疗后的生活质量。为了设计控制癌症症状的治疗方案，了解这些症状的发生机制是非常必要的。在医学中的许多领域，建立动物模型对于揭示疾病的基本机制测试和检验合适的治疗方法已经证明是有效的。在这一章中，我们简要地讨论使用动物模型在癌症症状研究中的理论。第3章回顾了可能适于建立肿瘤及肿瘤治疗相关症状研究的动物模型，为动物模型的理论打下基础。

动物模型的理论基础

应用动物模型的研究

原则上，动物模型可以用来模拟特定的疾病状态，从而用来鉴别出潜在的疾病机制，还可以测试潜在的药物治疗、外科治疗或其他的治疗方法。使用动物模型的主要理由是某些实验程序很难执行，或者认为在人类身上执行是违背伦理的。最常见的理由是，对某些重要变量的测量太过侵入性，无法在人体内测量，或者建议的实验治疗会带来未知的风险。最常见的理由中还有一种，已知影响代谢的药物可以在动物身上测试其药效和（或）揭示不可预见的、不可接受的或有毒的副作用。

动物模型的有效性有限。例如，一种对老鼠有效的治疗方法在人类身上可能不起作用，而且可能会产生不可预见的副作用。一般来说，当诱导模型的方法与疾病的潜在原因相关时，动物模型的工作效果最好。这就导致了当病因是已知的情况下，建立诱导模型就很容易；而疾病的症状主要为情感症状时就很难，比如像抑郁和精神病这样的症状。我们的确知道大鼠和小鼠都能像人类一样经历抑郁吗？假设一只大鼠能患上精神病，我们怎么能识别这种精神病呢？

开发合适的动物模型

针对感兴趣的疾病状态，研究者已经开发出最成功的动物模型。例如，在研究帕金森氏症时，我们认识到这种疾病与大脑中某些多巴胺神经递质神经元的死亡有关。因此，研究者使用神经毒素6-羟基多巴胺诱导实验动物多巴胺衰竭创建一个帕金森病模型。这导致多巴胺的前体左旋多巴的使用，改善脑多巴胺耗竭的大鼠，而后应用于人类身上。

另一个例子是使用盐酸哌甲酯（利他林®）治疗注意力缺陷多动症（attention deficit hyperactivity disorder，ADHD）的儿童。实验表明，当用神经毒素6-羟基多巴胺处理大鼠时，大脑多巴胺耗竭，大鼠变得异常活跃。这与结果是自相矛盾的，因为刺激多巴胺释放的药物，如安非他明，通常使活动增加。同样矛盾的是，通过安非他明和相关药物的治疗，大鼠的多动症可以逆转[1]。6-羟基多巴胺治疗后的变化最有可能是由于多巴胺的突触后受体的数量被 6-羟基多巴胺治疗上调(敏感化)而造成的,以应对多巴胺的缺乏——这可能是试图使机体系统正常化的身体机制。最后一个例子,安非他明类药物,如哌甲酯,用于治疗那些诊断为多动症的儿童,来提高多巴胺能活性。这种治疗方法在许多患者身上被证明是非常成功的,尽管并不是所有的患者都能做出适当的反应。这个模型成功的最可能的原因是神经毒素治疗的大鼠表现出类似人类疾病的变化。

关于动物模型,区分动物模型和动物测试是很重要的。模型是一种用来诱导动物出现类似疾病状态的操作。而测试是用来检测人类疾病的体征或症状的操作(最好是对它们进行量化)。例如,在模拟抑郁症的案例中,大多数动物模型都依赖于持续压力模式,因为抑郁之前往往有压力的生活事件。另一方面,抑郁症的测试包括强迫游泳试验或悬吊试验等程序,这些测试已被用于评估实验动物抑郁样活动或抗抑郁药物的效果。

动物模型及癌症症状的发病机制

有人认为,癌症患者最合适的症状模型是所谓的病态行为,包括活动减少(嗜睡)、发热、食欲缺乏(厌食症)、好奇心降低(例如探索新事物)、性欲减少和睡眠时间增加。病态行为是本杰明·哈特在一篇综述中提出的一个术语,他在综述中认为,患病动物(和人类)的行为不仅仅是一组不具体的症状,而是一种防御策略[2]。他写道:"一个生病的人的行为并不是一种不适应和不受欢迎的疾病效应,而是一种高度组织化的策略,如果他生活在野外,这种策略有时对个体的生存至关重要。"

事实上,哈特并不是第一个认识到病态行为存在的人。几十年前,当时在布拉格医学院的汉斯·塞莱(Hans Selye)指出,患者表现出的某些症状似乎并不能反映他们特殊疾病的具体情况。他随后写道:"看看周围,检查检查患者。他们都不舒服,看上去很累,没有胃口,逐

渐消瘦,他们不想去工作,他们宁愿躺下而不愿站起来。今天,我们可以说他们表现出非特定的疾病表现。他们都表现出一个综合征,仅仅代表生病。这就是为什么我给这个吸引我注意力的状态命名为'疾病的综合征'"[3]。

Selye 和 Hart 都注意到了病态行为和各种疾病之间的相似之处,但 Hart 认为病态行为是适应性的。这清楚地表明,虽然确实存在非特异性症状,但有些行为确实适应了疾病带来的具体问题。因此,在一些特定的行为表现可能对应特定的疾病的情况下,我们可以认为病态行为是适应性的。例如,如果提高体温有助于对抗疾病,身体可能会发热,从而抑制某些病毒的繁殖,增强免疫系统杀死病毒的能力。疾病行为适应性的一个很好的例子是在性行为领域,性行为在疾病状态的女性中被抑制,但在疾病状态的男性中却没有[4]。生病的女性怀孕时不会得到很好的性生活,因为这会对她的身体产生很大的影响,而且很可能影响胎儿的发育。另一方面,男性损失很小,性活动可以使雄性基因获得传递。

病态行为与炎性细胞因子

大多数,甚至所有的病态行为都是在人类或动物感染病毒或其他病原体时引起的。近年来,由于研究者发现感染和组织损伤引起涉及白细胞介素 1(IL-1)、白细胞介素 6(IL-6)、肿瘤坏死因子 -α(TNF-α)等细胞因子的级联放大反应这一现象,细胞因子作为病态行为的调节物而备受关注。Vollmer-Conna 等[5] 发现,从患有病毒感染的患者外周血单核细胞培养物中检测自发释放的 IL-1β 和 IL-6 的循环浓度与报告急性疾病的一组症状的报告表现一致,包括发热、不适、疼痛、疲劳、情绪和注意力的难以集中。

在动物体内注射细胞因子会引起一系列的生理和行为反应。这些行为反应包括体温的变化[6] 和某些内分泌系统的激活,最显著的是下丘脑 - 垂体 - 肾上腺轴。行为影响可能是深远的,包括活动减少、进食、探索和社会行为、增

加睡眠及认知行为的损害[7,8]。大脑中的神经递质也受到影响，可能是内分泌和行为变化的基础[9]。内毒素（LPS）可诱导 IL-1、IL-6、TNF-α、IFN-γ 等细胞因子的合成。

研究者曾给予 IL-1 特别关注，因为这种细胞因子的使用会引起几种不同动物物种的病态行为，如第三章所进一步讨论的那样。动物外周注射 IL-1 与多种典型的疾病行为有关，包括睡眠增加[10]、一般活动减少[11]、进食[11,12]、对环境的探索[13-15]、社会互动[16]和性活动[17]减少（IL-1 对行为的作用参见 Dantzer 等[16]，Kent et al[18] 等，Larson and Dunn[8]）。此外，IL-1 也会影响记忆[19]和活动动机[20]。

癌症症状和炎性细胞因子

细胞因子的行为活动提示在接受治疗的癌症患者中细胞因子的分泌是他们经历一些神经行为副作用的原因。

众所周知，疾病和治疗都会产生症状和特异性促炎症细胞因子，主要是 IL-1、IL-6 和 TNF-α。最近关于类风湿关节炎、克罗恩病和抑郁症的研究表明，非癌症疾病中，炎症反应在多种症状的产生中起着核心作用，而通过靶向细胞因子治疗可以减少因炎症引起的疼痛和其他症状[21-23]。目前尚不清楚这些细胞因子是否真正引起症状和（或）症状群的出现，相应的，也不清楚这些细胞因子的调节是否影响癌症患者症状的发生率和严重性。这些知识支持基于基本症状机制的症状管理策略的制定，而不是基于经验性治疗的策略。例如，治疗骨痛的双膦酸盐和用于疲劳和贫血的促红细胞生成素是基于机制的治疗方法；而使用兴奋剂治疗疲劳和阿片类药物治疗疼痛是经验性治疗的例子。

一个流行的假说是过量的 IL-1 是导致抑郁症的原因，因为抑郁症患者通常表现出许多疾病行为。然而，这一理论是有争议的，因为 Maes 实验室的早期报告表明，体外实验使用脂多糖刺激从抑郁症患者血液中提取的巨噬细胞后，IL-1 的分泌增加[24]，随后的一些研究却没有一致证实 IL-1 的血循环浓度增加（见第 9 章）。

结论

癌症产生症状的机制可能相当复杂，并且在患者人群中可能有很大差异；它们几乎都依赖于受累的器官和癌症的性质。癌症及癌症治疗相关症状的动物模型可为将来系统研究症状机制提供方向。仔细描述癌症相关症状，并将这些症状与临床实验室数据相关联，再加上实验室和临床研究，是未来研究的一个重要方向。临床研究需要辅之以动物和体外研究，这些研究直接检查癌症和癌症治疗引起的细胞因子失调，以及检验可以减轻癌症治疗引起的炎症的药物。这些研究可能产生出控制、甚至可能预防细胞因子相关症状或症状群的方法。

下一章，Zalcman 等回顾了已经开展的利用动物模型进行的研究，这些模型可能适合于模拟与癌症相关的症状及其治疗。第 4～15 章对癌症患者常见的六种症状进行了动物和临床研究的配对讨论，分别是：疼痛、认知障碍、抑郁和情感障碍、疲劳、食欲减退、恶病质和睡眠障碍。

（王莉 译　吕嘉晨 校）

参考文献

1. Shaywitz BA, Klopper JH, Yager RD, Gordon JW. Paradoxical response to amphetamine in developing rats treated with 6-hydroxydopamine. *Nature* **261**(5556):153–155, 1976.

2. Hart BL. Biological basis of the behavior of sick animals. *Neurosci Biobehav Rev* **12**(2):123–137, 1988.

3. Selye H. *The Stress of My Life: a Scientist's Memoirs,* with a 32-page section of photographs, 2nd ed. New York: Van Nostrand Reinhold, 1979.

4. Yirmiya R, Avitsur R, Donchin O, Cohen E. Interleukin-1 inhibits sexual behavior in female but not in male rats. *Brain Behav Immun* **9**(3):220–233, 1995.

5. Vollmer-Conna U, Fazou C, Cameron B, et al. Production of pro-inflammatory cytokines correlates with the symptoms of acute sickness behaviour in humans. *Psychol Med* **34**(7):1289–1297, 2004.

6. Blatteis CM, Sehic E. Cytokines and fever. *Ann N Y Acad Sci* **840**:608–618, 1998.

7. Dantzer R, Kelley KW. Twenty years of research on cytokine-induced sickness behavior. *Brain Behav Immun* **21**(2):153–160, 2007.

8. Larson SJ, Dunn AJ. Behavioral effects of cytokines. *Brain Behav Immun* **15**(4):371–387, 2001.

9. Dunn AJ. Effects of cytokines and infections on brain neurochemistry. In: Ader R, Felten DL, Cohen N, eds. *Psychoneuroimmunology.* San Diego, CA: Academic Press, 2001:649–686.

10. Krueger JM, Majde JA. Microbial products and cytokines in sleep and fever regulation. *Crit Rev Immunol* **14**(3–4):355–379, 1994.

11. Otterness IG, Seymour PA, Golden HW, Reynolds JA, Daumy GO. The effects of continuous administration of murine interleukin-1 alpha in the rat. *Physiol Behav* **43**(6):797–804, 1988.

12. McCarthy DO, Kluger MJ, Vander AJ. Suppression of food intake during infection: is interleukin-1 involved? *Am J Clin Nutr* **42**(6):1179–1182, 1985.

13. Dunn AJ, Chapman Y, Antoon M. Endotoxin-induced behavioral changes of mice in the multicompartment chamber are distinct from those of interleukin-1. *Neurosci Res Commun* **10**:63–69, 1992.

14. Lacosta S, Merali Z, Anisman H. Influence of interleukin-1beta on exploratory behaviors, plasma ACTH, corticosterone, and central biogenic amines in mice. *Psychopharmacology (Berl)* **137**(4):351–361, 1998.

15. Spadaro F, Dunn AJ. Intracerebroventricular administration of interleukin-1 to mice alters investigation of stimuli in a novel environment. *Brain Behav Immun* **4**(4):308–322, 1990.

16. Dantzer R, Bluthé RM, Castanon N, et al. Cytokine effects on behavior. In: Ader R, Felten DL, Cohen N, eds. *Psychoneuroimmunology.* San Diego, CA: Academic Press, 2001:703–727.

17. Avitsur R, Donchin O, Barak O, Cohen E, Yirmiya R. Behavioral effects of interleukin-1 beta: modulation by gender, estrus cycle, and progesterone. *Brain Behav Immun* **9**(3):234–241, 1995.

18. Kent S, Bluthé RM, Kelley KW, Dantzer R. Sickness behavior as a new target for drug development. *Trends Pharmacol Sci* **13**(1):24–28, 1992.

19. Pugh CR, Fleshner M, Watkins LR, Maier SF, Rudy JW. The immune system and memory consolidation: a role for the cytokine IL-1 beta. *Neurosci Biobehav Rev* **25**(1):29–41, 2001.

20. Larson SJ, Romanoff RL, Dunn AJ, Glowa JR. Effects of interleukin-1beta on food-maintained behavior in the mouse. *Brain Behav Immun* **16**(4):398–410, 2002.

21. Raison CL, Capuron L, Miller AH. Cytokines sing the blues: inflammation and the pathogenesis of depression. *Trends Immunol* **27**(1):24–31, 2006.

22. Stack WA, Mann SD, Roy AJ, et al. Randomised controlled trial of CDP571 antibody to tumour necrosis factor-alpha in Crohn's disease. *Lancet* **349**(9051):521–524, 1997.

23. Taylor PC. Anti-TNFalpha therapy for rheumatoid arthritis: an update. *Intern Med* **42**(1):15–20, 2003.

24. Maes M. Evidence for an immune response in major depression: a review and hypothesis. *Prog Neuropsychopharmacol Biol Psychiatry* **19**(1):11–38, 1995.

第3章 细胞因子和病态行为：一种癌症症状模型

Steven S. Zalcman, Randall T. Woodruff, Ruchika Mohla, and Allan Siegel

"病态行为"指机体在接触炎症或感染因素，以及使用重组促炎症因子药物后发生的一系列生理和行为上的改变[1]。病态行为的综合征包括社交退缩、快感缺失、认知损伤、厌食、发热和其他症状。病态行为相关的行为改变在本质上是短暂的，其目的是为了帮助个体产生有效的免疫反应。

介导病态行为的细胞因子的中枢作用已受到广泛关注。众所周知，细胞因子异常升高可以导致一系列心理病理学改变。实际上，接受细胞因子治疗的患者都表现出病态行为和精神疾患中的临床抑郁[2]。促炎症因子的活性增强已被认为是抑郁症、精神分裂症和其他精神障碍的一个病因[3]。

癌症相关症状和细胞因子诱导的病态行为非常相似。[4]同时有证据显示有病态行为的癌症患者其促炎症因子亦异常增加[5]，提示常见的炎症因子相关信号通路是病态症状及癌症相关症状的基础[4,6]。本章中，我们将探讨癌症相关症状和病态行为之间的相似点，并且阐述可能存在的介导因子和机制，包括促炎因子、下游的神经递质及其分子信号通路之间的相互作用。

癌症相关症状

癌症相关症状指癌症疾病本身或治疗（包括化疗、放疗、免疫治疗和手术）导致的躯体及心理的表现[7]，可分为躯体、认知及情感三类。躯体症状包括疲乏、疼痛、恶病质、胃肠道不适和气短。认知症状包括记忆力减退和注意力不集中。情感症状包括抑郁、易怒和焦虑。

症状可能与疾病进展直接或间接相关。例如癌症本身或者相关治疗引起的疼痛给患者情绪和身体活动水平造成不良影响。多个症状常常同时存在或以症状群的形式出现，例如常见的、同时发生的癌痛 - 疲乏 - 抑郁系列症状[8,9]。分析这些症状群在一定程度上有利于发现其潜在的生物学机制[10]，但是对某些综合征的研究结论也存在差异，这可能和症状分类方法、使用的工具存在差异，以及与患者的异质性相关[8]。尽管如此，研究者仍发现癌症相关综合征是一组典型的病态相关行为[4,11]。因此，深入研究病态行为及其生物学机制可以更好地诠释癌症相关症状。

病态行为

机体免疫应答时存在一系列神经和行为活动的改变，其中神经改变调节免疫应答[12]（图3.1）。例如，改变交感神经介导的下丘脑单胺类物质活性[12,13]能够激活免疫系统[14,15]，并调节免疫反应[16]。统称为病态行为改变有助个体产生有效的免疫应答[17]。

内毒素和炎症因子动物模型

内毒素（脂多糖 lipopolysaccharide，或称 LPS）和促炎因子诱导的病态行为相关动物模型已经得到广泛研究。LPS 是革兰氏阴性细菌（例如，大肠杆菌和沙门氏菌）细胞壁的成分，在细菌裂解时被释放。在动物模型中，纯

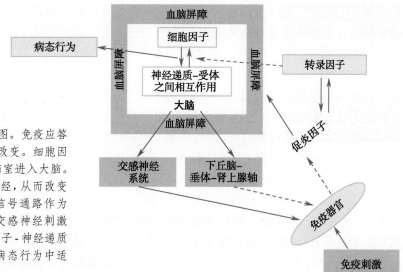

图 3.1　神经免疫相互作用示意图。免疫应答后，外周和脑内细胞因子会发生改变。细胞因子可以通过血脑屏障或者外周脑室进入大脑。同时，细胞因子可以激活传入神经，从而改变大脑活动。免疫系统 - 大脑的信号通路作为介导交感神经调节免疫器官和交感神经刺激 HPA 轴活性的重要功能。细胞因子 - 神经递质和相关分子之间的相互作用是病态行为中适应性行为改变的基础

化的 LPS 被注射到动物体内，从而诱导一系列革兰氏阴性菌感染引起的免疫、生理和行为学上的改变。LPS 可以诱导巨噬细胞和内皮细胞生长，并且释放白细胞介素（interleukin，IL）-1、IL-6、IL-8、TNF-α 和 IFN-γ 等促炎因子。此外，LPS 还可以提高脑内促炎因子的活性[18, 19]。上述细胞因子进一步激活花生四烯酸从而产生前列腺素和白三烯，最后引起宿主发生炎症、发热和行为改变。当感染或炎症侵袭，或其他因素引起机体的应答反应时，外周或者中枢相关的炎症因子会释放，这些炎症因子可以引起机体行为的改变[20]。同理，应用外源性炎症因子同样会导致出现病态行为。

病态行为综合征

LPS 激发导致一系列行为的改变，这些行为改变让人们自然地联想到癌症相关症状，包括疲乏、抑郁样行为、认知障碍、食欲减退、防御行为改变和睡眠障碍，其中抑郁样行为包括活动减退、社交退缩和快感缺失[17]。这些病态相关行为本质上是一种适应反应。例如，免疫反应引起的机体代谢需求增加，而抑郁样行为可以降低机体代谢需求，并限制暴露于病原体和捕食者，从而限制了二次感染的发生。进食减少进一步降低了病原体的营养供应。值得注

意的是这些行为改变都是短暂的，而持久的改变将产生心理病理学后果[17]。

细胞因子和病态行为

癌症相关症状和病态行为之间有明显的相似处。例如典型的病态行为症状如疲乏、认知障碍、食欲减退、抑郁和疼痛都可见于癌症患者。在宿主对感染进行应答过程中所表现出的病态行为中，在外周和中枢增加的促炎因子起到的至关重要的介质作用已经得到证实。亦有证据表明在癌症患者中，促炎因子的增加会引起一些症状，例如抑郁样行为和认知障碍，同时促炎因子已经被发现是临床抑郁症、精神分裂症和其他精神障碍的重要病因，尤其是接受细胞因子治疗的癌症患者[1, 3]。在转移性结直肠癌患者中，IL-6、TNF-α、TGF-α 水平的增高，与疲乏、食欲减退、情绪低落、社交功能减退及表达能力下降呈正相关[21]。

本章中我们讨论了典型的病态行为和癌症相关症状的重叠部分及潜在的细胞因子相关机制。

摄食减少

摄食减少是包括癌症在内的很多疾病的常

见表现，发生于一系列免疫应激之后。例如，LPS 刺激反应导致进食量显著减少[17, 22, 23]。应用促炎性细胞因子可以提高宿主对 LPS 的反应，亦减少食物摄取量[24-26]。中枢微量注射 IL-1β 至下丘脑腹内侧核导致大鼠进食显著减少，这个研究提示此处大脑是 IL-1 引起摄食抑制作用的重要功能区域[27]。更重要的是，预先应用 5- 羟色胺合成抑制剂处理老鼠，可以抑制 IL-1 诱导的厌食反应，这一结果提示 IL-1 通过 5- 羟色胺机制产生效应[28]。然而，在可自由进食的小鼠模型中，Swiergiel 和 Dunn 却没能发现 5- 羟色胺可以进一步改变 IL-1 或 LPS 引起的牛奶摄入量减少[29]。

IL-6、TNF-α 和 IFN 等其他细胞因子亦可以引起进食减少，但是它们的影响较弱且更依赖于其使用的途径[1, 30-32]。虽然 LPS 和 IL-1 引起进食量减少的途径是互不干预的，但联合使用 IL-1、IL-6、TNF-α 的拮抗剂和 LPS 可以减弱 LPS 引起的厌食反应[23]。需要提及的是，抑制 COX-2 活性的非甾体类抗炎药（nonsteroidal anti-in ammatory drug, NSAID），可以减弱刀豆素 A 和四氯化碳引起的小鼠体重减轻的作用[33]。这些结果为临床上应用 NSAID 治疗癌症恶液质提供了依据。

很多获得性免疫缺乏综合征（AIDS）患者出现恶病质及摄食减少。HIV 感染后的这些相关症状并非病毒感染本身造成，因为神经系统并没有感染病毒。考虑其原因是由于多因素的参与的结果，包括病毒自身的成分（最为熟知的是 HIV-1 病毒的衣壳糖蛋白 gp120 和 Tat）和浸润的小神经胶质细胞分泌的炎症因子。当 gp120 与神经胶质细胞受体结合后，刺激产生了一系列物质，包括促炎因子 IL-1β[34]。在大鼠动物模型中，单次脑室注射 gp120 可以引起一系列的神经和行为的改变，包括按实验室标准喂养的进食减少[35-39]。文献报道显示预处理 IL-1 受体拮抗剂（IL-1RA）能够阻断 gp120 引起的进食减少[35]，因此，IL-1β 被认为是 gp120 引起的进食减少行为的主要介质[35]。IL-1RA 可以选择性的与 IL-1I 型受体结合，具有与 IL-1β 相似的亲和力，因此，IL-1R1 是 gp120 引起的进食减少行为中的关键受体。进一步实验发现，gp120 引起的进食减少与中枢 TNF-α 的改变并无明显关系[36]。与其调节进食作用相反，旷场试验（open field test）[*] 中，脑室内注射 IL-1RA 并没有阻断 gp120 引起的行为活动减弱。

如上所述，相比于某一个特定的促炎因子拮抗剂的使用，联合使用多种促炎因子拮抗剂可以减弱 LPS 引起的厌食反应。因此，不同的免疫反应中究竟是哪一个炎症因子可以减少进食量仍然无法确定。结论也许是某细胞因子在介导食物摄入的免疫应激方面作用很重要，但是单独作用可能效果不显著。

精神异常

细胞因子引起的病态行为和精神异常的证据主要来源于接受免疫治疗的恶性肿瘤（或者其他疾病）的临床表现[2]。研究发现，患者接受了高剂量的重组 IFN-α 和（或）IL-1 后，治疗早期即可出现病态行为。在持续接受数周或者数月的治疗后，一部分患者会表现出精神异常，例如抑郁、焦虑、躁狂、精神病和认知损伤。抑郁症特有的表现（情绪障碍、焦虑和认知障碍）和植物性神经系统的表现（疲乏、厌食、精神运动性迟缓和疼痛）在患者中有很多相似之处。一部分患者更容易出现上述症状，尤其是接受免疫治疗前表现出抑郁、焦虑状态的患者更可能发生抑郁症[40]。因此，精神异常病史增加细胞因子使用后的精神病理学的敏感性，提示细胞因子在脑内区域的调节活性可能是产生这些精神病理变化的基础。

抑郁样行为

抑郁症的主要特征在癌症患者中表现显著，

---

[*] 译者注：旷场实验，又称敞箱实验，是评价实验动物在新异环境中自主行为、探索行为与紧张度的一种方法。以实验动物某些行为的发生频率和持续时间等，反映实验动物在陌生环境中的自主行为与探索行为。

例如感觉悲伤、快感缺失（例如，不能感受愉快）。在动物模型中，食物奖励已经被广泛地应用到研究动物在享乐行为中的作用。宿主使用 LPS 及外周或中枢注射细胞因子后的反应是显著减弱对食物奖励行为的反应[17, 25, 41]。例如，单次注射 IL-1β 可以抑制食物的摄取[42-44]。本质上讲，IL-1β 在食物奖励行为中的作用与食物摄入量本身无关[1, 45, 46]。尽管单次注射 IL-1β 可以减少实验室标准喂养的食物量，并且减弱动物对食物奖赏行为的反应，但是发生的时间不一致[25]。另外，在非食物剥夺，并且强化刺激（如，反应需求）随着每次反应都明显增加时，IL-1β 可以最大程度的减少食物摄取量[46]。

其他的一些炎症因子（IL-6、TNF-α）和 IL-1β 构成了 LPS 引起的一系列级联反应的关键因子，同时影响享乐行为和奖励行为。例如，IL-6 腺病毒载体感染的动物模型表现出蔗糖摄取量显著减少[31]。此外，TNF-α 可调节麻黄碱的奖励行为。特别是 TNF 剂量依赖性阻止麻黄碱诱导的大鼠位置偏爱性试验，进一步说明 TNF 可以阻断药物性奖励机制[47]。另外，TNF 预处理可以减少伏隔核内 Fos 阳性细胞的数量，并且去除麻黄碱在小鼠模型中枢神经中的作用。由于这些促炎因子可以引起不同的中枢单胺类活性反应，包括伏隔核，所以不同的细胞因子性神经递质相互作用可能参与了奖励行为机制[48, 49]。

一般来说，病态行为特指与 LPS 和促炎因子有关的免疫反应相关行为和生理两方面的改变，而其他的免疫反应可能也会诱导精神情绪的明显改变。例如，在 T 细胞依懒性抗原诱导的抗体反应达到峰值时，来自脑内伏隔核自身刺激诱导的反应频率明显降低[50]。

免疫反应中所涉及的细胞因子也可以降低中脑边缘系统的反应速率，尤其是 IL-2 可以显著降低中脑腹侧被盖区的颅内自身刺激反应速率[51, 52]。值得注意的是，IL-2 是多巴胺释放和膜电导的在中脑边缘系统（包括腹侧被盖区和伏隔核）的重要调控因子[48, 49, 53-56]。但这些作用的最终结果取决于多种因素，包括细胞因子的剂量和环境应激因素。另外，在调节多巴胺释放的过程中，IL-2 还可以影响多巴胺 D1 和 D2 受体与额叶皮层结合，影响 D2 与伏隔核的结合[57]。此外，亦有研究报道了 IL-6 和 TNF 可以在伏隔核中调节多巴胺的活性[47]。

认知功能损伤

癌症患者长期接受细胞因子（IL-2，IFN）治疗后可能出现记忆力减退和注意力不集中[40]。动物模型已经提供了很多的证据证明 IL-2 缺陷会导致注意缺陷和认知功能损伤。例如，外周或者中枢注射 IL-2 可以诱发动物对新环境或新刺激物的不恰当探索[55, 58, 59]。长期 IL-2 处理将导致动物在水迷宫试验中的行为缺陷，这些结果说明 IL-2 影响空间记忆和海马体的神经活性[57, 60, 61]。单次注射 IL-2 不影响行为表现，长期使用 IL-2 才是产生行为改变的根源。这是一个非常重要的结果，因为一般患者都是在多次反复使用细胞因子治疗后出现认知障碍。此外，IL-2 基因对海马发育起着重要作用，如果小鼠的 IL-2 基因被敲除，那么它将表现为海马结构异常和空间记忆损伤[62]。综上，我们发现动物和人类行为研究结论是一致的，在人类研究及白齿类动物研究中，反复的 IL-2 治疗导致认知功能的损伤。

攻击行为的改变

癌症患者心理痛苦往往与敌意情绪（hostility）相关[63]。IFN-α 2b 和 IL-2 等细胞因子治疗的癌症和其他疾病患者其攻击行为明显增加[40]。Cleeland 等对癌症相关症状进行分层分析后发现，悲伤情绪常常伴随着易怒和心情痛苦[6]，McHutchison 等研究发现细胞因子免疫治疗的患者，愤怒、敌意和易怒的情绪有所增加[64]。然而，感染、药物治疗和长期住院等因素也可能影响以上攻击性行为的产生。

动物模型研究已经发现攻击行为和产生增多的细胞因子及免疫细胞的活性增强直接相关。在大鼠"居留者 - 入侵者"模型研究攻击行为中，Stefanski 和 Ben-Eliyahu 发现接受 7 小时对抗的大鼠，对抗后 1 小时接种乳腺肿瘤细胞，继续完成对抗，肿瘤存活增加，而 β- 肾上腺素拮抗剂能阻断这个作用[65]。Petitto 等证实了攻击性强（基于接触后攻击的频率判断）的小鼠可以产生更多的 IFN、IL-2 和增殖 T 细胞[66]。Avitsur 等应用配对攻击模型来检测脾脏细胞的功能和分布对攻击行为的影响[67]，发现 6 次日常训练可以增加单核细胞和中性粒细胞的水平，以及降低淋巴细胞的比值。这些效应可能与糖皮质激素的功能有关，因为这些现象的出现通常和脾脏细胞中糖皮质激素抵抗的表现一致。

综上所述，这些研究表明暴露在攻击对抗的环境中可以增加免疫细胞和细胞因子的活性，另外，对抗和行为反应的不同类型又会影响免疫系统应答。因此，多方面考虑影响细胞因子与攻击行为之间相关性的研究就显得格外重要。

最近的研究主要集中在探索引起攻击行为的细胞因子相关的某些特定神经元通路的调节作用。研究者在对猫科动物中进行防御行为系统性研究分析时，发现了一些明显的行为特征，例如发声实验、瞳孔扩张实验、耳朵退缩实验、背部拱起和爪子攻击实验[68, 69]。另外，猫科动物会通过频繁改变它的攻击反应来适应运动中的目标。从行为学的角度看，这些反应通常是在自然环境中，由于它的幼崽或者自己领地受到了来自于同类或其他物种的威胁时才发生的。防御行为是一种天性，通过电信号刺激下丘脑内侧视前区和电信号或者化学物质刺激中脑导水管周围灰质产生的行为变化[68]。防御行为主要的传递通路是从内侧下丘脑介导直接到中脑导水管周围灰质，然后返回到内侧下丘脑，从而完成一个完整的反射通路[68]。

有研究亦显示，注射微量 IL-1β 到内侧下丘脑能够有力增强中脑导水管周围灰质引出的防御行为[70]。而 IL-1RA 和（或）IL-1 抗体预处理可以阻断 IL-1β 的这个作用。将 5-HT$_2$ 受体拮抗剂在大脑防御行为功能区预处理，可以阻断 IL-1 诱导上述行为。此外，细胞免疫化学共定位结果证明 5-HT$_2$ 和 IL-1I 型受体可以存在于内侧下丘脑同一位置，这些进一步支持了 IL-1 和 5-HT 受体之间的相互作用理论[71]。在中脑导水管周围灰质中，IL-1 和 5-HT 受体之间相互作用可以将引起防御行为从内侧下丘脑引出，这些结果说明两个区域 IL-1 受体与引起防御行为的功能相关[72]。

其他的研究结果表明，IL-2 可以通过其他的方式调节防御行为。不同于 IL-1 诱导的防御行为，将 IL-2 显微注射到内侧下丘脑可以剂量依赖性抑制攻击行为[73]，即 IL-2 受体的 α 亚基的抗体在该区域的预处理可以阻断 IL-2 的这些效果。更重要的是，γ- 氨基丁酸受体拮抗剂（GABA$_A$）可以消除 IL-2 的这种抑制作用。这个作用与前人关于 GABA$_A$ 在下丘脑内参与防御行为的研究结果是一致的[68]。与内侧下丘脑相关研究结果相反的是，导水管外周灰质注射 IL-2 后，防御行为可以从下丘脑引出，神经激肽 -1 受体可以介导增强 IL-2 的效果[74]。

基于这些研究，IL-1 和 IL-2 被认为具有潜在调节攻击行为的作用，它们诱导或抑制防御行为的作用机制是在大脑特定区域，通过一些具有高度选择性的特异细胞因子和神经递质介导完成[72]。

疲乏

癌症最常见的相关症状是疲乏。疲乏是感染因素诱发促炎因子级联反应后的出现的基本症状。由于 IFN 或者 IL-2 治疗的癌症患者经常出现疲乏，所以这些细胞因子也被认为在疲乏产生的机制中扮演重要的角色。尽管很少有研究免疫与疲乏之间相互关系的动物模型，但是接种布氏杆菌和短棒状杆菌的小鼠可以表现出持续性奔跑运动抑制（约两周）[75, 76]。在 C57Bl/6J 小鼠中，这一现象同时伴随着大脑 IL-1β 和 TNF-α mRNA 的升高[76]。此外，IFN 也被发现参与了聚肌胞苷酸引起的疲乏作用机制[76]，聚肌胞苷酸是一种具有类似病毒感染后激活免疫系统功能的合成双链 RNA。

EB 病毒感染也与疲乏相关。EB 病毒感染后，病毒编码成分性蛋白的抗体促进人外周血单核细胞产生促炎症因子，从而引起体内一系列病态行为[77]。

分子机制

促炎因子能引起多种病态行为的症状。而有病态行为特征的癌症相关症状群可能是由不同的细胞因子 - 神经递质作用引起。Lee 等提出了一元论假说，即一种调节先天和后天获得性免疫的核转录因子 NF-κB 在病态行为的变化中起到了至关重要的作用。多种癌症、免疫应答和应激反应可诱导产生 NF-κB，化疗亦可激活 NF-κB，而且 NF-κB、细胞因子和催化炎症反应的酶三者之间相互作用。因此 Lee 等的假说认为 NF-κB 是癌症症状或病态行为相关性症状产生机制的共同源头。Nadjar 等研究的结果同样支持了这一假说[78]，他们在大鼠脑内调控区域注射 NF-κB 的必调控结合短肽（NEMO），不仅能抑制 NF-κB 的活性，而且能够显著减弱 IL-1β 引起的抑郁样行为、摄食减少行为。同时，还可以减弱 IL-1 引起下丘脑和杏仁核中 c-FOS 表达。

Wood 等对细胞因子、病态行为和癌症相关症状三者相连的潜在分子机制的小鼠模型进行了研究[41]，他们探索化疗药物依托泊苷的行为、免疫及分子效应。依托泊苷是一种 p38MAPK 激活剂，可以引起多种病态行为特征的症状，包括体重降低、发热、进食和运动减少。这些行为同时伴随血清中 IL-6 的水平增加。尽管目前癌症或癌症治疗相关症状的分子信号通路还没有完全明确，但这些研究强调了确定相关分子机制的必要性，也许将来可以在这些分子机制的基础上，去治疗癌症相关病态行为的症状。

结论

典型的病态行为是由一个或多个促炎因子通过炎症因子神经元递质受体和相应分子机制介导产生。病态行为和癌症相关症状之间的相似之处说明他们产生的可能是有共同的细胞因子参与的机制。能够支持以上理论的研究包括：①有异常症状的癌症患者的促炎因子水平增高；②细胞因子治疗可以引起癌症患者精神病理上的改变。但是目前病态行为涉及的具体细胞因子、神经化学物质及分子机制尚未阐述明确，进一步明确相应症状的作用机制可能会提供更好的治疗。

（王喆 译　朱燕娟 校）

参考文献

1. Dantzer R, Aubert A, Bluthé RM, et al. Mechanisms of the behavioural effects of cytokines. *Adv Exp Med Biol* **461**:83–105, 1999.

2. Raison CL, Demetrashvili M, Capuron L, Miller AH. Neuropsychiatric adverse effects of interferon-alpha: recognition and management. *CNS Drugs* **19**(2):105–123, 2005.

3. Müller N, Schwarz MJ. Neuroimmune-endocrine crosstalk in schizophrenia and mood disorders. *Expert Rev Neurother* **6**(7):1017–1038, 2006.

4. Lee BN, Dantzer R, Langley KE, et al. A cytokine-based neuroimmunologic mechanism of cancer-related symptoms. *Neuroimmunomodulation* **11**(5):279–292, 2004.

5. Kurzrock R. Cytokine deregulation in cancer. *Biomed Pharmacother* **55**(9–10):543–547, 2001.

6. Cleeland CS, Bennett GJ, Dantzer R, et al. Are the symptoms of cancer and cancer treatment due to a shared biologic mechanism? *Cancer* **97**(11):2919–2925, 2003.

7. Cleeland CS. Cancer-related symptoms. *Semin Radiat Oncol* **10**(3):175–190, 2000.

8. Cleeland CS, Mendoza TR, Wang XS, et al. Assessing symptom distress in cancer patients: the M. D. Anderson Symptom Inventory. *Cancer* **89**(7):1634–1646, 2000.

9. Portenoy RK, Thaler HT, Kornblith AB, et al. Symptom prevalence, characteristics and distress in a cancer population. *Qual Life Res* **3**(3):183–189, 1994.

10. Miaskowski C, Aouizerat BE. Is there a biological basis for the clustering of symptoms? *Semin Oncol Nurs* **23**(2):99–105, 2007.

11. Chen ML, Tseng HC. Symptom clusters in cancer patients. *Support Care Cancer* **14**(8):825–830, 2006.

12. Besedovsky H, del Rey A, Sorkin E, Da Prada M, Burri R, Honegger C. The immune response evokes changes in brain noradrenergic neurons. *Science* **221**(4610):564–566, 1983.

13. Zalcman S, Shanks N, Anisman H. Time-dependent variations of central norepinephrine and dopamine following antigen administration. *Brain Res* **557**(1–2):69–76, 1991.

14. Williams JM, Peterson RG, Shea PA, Schmedtje JF, Bauer DC, Felten DL. Sympathetic innervation of

murine thymus and spleen: evidence for a functional link between the nervous and immune systems. *Brain Res Bull* **6**(1):83–94, 1981.

15. Nance DM, Hopkins DA, Bieger D. Re-investigation of the innervation of the thymus gland in mice and rats. *Brain Behav Immun* **1**(2):134–147, 1987.

16. Nance DM, Sanders VM. Autonomic innervation and regulation of the immune system (1987–2007). *Brain Behav Immun* **21**(6):736–745, 2007.

17. Dantzer R. Cytokine-induced sickness behavior: where do we stand? *Brain Behav Immun* **15**(1):7–24, 2001.

18. Layé S, Parnet P, Goujon E, Dantzer R. Peripheral administration of lipopolysaccharide induces the expression of cytokine transcripts in the brain and pituitary of mice. *Brain Res Mol Brain Res* **27**(1): 157–162, 1994.

19. Rivest S. Molecular insights on the cerebral innate immune system. *Brain Behav Immun* **17**(1):13–19, 2003.

20. Swiergiel AH, Smagin GN, Johnson LJ, Dunn AJ. The role of cytokines in the behavioral responses to endotoxin and influenza virus infection in mice: effects of acute and chronic administration of the interleukin-1-receptor antagonist (IL-1ra). *Brain Res* **776**(1–2):96–104, 1997.

21. Rich T, Innominato PF, Boerner J, et al. Elevated serum cytokines correlated with altered behavior, serum cortisol rhythm, and dampened 24-hour rest-activity patterns in patients with metastatic colorectal cancer. *Clin Cancer Res* **11**(5):1757–1764, 2005.

22. Dunn AJ. Effects of cytokines and infections on brain neurochemistry. In: Ader R, Felten DL, Cohen N, eds. *Psychoneuroimmunology.* San Diego: Academic Press, 2001:649–686.

23. Yirmiya R. Endotoxin produces a depressive-like episode in rats. *Brain Res* **711**(1–2):163–174, 1996.

24. Asarian L, Langhans W. Current perspectives on behavioural and cellular mechanisms of illness anorexia. *Int Rev Psychiatry* **17**(6):451–459, 2005.

25. Merali Z, Brennan K, Brau P, Anisman H. Dissociating anorexia and anhedonia elicited by interleukin-1beta: antidepressant and gender effects on responding for "free chow" and "earned" sucrose intake. *Psychopharmacology (Berl)* **165**(4):413–418, 2003.

26. Plata-Salamán CR. Cytokines and feeding. *Int J Obes Relat Metab Disord 25(Suppl 5)*:S48–S52, 2001.

27. Kent S, Bret-Dibat JL, Kelley KW, Dantzer R. Mechanisms of sickness-induced decreases in food-motivated behavior. *Neurosci Biobehav Rev* **20**(1):171 175, 1996.

28. Zubareva OE, Krasnova IN, Abdurasulova IN, Bluthé RM, Dantzer R, Klimenko VM. Effects of serotonin synthesis blockade on interleukin-1 beta action in the brain of rats. *Brain Res* **915**(2):244–247, 2001.

29. Swiergiel AH, Dunn AJ. Lack of evidence for a role of serotonin in interleukin-1-induced hypophagia. *Pharmacol Biochem Behav* **65**(3):531–537, 2000.

30. Plata-Salamán CR, Sonti G, Borkoski JP, Wilson CD, French-Mullen JM. Anorexia induced by chronic central administration of cytokines at estimated pathophysiological concentrations. *Physiol Behav* **60**(3):867–875, 1996.

31. Sakić B, Gauldie J, Denburg JA, Szechtman H. Behavioral effects of infection with IL-6 adenovector. *Brain Behav Immun* **15**(1):25–42, 2001.

32. Weingarten HP. Cytokines and food intake: the relevance of the immune system to the student of ingestive behavior. *Neurosci Biobehav Rev* **20**(1): 163–170, 1996.

33. Okamoto T. NSAID zaltoprofen improves the decrease in body weight in rodent sickness behavior models: proposed new applications of NSAIDs (Review). *Int J Mol Med* **9**(4):369–372, 2002.

34. Sharpless NE, O'Brien WA, Verdin E, Kufta CV, Chen IS, Dubois-Dalcq M. Human immunodeficiency virus type 1 tropism for brain microglial cells is determined by a region of the env glycoprotein that also controls macrophage tropism. *J Virol* **66**(4):2588–2593, 1992.

35. Barak O, Weidenfeld J, Goshen I, Ben-Hur T, Taylor AN, Yirmiya R. Intracerebral HIV-1 glycoprotein 120 produces sickness behavior and pituitary-adrenal activation in rats: role of prostaglandins. *Brain Behav Immun* **16**(6):720–735, 2002.

36. Barak O, Goshen I, Ben-Hur T, Weidenfeld J, Taylor AN, Yirmiya R. Involvement of brain cytokines in the neurobehavioral disturbances induced by HIV-1 glycoprotein120. *Brain Res* **933**(2):98–108, 2002.

37. Glowa JR, Panlilio LV, Brenneman DE, Gozes I, Fridkin M, Hill JM. Learning impairment following intracerebral administration of the HIV envelope protein gp120 or a VIP antagonist. *Brain Res* **570** (1–2):49–53, 1992.

38. Opp MR, Rady PL, Hughes TK, Jr., Cadet P, Tyring SK, Smith EM. Human immunodeficiency virus envelope glycoprotein 120 alters sleep and induces cytokine mRNA expression in rats [published errata appear in Am J Physiol 1996 Aug;271(2 Pt 2):section R following table of contents and 1996 Dec;271(6 Pt 3):section R following table of contents]. *Am J Physiol* **270**(5 Pt 2):R963–R970, 1996.

39. Pugh CR, Johnson JD, Martin D, Rudy JW, Maier SF, Watkins LR. Human immunodeficiency virus-1 coat protein gp120 impairs contextual fear conditioning: a potential role in AIDS related learning and memory impairments. *Brain Res* **861**(1):8–15, 2000.

40. Capuron L, Ravaud A, Miller AH, Dantzer R. Baseline mood and psychosocial characteristics of patients developing depressive symptoms during interleukin-2 and/or interferon-alpha cancer therapy. *Brain Behav Immun* **18**(3):205–213, 2004.

41. Wood LJ, Nail LM, Perrin NA, Elsea CR, Fischer A, Druker BJ. The cancer chemotherapy drug etoposide (VP-16) induces proinflammatory cytokine production and sickness behavior-like symptoms in a mouse model of cancer chemotherapy-related symptoms. *Biol Res Nurs* **8**(2):157–169, 2006.

42. Brebner K, Hayley S, Zacharko R, Merali Z, Anisman H. Synergistic effects of interleukin-1beta, interleukin-6, and tumor necrosis factor-alpha: central monoamine, corticosterone, and behavioral variations. *Neuropsychopharmacology* **22**(6):566–580, 2000.

43. Dunn AJ, Swiergiel AH. The reductions in sweetened milk intake induced by interleukin-1 and endotoxin are not prevented by chronic antidepressant treatment. *Neuroimmunomodulation* **9**(3):163–169, 2001.

44. Larson SJ, Romanoff RL, Dunn AJ, Glowa JR. Effects of interleukin-1beta on food-maintained behavior in the mouse. *Brain Behav Immun* **16**(4):398–410, 2002.

45. Kent S, Rodriguez F, Kelley KW, Dantzer R. Reduction in food and water intake induced by microinjection of interleukin-1 beta in the ventromedial hypothalamus of the rat. *Physiol Behav* **56**(5):1031–1036, 1994.

46. Larson SJ, Dunn AJ. Behavioral effects of cytokines. *Brain Behav Immun* **15**(4):371–387, 2001.

47. Nakajima A, Yamada K, Nagai T, et al. Role of tumor necrosis factor-alpha in methamphetamine-induced drug dependence and neurotoxicity. *J Neurosci* **24**(9):2212–2225, 2004.

48. Zalcman S, Green-Johnson JM, Murray L, et al. Cytokine-specific central monoamine alterations induced by interleukin-1, -2 and -6. *Brain Res* **643**(1–2):40–49, 1994.

49. Song C, Merali Z, Anisman H. Variations of nucleus accumbens dopamine and serotonin following systemic interleukin-1, interleukin-2 or interleukin-6 treatment. *Neuroscience* **88**(3):823–836, 1999.

50. Zacharko RM, Zalcman S, Macneil G, Andrews M, Mendella PD, Anisman H. Differential effects of immunologic challenge on self-stimulation from the nucleus accumbens and the substantia nigra. *Pharmacol Biochem Behav* **58**(4):881–886, 1997.

51. Hebb AL, Zacharko RM, Anisman H. Self-stimulation from the mesencephalon following intraventricular interleukin-2 administration. *Brain Res Bull* **45**(6):549–556, 1998.

52. Miguelez M, Lacasse M, Kentner AC, Rizk I, Fouriezos G, Bielajew C. Short- and long-term effects of interleukin-2 on weight, food intake, and hedonic mechanisms in the rat. *Behav Brain Res* **154**(2): 311–319, 2004.

53. Anisman H, Kokkinidis L, Merali Z. Interleukin-2 decreases accumbal dopamine efflux and responding for rewarding lateral hypothalamic stimulation. *Brain Res* **731**(1–2):1–11, 1996.

54. Lapchak PA. A role for interleukin-2 in the regulation of striatal dopaminergic function. *Neuroreport* **3**(2):165–168, 1992.

55. Petitto JM, McCarthy DB, Rinker CM, Huang Z, Getty T. Modulation of behavioral and neurochemical measures of forebrain dopamine function in mice by species-specific interleukin-2. *J Neuroimmunol* **73**(1–2):183–190, 1997.

56. Ye JH, Tao L, Zalcman SS. Interleukin-2 modulates N-methyl-D-aspartate receptors of native mesolimbic neurons. *Brain Res* **894**(2):241–248, 2001.

57. Hanisch UK, Neuhaus J, Rowe W, et al. Neurotoxic consequences of central long-term administration of interleukin-2 in rats. *Neuroscience* **79**(3):799–818, 1997.

58. Zalcman S, Murray L, Dyck DG, Greenberg AH, Nance DM. Interleukin-2 and -6 induce behavioral-activating effects in mice. *Brain Res* **811**(1–2):111–121, 1998.

59. Nisticò G, De Sarro G. Behavioral and electrocortical spectrum power effects after microinfusion of lymphokines in several areas of the rat brain. *Ann N Y Acad Sci* **621**:119–134, 1991.

60. Araujo DM, Lapchak PA, Collier B, Quirion R. Localization of interleukin-2 immunoreactivity and interleukin-2 receptors in the rat brain: interaction with the cholinergic system. *Brain Res* **498**(2):257–266, 1989.

61. Lacosta S, Merali Z, Anisman H. Influence of acute and repeated interleukin-2 administration on spatial learning, locomotor activity, exploratory behaviors, and anxiety. *Behav Neurosci* **113**(5): 1030–1041, 1999.

62. Petitto JM, McNamara RK, Gendreau PL, Huang Z, Jackson AJ. Impaired learning and memory and altered hippocampal neurodevelopment resulting from interleukin-2 gene deletion. *J Neurosci Res* **56**(4):441–446, 1999.

63. Deimling GT, Kahana B, Bowman KF, Schaefer ML. Cancer survivorship and psychological distress in later life. *Psychooncology* **11**(6):479–494, 2002.

64. McHutchison JG, Gordon SC, Schiff ER, et al. Interferon alfa-2b alone or in combination with ribavirin as initial treatment for chronic hepatitis C. Hepatitis Interventional Therapy Group. *N Engl J Med* **339**(21):1485–1492, 1998.

65. Stefanski V, Ben-Eliyahu S. Social confrontation and tumor metastasis in rats: defeat and beta-adrenergic mechanisms. *Physiol Behav* **60**(1):277–282, 1996.

66. Petitto JM, Lysle DT, Gariepy JL, Lewis MH. Association of genetic differences in social behavior and cellular immune responsiveness: effects of social experience. *Brain Behav Immun* **8**(2):111–122, 1994.

67. Avitsur R, Stark JL, Dhabhar FS, Sheridan JF. Social stress alters splenocyte phenotype and function. *J Neuroimmunol* **132**(1–2):66–71, 2002.

68. Siegel A, Roeling TA, Gregg TR, Kruk MR. Neuropharmacology of brain-stimulation-evoked aggression. *Neurosci Biobehav Rev* **23**(3):359–389, 1999.

69. Siegel A. *The neurobiology of aggression and rage.* Boca Raton: CRC Press, 2005.

70. Hassanain M, Zalcman S, Bhatt S, Siegel A. Interleukin-1 beta in the hypothalamus potentiates feline defensive rage: role of serotonin-2 receptors. *Neuroscience* **120**(1):227–233, 2003.

71. Hassanain M, Bhatt S, Zalcman S, Siegel A. Potentiating role of interleukin-1beta (IL-1beta) and IL-1beta type 1 receptors in the medial hypothalamus in defensive rage behavior in the cat. *Brain Res* **1048**(1–2):1–11, 2005.

72. Zalcman SS, Siegel A. The neurobiology of aggression and rage: role of cytokines. *Brain Behav Immun* **20**(6):507–514, 2006.

73. Bhatt S, Zalcman S, Hassanain M, Siegel A. Cytokine modulation of defensive rage behavior in the cat: role of GABAA and interleukin-2 receptors in the medial hypothalamus. *Neuroscience* **133**(1):17–28, 2005.

74. Bhatt S, Siegel A. Potentiating role of interleukin 2 (IL-2) receptors in the midbrain periaqueductal gray (PAG) upon defensive rage behavior in the cat: role of neurokinin NK(1) receptors. *Behav Brain Res* **167**(2):251–260, 2006.

75. Ottenweller JE, Natelson BH, Gause WC, et al. Mouse running activity is lowered by *Brucella abortus* treatment: a potential model to study chronic fatigue. *Physiol Behav* **63**(5):795–801, 1998.

76. Sheng WS, Hu S, Lamkin A, Peterson PK, Chao CC. Susceptibility to immunologically mediated fatigue in C57BL/6 versus Balb/c mice. *Clin Immunol Immunopathol* **81**(2):161–167, 1996.

77. Glaser R, Padgett DA, Litsky ML, et al. Stress-associated changes in the steady-state expression of latent Epstein-Barr virus: implications for chronic fatigue syndrome and cancer. *Brain Behav Immun* **19**(2):91–103, 2005.

78. Nadjar A, Bluthé RM, May MJ, Dantzer R, Parnet P. Inactivation of the cerebral NFkappaB pathway inhibits interleukin-1beta-induced sickness behavior and c-Fos expression in various brain nuclei. *Neuropsychopharmacology* **30**(8):1492–1499, 2005.

第 4 章

第二部分

癌症症状机制和模型：临床和基础科学

癌症疼痛评估与管理的临床科学

Victor T. Chang, Russell K. Portenoy

癌症疼痛评估与管理是一项繁杂的工作。本章将会阐述癌症疼痛评估与管理的关键性元素，分析现有的支持性证据基础，并对未来科学研究的基本原则进行讨论。

评估癌症疼痛

临床实践方面

癌症疼痛评估的目标包括概括出疼痛主诉的特征，通过整合信息推断出可能的病理生理学基础及对于综合征的识别。掌握疼痛状况是选择不同治疗方案的基础，而治疗方案往往是在采取多种方式缓解疼痛的同时，最大程度地减少不良反应及治疗带来的负担。

疼痛测量

我们可以通过对疼痛的严重程度、部位、性质及其他方面进行评估，其中最突出的是对疼痛强度的评估，代表了长期以来人们在评估的科学基础方面所作的前沿研究。

半个多世纪前，随着镇痛药物临床试验评估方法的早期开展，对患者评估的疼痛强度的基础研究应运而生[1,2]。研究证实，自我报告评分可以有效地测量疼痛等机体的主观感觉。但在临床实践中，疼痛强度的测量往往会遇到一些实际问题的困扰。例如，有些患者无法用数字描述出疼痛强度，有些患者存在认知功能障碍，或者根本无法回答问题。要解决这些问题需要我们做更多工作[3]。

尽管多数患者可以进行疼痛测量，但如何对这些评分进行解释仍是一项临床挑战。尽管测量评分经过合理转换后可以决定治疗效果，但这些分数实则涵盖了更多的信息。大量研究已经证实疼痛强度与功能和生活质量之间具有相关性[4]，亦有研究正在探索疼痛强度与其他症状、功能障碍程度及某些特殊的生活质量维度之间是如何相互影响的。

研究发现，不同患者之间或者不同的测评时间，疼痛强度分值缺乏一致性，这同样说明解释疼痛强度分值的复杂性。例如，同种疾病，影像学表现又很类似的患者很可能会出现明显程度不同的疼痛。当前的研究趋势表明，影响疼痛程度的因素不仅包括潜在的疾病，可能还包括心理机制、遗传、期望值及社会环境。

重度疼痛对生活质量的各个方面都带来负面影响，其中最显著的就是"疼痛危象"，即疼痛在数天内持续加重直至难以控制。疼痛危象的经验性定义是指自我报告的疼痛评分大于或等于 8 分（0 = 无疼痛，10 = 最严重的疼痛），持续至少 6 小时，且在数小时或数天内急剧加重[5]。有类似发作的患者需要立即收入院，并对重度癌痛的管理及各种后果进行详细分析[6]。缓解剧烈癌痛的临床需求是癌痛作为症状学得以发展的基础。

癌症疼痛机制评估

将包括疼痛测量在内的癌痛评估转化为对治疗有意义的信息，其中一个关键步骤是将数据整合以推断出疼痛的机制。其中重要的是对疼痛口头表述的理解。患者在描述疼痛感受时会用到很多词汇，例如疼痛、刺痛、烧灼感及痉挛痛等。临床医生通过将这些描述与体格检查、影像学结果或者其他客观检查数据相结合，推断出疼痛可能的发生机制。据以往经验，各种疼痛描述均缺乏较高特异性[7]，而按照可能的疼痛机制来对疼痛进行分类，这种评估策略更注重疼痛描述模式[8]。

一直以来，根据发病机制治疗癌痛和一般性疼痛，都是疼痛研究的一个主要目标。但是，癌痛的病理生理机制复杂多样，现有的疼痛诊疗系统过于简单，这种矛盾可能将持续存在。因此，我们希望疼痛诊断尽可能包含更多的疼痛机制信息，以使诊断和治疗更加合理。目前的疼痛诊断分类极为简单，首先分为"伤害感受性疼痛"和"神经病理性疼痛"。伤害感受性疼痛是由于完整的伤害感受器受到有害刺激引起的反应，通常分为"躯体痛"和"内脏痛"；而神经病理性疼痛则是由于外周或中枢神经系统感觉传导持续异常所致。换言之，一般认为伤害性疼痛与正在发生的组织损伤直接相关，而神经病理性疼痛与神经系统疾病或功能障碍相关。虽然此分类方法十分简单，但由于它在很大程度上有助治疗方案选择，所以已被普遍应用于临床实践中。

躯体伤害性疼痛。 躯体痛与躯体的结构受损相关，包括皮肤、骨骼、关节及肌肉的损伤。皮肤痛包括皮肤肿物、放射性皮炎，及伤口引起的疼痛、水肿及腹水引起的牵拉痛，表皮生长因子受体抑制剂引发的不适感。我们对可能导致这些皮肤疼痛综合征的具体机制尚知之甚少。

骨痛是一种最常见的癌症疼痛类型，通常被认为是一种伤害感受性疼痛，包括溶骨性或成骨性病变及病理性骨折造成的局灶性疼痛。如果是负重或运动后新出现的疼痛，通常应进行包括骨骼影像学检查在内的评估。骨痛的一个"有趣"表现是具有"闪烁（flare）"现象，即在放疗或使用双膦酸盐、生长因子、某些肿瘤的激素治疗药物后骨痛会加重[9, 10]。

在临床实践中，非甾体类抗炎药和阿片类药物通常能够有效缓解躯体痛。

内脏伤害性疼痛。 此类疼痛原因包括肿瘤造成的内脏器官梗阻或者肠系膜损伤及类似组织损伤。某些内脏梗阻相关的疼痛无法准确定位且呈绞痛，其他一些内脏痛呈锐痛且容易定位。部分内脏痛使用阿片类药物治疗效果相对欠佳，其治疗依赖于缓解梗阻或进行神经阻滞。与躯体伤害性疼痛相比，内脏痛的实验室研究相对较新，主要是了解功能性疼痛综合征的机制。

神经病理性疼痛。 尽管神经病理性疼痛的最佳定义仍存争议[11]，但其基本机制并非因正常生理系统被持续刺激所致，而是由产生疼痛感觉的神经传导异常造成。每个神经轴水平的病变都可以导致神经病理性疼痛，包括疼痛性多发性神经病变（如化疗所致），肿瘤或手术引起的疼痛性单神经病或神经丛病变，疼痛性神经根病变（如脊髓肿瘤或带状疱疹后遗神经痛），或者脊髓或大脑病变导致的中枢性疼痛。神经病理性疼痛通常被描述为电击样、枪击样、刀切样、麻木及刺痛感。描述信息与潜在的发生机制之间的关系尚不明确[12]，对了解慢性神经病理性疼痛患者的病因也没有特异性[7]。

由于神经病理性疼痛缺乏特异性的描述或体征，而且其复杂的病理学基础会导致多种疼痛机制并存，所以在肿瘤患者中诊断神经病理性疼痛仍具挑战性。不论影像学或电生理检查情况如何，神经病理性疼痛的诊断往往是通过存在明确的神经结构损伤或感觉神经异常推断而来（见第 23 章症状的评估）。目前我们已研发出筛查工具，但它在肿瘤患者群体中的实用性还有待观察[13]。

评估癌痛综合征

评估疼痛的另外一个关键因素是识别疼痛综合征，这是几十年来癌症疼痛研究的一个焦点，而很多综合征都是通过一系列临床表现来定义的，这些临床表现又有影像学和其他数据的支持[14]。在临床实践中，认识某种综合征可能有助于确定是否需要进一步评估，帮助判断预后，并有助于选择合适的治疗方案。

　　癌痛综合征包括与疾病本身相关、与肿瘤治疗相关及与肿瘤或其治疗无关的疼痛。随着癌症存活者数量的增加，与癌症治疗相关的疼痛综合征（例如，化疗相关性神经源性疼痛[15]和芳香化酶抑制剂肌肉骨骼综合征[16]）越来越受到重视（表 4.1）。随着新型分子靶向药物用于癌症治疗，新型治疗相关疼痛综合征可能会增加。

癌痛评估的证据基础

　　研究表明，疼痛评估工具有效且可用于临床试验[17]，进一步开展研究工作包括很多领域。美国国立卫生研究院审查小组建议应对疼痛进行更多的纵向研究，包括癌痛、发生于特殊人群的疼痛（认知功能受损的患者，老年及儿童患者，姑息治疗的患者，癌症幸存者，按性别分层的患者），不同文化背景下的疼痛，以及疼痛与其他构成因素（如生活质量、症状群及睡眠状态[18]）间的关系。这些研究都应建立在现有的有限证据基础上，以引领我们探索癌痛评估科学进展的意义。

研究的意义

基础科学研究方法

　　疼痛基础科学的新型特征性生理学研究过程包括以下机制：外周伤害感受器的激活和敏化，伴有或不伴有胶质细胞活化的中枢敏化，以及下行抑制等。为明确这些机制的神经生理学和神经化学基础，目前相关研究进展迅速。认识参与伤害性信息处理过程的受体、相关通道及其中的神经化学物质，有助于推断出更加精确复杂的疼痛机制类型。同样，认识特定的伤害刺激信息系统中相关的变化方式，以及与特定主客观现象有关的信息系统的变化，有助于形成伤害感受性疼痛和神经病理性疼痛的亚分类。炎症性皮肤痛模型和骨痛模型（详见第5章）就是这种类型疼痛模型的典型例子。那么，能否从炎性疼痛模型中完全描述出癌性疼

表 4.1　治疗相关疼痛综合征示例

综合征	临床表现
化疗相关的疼痛综合征	
化疗导致的周围神经病变	
硼替佐米	
埃博霉素	
沙利度胺	
奥沙利铂	
紫杉类	
长春碱类	
芳香化酶抑制剂类关节痛	
临床操作导致的疼痛	
放疗相关的疼痛综合征	神经丛病变
	黏膜炎
	皮炎
手术相关疼痛综合征	开胸术后疼痛综合征
	乳腺切除术后疼痛综合征
	颈淋巴结清扫术后疼痛综合征
	幻肢痛

痛的发生机制，各种肿瘤特异性趋化因子和细胞因子组合能否引发疼痛，相关症状与实验室检测相结合的新研究方法的建立或许有助于回答上述问题[19]。

　　最终，由临床疼痛评估推断出疼痛的某一特定过程或一系列过程是有可能的。未来，临床医生便可做出有意义的猜想——疼痛主要与钠离子通道功能障碍或神经生长因子过度表达有关，或者可能与降低持续性疼痛阈值的其他任何潜在异常有关。如果这一步得以实现，下一步将是确定针对特定机制（例如，疼痛可能与钠通道阻滞剂或调节剂有关，至少部分疼痛是由钠通道功能障碍引起）制定的治疗方案，这些治疗方法将会比目前更有效。这将使临床上以疼痛机制为基础的治疗方法变得更加精准。

临床研究方法

　　NIH 审查小组发现，疼痛评估工具已超百

种，因此我们需要对测评工具应包括哪些内容达成共识[20]，我们也需要更统一的评估方案对不同研究进行比较[21]。

从疾病人群中获取主观评估一向是个问题，但正以各种方式得到解决。辨别疼痛综合征有助于形成合理的同质性分组。从疼痛强度测量角度来看，基于项目反应理论（见第 23 章）确定的疼痛分级研究，可能有助于使患者之间的疼痛评分更具一致性和可比性[22,23]。此外，研究人员正在研发即时记录患者评估信息的技术方法，这种即时临床评估可能采用了生态瞬时评估法概念[24]。

用相对客观的数据支持主观临床信息的工作也已经开始，但感觉定量检测对于描述神经病理性疼痛的特征的作用仍有待研究[25]。疼痛影像学技术的发展将有助于确定哪些通路和受体可以提高诊断水平或增加治疗选择。而基因组学研究有助于解释疼痛刺激反应时的个体差异和疼痛易感性，将是分析复杂的疼痛数据的一种研究手段[26]。

癌症疼痛管理

临床实践方面

尽管阿片类药物可以有效控制大多数患者的疼痛，但仍有一些患者的疼痛得不到明显缓解，需要额外的干预措施。我们应该提供多种治疗方法，这样既可以改善仅部分有效的全身药物治疗的效果，又可以满足小部分对药物治疗反应不佳的疼痛患者的需求。

非药物途径

心理学和物理学方法 癌痛心理学的重要性早已得到公认[27]，并且疼痛心理学干预已被临床指南所推荐。这些方法只代表了疼痛管理的一个层面，直到最近，我们仍没能在动物模型得到相似经验[28]。针对癌痛管理的心理学治疗方法已经广泛展开，包括表达支持疗法、认知行为疗法、教育、叙事疗法、催眠及其他类型

的心理治疗。

物理治疗的范围从夹板固定到按摩，再到经皮神经电刺激、超声波及其他各种形式。在支持性疗法和姑息疗法的教材中已经对这些方法进行了回顾。尽管这些方法早已存在，但仍需进一步研究。

原发病病情缓解方法

抗肿瘤治疗或其他可以减轻肿瘤负荷的方法可减轻疼痛，包括放疗、化疗、生物疗法及手术。

放疗。放疗是长期以来公认的一种控制癌痛的方法。大部分已发表研究主要针对骨转移和硬膜外脊髓压迫的放射剂量，以及如何控制放疗导致的疼痛综合征（如黏膜炎、皮炎）。在放疗治疗疼痛方面，对骨病灶放疗的关注最多，且已评估了各种放疗方式（体外放射治疗、近距离放疗、大野放疗、放射性核素治疗）[29]。当放疗能够缓解疼痛时，止痛仅与潜在的组织学病因部分相关，而疼痛往往在骨骼复钙前就已开始缓解[29]。放疗缓解疼痛的具体机制仍未明确[30]，而对癌痛炎症机制的进一步了解，或许有助于构建"放疗缓解疼痛机制"的假说。

放疗相关性皮炎和黏膜炎的机制尚不清楚，虽然进行了很多大规模临床试验，有效的治疗方法却很少。

化疗。有证据表明化疗可以改善疼痛、提高生活质量，其发生机制可能比较复杂。在某些情况下，疼痛的缓解与肿瘤负荷减轻有关，但是也有部分患者在 CT 扫描时发现肿瘤体积缩小程度很小，但疼痛也会有所缓解。因此除了肿瘤消退，其他化疗止痛的机制可能亦为重要。

手术。手术干预缓解疼痛的方法包括治疗硬膜外病变的神经外科手术、治疗骨转移的骨科手术、减轻内脏梗阻的普外科手术及截肢等。但术后疼痛的研究不多，除了少数著名的报告外，大规模的随机临床研究并不常见[31]。

疼痛缓解方法

药物疗法。药物治疗是癌痛管理的主要方

法。目前，普遍遵循的治疗指南来自于数十年积累的大量临床经验。然而，随着药物种类和用药途径的不断增加，我们需要更多以证据为基础的治疗方法。

然而，药物疗法仍存在一些问题，例如：是否应该按照疼痛强度、疾病进程（综合征）或者推断出的疼痛机制来选择药物？如何为神经病理性疼痛或爆发性疼痛患者选择药物已成为最大问题，因为已推断出来的疼痛机制、潜在的药物间相互作用及合并症都是需要考虑的主要因素。目前尚不确定是否应该在开始治疗时就联合使用阿片类药物和其他镇痛药，还是开始先使用一种，然后根据需要再增加其他药物。非甾体类抗炎药在镇痛方面的应用研究不断更新，环氧合酶 -2（COX-2）抑制剂的毒性作用对于难治性患者可能会增加风险，包括促进血栓形成及胃肠道不良反应。在有限的生存时间内，如何平衡这类风险与缓解难治性癌痛是非常困难的。

另外，疱疹后神经痛的药物选择缺乏确定性。当转移性肿瘤患者出现疱疹后神经痛时，临床倾向于首先使用阿片类药物治疗，然后再加入一种治疗神经痛的辅助性镇痛药物，如加巴喷丁。最近一项随机临床研究发现，羟考酮在缓解此类疼痛方面优于加巴喷丁[32]，并且为该治疗策略提供了更好的理论基础。然而，当肿瘤已被治愈或从未患过肿瘤的患者出现疱疹相关的疼痛时，典型的一线药物是加巴喷丁类药物，而不是阿片类药物。在非同一组的患者群体中，用于同种疾病的治疗方法间的差别突显出了相关证据的局限性及临床实践对传统实践模式的依赖。

阿片类药物仍是最主要的癌痛治疗药物。临床医生每日都要面对使用这类药物的争议。在基础科学研究的层面上，研究者们先发现了阿片受体，之后发现了阿片受体基因及其相关剪接变异体的克隆和结构特征。药物和用药途径的选择及药物副作用的管理仍然是目前研究的重要方向（表 4.2）。

辅助性镇痛药物在神经病理性疼痛的应用，说明了此类药物的可及性和实用性都在快速增长。辅助性镇痛药物包括多个种类（表 4.3），最重要的是加巴喷丁类和有镇痛作用的抗抑郁药，例如较古老的三环类抗抑郁药及较新的双重再摄取抑制剂（如度洛西汀和米那普仑）都有较强的镇痛效果，其中有很多药物正在进行

表 4.2　阿片类相关的研究内容

阿片类的等效镇痛剂量
阿片类药物 - 受体的相互作用
阿片类药物转换
阿片类药物的毒性和副作用
肠道功能障碍
痛觉过敏
免疫功能异常
药物代谢和副作用
阿片类药物基因组学
耐受性
特殊人群（例如器官功能受损患者）阿片类药物的使用
美沙酮、丁丙诺菲及有双重作用机制的新型中枢性镇痛药的地位

表 4.3　辅助性镇痛药物的分类

治疗目的	镇痛剂
多种用途	皮质类固醇激素
	抗抑郁药
	α-2 肾上腺素能药物
	外用药物
神经病理性疼痛	抗惊厥药
	NMDA 受体拮抗剂
	钠通道阻滞剂
	GABA 受体激动剂
骨痛	双膦酸盐
	降钙素
肠梗阻性疼痛	抗胆碱能药
	生长抑素类似物

NMDA，N- 甲基 -d- 天冬氨酸（N-methyl-d-aspartate）；GABA，γ- 氨基丁酸（gamma-aminobutyric acid）。读者可查阅美国国立卫生研究院注册的疼痛相关临床研究清单：http://www.clnicaltrials.gov

研发及测试[33]。其他类辅助性镇痛药物包括抗惊厥药、钠通道阻滞剂、N-甲基-d-天冬氨酸抑制剂、大麻素、γ-氨基丁酸（GABA）受体激动剂及 α-2 肾上腺素能受体激动剂，还有部分用于骨痛治疗（例如双膦酸盐）或者恶性肠梗阻治疗（例如抗胆碱能药物、生长抑素类似物及奥曲肽）的药物。尽管鲜有这些药物针对癌痛的临床试验，但将其用于患病人群的推论为我们提供了多种治疗方法，根据经验，这些方法改善了单独使用阿片类药物的治疗效果。

介入技术。介入治疗包括注射、神经阻滞及可以提供药物或神经电刺激的植入装置。大约只有 5%～10% 的患者需要介入治疗缓解疼痛，而重度疼痛患者可能更多地到姑息治疗小组或疼痛专家处就诊，以评估是否应采用介入治疗。患者的选择及病程中采取介入治疗的时机（或早或迟）是临床中重要的考量因素。需要介入治疗的重度癌痛患者通常都是临终患者，所以临床医生必须在介入治疗造成的负担与缓解疼痛的必要性之间做权衡[34]。虽然介入治疗已经由来已久，但多数介入治疗方法的文

献却很有限。

椎管内注射（即鞘内注射）治疗可用多种临床技术实现，从经皮插入硬膜外导管到经植入药物泵向脑脊髓液内注入药物，应用的多种药物包括各种阿片类药物、局部麻醉药、可乐定（clonindine）及齐考诺肽（ziconotide）等。因为在脊髓或相邻路径上，给药部位与药物起效部位距离很近，所以注射的药物剂量非常小，同时可以在副作用比全身给药更低的情况下缓解疼痛。

大部分关于椎管内给药的文献与术后镇痛有关，已有一项用于癌症人群的大型随机研究完成[35]。表 4.4 列出了在接下来临床试验中需要考虑到的研究设计方面的建议[36]。除给药时间外，临床研究关注的问题还包括何时开始联合用药，以及如果联合用药该选择哪些药物。

当传统的止痛手段效果不佳或者患者出现无法耐受的副作用时，会考虑神经阻滞，最早研究是针对胰腺癌患者的腹腔神经丛阻滞。最近一项大规模随机对照试验表明腹腔神经丛阻滞在缓解疼痛方面的疗效优于假手术组[37]。

表 4.4　关于癌症疼痛管理的证据基础方面的建议

对于临床试验的建议	对于脊髓硬膜外试验的建议 [a]
详细说明假设的潜在疼痛机制	明确定义样本的人口特征
包括疼痛评估报告的标准误差	使用验证过的量表来测量疼痛并描述相关因素
尽可能采用双盲评估，以避免患者评估结果出现偏倚	详细阐述推断出的疼痛的病因
改进疼痛试验报告的质量	将所研究药物同其他镇痛剂和给药途径进行比较
进一步研究性别、年龄、遗传、种族、文化对疼痛体验、疼痛主诉及疼痛缓解方面的影响	前瞻性评估药物的副作用
设计合理的镇痛试验的其他特征包括：	在对照试验开始之前进行效能分析以确定样本数量
● 相比现有的研究，设计更大样本量、观察周期更长的研究	评估研究药物的神经毒性
● 当安慰剂组符合道德准则时，与安慰剂组进行比较；否则，采用标准治疗	根据之前的治疗方法，列出纳入标准
● 考虑药物洗脱期，以避免药物残留效应	描述给药途径
● 结合生活质量评估	长期脊髓给药的试验要包括药物动力学数据
● 用标准方法评估休息、临床事件、突发疼痛及治疗的副作用	描述随访的持续时间（几个月），以详细阐述副作用、患者丢失率及操作技术的并发症
	评估预后

[a] 改编自 Walker et al.[36]

癌痛管理的证据基础

最近关于癌痛（及其他症状）管理的文献回顾总结发现，相关临床研究质量低于那些针对癌症本身治疗的研究。一项 2001 年由卫生质量研究机构（AHQR）资助的系统回顾研究，检索自 1966 年到 1998 年底 Medline、CancerLit 和 Cochrane 临床对照试验注册库（Cochrane Controlled Trials Registry）的相关研究，从共有 19 000 个关于癌痛的英文标题，最终 24 项流行病学调查和 188 个临床随机试验符合条件，参加试验的中位入组例数为 70 或更少。完成结果的异质性分析、疼痛测量及其他不合格数据后，仅 3 项研究纳入 meta 分析，关于癌痛的随机对照试验的确证实了各种方法的有效性，但仅占已发表试验的 1%[38]。

在 2004 年发表的一项随访研究中[39]，同一组研究人员分析了 24 822 份报告和 213 项随机临床试验，认为非甾体类抗炎药、阿片类药物、选择性辅助药物、双膦酸盐、放射性核素、外照射放疗、姑息化疗及腹腔神经丛阻滞均对缓解癌痛有效。而关于患者意愿、不同给药途径的相对疗效、止痛药的副作用及疼痛的控制与生活质量间的关系等方面的研究并不全面，且由于种种原因，科学证据的质量欠佳。关于癌痛控制的随机对照试验往往只纳入少数研究对象，方法学质量差，没有详细描述疼痛的特征和机制，且干预手段和结果评估方法不一，尤其值得一提的是结局指标评估工具的异质性：在 218 个检索到的试验中，共有 125 种不同的疼痛结局评估方法。

研究人员分别报告了 Cochrane 数据库分析中关于骨转移疼痛的放疗（CD001793，2000）、骨转移疼痛的放射性同位素治疗（CD003347，2003）、治疗骨转移疼痛的双膦酸盐类（CD002068，2002）、NSAIDs（CD005180，2005）、治疗骨转移疼痛的降钙素（CD003223，2006）、口服吗啡（CD003868，2007）、美沙酮（CD003971，2007）、口腔黏膜炎的预防（CD000978，2007）、口腔黏膜炎的治疗（CD001973，2007）和经皮神经电刺激（CD006276，2008）等方面的综述。在每一个标题下，研究人员能找到的研究数量有限，并且对于双膦酸盐、放射性同位素、降钙素及经皮神经电刺激的作用所得的结论也不确定。

其他方面的系统综述更少，其中一项 meta 分析比较了单次和多次分割放疗治疗骨肿瘤，Chow 等[40] 发现可重复评估的完全缓解率为 30%，总体有效率为 74%，认为单次分割放疗可达到相同的疼痛缓解率。

用于癌痛的其他治疗方法，如鞘内注射[35]，只有一两项随机对照试验，整体证据水平低下。对于心理治疗和补充治疗而言，证据水平因研究方法而异。例如有一系列关于催眠的病例报道[41]，但以现代标准来看，该方法在有效缓解疼痛方面的证据不足[42]。而在针对乳腺癌患者进行的认知行为疗法的临床随机试验中，meta 分析发现认知行为疗法对缓解焦虑和疼痛均有效[43]。目前正在研究的问题包括：抑郁症与疼痛的关系，恐惧与疼痛和灾难性反应的关系，护理人员和环境在帮助患者应对疼痛时的作用[44]，以及叙事医学的作用[45]。但心理学方法有效性的生物学机制仍然未知。

尽管证据完全不足或者只是基于某些数据（这些数据不能简单地扩展应用到研究群体以外的人群），很多特异性治疗方法仍被用于治疗癌痛，包括治疗原发疾病、药物疗法、介入治疗及其他辅助技术。最近进行的一项用于循证医学和专家小组评估的癌症疼痛护理质量指南的研究发现，很多随机临床试验无法纳入指南，因为研究结果很难应用于这类患者群体。专家组建议应该对疼痛进行评估，并且应该使用放疗的方法来控制骨痛和硬膜外压迫[46]。

癌症疼痛管理基础科学的意义

对于疼痛机制的不断认识（第 1 章所述及 Basbaum 和 Bushnell[47] 所报道）为开展新的干预措施提供了良好的机会。对伤害感受性疼痛的深入理解，以及对持续性疼痛病理生理学的不断研究，不仅预示着新型镇痛药的研发将会有进一步的发展，止痛药联合和序贯使用的新方法将得到进一步完善，而且新的给药途径可能会得到研发，以及能够控制某些临床现象（如耐药性、副作用）。然而，大部分实验数据主要来自于实验室和动物模型，但动物的生理与人类不同，且动物不能像人类一样描述出症状和副作用。尽管动物疼痛模型[48]的发展带来了巨大的希望，但动物模型的疼痛研究发现是否适用于人类，我们仍然需谨慎评估[49, 50]。

镇痛药物及其代谢产物在调节疼痛和副作用方面的功效，以及药物间的相互作用都是研究的重要领域。药物基因组学这一新兴领域会使我们对镇痛作用和副作用产生新的理解。

未来的临床研究方向

大量研究表明癌痛控制不佳的原因很多，可能和医疗体系、患者本身或与两者均有关。克服疼痛管理的障碍已在文献中广泛讨论，但不在本章节讨论范围之内，需要强调的是癌症患者的疼痛只有在接受治疗后才能得到缓解。本节介绍了癌痛的临床研究方法，正是这些方法强化了改善癌痛管理水平的证据基础。

观察性研究

观察性研究不能为我们提供高质量的证据，但由于某些特殊原因，这些研究却十分重要。它们可以评估各种癌症患者和疼痛综合征的多样性，提供真实世界中治疗的安全性和耐受性信息，帮助我们创建学说以进行试验。其中有一种方法是大型前瞻性队列研究，一项意大利研究就采用了这一方法，该研究以互联网手段为基础，在100多个不同中心展开[51]。

不同的分析方法可能会增加非随机化患者队列所提供的信息量[52]。例如，倾向指数能够调整治疗措施的观察性研究中的选择性偏倚[53]，倾向指数方法已被用于大麻隆（一种大麻素类似物）镇痛试验以评估未来使用的可能性[54]。工具变量分析是一种用于计量经济学的观察性研究方法，可用于具有大量数据集的医疗保健服务研究中。工具变量类似于随机分组变量，该

变量必须与那些患者是否接受某项特定治疗有关，但不影响治疗结果[55]。

医疗服务研究可以检验医疗质量的实施水平或成效，为推动和促进新的疼痛干预方法的产生带来了希望[56]。记录有治疗数据的计算机信息，通常为计费系统数据，为分析医疗服务系统中的大数据集提供了机会和可能。

临床试验

临床试验仍然是证据的重要来源，但出于多种原因，很难在癌症患者中展开。首先是由于疼痛综合征的多样性。临床试验目的是检验治疗效果，患者群体应尽量保持一致。要开展一项具有足够把握度的试验，如果任何疼痛综合征的发病率都很低，那么就需要进行大规模多中心研究。其次，重度癌痛患者很可能临床变数较大，研究对象经常在数周内就会出现严重的脱落。如果是在美国食品药品管理局（FDA）注册的试验，这将是个问题，因为需要进行长期随访（3～6个月）才能证明药物的安全性。Ⅲ期临床研究可证明有效性，但其推广的普遍性却未知。

然而，提高证据水平的一个必要且重要的途径是进行更多更好的临床试验。临床试验方法中一些新进展的确为增强临床试验数据的可行性及有效性带来了希望。

临床试验的类型

近期临床实验主要关注镇痛药物的疗效，但缺乏辅助性镇痛药物之间及镇痛剂组合之间的疗效比较。很多试验对新型镇痛剂和安慰剂进行了比较，这些试验仍然是在特定人群中确定疗效的标准。对于不同药物之间"头对头"的比较及疗效的确定（即随着时间的推移一项治疗在目标人群中的临床实用性），证据基础的差距却很大。在这种情况下，优效试验、非劣效试验及等效试验间存在着明显的方法学差异，不同试验数据的调控（与药物批准和药物标签有关）也存在着方法上的差别[57, 58]。例如，心理学研究和医学研究方法的组合出现了临床试验设计的另一个新领域[59]。

方法学要素

首先，为减少受试者脱落，可以考虑在筛选期识别那些更为稳定的患者，或采用其他所谓的富集策略。另一个重要因素是治疗期间疼痛的严重程度，研究者必须权衡控制疼痛还是观察止痛效果，对于基线为中到重度疼痛的患者，止痛效果更容易被检测到。

其次，检测研究组间差异需要足够的样本数量。近二十年来，国家癌症研究所合作研究组和制药企业已经进行了针对癌症疼痛治疗的大规模研究（见第 20 和 21 章）。癌症疼痛研究中的一个挑战是开展大规模、简单实用性试验来回答广泛存在于研究群体中治疗问题。第 25 章所介绍的自适应试验设计可以为试验的设计增添更多的灵活性和有效性。

癌症临床试验的结果评估研究已开展数十年，但对于疼痛强度和疼痛缓解程度的评估仍然有很多的工作需要去做[60]。最初，安慰剂对照研究强调对疼痛强度和疼痛缓解程度进行评分[61]，之后关注点转向了具有临床意义的疼痛评分的变化[39,62]。并对放疗治疗骨痛的患者的转归进行了定义[63]。临床试验方法、测量及疼痛评估倡议小组（Initiative on Methods, Measurement, and Pain Assessment in Clinical Trials，IMMPACT）发表了针对慢性疼痛患者的声明，其中提到的慢性疼痛可能与癌症疼痛患者的研究相近[64,65]，尤其是多种结果评估的指导原则两者更为相近[66]。最近开展了大量关于患者报告结局的研究，制定了计算患者报告结局响应性的指南[67]，2009 年 FDA 则发布了制定标签说明时患者报告结局使用指南[68]，且已研发出新的统计学方法来展示临床研究的数据[69]。

镇痛剂联合使用的临床试验

癌症疼痛可能存在多重机制，因此镇痛药物的联合使用将会变得越来越重要。迄今为止，多数镇痛药联合治疗研究侧重于椎管内注射[36]及非恶性肿瘤的神经病理性疼痛[70]。近期一项研究表明，对于非恶性肿瘤的神经病理性疼痛患者而言，吗啡联合加巴喷丁的疗效优于单独使用吗啡[71]。

两种药物低剂量联合使用是否会在副作用较少的同时产生更显著的镇痛作用（协同效应），一直都是临床关注的课题。如果不增加副作用，镇痛效果增加就是有益的。等效线图解法是指要产生特定的疗效需要两种药物组合，而每种药物的剂量都基于 D50（或 ED50）—能引起 50% 最大反应强度的药物剂量。对于具有恒定相对效力的两种药物而言，相互作用可以产生相加效应、协同相加效应或拮抗效应[72]。研究已经证明：当药物之间的相对效力不恒定，或者激动剂和部分激动剂相结合时，就会发生非线性等效，它可以混淆对协同作用和拮抗作用的评估[73]。此外，需要预先清楚剂量 - 反应曲线和患者样本大小方面的知识，这导致关于等效线图解法模型在神经病理性疼痛患者研究中的实用性的问题[74]。

小样本人群研究药物间相互作用可采用响应曲面模型。其优点是同时研究多种药物，以及更宽泛的剂量范围。激动剂在某一定剂量水平时可能会表现为部分激动剂甚至拮抗剂[75]。快速优化方案因最大限度减少了研究所需的样本量，会更受欢迎[76]。其他重要的研究方法还有无响应模型及析因设计。

转化医学的方法

长久以来，转化医学研究注重将动物实验中证实有镇痛作用的化合物转到临床试验中来。新的转化医学方法则侧重于药物基因组相关性、基因组相关性、疼痛相关的基因家族、疼痛生物学相关或治疗反应预测因子相关的炎症标志物。这些方法会帮助我们检测癌症疼痛机制假说，或识别出可用于临床的变量，从而增加有利于治疗的可能性[77]。

结论

1956 年一篇关于癌症疼痛的文章[78]概述了疼痛的解剖学基础及针对疾病和并发症的治疗

方法，总结了疼痛神经通路干预（神经阻滞和神经外科手术）、应用镇痛药（阿片类药物、退热药及其他）和心理治疗改善疼痛的方法，并因此对疼痛概念做了修正。自此，我们对于疼痛机制、治疗模式及疾病本身的理解已有很多进步，但对于根本问题的理解却没有明显的变化。尽管如此，我们正处于提炼证据的时代，这些证据在将来可以指导癌症疼痛的评估和管理。读者也可参考 2009 年国际疼痛研究协会（International Association for the Study of Pain，IASP）关于癌症疼痛的商讨 [79]，以获得该领域和其他领域的更新进展。

致谢

此章致谢 Dr. Raymond Houde 和 Dr. Mitchell Max.

（杨敏 译　朱燕娟 校）

参考文献

1. Beecher HK. The measurement of pain; prototype for the quantitative study of subjective responses. *Pharmacol Rev* **9**(1):59–209, 1957.

2. Houde RW. Methods for measuring clinical pain in humans. *Acta Anaesthesiol Scand Suppl* **74**:25–29, 1982.

3. Buffum MD, Hutt E, Chang VT, Craine MH, Snow AL. Cognitive impairment and pain management: review of issues and challenges. *J Rehabil Res Dev* **44**(2):315–330, 2007.

4. Serlin RC, Mendoza TR, Nakamura Y, Edwards KR, Cleeland CS. When is cancer pain mild, moderate or severe? Grading pain severity by its interference with function. *Pain* **61**(2):277–284, 1995.

5. Hagen NA, Elwood T, Ernst S. Cancer pain emergencies: a protocol for management. *J Pain Symptom Manage* **14**(1):45–50, 1997.

6. Moryl N, Coyle N, Foley KM. Managing an acute pain crisis in a patient with advanced cancer: "this is as much of a crisis as a code". *JAMA* **299**(12):1457–1467, 2008.

7. Rasmussen PV, Sindrup SH, Jensen TS, Bach FW. Symptoms and signs in patients with suspected neuropathic pain. *Pain* **110**(1–2):461–469, 2004.

8. Dworkin RH, Jensen MP, Gammaitoni AR, Olaleye DO, Galer BS. Symptom profiles differ in patients with neuropathic versus non-neuropathic pain. *J Pain* **8**(2):118–126, 2007.

9. Ingham J, Seidman A, Yao TJ, Lepore J, Portenoy R. An exploratory study of frequent pain measurement in a cancer clinical trial. *Qual Life Res* **5**(5):503–507, 1996.

10. Loblaw DA, Wu JS, Kirkbride P, et al. Pain flare in patients with bone metastases after palliative radiotherapy: a nested randomized control trial. *Support Care Cancer* **15**(4):451–455, 2007.

11. Treede RD, Jensen TS, Campbell JN, et al. Neuropathic pain: redefinition and a grading system for clinical and research purposes. *Neurology* **70**(18):1630–1635, 2008.

12. Finnerup NB, Jensen TS. Mechanisms of disease: mechanism-based classification of neuropathic pain: a critical analysis. *Nat Clin Pract Neurol* **2**(2):107–115, 2006.

13. Bennett MI, Attal N, Backonja MM, et al. Using screening tools to identify neuropathic pain. *Pain* **127**(3):199–203, 2007.

14. Foley KM. Acute and chronic pain syndromes. In: Doyle D, Hanks G, Cherny NI, Calman K, eds. *Oxford Textbook of Palliative Medicine*. New York: Oxford University Press, 2004:298–316.

15. Windebank AJ, Grisold W. Chemotherapy-induced neuropathy. *J Peripher Nerv Syst* **13**(1):27–46, 2008.

16. Henry NL, Giles JT, Ang D, et al. Prospective characterization of musculoskeletal symptoms in early stage breast cancer patients treated with aromatase inhibitors. *Breast Cancer Res Treat* **111**(2):365–372, 2008.

17. Jensen MP. The validity and reliability of pain measures in adults with cancer. *J Pain* **4**(1):2–21, 2003.

18. Patrick DL, Ferketich SL, Frame PS, et al. National Institutes of Health State-of-the-Science Conference statement: symptom management in cancer: pain, depression, and fatigue, July 15–17, 2002. *J Natl Cancer Inst* **95**(15):1110–1117, 2003.

19. Fairclough DL, Wang XS. Understanding the correlations between biologic and symptom measures over time. In: Lenderking WR, Revicki DA, eds. *Advancing Health Outcomes Research Methods and Clinical Applications*. McLean, VA: Degnon Associates, 2005:177–190.

20. Hjermstad MJ, Gibbins J, Haugen DF, Caraceni A, Loge JH, Kaasa S. Pain assessment tools in palliative care: an urgent need for consensus. *Palliat Med* **22**(8):895–903, 2008.

21. Knudsen AK, Aass N, Fainsinger R, et al. Classification of pain in cancer patients: a systematic literature review. *Palliat Med* **23**(4):295–308, 2009.

22. Lai JS, Dineen K, Reeve BB, et al. An item response theory-based pain item bank can enhance measurement precision. *J Pain Symptom Manage* **30**(3):278–288, 2005.

23. Patient-Reported Outcomes Measurement Information System. Welcome to PROMIS. Available from: URL:

http://www.nihpromis.org. Accessed Oct 30, 2009.

24. Gendreau M, Hufford MR, Stone AA. Measuring clinical pain in chronic widespread pain: selected methodological issues. *Best Pract Res Clin Rheumatol* **17**(4):575–592, 2003.

25. Hansson P, Backonja M, Bouhassira D. Usefulness and limitations of quantitative sensory testing: clinical and research application in neuropathic pain states. *Pain* **129**(3):256–259, 2007.

26. Mogil JS, Max MB. The genetics of pain. In: McMahon SB, Koltzenburg M, eds. *Wall and Melzack's Textbook of Pain*. Philadelphia: Elsevier/Churchill Livingstone, 2006:159–174.

27. Zaza C, Baine N. Cancer pain and psychosocial factors: a critical review of the literature. *J Pain Symptom Manage* **24**(5):526–542, 2002.

28. Langford DJ, Crager SE, Shehzad Z, et al. Social modulation of pain as evidence for empathy in mice. *Science* **312**(5782):1967–1970, 2006.

29. Arcangeli G, Giovinazzo G, Saracino B, et al. Radiation therapy in the management of symptomatic bone metastases: the effect of total dose and histology on pain relief and response duration. *Int J Radiat Oncol Biol Phys* **42**(5):1119–1126, 1998.

30. Delaney A, Fleetwood-Walker SM, Colvin LA, Fallon M. Translational medicine: cancer pain mechanisms and management. *Br J Anaesth* **101**(1):87–94, 2008.

31. Patchell RA, Tibbs PA, Regine WF, et al. Direct decompressive surgical resection in the treatment of spinal cord compression caused by metastatic cancer: a randomised trial. *Lancet* **366**(9486):643–648, 2005.

32. Dworkin RH, Barbano RL, Tyring SK, et al. A randomized, placebo-controlled trial of oxycodone and of gabapentin for acute pain in herpes zoster. *Pain* **142**(3):209–217, 2009.

33. Gilron I, Coderre TJ. Emerging drugs in neuropathic pain. *Expert Opin Emerg Drugs* **12**(1):113–126, 2007.

34. Exner HJ, Peters J, Eikermann M. Epidural analgesia at end of life: facing empirical contraindications. *Anesth Analg* **97**(6):1740–1742, 2003.

35. Smith TJ, Staats PS, Deer T, et al. Randomized clinical trial of an implantable drug delivery system compared with comprehensive medical management for refractory cancer pain: impact on pain, drug-related toxicity, and survival. *J Clin Oncol* **20**(19):4040–4049, 2002.

36. Walker SM, Goudas LC, Cousins MJ, Carr DB. Combination spinal analgesic chemotherapy: a systematic review. *Anesth Analg* **95**(3):674–715, 2002.

37. Wong GY, Schroeder DR, Carns PE, et al. Effect of neurolytic celiac plexus block on pain relief, quality of life, and survival in patients with unresectable pancreatic cancer: a randomized controlled trial. *JAMA* **291**(9):1092–1099, 2004.

38. Goudas L, Carr DB, Bloch R, et al. *Evidence Report/ Technology Assessment No. 35: Management of Cancer Pain*. Rockville MD: Agency for Healthcare Research and Quality, 2001. AHRQ publication 02–E002.

39. Carr DB, Goudas LC, Balk EM, Bloch R, Ioannidis JP, Lau J. Evidence report on the treatment of pain in cancer patients. *J Natl Cancer Inst Monogr* **32**:23–31, 2004.

40. Chow E, Harris K, Fan G, Tsao M, Sze WM. Palliative radiotherapy trials for bone metastases: a systematic review. *J Clin Oncol* **25**(11):1423–1436, 2007.

41. Erickson MH. Hypnosis in painful terminal illness. *J Ark Med Soc* **56**(2):67–71, 1959.

42. Rajasekaran M, Edmonds PM, Higginson IL. Systematic review of hypnotherapy for treating symptoms in terminally ill adult cancer patients. *Palliat Med* **19**(5):418–426, 2005.

43. Tatrow K, Montgomery GH. Cognitive behavioral therapy techniques for distress and pain in breast cancer patients: a meta-analysis. *J Behav Med* **29**(1):17–27, 2006.

44. Keefe FJ, Abernethy AP, Campbell C. Psychological approaches to understanding and treating disease-related pain. *Annu Rev Psychol* **56**:601–630, 2005.

45. Carr DB, Loeser JD, Morris DB. *Narrative, Pain, and Suffering*. Seattle WA: IASP Press, 2005. Progress in Pain Research and Management; vol. 34.

46. Dy SM, Asch SM, Naeim A, Sanati H, Walling A, Lorenz KA. Evidence-based standards for cancer pain management. *J Clin Oncol* **26**(23):3879–3885, 2008.

47. Basbaum AI, Bushnell MC. *Science of Pain*. Oxford: Elsevier /Academic Press, 2009.

48. Pacharinsak C, Beitz A. Animal models of cancer pain. *Comp Med* **58**(3):220–233, 2008.

49. Basbaum AI. The future of pain therapy: something old, something new, something borrowed, and something blue. In: Merskey H, Loeser JD, Dubner R, eds. *The Paths of Pain, 1975–2005*. Seattle WA: IASP Press, 2005:513–532.

50. Rice AS, Cimino-Brown D, Eisenach JC, et al. Animal models and the prediction of efficacy in clinical trials of analgesic drugs: a critical appraisal and call for uniform reporting standards. *Pain* **139**(2):243–247, 2008.

51. Apolone G, Corli O, Caraceni A, et al. Pattern and quality of care of cancer pain management: results from the Cancer Pain Outcome Research Study Group. *Br J Cancer* **100**(10):1566–1574, 2009.

52. Klungel OH, Martens EP, Psaty BM, et al. Methods to assess intended effects of drug treatment in observational studies are reviewed. *J Clin Epidemiol* **57**(12):1223–1231, 2004.

53. D'Agostino RB, Jr. Propensity score methods for bias reduction in the comparison of a treatment to a non-randomized control group. *Stat Med* **17**(19):2265–2281, 1998.

54. Maida V, Ennis M, Irani S, Corbo M, Dolzhykov M. Adjunctive nabilone in cancer pain and symptom management: a prospective observational study using propensity scoring. *J Support Oncol* **6**(3):119–124, 2008.

55. Penrod JD, Goldstein NE, Deb P. When and how to use instrumental variables in palliative care research. *J Palliat Med* **12**(5):471–474, 2009.

56. Lorenz KA, Dy SM, Naeim A, et al. Quality measures for supportive cancer care: the Cancer Quality-ASSIST Project. *J Pain Symptom Manage* **37**(6):943–964, 2009.

57. Fleming TR. Current issues in non-inferiority trials. *Stat Med* **27**(3):317–332, 2008.

58. Williams RL, Chen ML, Hauck WW. Equivalence approaches. *Clin Pharmacol Ther* **72**(3):229–237, 2002.

59. Haythornthwaite JA. Clinical trials studying pharmacotherapy and psychological treatments alone and together. *Neurology* **65**(12 Suppl 4):S20–S31, 2005.

60. Russell PB, Aveyard SC, Oxenham DR. An assessment of methods used to evaluate the adequacy of cancer pain management. *J Pain Symptom Manage* **32**(6): 581–588, 2006.

61. Max M, Portenoy RK, Laska EM. The Design of Analgesic Clinical Trials. New York: Raven Press, 1991. *Advances in Pain Research and Therapy*; vol. **18**.

62. Farrar JT, Young JP, Jr., LaMoreaux L, Werth JL, Poole RM. Clinical importance of changes in chronic pain intensity measured on an 11-point numerical pain rating scale. *Pain* **94**(2):149–158, 2001.

63. Chow E, Wu JS, Hoskin P, Coia LR, Bentzen SM, Blitzer PH. International consensus on palliative radiotherapy endpoints for future clinical trials in bone metastases. *Radiother Oncol* **64**(3):275–280, 2002.

64. Dworkin RH, Turk DC, Farrar JT, et al. Core outcome measures for chronic pain clinical trials: IMMPACT recommendations. *Pain* **113**(1–2):9–19, 2005.

65. Turk DC, Dworkin RH, Allen RR, et al. Core outcome domains for chronic pain clinical trials: IMMPACT recommendations. *Pain* **106**(3):337–345, 2003.

66. Turk DC, Dworkin RH, McDermott MP, et al. Analyzing multiple endpoints in clinical trials of pain treatments: IMMPACT recommendations. Initiative on Methods, Measurement, and Pain Assessment in Clinical Trials. *Pain* **139**(3):485–493, 2008.

67. Revicki D, Hays RD, Cella D, Sloan J. Recommended methods for determining responsiveness and minimally important differences for patient-reported outcomes. *J Clin Epidemiol* **61**(2):102–109, 2008.

68. US Food and Drug Administration, Center for Drug Evaluation and Research, Center for Biologics Evaluation and Research, Center for Devices and Radiological Health. Guidance for industry. Patient-reported outcome measures: use in medical product development to support labeling claims. Available from: URL: http://www.fda.gov/downloads/Drugs/Gui danceComplianceRegulatoryInformation/Guidances/ UCM071975.pdf. Accessed Dec 18, 2009.

69. Farrar JT, Dworkin RH, Max MB. Use of the cumulative proportion of responders analysis graph to present pain data over a range of cut-off points: making clinical trial data more understandable. *J Pain Symptom Manage* **31**(4):369–377, 2006.

70. Gilron I, Max MB. Combination pharmacotherapy for neuropathic pain: current evidence and future directions. *Expert Rev Neurother* **5**(6):823–830, 2005.

71. Gilron I, Bailey JM, Tu D, Holden RR, Weaver DF, Houlden RL. Morphine, gabapentin, or their combination for neuropathic pain. *N Engl J Med* **352**(13):1324–1334, 2005.

72. Tallarida RJ. Drug synergism: its detection and applications. *J Pharmacol Exp Ther* **298**(3):865–872, 2001.

73. Tallarida RJ. An overview of drug combination analysis with isobolograms. *J Pharmacol Exp Ther* **319**(1):1–7, 2006.

74. Black DR, Sang CN. Advances and limitations in the evaluation of analgesic combination therapy. *Neurology* **65**(12 Suppl 4):S3–S6, 2005.

75. Minto CF, Schnider TW, Short TG, Gregg KM, Gentilini A, Shafer SL. Response surface model for anesthetic drug interactions. *Anesthesiology* **92**(6):1603–1616, 2000.

76. Sveticic G, Gentilini A, Eichenberger U, et al. Combinations of bupivacaine, fentanyl, and clonidine for lumbar epidural postoperative analgesia: a novel optimization procedure. *Anesthesiology* **101**(6): 1381–1393, 2004.

77. Reyes-Gibby CC, Wu X, Spitz M, et al. Molecular epidemiology, cancer-related symptoms, and cytokines pathway. *Lancet Oncol* **9**(8):777–785, 2008.

78. Houde RW. Pain and the patient with cancer. *Med Clin North Am* **40**(3):687–703, 1956.

79. Bell R, Kalso E, Paice J, Soyannwo O. A Global Problem: Cancer Pain From the Laboratory to the Bedside. Seattle WA: IASP Press, 2010.

第 5 章 疼痛：基础科学

　　癌症患者的疼痛表现多种多样，疼痛不仅来自肿瘤对正常组织破坏和结构改造，肿瘤治疗的迟发性不良反应同样也可能带来持久或者迟发的疼痛。肿瘤破坏骨及其他组织、压迫脏器、侵犯神经结构都可能是疼痛发生原因。肿瘤治疗的药物毒性或对外周及中枢神经系统的创伤性损伤，可导致神经病理性疼痛。本章节的两节内容就癌症患者常见的两种疼痛类型研究现状进行论述。

　　在第 5a 章中，Juan Miguel Jimenez-Andrade 和 Patrick Mantyh 就疾病相关性疼痛这一议题进行论述，主要集中在肿瘤本身所导致骨改变而引起的疼痛。在第 5b 章中，Haijun Zhang 和 Patrick Dougherty 集中论述神经组织破坏的副作用引起的疼痛。但是，无论是哪种原因引起的疼痛，都可能严重损伤正常功能。两种疼痛产生机制不同，治疗方法也应不同，这就需要研发新的不同靶点的治疗药物。

第5a章　癌症相关性疼痛机制：骨肿瘤研究的启示

Juan Miguel Jimenez-Andrade and Patrick W. Mantyh

全球每年有超过 1 000 人确诊为癌症（皮肤癌除外），估计这个数字在 2020 年将上升至 1 500 万[1]。2005 年，癌症导致全球 760 人死亡[2]。在美国，癌症也是主要的健康问题：美国 25% 的死亡与癌症相关[3]，已成为第二大死亡原因。

尽管癌症患病率不断攀升，但随着诊断和治疗方法的不断进步，显著提高了患者的存活率[4]。对某些患者来说，疼痛是首发肿瘤相关症状，他们在疾病过程中甚至存活期间都承受了中度至重度的疼痛[5,6]。肿瘤相关性疼痛可以出现在疾病任何阶段，且随着疾病进展，疼痛的频率和程度会不断加重，62%～86% 的晚期癌症患者都经历了显著的肿瘤相关性疼痛[7]。如果癌症患者或幸存者有望生存时间延长，依然能成为机体功能健全的、完善的、有用的社会成员，那就非常有必要根据疼痛机制研究新方法来减轻肿瘤相关性疼痛[8]。

癌痛可由多种原因引起：肿瘤直接浸润或侵犯、诊断或治疗操作（例如活检、切除等）、肿瘤治疗的副作用或毒性（例如化疗、放疗）。直至目前，癌痛的处理都是依据大量经验和非癌痛的科学研究结果。在本章节中，我们将聚焦于肿瘤相关性疼痛的临床前及临床研究结果。这些研究引导我们开启了对肿瘤相关性疼痛的产生和持续影响机制的了解。

初级传入神经元和肿瘤相关性疼痛

初级传入神经元是外周组织的感觉信息传入脊髓和大脑中枢的门户（图 5.1）。除了大脑，这些感觉神经元遍布全身各个器官。分布于头及躯体的感觉神经纤维细胞体分别存在于三叉神经节及脊髓背角神经节（DRG），主要分为三大类：有髓鞘粗纤维 A-β（Aβ）、薄髓鞘细纤维 A-δ（Aδ）及无髓鞘的 C 纤维。

大多数的细纤维感觉神经（包括薄髓鞘细纤维 A-δ（A-δ）及无髓鞘的 C 纤维）为伤害感受器的感觉神经元。伤害性感受器有着非常多样的受体及其传导分子的控制系统，尽管其敏感性大不相同，但可以感受到伤害性的热刺激、机械刺激及化学刺激[9]。薄髓细纤维 Aδ 和无髓鞘的 C 纤维感觉神经元参与了伴随很多肿瘤的慢性疼痛的产生[10]。组织在经受了肿瘤细胞或肿瘤相关细胞的组织损伤后，很多伤害性感受器随即改变了其神经递质、受体、生长因子表达及其反应特性（图 5.1）。在某种程度上，这些变化成为外周神经敏化的基础，即轻度的伤害性感受刺激会被认为是重度刺激（痛觉过敏），同理，正常的非伤害性感觉刺激会被认为是伤害性刺激（痛觉超敏）。

肿瘤或肿瘤相关细胞引起的 C- 纤维伤害性感受器敏化，会导致脊髓应激性的长期改变，进而继发痛觉过敏，表现为 Aδ 神经纤维对直接损伤部位之外的机械刺激反应性增强。相反，有髓鞘的粗纤维 Aβ 起源于皮肤、关节和肌肉，正常情况下仅传导无害性刺激，包括精细触觉、震动感觉和本体感觉。正常无损伤情况下，这些大的感觉神经元并不传导伤害性刺激。

这一章的论述将集中于骨肿瘤相关疼痛的发生及持续过程中所涉及的感觉神经元，需要

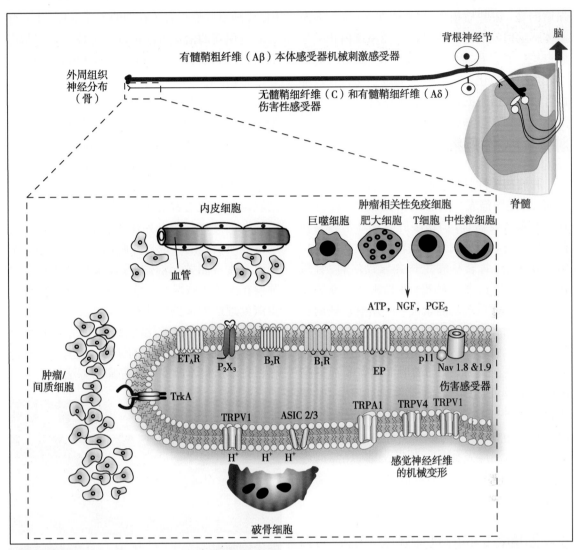

图 5.1　初级传入感觉神经纤维参与癌痛的产生。初级传入神经元的细胞体分布于脊髓的背根神经节（DRG），它们将感觉信息从外周传输至脊髓和大脑。有髓鞘的 A 纤维（Aβ）含有较大的细胞体，其集中投射至脊髓的背柱核和深部脊髓，参与感知非伤害性的感觉信息，包括轻触觉、振动觉和本体感知觉，无髓鞘的 C 纤维和有髓鞘的细纤维 Aδ 神经细胞主要投射至脊髓浅部。这些纤维参与感知多种伤害感受性刺激（化学、热和机械）。方框内：伤害感受器应用不同的受体感知并传导肿瘤细胞造成的伤害性刺激（黄色），肿瘤相关性免疫细胞（橙色），或是肿瘤微环境中其他因素。很多因子都与癌性骨痛有关。瞬时感受器电位辣椒素受体 -1（TRPV-1）31 和酸敏感性离子通道 -3（ASIC-3）可以检测肿瘤造成组织破坏或异常的破骨细胞介导的骨吸收所产生的质子。由于肿瘤生长或骨折所致失稳而继发的机械压力，导致感觉神经纤维末梢肿胀而出现的高阈值机械性刺激可以被一些压力敏感性离子通道可以感知。肿瘤细胞及其相关的炎症（免疫）细胞产生很多的化学介质，包括前列腺素（PEG2）、神经生长因子（NGF）、内皮素、缓激肽和细胞外的 ATP 等，其中一些促炎因子通过外周终末受体介导可以直接激活或敏化伤害性感受器。NGF 与其同源的受体 trkA 共同作用，可以调节受体和离子通道的敏感性或表达量，从而提高了肿瘤附近一些伤害性感受器的兴奋性，进而在骨肿瘤相关性疼痛中发挥重要的调控作用

强调的是，在肿瘤损伤了感觉神经元后，涉及躯体感觉信号的脊髓及中枢神经系统内相关邻域也发生了多种神经化学变化及细胞内改变，称之为中枢敏化。这些变化促进了伤害性及非伤害性感受信号的传递及意识觉察。

肿瘤相关性癌痛

肿瘤相关性骨痛是晚期肿瘤患者最常见的疼痛，也是肿瘤发生转移的常见症状[11]。尽管骨并非是重要器官，但很多肿瘤却非常容易转移到骨。肿瘤转移到骨骼是转移癌发病和死亡的主要因素，骨转移瘤生长会导致疼痛、骨重建、骨折、贫血、易于感染，并且机体活动减少会导致心血管系统功能紊乱——所有这些问题都会影响到患者的生存期和生活质量[12]。一旦肿瘤转移至骨骼，肿瘤相关性疼痛性质常描述为持续存在的钝痛，并随着时间的延长而逐渐出现疼痛程度加剧[11]。在骨重建过程中，时常还会发生重度自发痛[11]，这种疼痛通常急性发作而且是不可预知，明显影响患者机体功能和生活质量[11]。爆发痛是间断发生的、剧烈的疼痛，可以是自发的，但更多情况是由于肿瘤转移的骨的活动诱发的[5]。

骨转移疼痛的治疗有很多方法，包括放疗、化疗、双膦酸盐类治疗和镇痛药物治疗等[11]。但是，骨肿瘤疼痛是所有持续性疼痛治疗中最难以完全控制的疼痛之一，因为骨转移常发生在多个部位，而治疗骨肿瘤疼痛最常用的非甾体类抗炎药物（NSAIDs）[11]和阿片类药物[11,13]因为其较为显著的不良反应而限制了其应用。例如，非选择性的 NSAIDs 会引起肠道出血，选择性的环氧化酶（COX）-2 抑制剂出血风险小但是会带来心血管方面的安全性问题[14]。阿片类药物是减轻疼痛有效的方法，但是常伴有便秘、镇静、恶心、呕吐，以及可能会出现呼吸抑制[15]。

原发性骨肿瘤（例如肉瘤）或乳腺癌、前列腺癌（它们首发转移部位多为骨而非肺、肝或脑等脏器）患者在确诊后常会有较长的存活时间，例如，前列腺癌患者的平均生存时间是 55 个月[16]。

因此，随着肿瘤患者生存期的不断延长，非常有必要发现新的治疗方法可以使用数年来控制疼痛，同时避免目前止痛药的那些常见副作用。

目前，已有癌痛动物模型构建成功，用于开发针对癌痛发生机制的癌痛治疗。在这些模型中，通过往鼠股骨髓腔内注射入鼠溶骨性的肉瘤细胞或成骨性的前列腺癌细胞来诱发骨转移疼痛（图 5.2）。模型的关键要素是仅将肿瘤细胞局限在所注射的股骨髓腔内而不侵犯至周围软组织。随着肿瘤细胞增殖，进行性及活动后诱发的疼痛行为开始出现，并逐渐加重。这些疼痛所引起的表现与肿瘤导致的进行性骨破坏或骨生成相关，这模拟了原发性或转移性骨肿瘤在人体的状况。这些动物模型让我们进一步深刻理解癌痛的发生机制，以及感觉信号如何通过一系列不断变化的分子体系从感觉器官传递至脑皮层。在下面的详尽论述中，这些内容将有望从根本改变控制癌痛的方法。

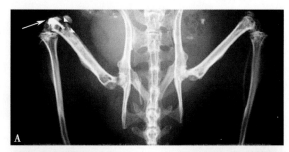
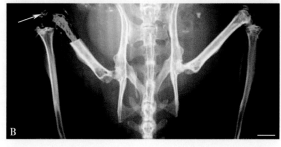

图 5.2 鼠癌性骨痛模型的建立。A. 单侧股骨远端注射肉瘤细胞后，应用汞合金封闭（箭头处）注射部位避免肿瘤细胞朝骨外生长，之后拍摄低电压鼠骨盆和后肢的前后正位 X 线片。随着肿瘤持续进展骨出现广泛的破坏，与对侧后肢相比，可见多处的放射透射性及骨松质部位的完全缺失为特征的表现（箭头处）。B. 应用绿色荧光蛋白标记肉瘤细胞，应用重叠的共聚焦免疫荧光图像便于对肿瘤负荷的观察和定量分析。在注射后 14 天，表达 GFP 的肿瘤细胞充满了髓腔。刻度杆 3mm

癌症骨痛中的酸中毒

最近，鼠和人类肿瘤相关性骨痛的研究报告提示：破骨细胞在肿瘤相关性的骨丢失中起重要作用，也是肿瘤相关性骨痛的重要病因 [17, 18]。破骨细胞是终末分化的多核细胞，起源于单核细胞系，其通过维持破骨细胞 - 矿化骨界面的细胞外酸性（pH 4.0～5.0）微环境促进骨重吸收 [19]。不论是溶骨性（主要表现为骨破坏）还是成骨性（主要表现为骨形成）的肿瘤都是以破骨细胞的增殖和肥大为特征 [20]。

双膦酸盐是经典的抑制骨重吸收的化合物，能够诱导破骨细胞凋亡，也有报道发现可缓解溶骨和（或）成骨性骨转移的疼痛 [21, 22]。双膦酸盐是焦磷酸盐的类似物，对钙离子有高亲和力，因而可以快速靶向作用于骨的矿物质基质 [23]。据报道，这些药物直接作用于破骨细胞，通过损伤细胞生存必需的三磷酸腺苷或胆固醇的合成而诱导细胞凋亡 [24]。骨肿瘤的临床研究 [21, 22] 及动物模型研究 [25, 26] 都报道了双膦酸盐治疗可以抑制骨重吸收。双膦酸盐对于肿瘤生长及患者生存获益与否仍存在争议。

Sevcik 等 [27] 在小鼠 2472 肉瘤模型进行了双膦酸盐阿伦膦酸钠的研究，发现破骨细胞数量减少且活性减弱，肿瘤诱导的骨吸收减少。阿伦膦酸钠治疗导致骨吸收表面空白区域内破骨细胞数量减少，而这些区域就是破骨细胞高度活性的特征性表现。在此动物模型中，阿伦膦酸钠也可以缓解持续的和活动诱发的骨肿瘤相关疼痛，减少中枢神经和周围神经系统中的神经化学重组，同时既促进肿瘤生长也促进肿瘤坏死。这些结果提示，在骨肿瘤中，阿伦膦酸钠同时对疼痛、骨重建、肿瘤生长和肿瘤坏死均有调节作用，阿伦膦酸钠与抗肿瘤药物联合应用可以发挥协同作用，改善骨肿瘤相关性疼痛患者的生存期和生活质量。在人体研究中，一种新型的含氮类双膦酸盐 - 伊班膦酸钠也有显著疗效，可快速持久缓解癌症骨痛 [28]。

双膦酸盐目前被用于减轻骨破坏，缓解溶骨性或成骨性骨痛。另外应用骨保护素（osteo-protegerin, OPG）或者 OPG- 样活性的抗体治疗很有希望可以减轻骨肿瘤相关疼痛。OPG 是一种分泌型的可溶性受体，属于肿瘤坏死因子家族成员 [29]。这个诱饵受体通过结合 OPG 配体（OPGL，也称为核因子 κB 受体活化因子配体，RANKL）抑制破骨细胞的激活和增殖 [29, 30]。在骨肿瘤的鼠肉瘤模型中 OPG 可以减轻疼痛 [17]。阻断 OPGL 和 RANKL 相互作用的单克隆抗体（AMG-162）被研制开发用于骨肿瘤疼痛的治疗。这些结果提示，作用于 OPG 会通过减弱破骨细胞的功能而抑制骨破坏。

有研究发现，由破骨细胞释放的质子或酸性物质可以直接兴奋感觉神经元（图 5.1），这激发了疼痛相关临床研究的兴趣。研究证实，感觉神经元亚单位可以产生很多种酸敏感性离子通道 [9]。其中，由伤害性感受器表达的酸敏感性离子通道为瞬时感受器电位辣椒素受体 -1（TRPV-1）[31] 和酸敏感性离子通道 -3（ASIC-3）[32]。这两个离子通道均在 pH 值降低时被敏化和激活。肿瘤间质 [33] 和骨癌肿瘤坏死区域可见 pH 值特征性的低于周围的正常组织。炎症发生和免疫细胞侵犯至肿瘤间质，都会释放出质子，从而产生局部的酸中毒。

一项癌性骨痛的体内模型研究发现，分布在鼠股骨的感觉神经元纤维表达 TRPV-1，短期或长期给予 TRPV1 拮抗剂或阻断 TRPV1 基因都可以显著缓解持续的或运动相关性的疼痛反应行为 [34]。此外，既往在癌性骨痛的肉瘤模型研究中发现，TRPV1 拮抗剂在肿瘤生长早期、中期和晚期中均发挥作用。这些研究结果提示，TRPV1 通道在重度疼痛的疼痛信号通路的整合中发挥重要作用，所以 TRPV1 拮抗剂在诸如骨痛之类的难治性疼痛、混合性慢性疼痛的癌性骨痛治疗中将会有显著疗效。

骨痛的另一个原因是骨膜的机械压迫 [11, 35]，因此，在肿瘤引起骨重建造成骨折引发疼痛时，骨和骨膜复位并固定于标准正常方位时，疼痛就可有所减轻 [36]。

肿瘤衍生物和癌性骨痛

除了肿瘤细胞以外，很多不同种类细胞组成了肿瘤间质，包括免疫细胞例如巨噬细胞、中性粒白细胞和 T 淋巴细胞。这些细胞分泌多种因子，例如前列腺素类、内皮素类、激肽类、肿瘤坏死因子（TNF）-α、白细胞介素（IL）-1 和 IL-6、神经生长因子、表皮生长因子、转化生长因子 -β 和血小板源性生长因子等等[10]，这些因子都会敏化或直接兴奋初级传入神经元，而初级神经元都有表达这些因子的受体，详述如下。

前列腺素

前列腺素是脂质来源的花生酸类物质，是由 COX 同工酶 COX-1 和 COX-2 作用于花生四烯酸而合成。癌细胞和肿瘤相关巨噬细胞都高表达 COX 同工酶，从而导致高水平的前列腺素[37,38]。癌性骨痛的鼠肉瘤模型研究发现，应用选择性 COX-2 抑制剂长期抑制 COX-2 活性可以显著缓解癌性骨痛的行为表现，同时可以减轻外周和中枢敏化相关的神经化学反应[18]。此外，前列腺素参与肿瘤的生长、存活和血管生成[39-41]。因此，COX-2 抑制剂可以阻断肿瘤相关性疼痛并可以减缓骨肿瘤的生长[18]。长期给予 COX-2 抑制剂治疗能显著减轻骨肉瘤的肿瘤负荷，反过来进一步减少了肿瘤细胞释放的那些兴奋初级传入神经元的因子[42]。不论是短期还是长期给予选择性 COX-2 抑制剂都显著缓解持续性疼痛和运动诱发的疼痛[18]。然而，COX-2 抑制剂短期用药可减少激活感受器或脊髓神经元的前列腺素分泌，而长期 COX-2 抑制剂用药还可同时减少破骨细胞的生成、骨吸收及肿瘤负荷。综上所述，选择性抑制 COX-2 抑制前列腺素合成和多位点释放，可延长癌性骨痛患者生存期并改善其生活质量。

内皮素

内皮素类（内皮素 -1，-2，-3）属于血管活性肽家族，在包括前列腺癌在内的多种肿瘤中均有高表达[43]。临床研究发现，前列腺癌患者疼痛程度与血浆内内皮素水平相关[44]。内皮素通过直接敏化或兴奋伤害性感受器导致癌痛的发生，是由于无髓鞘细纤维的传入神经元表达了 A 型内皮素受体[45]。此外，内皮素也可以直接作用于外周神经激活初级传入神经纤维而诱发疼痛相关行为表现[46]。上述结果提示，内皮素拮抗剂有可能抑制癌性骨痛。同样在癌性骨痛的肉瘤模型中，短期或长期给予内皮素受体 A（ETRA）选择性抑制剂可显著缓解持续性和运动诱发的癌性骨痛。长期给药也可以减轻某些外周和中枢敏化的神经化学反应，但对肿瘤的生长或骨的破坏没有影响[47]。

激肽类

既往研究提示，组织损伤反应性释放缓激肽和相关激肽是急性和慢性炎症相关性疼痛的重要原因[48]。缓激肽发热作用是由其受体介导，称之为 B1 及 B2 受体。B2 受体持续高表达于感觉神经元，B1 受体正常情况下低表达于感觉神经元但为可测水平，在炎症或组织损伤后显著上调表达[49]。肿瘤转移至骨引起显著性骨重塑并伴有组织损伤，会诱导缓激肽的释放。在药理学阻断 B1 受体后，持续性和运动诱导的癌性骨痛反应行为会减轻，而且即使在晚期骨肿瘤也会持续发挥疗效[50]。

神经生长因子

神经生长因子（NGF）是一小分子分泌蛋白，促进特定的靶神经元分化和存活。NGF 可以直接激活感觉神经元，也可以通过感觉神经元的 trkA 或 p75 受体调节许多分子和蛋白质的表达和功能。这些分子和蛋白质包括：神经递质（P 物质和降钙素基因相关肽）、受体（缓激肽 R）、离子通道（P2X3、TRPV1、ASIC-3 和钠离子通道）、转录因子（ATF-3）和分子结构（神经纤维细丝和钠离子通道锚定分子 p11）[51]。此外，在感觉神经元中，NGF 还调节钠离子通道的运输和插入，例如 Nav 1.8 和 TRPV1，在 DRG 和外周神经中调节各种支持细胞，例如无髓鞘的雪旺氏细胞和巨噬细胞[52]。

鉴于 NGF 在骨肿瘤相关性疼痛中的潜在作用，抗 -NGF 治疗首先在溶骨性肉瘤和成骨性前列腺癌所致的癌性骨痛动物模型中进行了研究验证。研究证实，给予抗 -NGF 治疗不但非常有效地减轻了早期和晚期的癌性骨痛所致的相关行为表现，而且镇痛作用优于快速给药 10～30mg/kg 硫酸吗啡的治疗效果[53,54]。骨主要是由降钙素基因相关多肽 /trkA- 表达神经纤维所支配[10]，对于有明显骨痛的患者来说，NGF- 阻断可能是其特有的缓解疼痛和改善生活质量及患者功能的有效治疗方法。

癌性骨痛的神经病理性因素

为了研究肿瘤细胞和肿瘤细胞侵犯骨的感觉神经纤维的相互作用，Peters 等[55]将骨肉瘤细胞注射入鼠股骨髓腔，此模型的研究发现肿瘤在骨内生长，开始触及、损伤然后破坏了支配骨髓和矿化骨的末梢感觉神经纤维这一终末反应。因此，在肿瘤侵犯深处的基质前缘中，可以看到感觉神经纤维出现断裂和片段化表现，提示感觉神经纤维在溶骨性肿瘤细胞初步激活后，最终过程是浸润肿瘤细胞损伤了感觉神经纤维，分布在肿瘤侵犯股骨的感觉神经纤维的损伤导致了神经元细胞核中 ATF-3 的表达（外周神经损伤后表达上调）。

肉瘤细胞浸润导致感觉神经纤维发生肿瘤相关的损伤，同时伴随持续性和运动诱发性疼痛，分布于荷瘤股骨的感觉神经元上调丙甘肽、胶质纤维酸性蛋白（GFAP）表达，同侧背根神经节（DRG）内感觉神经元细胞体周围的卫星细胞肥大，并出现荷瘤股骨同侧的 DRG 中巨噬细胞浸润[55]。周围神经损伤和其他非癌性神经病理性疼痛的神经化学变化如前所述[56,57]。在此骨肿瘤疼痛模型中，加巴喷丁的慢性治疗可以缓解持续性及运动诱发性的骨肿瘤相关疼痛，但对肿瘤生长、肿瘤诱导的骨质破坏，及脊髓内感觉神经元肿瘤相关的神经化学改变均无作用[55]。这些研究结果提示，即使肿瘤局限在骨，骨肿瘤疼痛可能还是源于神经病理性因素，因为肿瘤细胞对分布于荷瘤骨的初级传入神经纤维产生了明确的损伤和重塑。

总结及展望

今天，大多数肿瘤患者生存率均因诊断和治疗的进步得到大幅度的提高，随着生存不断延长，从初始诊断到和治疗及长期存活期间，对于影响患者的癌性骨痛存在持续发展的关注需求。无论是癌症患者还是长期幸存者，疼痛都会严重影响其生活质量。目前，转化医学研究人员将肿瘤研究和疼痛研究的动物模型相结合，并与治疗肿瘤患者的临床医生密切合作，既往两个分离的学科协同进行研究。随着对肿瘤相关性疼痛的重视，并将临床前和临床研究纳入肿瘤研究治疗的主流，我们有望不但聚焦肿瘤，同时还重视肿瘤患者的全方位健康状况、生活质量及生存期。

（闵婕 译　赵翌 校）

参考文献

1. Stewart BW, Kleihues P. *International Agency for Research on Cancer. World Cancer Report.* Lyon: IARC Press, 2003.

2. World Health Organization. Cancer: quick cancer facts. Available from: URL: http://www.who.int/cancer. Accessed Aug 12, 2008.

3. Jemal A, Siegel R, Ward E, Murray T, Xu J, Thun MJ. Cancer statistics, 2007. *CA Cancer J Clin* **57**(1):43–66, 2007.

4. Edwards BK, Brown ML, Wingo PA, et al. Annual report to the nation on the status of cancer, 1975–2002, featuring population-based trends in cancer treatment. *J Natl Cancer Inst* **97**(19):1407–1427, 2005.

5. Mercadante S, Arcuri E. Breakthrough pain in cancer patients: pathophysiology and treatment. *Cancer Treat Rev* **24**(6):425–432, 1998.

6. Portenoy RK, Payne D, Jacobsen P. Breakthrough pain: characteristics and impact in patients with cancer pain. *Pain* **81**(1–2):129–134, 1999.

7. van den Beuken-van Everdingen MH, de Rijke JM, Kessels AG, Schouten HC, van Kleef M, Patijn J. Prevalence of pain in patients with cancer: a systematic review of the past 40 years. *Ann Oncol* **18**(9):1437–1449, 2007.

8. Aalto Y, Forsgren S, Kjörell U, Bergh J, Franzén L, Henriksson R. Enhanced expression of neuropeptides

in human breast cancer cell lines following irradiation. *Peptides* **19**(2):231–239, 1998.

9. Julius D, Basbaum AI. Molecular mechanisms of nociception. *Nature* **413**(6852):203–210, 2001.

10. Mantyh PW. Cancer pain and its impact on diagnosis, survival and quality of life. *Nat Rev Neurosci* **7**(10):797–809, 2006.

11. Mercadante S. Malignant bone pain: pathophysiology and treatment. *Pain* **69**(1–2):1–18, 1997.

12. Coleman RE. Metastatic bone disease: clinical features, pathophysiology and treatment strategies. *Cancer Treat Rev* **27**(3):165–176, 2001.

13. Portenoy RK, Lesage P. Management of cancer pain. *Lancet* **353**(9165):1695–1700, 1999.

14. Mukherjee D, Nissen SE, Topol EJ. Risk of cardiovascular events associated with selective COX-2 inhibitors. *JAMA* **286**(8):954–959, 2001.

15. Mercadante S. Problems of long-term spinal opioid treatment in advanced cancer patients. *Pain* **79**(1):1–13, 1999.

16. Jemal A, Siegel R, Ward E, et al. Cancer statistics, 2006. *CA Cancer J Clin* **56**(2):106–130, 2006.

17. Honore P, Luger NM, Sabino MA, et al. Osteoprotegerin blocks bone cancer-induced skeletal destruction, skeletal pain and pain-related neurochemical reorganization of the spinal cord. *Nat Med* **6**(5):521–528, 2000.

18. Sabino MA, Ghilardi JR, Jongen JL, et al. Simultaneous reduction in cancer pain, bone destruction, and tumor growth by selective inhibition of cyclooxygenase-2. *Cancer Res* **62**(24):7343–7349, 2002.

19. Delaissé JM, Vaes G. Mechanism of mineral solubilization and matrix degradation in osteoclastic bone resorption. In: Rifkin BR, Gay CV, eds. *Biology and Physiology of the Osteoclast*. Boca Raton: CRC Press, 1992:289–314.

20. Clohisy DR, Perkins SL, Ramnaraine ML. Review of cellular mechanisms of tumor osteolysis. *Clin Orthop Relat Res* **373**:104–114, 2000.

21. Fulfaro F, Casuccio A, Ticozzi C, Ripamonti C. The role of bisphosphonates in the treatment of painful metastatic bone disease: a review of phase III trials. *Pain* **78**(3):157–169, 1998.

22. Major PP, Lipton A, Berenson J, Hortobagyi G. Oral bisphosphonates: a review of clinical use in patients with bone metastases. *Cancer* **88**(1):6–14, 2000.

23. Rogers MJ, Gordon S, Benford HL, et al. Cellular and molecular mechanisms of action of bisphosphonates. *Cancer* **88**(12 Suppl):2961–2978, 2000.

24. Rodan GA, Martin TJ. Therapeutic approaches to bone diseases. *Science* **289**(5484):1508–1514, 2000.

25. Hiraga T, Tanaka S, Yamamoto M, Nakajima T, Ozawa H. Inhibitory effects of bisphosphonate (YM175) on bone resorption induced by a metastatic bone tumor. *Bone* **18**(1):1–7, 1996.

26. Sasaki A, Boyce BF, Story B, et al. Bisphosphonate risedronate reduces metastatic human breast cancer burden in bone in nude mice. *Cancer Res* **55**(16):3551–3557, 1995.

27. Sevcik MA, Luger NM, Mach DB, et al. Bone cancer pain: the effects of the bisphosphonate alendronate on pain, skeletal remodeling, tumor growth and tumor necrosis. *Pain* **111**(1–2):169–180, 2004.

28. Tripathy D, Body JJ, Bergström B. Review of ibandronate in the treatment of metastatic bone disease: experience from phase III trials. *Clin Ther* **26**(12):1947–1959, 2004.

29. Simonet WS, Lacey DL, Dunstan CR, et al. Osteoprotegerin: a novel secreted protein involved in the regulation of bone density. *Cell* **89**(2):309–319, 1997.

30. Yasuda H, Shima N, Nakagawa N, et al. Identity of osteoclastogenesis inhibitory factor (OCIF) and osteoprotegerin (OPG): a mechanism by which OPG/OCIF inhibits osteoclastogenesis in vitro. *Endocrinology* **139**(3):1329–1337, 1998.

31. Tominaga M, Caterina MJ, Malmberg AB, et al. The cloned capsaicin receptor integrates multiple pain-producing stimuli. *Neuron* **21**(3):531–543, 1998.

32. Alvarez de la Rosa D, Zhang P, Shao D, White F, Canessa CM. Functional implications of the localization and activity of acid-sensitive channels in rat peripheral nervous system. *Proc Natl Acad Sci U S A* **99**(4):2326–2331, 2002.

33. Griffiths JR. Are cancer cells acidic? *Br J Cancer* **64**(3):425–427, 1991.

34. Ghilardi JR, Röhrich H, Lindsay TH, et al. Selective blockade of the capsaicin receptor TRPV1 attenuates bone cancer pain. *J Neurosci* **25**(12):3126–3131, 2005.

35. Mundy GR. *Bone Remodeling and its Disorders*, 2nd ed. London: Martin Dunitz, 1999.

36. Rubert CK, Henshaw RM, Malawer MM. Orthopedic management of skeletal metastases. In: Body JJ, ed. *Tumor Bone Diseases and Osteoporosis in Cancer Patients: Pathophysiology, Diagnosis, and Therapy*. New York: Marcel Dekker, 2000:305–356.

37. Kundu N, Yang Q, Dorsey R, Fulton AM. Increased cyclooxygenase-2 (cox-2) expression and activity in a murine model of metastatic breast cancer. *Int J Cancer* **93**(5):681–686, 2001.

38. Molina MA, Sitja-Arnau M, Lemoine MG, Frazier ML, Sinicrope FA. Increased cyclooxygenase-2 expression in human pancreatic carcinomas and cell lines: growth inhibition by nonsteroidal anti-inflammatory drugs. *Cancer Res* **59**(17):4356–4362, 1999.

39. Iñiguez MA, Rodriguez A, Volpert OV, Fresno M, Redondo JM. Cyclooxygenase-2: a therapeutic target in angiogenesis. *Trends Mol Med* **9**(2):73–78, 2003.

40. Masferrer JL, Leahy KM, Koki AT, et al. Antiangiogenic and antitumor activities of cyclooxygenase-2 inhibitors. *Cancer Res* **60**(5): 1306–1311, 2000.

41. Williams CS, Tsujii M, Reese J, Dey SK, DuBois RN. Host cyclooxygenase-2 modulates carcinoma growth. *J Clin Invest* **105**(11):1589–1594, 2000.

42. Davar G. Endothelin-1 and metastatic cancer pain. *Pain Med* **2**(1):24–27, 2001.

43. Nelson JB, Carducci MA. The role of endothelin-1 and endothelin receptor antagonists in prostate cancer. *BJU Int* **85**(Suppl 2):45–48, 2000.

44. Nelson JB, Hedican SP, George DJ, et al. Identification of endothelin-1 in the pathophysiology of metastatic adenocarcinoma of the prostate. *Nat Med* **1**(9): 944–949, 1995.

45. Pomonis JD, Rogers SD, Peters CM, Ghilardi JR, Mantyh PW. Expression and localization of endothelin receptors: implications for the involvement of peripheral glia in nociception. *J Neurosci* **21**(3): 999–1006, 2001.

46. Davar G, Hans G, Fareed MU, Sinnott C, Strichartz G. Behavioral signs of acute pain produced by application of endothelin-1 to rat sciatic nerve. *Neuroreport* **9**(10):2279–2283, 1998.

47. Peters CM, Lindsay TH, Pomonis JD, et al. Endothelin and the tumorigenic component of bone cancer pain. *Neuroscience* **126**(4):1043–1052, 2004.

48. Couture R, Harrisson M, Vianna RM, Cloutier F. Kinin receptors in pain and inflammation. *Eur J Pharmacol* **429**(1–3):161–176, 2001.

49. Fox A, Wotherspoon G, McNair K, et al. Regulation and function of spinal and peripheral neuronal B1 bradykinin receptors in inflammatory mechanical hyperalgesia. *Pain* **104**(3):683–691, 2003.

50. Sevcik MA, Ghilardi JR, Halvorson KG, Lindsay TH, Kubota K, Mantyh PW. Analgesic efficacy of bradykinin B1 antagonists in a murine bone cancer pain model. *J Pain* **6**(11):771–775, 2005.

51. Pezet S, McMahon SB. Neurotrophins: mediators and modulators of pain. *Annu Rev Neurosci* **29**:507–538, 2006.

52. Heumann R, Korsching S, Bandtlow C, Thoenen H. Changes of nerve growth factor synthesis in nonneuronal cells in response to sciatic nerve transection. *J Cell Biol* **104**(6):1623–1631, 1987.

53. Halvorson KG, Kubota K, Sevcik MA, et al. A blocking antibody to nerve growth factor attenuates skeletal pain induced by prostate tumor cells growing in bone. *Cancer Res* **65**(20):9426–9435, 2005.

54. Sevcik MA, Ghilardi JR, Peters CM, et al. Anti-NGF therapy profoundly reduces bone cancer pain and the accompanying increase in markers of peripheral and central sensitization. *Pain* **115**(1–2):128–141, 2005.

55. Peters CM, Ghilardi JR, Keyser CP, et al. Tumor-induced injury of primary afferent sensory nerve fibers in bone cancer pain. *Exp Neurol* **193**(1):85–100, 2005.

56. Hu P, McLachlan EM. Macrophage and lymphocyte invasion of dorsal root ganglia after peripheral nerve lesions in the rat. *Neuroscience* **112**(1):23–38, 2002.

57. Woodham P, Anderson PN, Nadim W, Turmaine M. Satellite cells surrounding axotomised rat dorsal root ganglion cells increase expression of a GFAP-like protein. *Neurosci Lett* **98**(1):8–12, 1989.

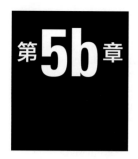

第5b章 神经病理性疼痛的生理学

Haijun Zhang and Patrick M. Dougherty

国际疼痛研究协会（International Association for the Study of Pain，IASP）定义疼痛为"由急性或潜在组织损伤引起的不愉快的感觉和情感体验"[1]。癌症患者的疼痛通常由癌症疾病本身引起或癌症治疗所致。癌症疼痛最常见的原因为：①肿瘤骨转移；②肿瘤侵犯神经和内脏系统；③放化疗及手术治疗癌症。癌症疼痛的原因包括多重机制，如组织和神经损伤后的炎症，原发性或继发性痛觉超敏。

在本章中，我们将介绍疼痛信号传递的基本生理学，包括外周伤害感受神经元（可感知热、机械、化学等多种刺激）和中枢神经组织（接收并编码处理外周传递的疼痛信号）。我们还将讨论原发性和继发性痛觉超敏的机制，痛觉超敏特征为通常无害的触觉感受会变成疼痛。最后，我们将讨论神经组织损伤后神经元和非神经元细胞的功能改变。

伤害性刺激感受的外周和中枢机制

外围伤害性感受神经元

伤害性刺激感受——感受疼痛（伤害性刺激）的能力——是由于外周伤害性感受神经元（感受疼痛的外周受体）的激活。伤害性感受神经元选择性的对不同伤害性刺激进行定位和强度分析，如热刺激、掐痛刺激和化学刺激。根据结构和功能特性，伤害感受神经元可分成三类。

A 纤维伤害性感受神经元可快速传递神经信号，主要感知刺痛和尖锐性痛。此外，A 纤维伤害性感受神经元是多元性伤害性感受神经元，可感受多种刺激，包括热，机械和化学刺激。它的外周由施旺氏细胞形成的髓鞘包裹。

根据对热刺激的反应不同，A 纤维伤害性感受神经元可分为两类。Ⅰ型 A 纤维伤害性感受神经元具有很高的机械刺激阈值，并对高于 53℃的短时热刺激反应敏感。猴子的Ⅰ型 A 纤维伤害性感受神经元平均传导速度为 25m/s，最快速度可达 55m/s。大部分Ⅰ型 A 纤维伤害性感受神经元分布在皮肤（有毛发或无毛发）。相比于Ⅰ型 A 纤维伤害性感受神经元，较低温度的热刺激就可以兴奋Ⅱ型 A 纤维伤害性感受神经元，并且Ⅱ型 A 纤维伤害性感受神经元的传导速度相对较慢，仅为 15m/s。Ⅱ型 A 纤维伤害性感受神经元对逐渐递增的热刺激反应之快速，就像伤害性感受神经元对快速、尖锐的刺痛反应速度，因此非常适合发出初始疼痛的信号[2]。大多数Ⅱ型 A 纤维伤害性感受神经元仅分布在有毛发皮肤，对机械刺激不反应，但是类似Ⅰ型 A 纤维，对化学刺激敏感。

无髓鞘的 C 纤维伤害性感受神经元的传导速度相对较慢（低于 2m/s），主要感受烧灼痛。同时，大多数 C 纤维伤害性感受神经元也对机械和化学刺激产生兴奋，因此 C 纤维伤害性感受神经元也被认为是多元性伤害性感受神经元。与Ⅱ型 A 纤维伤害性感受神经元相似，无髓鞘的 C 纤维伤害性感受神经元放电频率随刺激强度而单向增加[3,4]。由于无髓鞘的 C 纤维伤害性感受神经元末梢在皮下分布深浅不一，因此对热刺激的反应阈值也不同。

第三类是机械不敏感表皮感受神经元，对机械性刺激没有任何反应，或者具有极高的反应阈值。大约 50% 的 A 纤维伤害性感受神经元和 30% 的 C 纤维伤害性感受神经元归类于这类机械不敏感感受神经元。此外，分布于膝关节内、内脏及角膜的感受神经元亦归类于这类机械不敏感感受神经元。

疼痛信号传递的中枢机制

图 5.3 展示了躯体感觉信息传递的神经轴通路示意图。伤害性感觉从外周神经纤维向中枢神经系统传递。脊髓背角及小部分背索核是中枢神经系统接收并传递外周伤害性信息的第一站。从这里，伤害性信息继续传导到脑干、中脑、下丘脑和丘脑，最后到达大脑感觉边缘皮层[5-7]。

脊髓背角

1952 年，瑞典神经科学家 Bror Rexed 将脊髓细胞图划分为十层，由罗马数字表示，这个方法沿用至今[8]。在 Rexed 的分类方法中，分层的依据主要为该层内神经元的细胞结构，也基本上表述了每层神经元在脊髓的位置。脊髓第 I 层到第 VI 层属于脊髓背角，外周感觉神经元纤维末梢在这里与脊髓神经元进行信息联系。Aδ 和 C 纤维末梢在脊髓背角第 I 层和第 II 层外侧进入脊髓，而 Aβ 纤维末梢进入脊髓第 II 层内侧至第 V 层。

脊髓神经元的生理特性反映初级传入神经纤维末梢的生理特性。脊髓背角浅层神经元被称为伤害性（nociceptive-specific，NS）神经元或高阈值（high-threshold，HT）神经元。这类神经元仅对外周传入的伤害性刺激反应。脊髓伤害性神经元具有持续性的兴奋性活动，接收兴奋性信息感受野相对较小。许多脊髓伤害性神经元细胞可接收来自躯体感受野的多种类型信息传入——机械刺激、热刺激、化学刺激和冷刺激。

脊髓背角中还有另外两类细胞，低阈值（Low-threshold，LT）神经元（仅对非伤害性刺激反应）[6] 和广动力（wide-dynamic-range，WDR）神经元（对伤害性和非伤害性刺激均有反应）[9,10]。相比于伤害性神经元，低阈值神经元和广动力神经元自发兴奋性更高，接收兴奋性信息感受野也相对更大[9,10]。低阈值神经元多为抑制性中间神经元，主要分布在脊髓第 II 层。大多数低阈值神经元束从脊髓投射到脊髓背索核；仅有少数投射到脑干，中脑或间脑。广动力神经元分布在脊髓第 I 至 VI 层，分为内在神经元和投射神经元。广动力神经元可与脊髓浅层的内在神经元联系或与直接与进入脊髓浅层的外周纤维末梢联系接收伤害性信息的传入。分布在脊髓第 I 层的广动力神经元主要传递冷感觉和温感觉信号（非伤害性温度）[11,12]，分布在脊髓第 III 至 V 层的广动力神经元传递皮肤机械和热刺激，分布在脊髓第 VI 至 VII 层的广动力神经元传递来自身体深部组织和内脏的信号。

背索核

脊髓背索核不仅接收来自外周初级纤维的传入，还接收至少两组脊髓背角投射神经元的信号传入：突触后背索通路和脊髓颈路[6,7]。脊髓背索核神经元总体上仅对非伤害性刺激反应，主要接收来自毛囊受体、帕西尼小体、肌梭、肌腱及 I 型和 II 型慢适应机械受体（属于 I 型 A 纤维）的刺激信息[5,6]。但是也有研究认为脊髓背索核也对伤害性刺激反应，该类研究认为脊髓背索核包含少量伤害性感受神经元，接收来自外周无髓鞘纤维的信息传入[13]。

中枢神经系统的头端区域

背角神经元轴索上升后投射到髓质网状结构（脊髓网状束）、中脑导水管周围灰质、邻近部位（脊髓中脑束）和下丘脑（脊髓下丘脑束），最后投射到丘脑感觉区域（脊髓丘脑束）[5,7]。尽管关于这些通路功能的研究还不透彻，这些通路影响自主神经和神经内分泌传递伤害性信号非常重要。在更高级伤害性信息处理部位，脊髓丘脑束神经元以人类可感知伤害性刺激的方式编码伤害性刺激信息。其他通路的脊髓神经

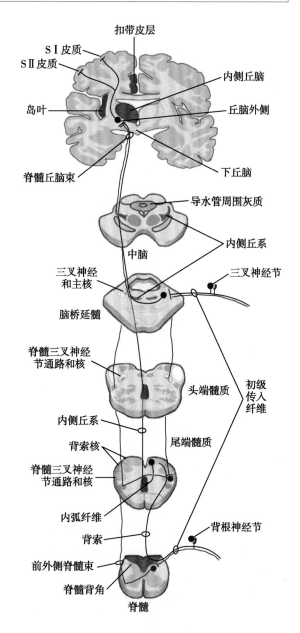

图 5.3　疼痛传导的中枢通路。初级感觉神经元通过背根神经节或三叉神经节中枢端纤维进入脊髓。在侧前方脊髓疼痛传导通路中（图中灰线所示），背根神经节的初级传入纤维在脊髓背角与脊髓二级神经元形成突触。脊髓二级神经元接收疼痛信号后在脊髓前段白联合处穿过脊髓中线汇聚成前外侧脊髓束。三叉神经节初级传入神经纤维下行进入脊髓三叉束，在脊髓三叉核内与脊髓二级神经元形成突触。脊髓二级神经元接收疼痛信号后穿过脊髓中线汇入前外侧脊髓束。前外侧脊髓束向上传导至网状结构、中脑、下丘脑，最后进入丘脑中间或侧面。丘脑中的三级神经元接收信号后投射到大脑皮层的相应区域。背索内侧丘系（图中黑线所示），背根神经节的初级感觉神经元进入脊髓背角后与脊髓二级神经元形成突触后直接沿脊髓背部上升，脊髓二级神经元接收疼痛信号后在内弧纤维中线穿过脊髓中线，汇聚成内侧丘系。三叉神经的初级传入神经纤维进入三叉神经主核并与二级神经元形成突触，二级神经元接收疼痛信号后穿过脊髓中线汇入内侧丘系，之后上升，终止于外侧丘脑。丘脑中的三级神经元接收信号后投射到大脑皮层的相应区域

元（如脊髓网状结构通路、脊髓中脑通路和脊髓下丘脑通路）也具有和脊髓丘脑束神经元相似的传递功能。

脊髓背索核通过中央丘脑系投射到腹后丘脑前，终止于脊髓丘脑束。丘脑的神经元接受丘系信息传入，投射到感觉皮层最前端。接受脊髓丘脑信息传入的神经元投射到位置偏后的岛叶皮层。脑干网状结构中的神经元，中脑灰质及下丘脑分散投射到皮层前端，还可通过下行通路投射至脊髓。

躯体感觉传递的神经化学机制

如图 5.4 所示，多种神经递质和神经肽参与了躯体感觉神经传递[7]。在躯体感觉传递过程中，谷氨酸和天冬氨酸是两种主要兴奋性神经递质，在外周纤维连接躯体感觉系统的不同层面均介导传递。这些兴奋性氨基酸发挥生理功能取决于结合的受体类型或结合在不同部位神经系统的受体类型。三磷酸腺苷酸可兴奋脊髓背角神经元，参与躯体感觉的传递。

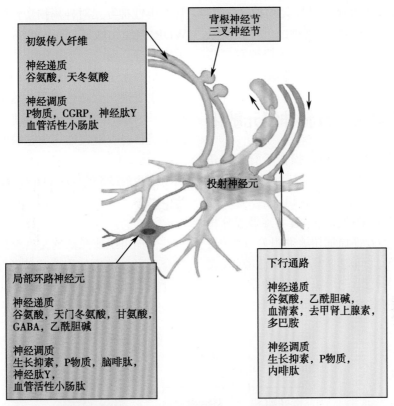

初级传入纤维

神经递质
谷氨酸，天冬氨酸

神经调质
P物质，CGRP，神经肽Y
血管活性小肠肽

背根神经节
三叉神经节

投射神经元

局部环路神经元

神经递质
谷氨酸，天门冬氨酸，甘氨酸，
GABA，乙酰胆碱

神经调质
生长抑素，P物质，脑啡肽，
神经肽Y，
血管活性小肠肽

下行通路

神经递质
谷氨酸，乙酰胆碱，
血清素，去甲肾上腺素，
多巴胺

神经调质
生长抑素，P物质，
内啡肽

图 5.4 脊髓背角神经递质传导。该图概括总结了参与背角感觉神经传导的神经化学通路。方框中列出了每种神经递质的内在来源

甘氨酸和 γ- 氨基丁酸（GABA）是躯体感觉系统中两个主要的抑制性神经递质。抑制性神经递质功能的改变在神经病理性疼痛中发挥作用[14]。一些其他分子，如去甲肾上腺素、嘌呤腺苷、乙酰胆碱和血清素，在不同情况下也被认为是抑制性神经递质。

神经肽通过发挥兴奋性或抑制性作用调节躯体感觉信号传递。P 物质和神经激肽 A 在躯体感觉系统中属于兴奋性神经肽。这些神经肽主要聚集在初级传入感觉神经元中，少量分布在脊髓背角或丘脑的内部神经元中。在脊髓水平，只有持续激活 C 纤维伤害感受性神经元才会诱导这些肽物质释放。抑制性神经肽，如生长抑素、脑啡肽、强啡肽，存在于脊髓背角神经元，亦存在于连接脑干和脊髓背角的下行神经通路中。

组织损伤和炎症后的痛觉超敏

皮肤或深部组织的损伤或炎症引起的痛觉超敏表现为疼痛阈值降低，对阈上刺激过度疼痛反应或持续性疼痛。痛觉超敏不仅发生在损伤的位点（原发性痛觉超敏），而且也发生在周围未受伤的部位（继发性痛觉超敏）[15]。

原发性痛觉超敏和外周神经纤维敏化

伤害性感受神经元的敏化导致原发性痛觉超敏[16, 17]，表现为疼痛阈值的降低，对阈上刺激的过度反应，以及持续性自发放电。电生理研究报道[17]，无毛发皮肤烧伤后，C 纤维伤害性感受神经元反应下降，而 I 型 A 纤维伤害性感受神经元被显著敏化。与此相反，有毛发的皮肤

41

烧伤后，这两类伤害性感受神经元均被敏化[18]。此外，机械刺激不敏感的外周神经纤维在皮肤或深部组织损伤后对机械性痛觉超敏发挥作用，炎症发生后变为对机械性刺激敏感[19-21]。

继发性痛觉超敏和脊髓神经元敏化

神经电生理学研究显示，损伤后脊髓背角神经元的改变引发继发性痛觉超敏[10, 22, 23]。损伤后继发性痛觉超敏发生之前和之后，脊髓丘脑细胞对伤害性刺激的反应与患者疼痛评分相关，与是否出现继发性痛觉超敏也相关[22, 24]。大多数 WDR 神经元可被多种伤害性刺激敏化，表明这类神经元在对组织伤害性刺激的反应及产生继发性痛觉超敏过程中很重要（图 5.5）。尽

管伤害性神经元对外周损伤性刺激的反应没有 WDR 神经元敏感，但是同样在继发性疼痛超敏中发挥作用[7]。

更高水平中枢神经系统的神经元对损伤性刺激也表现出兴奋性增强。这可能是对外周神经元和脊髓神经元兴奋性增强的反应，也有可能是其自身在继发性痛觉超敏中发挥作用。

外周神经纤维和中枢敏化的神经化学改变

受损组织或激活的免疫炎症细胞释放的炎性介质可以敏化外周感觉神经纤维[25]。很多这些介质，诸如缓激肽、血清素和组胺可直接引起疼痛。有趣的是，每个外周感觉神经纤维仅

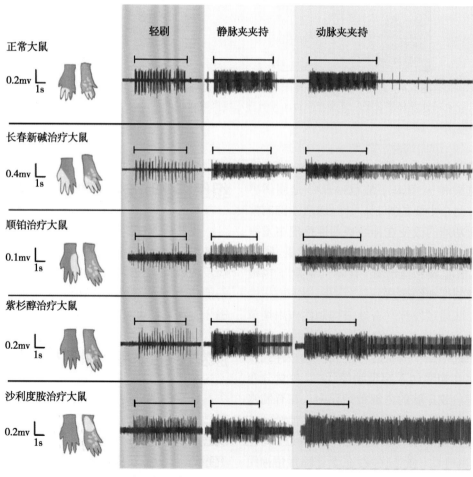

图 5.5 脊髓神经元活动的模拟记录。用长春新碱或顺铂处理 3～5 天的大鼠出现痛觉过敏，表现为对皮肤刺激出现过度的神经元放电。每个刺激的时间用线段表示，接受刺激的位置如图左侧所示

对一个或几个这些炎症介质反应，而产生痛觉超敏。例如，缓激肽只有注射进人体皮肤时才会产生热痛觉超敏[25]，而前列腺素本身不会引起疼痛或痛觉过敏，但可以使神经元对其他介质敏化[26]。然而，大多数炎症介质通过共同的生化途径对外周感觉神经纤维作用（激活腺苷酸环化酶）。

脊髓背角神经元的敏化与许多调节感觉神经传递的化学介质有关。然而，脊髓敏化的关键是外周伤害性神经元与脊髓神经元共同释放神经肽，易化兴奋性氨基酸的神经传递[10]。例如，伤害性刺激促使 C 纤维释放 P 物质和神经激肽 A 可以增强谷氨酸和天门冬氨酸的突触后作用。速激肽易化 α- 氨基 -3- 羟基 -5- 甲基 -4- 异噁唑丙酸（AMPA）型谷氨酸受体需要不断激活速激肽受体。这可能是伤害部位局部麻醉反转继发性痛觉超敏的神经化学机制。相反，速激肽易化 N- 甲基 -D- 天冬氨酸的反应（NMDA）型谷氨酸受体通常在单次激活后持续更长时间。这可能是伤害部位局部麻醉不能反转继发性痛觉超敏的神经化学机制。

神经损伤后的痛觉超敏：神经病理性疼痛

外伤性损伤神经有时会导致神经病理性疼痛。神经病理性疼痛是一种慢性疼痛状态，表现为持续性疼痛和痛觉超敏。神经病理性疼痛患者的疼痛通常由于低阈值机械感受受体被兴奋（如轻触）。神经损伤后疼痛超敏主要源于中枢敏化，中枢神经元对非伤害性刺激过度反应（如低阈值机械感受受体）。有趣的是，在一些患者中的疼痛和痛觉超敏取决于交感神经支配区（交感神经维持疼痛）[27]，而在另外的患者中，疼痛和痛觉超敏并不依赖交感神经[28,29]。在临床上，两种情况常具有相似的症状和体征。

神经损伤后的生理变化

神经损伤后，外周神经引发短暂的爆发式放电，这种放电对于神经损伤后产生的神经病理性改变非常重要。在神经损伤（如实验模型神经结扎和切断）前应用麻醉剂或其他神经阻滞剂可减轻神经损伤引起的痛觉超敏的持续时间和强度。短暂放电后的短时间内受损伤的神经轴索处于静息状态。损伤后 3～5 天后，自发放电主要开始出现在薄髓鞘和无髓鞘的细纤维，在损伤后 14 天左右达到放电频率高峰，随后放电频率逐渐降低并持续数周。自发放电既可出现在神经瘤断端，也可出现在背根神经节近胞体处。

与外周神经纤维相似，中枢神经元在外周神经切断后出现强烈的自发放电，时程与外周神经纤维相似，但会延迟 3～5 天才出现在中枢神经元。外周神经纤维切断后，大多数接收外周纤维信息传递的中枢神经元发生功能改变，这类神经元没有明确的外周感受野。然而，部分神经元仅对伤害性刺激反应。

部分外周神经纤维损伤后，脊髓背角神经元被外周感受野神经纤维传入的疼痛信号兴奋，同时，自身也发生了兴奋性活动变化[30,31]。外周神经纤维损伤大约 1 周后，脊髓背角和脊髓轴索核神经元自发兴奋性增加，此外，相似的兴奋性增加随后也出现在丘脑和大脑皮层[32]。

神经损伤后约 1～2 周，最初失去感受野的脊髓背角神经元重新建立新的感受野，并仅对低强度机械刺激产生反应。但这些新建立的感受野通常相互分离，范围大小不一。此外，很多感受野没有躯体特异性，通常分布在损伤的感受野周围的皮肤。有研究报道神经损伤后人类的丘脑和模型动物的大脑皮质参与这一个过程[33-36]。

神经病理性疼痛的神经化学改变

神经病理性疼痛的神经化学改变与前面提到的急性原发性或继发性痛觉超敏有许多相同之处。神经系统损伤过程中，外周和中枢神经退变和再生参与神经病理性疼痛的神经化学改变。

外周神经纤维损伤后最明显的神经退变是向脊髓背角传输的初级传入神经纤维的丢失。

疼痛闸门学说认为，大直径神经纤维抑制小直径伤害性感受神经纤维的信号在脊髓传递[37]。神经损伤后，大直径神经纤维失去对小直径伤害性感受神经纤维的抑制，疼痛信号得以传递。另外，外周神经纤维损伤后，脊髓抑制性神经元失去突触传递活动，导致神经病理性疼痛[38]。当脊髓损伤时，同样的抑制机制出现在丘脑抑制性神经元，导致中枢性疼痛[39]。

损伤引起神经轴突或神经元退变后，尚存受伤轴突和神经元再生和增殖，重新连接脊髓神经元和外周神经纤维。由于受损和未受损的神经元均试图重新建立神经连接，因此两者之间的竞争生长通常会在中枢神经系统内形成不正确的连接，并与外周神经纤维形成错误连接。此外，神经元生长过程中会增加与躯体感觉神经的接触，造成神经元自发放电频率增加。由于细胞内基因表达的改变，神经元的表型发生变化，包括离子通道、神经递质受体和神经肽受体、表面生长相关蛋白、神经递质、神经肽和突触释放。

几种临床前模型研究发现，细胞因子在神经病理性疼痛和炎性疼痛机制中起重要作用。在神经病理性疼痛病程中，炎症细胞侵入病变部位，释放不同细胞因子[例如，白细胞介素-1（IL-1）和肿瘤坏死因子-α（TNF-α）]改变神经元功能和诱发神经病理性疼痛。细胞因子通过不同途径产生疼痛，可直接激活伤害性感受神经元，在神经纤维周边聚集生长因子，改变神经胶质细胞的功能，或诱导神经元的退变和细胞生长的退化。

化疗导致的神经病理与神经末梢周围或中枢神经系统中的前炎症细胞因子高度相关。作为对化疗药物的反应，巨噬细胞、单核细胞、肿瘤细胞、内皮细胞、神经元及神经胶质细胞释放细胞因子。例如，离体试验中，顺铂、紫杉醇、电离辐射和紫外线辐射增加细胞因子[干扰素（IFN）-α、IFN-γ、TNF-α、IL-1 和 IL-6]的水平[40]。紫杉醇引起的细胞因子的基因表达、合成和释放的方式与内毒素脂多糖引起细胞因子变化的方式一致。紫杉醇、顺铂和长春新碱

直接激活 NF-κB 信号通路，NF-κB 是炎症反应中的关键因子，并且是脂多糖、IL-1、IL-6、干扰素或 TNF-α 激活后的下游因子。

胶质细胞和神经病理性疼痛

最近，胶质细胞，特别是小胶质细胞和星形胶质细胞已被确认在慢性疼痛的发展中发挥着重要作用。现有研究已经证实，外周神经损伤后，首先损伤侧脊髓背角内的小胶质细胞被快速地明显激活，随后星形胶质细胞被激活[41]。胶质细胞代谢抑制剂（如氟代柠檬酸）可以预防或减轻机械性触痛[42,43]。另有研究表明，胶质细胞表达多种类型神经递质受体，包括离子型 NMDA 和非 NMDA 受体、代谢谷氨酸受体、嘌呤能受体及 P 物质受体，这些受体接受神经信号。脊髓小胶质细胞激活表达疼痛相关的信号分子，如趋化因子受体 CX3CR1 和 P2X4 嘌呤能受体。激活这些受体使得小胶质细胞被激活，导致实验动物出现机械性触痛。相反，在外周神经损伤动物模型中，药物抑制 CX3CR1 或 P2X4 受体可以逆转机械性触痛[44,45]。脊髓小胶质细胞的 p38 丝裂原活化蛋白激酶（MAPK）发挥同样重要的作用，神经损伤后被快速激活，其机制可能是通过快速激活 CX3CR1 受体。药物抑制 p38 MAPK 信号通路可减轻神经病理性疼痛的症状[46,47]。胶质细胞也合成各种炎症介质，包括前炎症细胞因子（IL-1β、IL-6 和 TNF-α）、前列腺素 E$_2$、一氧化氮和神经生长因子。慢性疼痛病理状态下，脊髓中前炎症细胞因子增加。抑制这些细胞因子的功能可以减轻持续性疼痛和增强阿片类药物的镇痛作用[48-50]。

中枢神经系统中大多数突触被星形胶质细胞包围。现已证明星形胶质细胞释放一些神经递质，如谷氨酸、ATP、天冬氨酸和 D- 丝氨酸[51]。星形胶质细胞还表达转运体，可以移除并阻断突触释放的神经递质。因此，突触传递可被胶质细胞神经递质的释放与摄取调节。很多疼痛模型中发现星形胶质细胞持续被激活。药物干预胶质细胞活性可剂量依赖性减轻机械性触痛[52]。尽管胶质细胞激活导致疼痛的机制还不

是非常明确，但是脊髓星形胶质的激活对维持神经病理性疼痛很重要，可能与脊髓星形胶质细胞中 c-Jun N 端激酶的激活有关[52]。

参与髓鞘形成的施万细胞或不形成髓鞘的施万细胞均表达某些细胞因子的受体，如 INF、IFN、IL-1 和 IL-6。激活这些受体可以启动细胞内 NF-κB 和 c-Jun 信号通路，导致下游通路的级联反应。这些反应包括下调髓鞘合成，增加 p75NGF 受体的表达、去分化和增殖[53, 54]。激活的施旺氏细胞合成并释放前炎症细胞因子，作用在周围的施旺氏细胞，从而形成一个类似正反馈的回路，使得神经病理性状态持续存在。

结论

疼痛感觉的生理基础可以概括为一系列从皮肤到脊髓、脑干头端、中脑、间脑和皮质的神经元连接，组织或神经损伤后的痛觉过敏则由于通常的神经元和非神经细胞网络处理伤害性和非伤害性刺激的方式改变而发生。这包括对急性伤害性刺激的正当反应，外周和中枢神经元的短期和长期的敏化。这些疼痛过程存在相同的信号通路，也有各自独特的神经化学和生理过程。

（李艳 译　王欣 校）

参考文献

1. Merskey H, Bogduk N. *Classification of Chronic Pain: Descriptions of Chronic Pain Syndromes and Definitions of Pain Terms*, 2nd ed. Seattle: IASP Press, 1994.

2. Campbell JN, LaMotte RH. Latency to detection of first pain. *Brain Res* **266**(2):203–208, 1983.

3. Meyer RA, Campbell JN. Peripheral neural coding of pain sensation. *J H A P L Tech Digest* **2**:164–171, 1981.

4. Torebjörk HE, LaMotte RH, Robinson CJ. Peripheral neural correlates of magnitude of cutaneous pain and hyperalgesia: simultaneous recordings in humans of sensory judgments of pain and evoked responses in nociceptors with C-fibers. *J Neurophysiol* **51**(2):325–339, 1984.

5. Willis WD. *The Pain System: the Neural Basis of Nociceptive Transmission in the Mammalian Nervous System*. Basel: Karger, 1985. Pain and Headache; vol. 8.

6. Willis WD, Coggeshall RE. *Sensory Mechanisms of the Spinal Cord*, 2nd ed. New York: Plenum Press, 1991.

7. Cata JP, Weng HR, Dougherty PM. Basic neurobiology of cancer pain. In: Fisch MJ, Burton AW, eds. *Cancer Pain Management*. New York: McGraw-Hill, Medical Pub. Division, 2007:57–74.

8. Rexed B. The cytoarchitectonic organization of the spinal cord in the cat. *J Comp Neurol* **96**(3):414–495, 1952.

9. Dougherty PM, Palecek J, Paleckova V, Sorkin LS, Willis WD. The role of NMDA and non-NMDA excitatory amino acid receptors in the excitation of primate spinothalamic tract neurons by mechanical, thermal, chemical, and electrical stimuli. *J Neurosci* **12**:3025–3041, 1992.

10. Dougherty PM, Willis WD. Enhanced responses of spinothalamic tract neurons to excitatory amino acids accompany capsaicin-induced sensitization in the monkey. *J Neurosci* **12**(3):883–894, 1992.

11. Craig AD, Hunsley SJ. Morphine enhances the activity of thermoreceptive cold-specific lamina I spinothalamic neurons in the cat. *Brain Res* **558**(1):93–97, 1991.

12. Handwerker HO, Kobal G. Psychophysiology of experimentally induced pain. *Physiol Rev* **73**(3):639–671, 1993.

13. Al-Chaer ED, Feng Y, Willis WD. A role for the dorsal column in nociceptive visceral input into the thalamus of primates. *J Neurophysiol* **79**(6):3143–3150, 1998.

14. Woolf CJ, Salter MW. Neuronal plasticity: increasing the gain in pain. *Science* **288**(5472):1765–1769, 2000.

15. Lewis T. *Pain*. New York: The Macmillan Company, 1942.

16. LaMotte RH, Thalhammer JG, Torebjörk HE, Robinson CJ. Peripheral neural mechanisms of cutaneous hyperalgesia following mild injury by heat. *J Neurosci* **2**(6):765–781, 1982.

17. Meyer RA, Campbell JN. Myelinated nociceptive afferents account for the hyperalgesia that follows a burn to the hand. *Science* **213**(4515):1527–1529, 1981.

18. LaMotte RH, Thalhammer JG, Robinson CJ. Peripheral neural correlates of magnitude of cutaneous pain and hyperalgesia: a comparison of neural events in monkey with sensory judgments in human. *J Neurophysiol* **50**(1):1–26, 1983.

19. Grigg P, Schaible HG, Schmidt RF. Mechanical sensitivity of group III and IV afferents from posterior articular nerve in normal and inflamed cat knee. *J Neurophysiol* **55**(4):635–643, 1986.

20. Davis KD, Meyer RA, Campbell JN. Chemosensitivity and sensitization of nociceptive afferents that innervate the hairy skin of monkey. *J Neurophysiol* **69**(4):1071–1081, 1993.

21. Schmelz M, Schmidt R, Ringkamp M, Handwerker HO, Torebjörk HE. Sensitization of insensitive

branches of C nociceptors in human skin. *J Physiol* **480**(Pt 2):389–394, 1994.

22. Simone DA, Sorkin LS, Oh U, et al. Neurogenic hyperalgesia: central neural correlates in responses of spinothalamic tract neurons. *J Neurophysiol* **66**(1):228–246, 1991.

23. Woolf CJ. Evidence for a central component of post-injury pain hypersensitivity. *Nature* **306**(5944):686–688, 1983.

24. Dougherty PM, Willis WD, Lenz FA. Transient inhibition of responses to thermal stimuli of spinal sensory tract neurons in monkeys during sensitization by intradermal capsaicin. *Pain* **77**(2):129–136, 1998.

25. Meyer RA, Raja SN, Campbell JN. Neural mechanisms of primary hyperalgesia. In: Belmonte C, Cervero F, eds. *Neurobiology of Nociceptors*. Oxford: Oxford University Press, 1996:370–389.

26. Kress M, Reeh RW. Chemical excitation and sensitization in nociceptors. In: Belmonte C, Cervero F, eds. *Neurobiology of Nociceptors*. Oxford: Oxford University Press, 1996:258–297.

27. Roberts WJ, Elardo SM. Sympathetic activation of unmyelinated mechanoreceptors in cat skin. *Brain Res* **339**(1):123–125, 1985.

28. Campbell JN, Khan AA, Meyer RA, Raja SN. Responses to heat of C-fiber nociceptors in monkey are altered by injury in the receptive field but not by adjacent injury. *Pain* **32**(3):327–332, 1988.

29. Campbell JN, Raja SN, Meyer RA, Mackinnon SE. Myelinated afferents signal the hyperalgesia associated with nerve injury. *Pain* **32**(1):89–94, 1988.

30. Laird JM, Bennett GJ. An electrophysiological study of dorsal horn neurons in the spinal cord of rats with an experimental peripheral neuropathy. *J Neurophysiol* **69**(6):2072–2085, 1993.

31. Palecek J, Dougherty PM, Kim SH, et al. Responses of spinothalamic tract neurons to mechanical and thermal stimuli in an experimental model of peripheral neuropathy in primates. *J Neurophysiol* **68**(6):1951–1966, 1992.

32. Albe-Fessard DA, Rampin O. Neurophysiological studies in rats deafferented by dorsal root section. In: Nashold BS, Ovelmen-Levitt J, eds. *Deafferentation Pain Syndromes: Pathophysiology and Treatment*. New York: Raven Press, 1991:125–139. Advances in Pain Research and Therapy; vol. 19.

33. Lenz FA, Gracely RH, Baker FH, Richardson RT, Dougherty PM. Reorganization of sensory modalities evoked by microstimulation in region of the thalamic principal sensory nucleus in patients with pain due to nervous system injury. *J Comp Neurol* **399**(1):125–138, 1998.

34. Kaas JH, Merzenich MM, Killackey HP. The reorganization of somatosensory cortex following peripheral nerve damage in adult and developing mammals. *Annu Rev Neurosci* **6**:325–356, 1983.

35. Pons TP, Garraghty PE, Ommaya AK, Kaas JH, Taub E, Mishkin M. Massive cortical reorganization after sensory deafferentation in adult macaques. *Science* **252**(5014):1857–1860, 1991.

36. Wall JT, Cusick CG. Cutaneous responsiveness in primary somatosensory (S-I) hindpaw cortex before and after partial hindpaw deafferentation in adult rats. *J Neurosci* **4**(6):1499–1515, 1984.

37. Melzack R, Wall PD. Pain mechanisms: a new theory. *Science* **150**(699):971–979, 1965.

38. Bennett GJ, Kajander KC, Sahara Y, Iadarola MJ, Sugimoto T. Neurochemical and anatomical changes in the dorsal horn of rats with an experimental painful peripheral neuropathy. In: Cervero F, Bennett GJ, Headley PM, eds. *Processing of Sensory Information in the Superficial Dorsal Horn of the Spinal Cord*. New York: Plenum Press, 1989:1–23. NATO ASI Series: Series A, Life Sciences; vol. 176.

39. Ralston DD, Dougherty PM, Lenz FA, Weng HR, Vierck CJ, Ralston HJ. Plasticity of the inhibitory circuits of the primate ventrobasal thalamus following lesions of the somatosensory pathways. In: Devor M, Rowbotham MC, Wiesenfeld-Hallin Z, eds. *Proceedings of the 9th World Congress on Pain*. Seattle: IASP Press, 2000:427–434. Progress in Pain Research and Management; vol. 16.

40. Watkins LR, Maier SF. Glia: a novel drug discovery target for clinical pain. *Nat Rev Drug Discov* **2**(12):973–985, 2003.

41. Zhuang ZY, Gerner P, Woolf CJ, Ji RR. ERK is sequentially activated in neurons, microglia, and astrocytes by spinal nerve ligation and contributes to mechanical allodynia in this neuropathic pain model. *Pain* **114**(1–2):149–159, 2005.

42. Meller ST, Dykstra C, Grzybycki D, Murphy S, Gebhart GF. The possible role of glia in nociceptive processing and hyperalgesia in the spinal cord of the rat. *Neuropharmacology* **33**(11):1471–1478, 1994.

43. Watkins LR, Martin D, Ulrich P, Tracey KJ, Maier SF. Evidence for the involvement of spinal cord glia in subcutaneous formalin induced hyperalgesia in the rat. *Pain* **71**(3):225–235, 1997.

44. Inoue K, Tsuda M, Koizumi S. ATP receptors in pain sensation: involvement of spinal microglia and P2X(4) receptors. *Purinergic Signal* **1**(2):95–100, 2005.

45. Zhuang ZY, Kawasaki Y, Tan PH, Wen YR, Huang J, Ji RR. Role of the CX3CR1/p38 MAPK pathway in spinal microglia for the development of neuropathic pain following nerve injury-induced cleavage of fractalkine. *Brain Behav Immun* **21**(5):642–651, 2007.

46. Jin SX, Zhuang ZY, Woolf CJ, Ji RR. p38 mitogen-activated protein kinase is activated after a spinal nerve ligation in spinal cord microglia and dorsal root ganglion neurons and contributes to the generation of neuropathic pain. *J Neurosci* **23**(10):4017–4022, 2003.

47. Tsuda M, Mizokoshi A, Shigemoto-Mogami Y, Koizumi S, Inoue K. Activation of p38 mitogen-activated protein kinase in spinal hyperactive microglia contributes to pain hypersensitivity following peripheral nerve injury. *Glia* **45**(1):89–95, 2004.

48. Sweitzer S, Martin D, DeLeo JA. Intrathecal interleukin-1 receptor antagonist in combination with soluble tumor necrosis factor receptor exhibits an anti-allodynic action in a rat model of neuropathic pain. *Neuroscience* **103**(2):529–539, 2001.

49. Watkins LR, Hutchinson MR, Johnston IN, Maier SF. Glia: novel counter-regulators of opioid analgesia. *Trends Neurosci* **28**(12):661–669, 2005.

50. Milligan ED, Twining C, Chacur M, et al. Spinal glia and proinflammatory cytokines mediate mirror-image neuropathic pain in rats. *J Neurosci* **23**(3):1026–1040, 2003.

51. Milligan ED, Watkins LR. Pathological and protective roles of glia in chronic pain. *Nat Rev Neurosci* **10**(1):23–36, 2009.

52. Zhuang ZY, Wen YR, Zhang DR, et al. A peptide c-Jun N-terminal kinase (JNK) inhibitor blocks mechanical allodynia after spinal nerve ligation: respective roles of JNK activation in primary sensory neurons and spinal astrocytes for neuropathic pain development and maintenance. *J Neurosci* **26**(13):3551–3560, 2006.

53. Conti G, De Pol A, Scarpini E, et al. Interleukin-1 beta and interferon-gamma induce proliferation and apoptosis in cultured Schwann cells. *J Neuroimmunol* **124**(1–2):29–35, 2002.

54. Shubayev VI, Myers RR. Endoneurial remodeling by TNFalph- and TNFalpha-releasing proteases: A spatial and temporal co-localization study in painful neuropathy. *J Peripher Nerv Syst* **7**(1):28–36, 2002.

Christina A. Meyers and Jeffrey S. Wefel

癌症患者中普遍存在着认知功能障碍。认知功能障碍产生的原因有很多，包括：①中枢神经系统（central nervous system，CNS）恶性肿瘤；②对大脑有远程调控作用的中枢神经系统以外肿瘤；③癌症的治疗；④辅助治疗药物；⑤与癌症无关的神经功能紊乱。一直以来在儿童患者群体中观察到的化疗引起的认知障碍[1,2]，现在在成人中也是一个真实存在的问题[3-5]。

临床研究对认知功能障碍的定义、采用的评估手段和统计分析方法各有区别，因此研究结果也各不相同[6]。这一章节将探讨有助我们了解癌症和癌症治疗对大脑功能影响的临床前和人体的研究。

化疗脑：认知障碍的一种形式

患有典型"化疗脑"或"化疗性迷雾"的成年癌症患者通常在化疗开始后不久就主诉有认知障碍症状。临床表现主要为记忆力、注意力降低，以及信息处理速度及组织能力（如执行力障碍）减退。越来越多的神经心理学评估显示，化疗引起的认知功能障碍患者难以保持注意力，证实了患者所说，他们经常昏昏沉沉或无法集中注意力，工作中记忆力不足及执行能力缺乏，这或许与患者主诉组织能力差及无法同时进行多项任务相一致。对信息处理速度和精细运动功能的测试进一步提示化疗脑对认知和运动功能的影响。记忆实验显示化疗脑引起学习效率降低，记忆提取障碍，但不影响记忆储存。这些临床表现说明，化疗对大脑额叶皮层下网络系统有不良影响。

对大部分患者来说，这些症状即使在治疗结束后还会存在。不幸的是，患者和医生将这些急性症状视为预期的、可能无法治疗的副作用，这样的情况并不少见。持续存在认知功能障碍症状也是令他们非常痛苦的一个原因，因为不能再像以前一样学习、工作或进行社会活动，或者要付出更大的努力才能像以前一样。还有人担心癌症和癌症治疗可能会增加个体对迟发性认知功能障碍的易感性[7]。尽管这种理念还没有被证实[8,9]，但一些临床前的动物实验已经证实化疗对大脑解剖上和功能上的延迟作用[10]。

化疗相关认知功能障碍的研究

尽管已有大量报道及临床证据显示化疗脑的确存在，化疗药物对认知和神经行为的不良影响几乎未得到系统的研究。越来越多的文献开始描述化疗药物所造成的认知和神经行为异常，提出化疗相关认知功能障碍的发生率为15%～70%[5,11,12]。然而，很少有严谨的方法学研究来指导临床实践：大多数研究为回顾性，没有纳入治疗前认知和神经行为功能的评估，由小样本且不均一的患者样本组成，通常接受不同的化疗方案，缺乏合适的对照组，选择不恰当的测量方法。化疗的急性和慢性副作用尚需要进一步的研究来解决。

基于患者自我报告的描述性研究

大多数研究显示，自我报告评估认知功能

与认知测试表现几乎没有关系[13-17]。这些研究中自我报告的认知功能障碍倾向于与抑郁和焦虑有关;然而,关于自我报告的认知紊乱与疲劳或生活质量相关性的研究结果并不一致,有一些研究并没有发现他们之间存在相关性[16],而另一些研究却发现存在这种联系[14]。

影像学和电生理学研究

最近,功能成像研究揭示癌症长期生存者与健康对照组相比,大脑活动发生了改变。Silverman[18] 等使用正电子发射断层摄影术(PET)对记忆激活模式的研究发现,5~10 年前接受过化疗的女性的基底神经节、前额叶脑回和小脑中的记忆活动区在静息状态下代谢能力和脑血流量发生变化。

研究发现,接受过化疗的癌症生存者解剖学上也发生了变化。Inagaki 等[19] 对比了曾接受辅助化疗的乳腺癌生存者与健康人对照组的大脑磁共振图像(MRI)。与健康者相比,手术后 1 年组癌症幸存者多个脑区的白质和灰质都变小,术后三年组未再观察到这种变化,术后 1 年的脑容量缩小也与认知功能障碍有关。还有研究报道,大脑白质与灰质的减少及海马区的萎缩也与化疗有关[20-22]。然而,这些研究尚未得出一致结果[23],说明还需进一步研究。

采用脑电图技术研究检测 4 年前接受过化疗的女性乳腺癌生存者的信息处理情况[24],结果发现,那些接受过高剂量化疗的生存者与未经治疗的对照组相比,事件相关电位 P3 振幅减低,但与标准化疗剂量的生存者相比 P3 振幅没有明显不同。

临床前研究和动物实验

许多研究应用了临床前和认知功能动物模型,以更好地解释抗肿瘤药物对大脑的影响。

放射治疗

接受过大脑放疗的患者认知功能下降,可能与海马神经细胞生成与增殖下降及细胞死亡增加所造成的海马功能障碍有关[25]。研究已证实,放疗可导致神经母细胞增殖功能受损,而剩下的神经前体细胞则成为无神经功能的胶质细胞[26]。

当神经干细胞和前体细胞被移植入接受过放疗的动物的海马区时,这些细胞分化为神经元的数量会显著减少,表明微环境影响神经生成。有趣的是,放疗导致神经生成区活化的小神经胶质细胞明显增多[25],这意味着颅脑放疗可引发慢性炎症反应。活化的小胶质细胞能够分泌细胞因子进而负调控神经前体细胞增殖和凋亡。而体外共培养活化的小神经胶质细胞和神经前体细胞会影响神经形成,介导这一过程的关键因子就是由小神经胶质细胞产生的白介素 -6(IL-6)[27]。

IL-6 既可降低细胞存活又可影响神经元的聚集,这可能是因为神经元分化减少所致。因此,IL-6 通过特异性促进星形胶质细胞和少突胶质细胞的发育,而减少神经形成,是海马神经形成的有力调控因子。

化疗

Winocur 等[28] 发现甲氨蝶呤和 5-氟尿嘧啶(被广泛用于治疗乳腺癌和结肠癌的药物)联合应用会导致小鼠的空间记忆能力及其他认知能力的损害。Reiriz 等[29] 报道了接受单剂量环磷酰胺处理的小鼠出现短时急性记忆力减退。Crandall 等[30] 提出长时间暴露于 13 顺式维 A 酸,与年轻成年小鼠的海马和室管膜下层区神经形成和细胞增殖减少,以及空间学习和记忆能力受损有关。

阿霉素被证实可增加大脑中的氧化应激,这可能会导致细胞功能紊乱或者死亡,因此有助于引起化疗脑的症状[31]。Dietrich 等[32] 的体外实验发现 3 种常用化疗药物(卡莫司汀、顺铂和阿糖胞苷)对中枢神经系统祖细胞和非分裂的少突胶质细胞的毒性比多种肿瘤细胞系更大,他们还发现这些药物导致小鼠的脑室下区、海马齿状回和胼胝体细胞凋亡增加、分裂减少,这些作用在应用化疗药物数周后就可观察到。

与化疗药物的神经毒性不同，Lee 等[33] 发现，大鼠接受环磷酰胺或 5- 氟尿嘧啶处理 8 周后，记忆力及突触可塑性出现短暂的增强，但是在 29～42 周后，这些实验组大鼠与对照组的表现没有区别。虽然如此，在接受环磷酰胺处理后的 8 周和 53 周的海马组织切片上观察到增强的长时程增效作用，然而接受处理期间的切片显示长时程增效作用受损。研究结果不一致可能与毒性评估时间点（急性或慢性），研究的药物和特定的动物或临床前模型有关。

最近的临床前研究显示，接受治疗剂量甲氨蝶呤和 5- 氟尿嘧啶的小鼠在感觉阈任务时整个大脑的事件相关电位都发生了改变，同时对恐惧状况有极度活跃的反应，而且对新物体的适应能力减弱，暗示了情感失调的另一个组成部分[34]。

上面提到的大多数临床前研究涉及海马体功能及与此相关的学习和记忆缺陷的研究。然而，对患者的临床研究表明，神经心理学评估的主要发现是记忆提取缺失而非记忆巩固缺失，这提示影响的是额叶皮层下白质。

在一个开创性的临床前研究中，Han 等[10] 发现治疗剂量的 5- 氟尿嘧啶导致髓磷脂的延迟性损害，这与少突胶质细胞和大量异常的髓磷脂转录调控异常有关。相反，中枢神经系统的炎症和血管损害为急性反应，与髓磷脂的延迟性损害无关。此外，髓磷脂的损害与体内听觉脑干反应的潜伏期延长有关。这些研究结果支持了由于暴露于化疗环境导致白质延迟性损伤的观点，与临床观察到的患者症状相一致。

化疗所致的认知功能障碍的危险因素和机制

以下几种因素似乎会增加化疗相关的神经毒性风险，包括大剂量化疗方案，因机体清除能力受损或者药物遗传学调控的药代动力异常造成的高浓度化疗药物或其代谢产物[35]，以及多种化疗药物的相加或者协同作用。对于中枢神经系统恶性肿瘤患者，神经毒性增加可能

与化疗同步或序贯于颅脑放疗的相加或协同作用[36,37]，动脉灌注伴随放疗后血脑屏障破坏[38]，或者鞘内灌注有关[36,39-43]。有报道提示这些化疗药物通过直接和间接的双重机制来影响中枢神经系统功能。还有可能是特定的机制通过不同的时间点共同导致神经毒性的发生。

代谢异常

很多化疗药物会导致机体代谢紊乱，可引起认知功能和神经行为功能变化。有报道称高剂量和中等剂量的 5- 氟尿嘧啶都会引起高氨血症相关性脑病。如果血氨水平正常，相关脑病就会消失[44]。

甲氨蝶呤，一种叶酸拮抗剂，能降低二氢叶酸还原酶的活性，从而造成 S- 腺苷蛋氨酸（S-adenosylmethionine，SAM）的缺乏。SAM 缺乏与脱髓鞘[45] 和蛋氨酸代谢的基因多态性有关，使机体面临更大的神经毒性风险[46]。也有报道显示，甲氨蝶呤可导致高同型半胱氨酸血症，这是一种高浓度的神经递质、同型半胱氨酸、半胱亚磺酸、同型半胱氨酸磺酸和腺苷达毒性水平的代谢综合征。这些异常可能会导致白质中微血管硬化，N- 甲基 -D 天冬氨酸 - 介导的兴奋性毒性，以及大脑中单胺类物质的改变（如去甲肾上腺素、多巴胺和 5- 羟色胺）[22,47,48]。

有报道称，化疗脑病与鞘内注射长春新碱或环磷酰胺引起抗利尿激素分泌不当综合征有关[49]，以及左旋天冬酰胺酶、链霉素或皮质醇激素引起的高血糖和顺铂引起的盐耗性肾病也会引起脑内病变[50]。

激素异常

化疗所致的更年期状态[51,52] 和用于女性[53,54] 和男性[55,56] 的去势疗法也与认知功能障碍的发生有关。对于女性，化疗所致卵巢衰竭的发生率不同（20%～100%），这取决于患者的年龄、药物剂量、治疗类型，以及放疗是在化疗前或同时进行[52]。

研究发现，下丘脑、前垂体、杏仁核和海马的 CA1 区[57] 都存在雌激素受体，雌激素有益于

认知功能的机制包括：①通过作用于胆碱乙酰转移酶增加胆碱能活性；②维持海马 CA1 锥体细胞的树突的密度；③促进海马的长时程增效作用；④增加 5- 羟色胺和胆碱能活性；⑤改变脂蛋白水平；⑥降低脑缺血风险 [58]。目前尚不清楚激素对认知功能和神经行为的影响是通过雌激素受体（包括在男性体内雄激素芳构化为雌二醇）还是雄激素受体发挥作用的。

炎症反应

炎性细胞因子的活化可能在化疗引起的认知功能和神经行为副作用中起着一定作用。几项研究报道 IL-1β、IL-6、IL-8、IL-10、干扰素（IFN）-γ、肿瘤坏死因子（TNF）-α 和粒细胞 - 单核细胞集落刺激因子的增多与多种化疗药物如紫杉醇、多西他赛、依托泊苷、卡铂有关 [59-61]。据推测，不同化疗药物可诱导类似的炎性细胞因子活性，是通过共同激活 p38 丝裂原活化蛋白激酶引起的 [62]。多种细胞因子作用出现的癌症相关症状群与核因子 κB（NFκB）的活化有关 [63]。像 IFN-α 这样的细胞因子本身就可以治疗某些癌症及其他疾病。这些药物相关性神经毒性，包括认知功能障碍、抑郁和疲乏，常常被认为是剂量限制性的 [64, 65]。

贫血和疲乏

化疗药导致贫血的发生率大概为 80% [66]，这是我们都知道的化疗性骨髓抑制。贫血会因循环红细胞数量和血红蛋白浓度减少而导致脑缺氧 [67]，且与患者主诉生活质量下降、疲乏及认知功能障碍有关 [68, 69]。

继发性恶性肿瘤和器官毒性

其他可能与认知和神经行为功能障碍有关的迟发性副作用包括需要进一步治疗的继发性恶性肿瘤（如白血病和骨髓增生异常综合征）[70]，以及对于长期生存者来说，治疗相关的重要器官损害如心脏（如心肌心包炎、心律失常、心包积液、心肌病和充血性心力衰竭）[71-74] 和肺 [75] 越来越受重视。

药物遗传学因素

目前，无论在临床实践中还是大多数的研究中，认知和神经行为功能障碍只发生在一部分患者身上。这一发现引起了人们对于阐明药物遗传学差异的兴趣，而这些差异可能是个体对副作用易感性不同的基础。基因多态性影响化疗药物的药代动力学，通过降低解毒作用和（或）增加药物穿过血脑屏障的渗透能力，增加机体对潜在毒性药物的暴露风险，使个体面临更大的毒性风险 [76-78]。白血病儿童接受甲氨蝶呤方案化疗时联合或不联合头颅放疗，调控叶酸通路的基因多态性都与智力下降有关 [79]。负责各种修复过程（如载脂蛋白 E）的基因多态性和认知功能障碍的形成之间的关系目前也受到了关注 [80, 81]。最近的研究对大脑源性的神经营养因子和记忆 [82] 之间的关系，以及邻苯二酚 -O- 甲基转移酶和执行能力之间的关系 [83] 进行了报道。有证据证实基因多态性与健康个体认知功能差异有关。然而，这些基因多态性是否会给暴露于有潜在神经毒性治疗的个体带来额外的风险尚不清楚。

干预措施

化疗和免疫治疗是控制和根治很多类型恶性肿瘤的必要方法。尽管不是所有的患者都会经历治疗相关的神经毒性，但一部分患者会出现认知功能方面的症状，这是痛苦的和灾难性的。现在有机会并且非常迫切的需要去探索治疗方法，来预防负面的不良反应或者尽量降低已出现症状的影响和程度。理想情况下，这些干预措施应是特定的针对某种症状（如贫血、长期疲劳和记忆提取障碍），并且有特定机制的基础。虽然我们通常能够确定症状的性质，但对症状的病原学机制的认识却常常十分有限。

临床经验和研究已经告诉临床医务人员上述某些治疗方案和用药安排相关的风险，因此，即使给予足量的抗肿瘤治疗，神经毒性的发生也已有所减少 [41, 49]。一旦明确了神经毒性的特定机制，便可研究出靶向治疗策略。例如，应用纳洛酮（一种阿片μ受体拮抗剂）缓解神经毒性，这在9个接受干扰素治疗的血液恶性肿瘤患者中的7个是有效的[84]。Musselman等[85]已经证明，应用帕罗西汀（如选择性5-羟色胺再摄取抑制剂）作为预处理，可有效减少接受干扰素治疗恶性黑色素瘤患者的抑郁的发生。

尽管如此，治疗长期存在的认知和神经行为功能障碍的经验仍十分有限。刺激疗法已被证实可有效治疗癌症患者常见的认知功能障碍[86]。在治疗影响认知功能的非肿瘤疾病中常用的各种药物干预措施正在探索中[87]。当然，也可以采用帮助脑卒中和脑外伤幸存者康复的部分传统治疗方式进行认知和行为干预，这些干预通常注重辅助性训练，压力管理，保持活力和心理教育。

展望

随着我们对癌症患者认知功能障碍的发病机制的认识，以这些机制为基础的靶向干预将会发展起来。如上所述，越来越多的证据证明，认知功能障碍及其他的癌症相关不良反应部分原因可能是癌症本身或癌症治疗导致的炎症反应（如产生炎性细胞因子）[63,88]。因此，调节细胞因子及其受体有可能改善或抑制这些症状的发展。关于抗炎药物或特异性细胞因子拮抗剂联合标准康复治疗的潜在获益研究才刚刚开始，可能会有很大的前景。实际上，近期一项临床前研究发现，接受阿霉素和环磷酰胺化疗的大鼠，通过被动回避测试评估其记忆力明显下降，但如果同时应用一种抗氧化剂，可以完全防止这种记忆力障碍的发生[89]。

另一种潜在的治疗方法是刺激神经形成，通常是存在于中枢神经系统的干细胞。最近一项对肿瘤切除术后患者组织的研究，发现了令人振奋的证据—脑室下区存在干细胞，这项工作对神经再生疗法的发展具有潜在的意义。然而，目前还不清楚，神经干细胞的功能是如何通过癌症治疗影响到大脑的，如上所述，可能

是对微环境的不利影响[25]。而预防某些化疗药物引起的延迟脱髓鞘反应可能是一种可行的神经保护策略[10]。

随着初始治疗手段越来越有效，越来越多的患者经历长期缓解，对神经行为功能和症状的评估及确立有效的治疗方法将变得尤为重要。

（朱眉 译 王莉 校）

参考文献

1. Butler RW, Haser JK. Neurocognitive effects of treatment for childhood cancer. *Ment Retard Dev Disabil Res Rev* **12**(3):184–191, 2006.

2. Alvarez JA, Scully RE, Miller TL, et al. Long-term effects of treatments for childhood cancers. *Curr Opin Pediatr* **19**(1):23–31, 2007.

3. Hurria A, Rosen C, Hudis C, et al. Cognitive function of older patients receiving adjuvant chemotherapy for breast cancer: a pilot prospective longitudinal study. *J Am Geriatr Soc* **54**(6):925–931, 2006.

4. Schagen SB, Muller MJ, Boogerd W, Mellenbergh GJ, van Dam FSAM. Change in cognitive function after chemotherapy: a prospective longitudinal study in breast cancer patients. *J Natl Cancer Inst* **98**(23):1742–1745, 2006.

5. Wefel JS, Lenzi R, Theriault RL, Davis RN, Meyers CA. The cognitive sequelae of standard-dose adjuvant chemotherapy in women with breast carcinoma: results of a prospective, randomized, longitudinal trial. *Cancer* **100**(11):2292–2299, 2004.

6. Vardy J, Wefel JS, Ahles T, Tannock IF, Schagen SB. Cancer and cancer-therapy related cognitive dysfunction: an international perspective from the Venice cognitive workshop. *Ann Oncol* **19**(4):623–629, 2008.

7. Heflin LH, Meyerowitz BE, Hall P, et al. Cancer as a risk factor for long-term cognitive deficits and dementia. *J Natl Cancer Inst* **97**(11):854–856, 2005.

8. Roe CM, Behrens MI, Xiong C, Miller JP, Morris JC. Alzheimer disease and cancer. *Neurology* **64**(5):895–898, 2005.

9. Wefel JS, Meyers CA. Cancer as a risk factor for dementia: a house built on shifting sand. *J Natl Cancer Inst* **97**(11):788–789, 2005.

10. Han R, Yang YM, Dietrich J, Luebke A, Mayer-Pröschel M, Noble M. Systemic 5-fluorouracil treatment causes a syndrome of delayed myelin destruction in the central nervous system. *J Biol* **7**(4):12.1–12.22, 2008.

11. Shilling V, Jenkins V, Morris R, Deutsch G, Bloomfield D. The effects of adjuvant chemotherapy on cognition in women with breast cancer: preliminary results of an observational longitudinal study. *Breast* **14**(2):142–150, 2005.

12. Moleski M. Neuropsychological, neuroanatomical, and neurophysiological consequences of CNS chemotherapy for acute lymphoblastic leukemia. *Arch Clin Neuropsychol* **15**(7):603–630, 2000.

13. Hermelink K, Untch M, Lux MP, et al. Cognitive function during neoadjuvant chemotherapy for breast cancer: results of a prospective, multicenter, longitudinal study. *Cancer* **109**(9):1905–1913, 2007.

14. Jacobs SR, Jacobsen PB, Booth-Jones M, Wagner LI, Anasetti C. Evaluation of the functional assessment of cancer therapy cognitive scale with hematopoietic stem cell transplant patients. *J Pain Symptom Manage* **33**(1):13–23, 2007.

15. Vardy J, Wong K, Yi QL, et al. Assessing cognitive function in cancer patients. *Support Care Cancer* **14**(11):1111–1118, 2006.

16. Mehnert A, Scherwath A, Schirmer L, et al. The association between neuropsychological impairment, self-perceived cognitive deficits, fatigue and health related quality of life in breast cancer survivors following standard adjuvant versus high-dose chemotherapy. *Patient Educ Couns* **66**(1):108–118, 2007.

17. Jenkins V, Shilling V, Deutsch G, et al. A 3-year prospective study of the effects of adjuvant treatments on cognition in women with early stage breast cancer. *Br J Cancer* **94**(6):828–834, 2006.

18. Silverman DH, Dy CJ, Castellon SA, et al. Altered frontocortical, cerebellar, and basal ganglia activity in adjuvant-treated breast cancer survivors 5–10 years after chemotherapy. *Breast Cancer Res Treat* **103**(3):303–311, 2007.

19. Inagaki M, Yoshikawa E, Matsuoka Y, et al. Smaller regional volumes of brain gray and white matter demonstrated in breast cancer survivors exposed to adjuvant chemotherapy. *Cancer* **109**(1):146–156, 2007.

20. Schneiderman B. Hippocampal volumes smaller in chemotherapy patients. *Lancet Oncol* **5**(4):202, 2004.

21. Saykin AJ, Ahles TA, McDonald BC. Mechanisms of chemotherapy-induced cognitive disorders: neuropsychological, pathophysiological, and neuroimaging perspectives. *Semin Clin Neuropsychiatry* **8**(4):201–216, 2003.

22. Madhyastha S, Somayaji SN, Rao MS, Nalini K, Bairy KL. Hippocampal brain amines in methotrexate-induced learning and memory deficit. *Can J Physiol Pharmacol* **80**(11):1076–1084, 2002.

23. Yoshikawa E, Matsuoka Y, Inagaki M, et al. No adverse effects of adjuvant chemotherapy on hippocampal volume in Japanese breast cancer survivors. *Breast Cancer Res Treat* **92**(1):81–84, 2005.

24. Kreukels BP, Schagen SB, Ridderinkhof KR, et al. Effects of high-dose and conventional-dose adjuvant chemotherapy on long-term cognitive sequelae in patients with breast cancer: an electrophysiologic study. *Clin Breast Cancer* **7**(1):67–78, 2006.

25. Monje ML, Mizumatsu S, Fike JR, Palmer TD. Irradiation induces neural precursor-cell dysfunction. *Nat Med* **8**(9):955–962, 2002.

26. Dietrich J, Monje M, Wefel J, Meyers C. Clinical patterns and biological correlates of cognitive dysfunction associated with cancer therapy. *Oncologist* **13**(12):1285–1295, 2008.

27. Monje ML, Toda H, Palmer TD. Inflammatory blockade restores adult hippocampal neurogenesis. *Science* **302**(5651):1760–1765, 2003.

28. Winocur G, Vardy J, Binns MA, Kerr L, Tannock I. The effects of the anti-cancer drugs, methotrexate and 5-fluorouracil, on cognitive function in mice. *Pharmacol Biochem Behav* **85**(1):66–75, 2006.

29. Reiriz AB, Reolon GK, Preissler T, et al. Cancer chemotherapy and cognitive function in rodent models: memory impairment induced by cyclophosphamide in mice [letter]. *Clin Cancer Res* **12**(16):5000–5001, 2006.

30. Crandall J, Sakai Y, Zhang J, et al. 13-cis-retinoic acid suppresses hippocampal cell division and hippocampal-dependent learning in mice. *Proc Natl Acad Sci U S A* **101**(14):5111–5116, 2004.

31. Joshi G, Sultana R, Tangpong J, et al. Free radical mediated oxidative stress and toxic side effects in brain induced by the anti cancer drug adriamycin: insight into chemobrain. *Free Radic Res* **39**(11):1147–1154, 2005.

32. Dietrich J, Han R, Yang Y, Mayer-Pröschel M, Noble M. CNS progenitor cells and oligodendrocytes are targets of chemotherapeutic agents in vitro and in vivo. *J Biol* **5**(7):22.1–22.23, 2006.

33. Lee GD, Longo DL, Wang Y, et al. Transient improvement in cognitive function and synaptic plasticity in rats following cancer chemotherapy. *Clin Cancer Res* **12**(1):198–205, 2006.

34. Gandal MJ, Ehrlichman RS, Rudnick ND, Siegel SJ. A novel electrophysiological model of chemotherapy-induced cognitive impairments in mice. *Neuroscience* **157**(1):95–104, 2008.

35. Shah RR. Mechanistic basis of adverse drug reactions: the perils of inappropriate dose schedules. *Expert Opin Drug Saf* **4**(1):103–128, 2005.

36. Sul JK, DeAngelis LM. Neurologic complications of cancer chemotherapy. *Semin Oncol* **33**(3):324–332, 2006.

37. Sheline GE, Wara WM, Smith V. Therapeutic irradiation and brain injury. *Int J Radiat Oncol Biol Phys* **6**(9):1215–1228, 1980.

38. Jahnke K, Kraemer DF, Knight KR, et al. Intraarterial chemotherapy and osmotic blood-brain barrier disruption for patients with embryonal and germ cell tumors of the central nervous system. *Cancer* **112**(3):581–588, 2008.

39. Jansen C, Miaskowski C, Dodd M, Dowling G, Kramer J. Potential mechanisms for chemotherapy-

induced impairments in cognitive function. *Oncol Nurs Forum* **32**(6):1151–1163, 2005.

40. Taphoorn MJB, Klein M. Cognitive deficits in adult patients with brain tumours. *Lancet Neurol* **3**(3): 159–168, 2004.

41. Keime-Guibert F, Napolitano M, Delattre JY. Neurological complications of radiotherapy and chemotherapy. *J Neurol* **245**(11):695–708, 1998.

42. Delattre JY, Posner JB. Neurological complications of chemotherapy and radiation therapy. In: Aminoff MJ, ed. *Neurology and General Medicine: the Neurological Aspects of Medical Disorders*. New York: Churchill Livingstone, 1995:421–445.

43. Weiss RB, Vogelzang NJ. Miscellaneous toxicities. In: DeVita VT, Hellman S, Rosenberg SA, eds. *Cancer, Principles & Practice of Oncology*. Philadelphia: J. B. Lippincott Company, 1993:2349–2358.

44. Kim YA, Chung HC, Choi HJ, Rha SY, Seong JS, Jeung HC. Intermediate dose 5-fluorouracil-induced encephalopathy. *Jpn J Clin Oncol* **36**(1):55–59, 2006.

45. Shuper A, Stark B, Kornreich L, et al. Methotrexate treatment protocols and the central nervous system: significant cure with significant neurotoxicity. *J Child Neurol* **15**(9):573–580, 2000.

46. Linnebank M, Pels H, Kleczar N, et al. MTX-induced white matter changes are associated with polymorphisms of methionine metabolism. *Neurology* **64**(5):912–913, 2005.

47. Haykin ME, Gorman M, van Hoff J, Fulbright RK, Baehring JM. Diffusion-weighted MRI correlates of subacute methotrexate-related neurotoxicity. *J Neurooncol* **76**(2):153–157, 2006.

48. Quinn CT, Kamen BA. A biochemical perspective of methotrexate neurotoxicity with insight on nonfolate rescue modalities. *J Investig Med* **44**(9):522–530, 1996.

49. Forman AD, Meyers CA, Levin VA. Neurotoxic effects of pharmaceutical agents IV: cancer chemotherapeutic agents. In: Dobbs MR, ed. *Clinical Neurotoxicology: Syndromes, Substances, Environments*. Philadelphia PA: Saunders/Elsevier, 2009:372–381.

50. Gilbert MR, Armstrong TS. Neurotoxicities. In: Kirkwood JM, Lotze MT, Yasko JM, eds. *Current Cancer Therapeutics*. Philadelphia: Current Medicine, 1996:364–371.

51. Knobf MT. Reproductive and hormonal sequelae of chemotherapy in women: Premature menopause and impaired fertility can result, effects that are especially disturbing to young women. *Am J Nurs* **106** (3 Suppl):60–65, 2006.

52. Molina JR, Barton DL, Loprinzi CL. Chemotherapy-induced ovarian failure: manifestations and management. *Drug Saf* **28**(5):401–416, 2005.

53. Eberling JL, Wu C, Tong-Turnbeaugh R, Jagust WJ. Estrogen- and tamoxifen-associated effects on brain structure and function. *Neuroimage* **21**(1):364–371, 2004.

54. Jenkins V, Shilling V, Fallowfield L, Howell A, Hutton S. Does hormone therapy for the treatment of breast cancer have a detrimental effect on memory and cognition? A pilot study. *Psychooncology* **13**(1):61–66, 2004.

55. Mottet N, Prayer-Galetti T, Hammerer P, Kattan MW, Tunn U. Optimizing outcomes and quality of life in the hormonal treatment of prostate cancer. *BJU Int* **98**(1):20–27, 2006.

56. Green HJ, Pakenham KI, Headley BC, et al. Altered cognitive function in men treated for prostate cancer with luteinizing hormone-releasing hormone analogues and cyproterone acetate: a randomized controlled trial. *BJU Int* **90**(4):427–432, 2002.

57. McEwen BS, Alves SE. Estrogen actions in the central nervous system. *Endocr Rev* **20**(3):279–307, 1999.

58. Yaffe K, Sawaya G, Lieburg I, Grady D. Estrogen therapy in postmenopausal women: effects on cognitive function and dementia. *JAMA* **279**(9): 688–695, 1998.

59. Pusztai L, Mendoza TR, Reuben JM, et al. Changes in plasma levels of inflammatory cytokines in response to paclitaxel chemotherapy. *Cytokine* **25**(3):94–102, 2004.

60. Tsavaris N, Kosmas C, Vadiaka M, Kanelopoulos P, Boulamatsis D. Immune changes in patients with advanced breast cancer undergoing chemotherapy with taxanes. *Br J Cancer* **87**(1):21–27, 2002.

61. Penson RT, Kronish K, Duan Z, et al. Cytokines IL-1beta, IL-2, IL-6, IL-8, MCP-1, GM-CSF and TNFalpha in patients with epithelial ovarian cancer and their relationship to treatment with paclitaxel. *Int J Gynecol Cancer* **10**(1):33–41, 2000.

62. Wood LJ, Nail LM, Gilster A, Winters KA, Elsea CR. Cancer chemotherapy-related symptoms: evidence to suggest a role for proinflammatory cytokines. *Oncol Nurs Forum* **33**(3):535–542, 2006.

63. Lee BN, Dantzer R, Langley KE, et al. A cytokine-based neuroimmunologic mechanism of cancer-related symptoms. *Neuroimmunomodulation* **11**(5):279–292, 2004.

64. Scheibel RS, Valentine AD, O'Brien S, Meyers CA. Cognitive dysfunction and depression during treatment with interferon-alpha and chemotherapy. *J Neuropsychiatry Clin Neurosci* **16**(2):185–191, 2004.

65. Valentine AD, Meyers CA, Kling MA, Richelson E, Hauser P. Mood and cognitive side effects of interferon-alpha therapy. *Semin Oncol* **25** (1 Suppl):39–47, 1998.

66. Cunningham RS. Anemia in the oncology patient: cognitive function and cancer. *Cancer Nurs* **26** (6 Suppl):38S–42S, 2003.

67. Birgegård G, Aapro MS, Bokemeyer C, et al. Cancer-related anemia: pathogenesis, prevalence and treatment. *Oncology* **68**(Suppl 1):3–11, 2005.

68. O'Shaughnessy JA, Vukelja SJ, Holmes FA, et al. Feasibility of quantifying the effects of epoetin alfa therapy on cognitive function in women with breast cancer undergoing adjuvant or neoadjuvant chemotherapy. *Clin Breast Cancer* 5(6):439–446, 2005.

69. Groopman JE, Itri LM. Chemotherapy-induced anemia in adults: incidence and treatment. *J Natl Cancer Inst* 91(19):1616–1634, 1999.

70. Shapiro CL, Recht A. Side effects of adjuvant treatment of breast cancer. *N Engl J Med* 344(26):1997–2008, 2001.

71. Jensen BV. Cardiotoxic consequences of anthracycline-containing therapy in patients with breast cancer. *Semin Oncol* 33(3 Suppl 8):S15–S21, 2006.

72. Johnson SA. Anthracycline-induced cardiotoxicity in adult hematologic malignancies. *Semin Oncol* 33(3 Suppl 8):S22–S27, 2006.

73. Lipshultz SE. Exposure to anthracyclines during childhood causes cardiac injury. *Semin Oncol* 33(3 Suppl 8):S8–S14, 2006.

74. Yahalom J, Portlock CS. Cardiac toxicity. In: DeVita VT, Lawrence TS, Rosenberg SA, eds. *DeVita, Hellman, and Rosenberg's Cancer: Principles & Practice of Oncology*. Philadelphia: Wolters Kluwer/Lippincott Williams & Wilkins, 2008:2678–2688.

75. Abratt RP, Morgan GW, Silvestri G, Willcox P. Pulmonary complications of radiation therapy. *Clin Chest Med* 25(1):167–177, 2004.

76. Largillier R, Etienne-Grimaldi MC, Formento JL, et al. Pharmacogenetics of capecitabine in advanced breast cancer patients. *Clin Cancer Res* 12(18):5496–5502, 2006.

77. McAllister TW, Ahles TA, Saykin AJ, et al. Cognitive effects of cytotoxic cancer chemotherapy: predisposing risk factors and potential treatments. *Curr Psychiatry Rep* 6(5):364–371, 2004.

78. Okcu MF, Selvan M, Wang LE, et al. Glutathione S-transferase polymorphisms and survival in primary malignant glioma. *Clin Cancer Res* 10(8):2618–2625, 2004.

79. Krajinovic M, Robaey P, Chiasson S, et al. Polymorphisms of genes controlling homocysteine levels and IQ score following the treatment for childhood ALL. *Pharmacogenomics* 6(3):293–302, 2005.

80. Ahles TA, Saykin AJ, Noll WW, et al. The relationship of APOE genotype to neuropsychological performance in long-term cancer survivors treated with standard dose chemotherapy. *Psychooncology* 12(6):612–619, 2003.

81. Chen Y, Lomnitski L, Michaelson DM, Shohami E. Motor and cognitive deficits in apolipoprotein E-deficient mice after closed head injury. *Neuroscience* 80(4):1255–1262, 1997.

82. Egan MF, Kojima M, Callicott JH, et al. The BDNF val66met polymorphism affects activity-dependent secretion of BDNF and human memory and hippocampal function. *Cell* 112(2):257–269, 2003.

83. Egan MF, Goldberg TE, Kolachana BS, et al. Effect of COMT Val108/158 Met genotype on frontal lobe function and risk for schizophrenia. *Proc Natl Acad Sci U S A* 98(12):6917–6922, 2001.

84. Valentine AD, Meyers CA, Talpaz M. Treatment of neurotoxic side effects of interferon-alpha with naltrexone. *Cancer Invest* 13(6):561–566, 1995.

85. Musselman DL, Lawson DH, Gumnick JF, et al. Paroxetine for the prevention of depression induced by high-dose interferon alfa. *N Engl J Med* 344(13):961–966, 2001.

86. Meyers CA, Weitzner MA, Valentine AD, Levin VA. Methylphenidate therapy improves cognition, mood, and function of brain tumor patients. *J Clin Oncol* 16(7):2522–2527, 1998.

87. Barton D, Loprinzi C. Novel approaches to preventing chemotherapy-induced cognitive dysfunction in breast cancer: the art of the possible. *Clin Breast Cancer* 3(Suppl 3):S121–S127, 2002.

88. Meyers CA, Albitar M, Estey E. Cognitive impairment, fatigue, and cytokine levels in patients with acute myelogenous leukemia or myelodysplastic syndrome. *Cancer* 104(4):788–793, 2005.

89. Konat GW, Kraszpulski M, James I, Zhang HT, Abraham J. Cognitive dysfunction induced by chronic administration of common cancer chemotherapeutics in rats. *Metab Brain Dis* 23(3):325–333, 2008.

90. Sanai N, Tramontin AD, Quiñones-Hinojosa A, et al. Unique astrocyte ribbon in adult human brain contains neural stem cells but lacks chain migration. *Nature* 427(6976):740–744, 2004.

第 **7** 章 认知功能障碍：基础研究

Perry Fuchs, Jessica A. Boyette-Davis, and Adrian J. Dunn

医生和研究人员日渐关注认知功能障碍，这一症状是引起癌症患者、家属及其医护人员焦虑痛苦的原因之一。癌症引起认知障碍的患病率不一，它与许多因素有关，包括患病时间、不同癌种、治疗持续时间、治疗方法等，估计会影响到 17%～75% 的癌症患者[1]。在一系列研究中，Wefel 等[2,3]发现，在化疗前 33%～35% 癌症患者存在认知障碍，而在化疗后大概为 61% 左右。

结合癌症确诊后会很快开始治疗的事实，这些研究结果将化疗相关的认知障碍特征性描述为"化疗雾"或"化疗脑"。尽管认知障碍在患者中存在个体差异，但化疗脑的患者常常表现为保持注意力和进行日常活动时的轻微的变化。有些研究对化疗前后进行对比，发现记忆力、运动灵活性、执行能力（额叶皮质下成分）可能受到了损伤，而注意力和心理运动速度未受到损伤。还有一些研究发现，工作记忆或处理信息并完成多项任务的能力常常受损，然而，与海马相关的记忆行为，例如保存记忆和巩固记忆常常并不受到影响。

细胞因子和认知障碍

认知障碍的原因尚未完全被阐明，目前一系列的研究证实细胞因子是在该过程中发挥了重要的作用[4-6]。细胞因子是蛋白质信号通路的组成部分，且广泛参与细胞与细胞之间的信息传递（参见第 2 和 3 章）。免疫系统中的巨噬细胞和 T 淋巴细胞可以产生释放细胞因子，这些细胞因子作为固有的生物反应调节剂主要对疾病、危险、伤害、衰老和应激压力等产生各种应答[6]。细胞因子参与多种多样的免疫激活过程，包括激活并产生单核细胞、分泌抗体、化学趋化作用及吞噬作用[7]。白细胞介素（IL）-1 证实常常会导致与肿瘤相关的"病态行为"，包括自主活动、进食、探查行为、性行为及其他社交活动的减退。疾病应答需要免疫 - 大脑的相互作用，在动物模型和人类中常可以通过细菌感染和给予细菌致病成分（例如脂多糖）诱导出病态行为。脂多糖可以激活细胞因子的级联式释放（IL-1、IL-6 和肿瘤坏死因子 α）并激活其他免疫细胞（B 细胞和 T 细胞）[8]。

第 16 章对细胞因子进行了详尽的讨论；这里我们就在动物模型中细胞因子相关的特异性认知障碍进行简要的论述。主要有 3 类细胞因子参与了与化疗相关的认知障碍。

白细胞介素是一大类对机体会产生伤害性作用的细胞因子，包括产生神经退行性变。尤其是 IL-1，可以增加海马神经元的钙内流[6,9]。相关的动物研究支持了这一结论，研究发现接受了外源性 IL-1 的动物出现了空间探索能力缺陷的情况，例如水迷宫试验，具体讨论如下[10]。IL-2 的研究中也发现了同样的结果[6]。Heyser 等[11]还发现 IL-6 可以引起兴奋性毒性，并可以依次造成海马中间神经元破坏和额叶皮质神经元的退行性改变，这些导致躲避性学习任务的表现欠佳。然而，也有其他一些研究发现给予外源性 IL-6 并不影响水迷宫试验结果[12]。

除这些认知反应以外，外源性给予 IL-1 还会引发典型的病态行为，例如一般性日常活动[13]、进食[13]、周围环境探索能力[14]和社交能力[15]的减弱，在雌性动物中还可能出现性行为减弱[16]，睡眠增加[17]。一项IL-6基因敲除小鼠的研究报告显示，这些动物在高架迷宫和孔板试验中情绪高亢[18]，另外一项研究还发现这些基因敲除小鼠的攻击性增加[19]。然而，这些发现在后续研究中并未得到重复[20]。

干扰素（IFNs）也与认知障碍相关。Valentin等[21]通过长期给予IFN-α的模型发现，IFN-α会产生神经毒性，引起多巴胺和5-羟色胺水平的改变而导致的认知反应改变，包括记忆力丧失和反应迟缓。同样的认识障碍和其他的一些损伤例如思维阻滞和混乱，在其他应用IFN治疗的研究中也被发现[22]。

肿瘤坏死因子（TNFs）是第三类参与认知障碍发生的细胞因子。在HIV相关的痴呆患者中可以发现有TNF-α水平的增高[23]，程度非常接近于创伤性脑损伤[24]。此外，Suzuki等[25]近期对老年糖尿病患者的研究，发现TNF-α水平升高与韦氏成人智力量表和延迟回忆测试水平下降有关。另外，TNF-α的血浆水平与肿瘤患者的认知障碍、抑郁、癌痛程度及小鼠的情绪行为反应相关[26]。研究发现，TNF-α通过引起中枢神经系统脱髓鞘和少突胶质细胞凋亡，从而影响认知功能[27]。

化疗药物可以促进细胞因子的增加。[28]例如，顺铂[29]和紫杉醇[28,30]可以增加炎症因子IFN-γ、TNF-α和IL-1水平。Dina等[31]的研究中发现，紫杉醇激活第二信使系统，尤其是蛋白激酶C和蛋白激酶A，从而增加细胞因子。这些系统的激活导致免疫调节基因的表达，促使巨噬细胞和T细胞产生更多的细胞因子[30]。

认知障碍的模型

目前评估认知功能的研究方法都是以啮齿类动物为模型，借助动物模型经验来研究肿瘤及其治疗对人类正常的认知功能的影响。利用动物认知障碍模型，使研究人员能够在受控的环境条件下研究认知能力，并可以对与肿瘤和其治疗相关的认知障碍潜在生物学机制进行具体而精确的控制。因此，需要合适的肿瘤相关认知障碍的动物模型来更好的研究这些机制，并探索更好的潜在肿瘤治疗方法。例如，皮质和皮质下损伤的程度与认知障碍的相关性的研究很少；一个有用的动物模型可以鉴别皮质或者皮质下损伤对认知障碍的影响，同时可以检测潜在脑损伤。基于发现了肿瘤及其治疗对记忆、注意力、信息处理速度、视觉空间能力和海马功能的损害，这些测试可能被用于研究肿瘤相关的认知障碍。目前有许多这样的测试存在[32]，其中一些可能有助于达到当前研究的目标。

莫里斯水迷宫

莫里斯水迷宫广泛用于研究空间和工作记忆能力的不同方面。此模型是在一种开阔的水迷宫中，老鼠通过额外的迷宫线索学习如何从不透明的水中逃离到一个隐藏的平台[33]。经典试验中，游泳室分为几个区域：一个外围的边界，环绕着房间的周长，一个中心区域，四个象限将游泳室分成相等的区域（图7.1）。隐藏的平台被放置在其中一个象限。在基本的模型中，隐藏的平台在测试时间内保持在同一个位置，而老鼠通过使用额外的迷宫提示来学习平台的位置。经典模型的变体已经被开发出来，例如，在每个测试日或者是在初始训练一阶段后，平台移动到不同的位置，在训练结束时，可以将平台从罐中取出，并进行探测测试。动物通常表现出对放置平台象限的偏好，测量罐体目标象限中的时间消耗被认为是对空间记忆能力的反应[34]。通常的测量方法是动物在爬到隐藏的平台上的延迟，到达的总距离，以及测试中象限的入口数。

莫里斯水迷宫经常被用来研究学习和记忆的基础神经生物学（可参见D'Hooge and De Deyn[35]）；例如，最近的一项研究调查了慢性不可预测的应激对莫里斯水迷宫的表现的影响[36]。最近，Sparkman等[37]的研究报告说，给予了脂多糖后的C57BL/6J小鼠在莫里斯水迷宫测试表现中有显著的变化,主要是游泳速度方面,其次是学习能力。给予外源性 IL-1β 也被证明阻碍了对空间学习的能力,这表明认知障碍可能是细胞因子介导的病态行为的一个组成部分[10]。

给老鼠注射细胞因子 IFN-α,并测量了它们在莫里斯水迷宫中的表现(图 7.1,未发表的数据)。试验结果表明,干扰素治疗对空间记忆的能力没有影响,经过 6 天的训练,对改良后

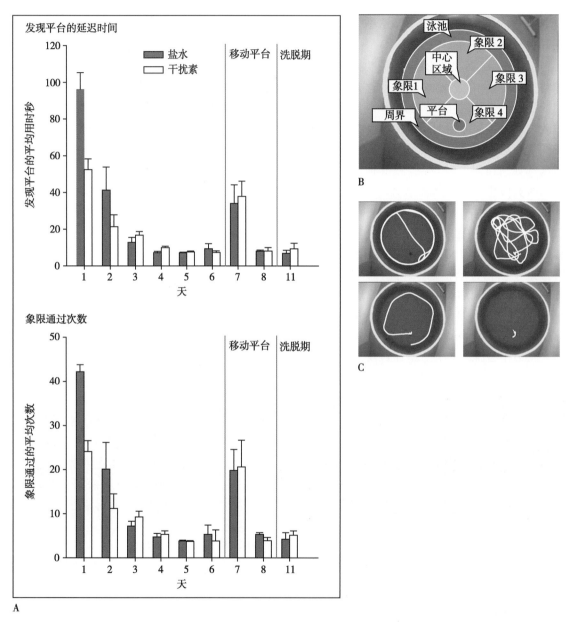

图 7.1 莫里斯水迷宫的认知测试。A. 通过盐水或干扰素(IFN)治疗的动物在为期 11 天测试周期中发现隐藏的平台和通过象限数目的平均(±SEM)延迟时间。这两组动物很快就学会了隐藏平台的定位,这表明在测试的第 3~4 天里,发现平台的延迟时间会迅速降低。在探测期(在平台被移动之后)发现花费了更多的时间。B. 游泳室的象限布置。C. 测试期间的典型的游泳方式。左上方的面板显示了在训练的最初阶段的游泳路线,那时当这只动物几乎整个时间都在沿着游泳室的周边游泳。随着训练的继续(右上、左下、右下),游泳路径变得更加精确,从而导致了发现平台的延迟时间和通过象限的次数减少

的探测测试也没有影响。这些结果说明，目前仍需要更多研究来检验不同剂量和不同化疗药物对正常和肿瘤负荷动物的空间／工作记忆功能的影响。

前脉冲抑制

前脉冲抑制是机体感觉运动门控（gating）的一种测量方法，用于评价感觉及认知信息的抑制和控制。此试验通过预先暴露于较短时间（即 50～300 毫秒）的引发刺激，动物对听觉刺激的反应变得迟钝。这种钝化应答被认为是调节强烈感觉信息输入过程的抑制控制所引起。[38] 抑制应答的衰减被认为就是注意力损伤的机制。

我们测试了用长春新碱治疗动物的前脉冲抑制[39]。图 7.2 显示，这些动物因长春新碱治疗而表现出典型的周围神经病变，表明该药物在前脉冲抑制试验时达到了治疗疗效。在进行前脉冲测试时，动物接触到各种刺激：① 118 分贝，40 毫秒的噪音单独出现（"脉冲"）；②相同的脉冲在 60 毫秒之前以 20 毫秒的噪声脉冲（"前脉冲"）发生，即高于 65 分贝背景噪声的 4、8 或 16 分贝；③没有刺激（"无刺激"）。如图 7.2 所示，长春新碱并没有明显地改变前脉冲抑制反应，这些前脉冲抑制试验表明长春新碱并未改变衰减机制[39]。尤其值得注意的是，前脉冲抑制与周围神经病变的发生之间缺乏联系。长春新碱治疗动物后 9～22 天，与对照组相比，动物显示出明显的机械痛觉超敏，而前脉冲抑制没有发生改变。

与躯体感觉系统不同，化疗会导致异常的感觉加工处理和机械的超敏反应，而正常的前脉冲抑制的发现有力地说明，听觉系统相对不受化疗治疗的影响。另外一些研究使用前脉冲抑制来测量感觉运动控制，这就需要在正常和肿瘤负荷动物检测化疗和其他药物治疗之间潜在的相互作用。

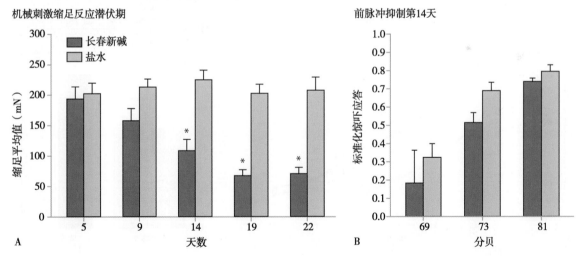

图 7.2　长期应用长春新碱治疗对机械刺激缩足反应潜伏期和前脉冲抑制的作用。A. 长春新碱（0.1mg/kg）或空载体治疗动物机械刺激缩足反应潜伏的平均值（±SEM）。在实验中，校准的 von Frey 触觉测量套件尼龙丝安装于动物的后爪上。与空载体对比，长春新碱治疗后的第 14、19 和 22 天，机械刺激缩足反应潜伏期显著下降。B. 长春新碱（0.1mg/kg）或空载体治疗后动物的标准化惊吓应答。实验中，动物随机给予不同分贝的前脉冲声音。在每一种前脉冲强度，数据通过公式转换成 118dB 脉冲惊吓应答的比率 [（118dB 应答 - 前脉冲应答）/118dB 应答]，并用实验次数求平均值。随着前脉冲声音的增加，118dB 脉冲的前脉冲抑制也增强。前脉冲抑制对 118 分贝的脉冲的抑制随着前脉冲的振幅的增加而增加。与空载体相比，长春新碱治疗后的动物并无显著的前脉冲抑制的变化。源自：Neuroscience Letters，vol. 364，Jasenka Borzan，Stacey C. LaGraize，and Perry N. Fuchs，Effect of chronic vincristine treatment on mechanical withdrawal response and pre-pulse inhibition in the rat，Pages 110-113，Copyright 2004，with permission from Elsevier.

经典条件反射

有证据表明，用于治疗儿童肿瘤的某些化疗药物具有神经认知方面的副作用，Yanovski等[40]在新生大鼠中使用了一个简单而经典的条件反射模型来检测抗癌药潜在的神经心理毒性。应用两种经典条件反射技术研究发现，甲氨蝶呤治疗可以显著的影响动物对环境刺激的学习能力，这两种经典条件反射分别是条件性情绪反应和条件性味觉厌恶（图7.3）。结果表明，甲氨蝶呤的作用与知觉能力的改变无关，而是对涉及获取、保留或回忆的神经系统的改变有作用。Stock等[41]使用巴甫洛夫条件反射任务和一种有条件的味觉厌恶模型来检查甲氨蝶呤诱导的大鼠认知障碍的共性。与Yanovski等[40]的研究结果相比，Stock等未能发现甲氨蝶呤暴露后的任何损伤发生。

这两项研究的结果表明，经典条件反射的方法可以用来研究肿瘤负荷动物和肿瘤治疗动物的认知功能，并且可以进一步探索与认知障碍相关的潜在机制。但研究结果的不一致性说明创建一行为试验用以模拟化疗诱导认知功能障碍是有困难的。后续的研究使用了环境条件反射法，它考察了一致的环境表现，强化相倚如何在可配置的线索中将一组元素组合一起，这是一种很有趣的实验研究方法。环境条件反射法的任务性能是对颞叶正常功能很敏感的，这表明这些测试是人类陈述性记忆的一个模型[42]。在正常或肿瘤负荷动物中的这一神经系统就可能会被化疗所损伤。

操作模型

操作性行为试验技术复杂多变，被认为可以模拟大脑复杂功能。大脑在改进那些用以研究一般认知功能操作过程中的能力几乎是无限

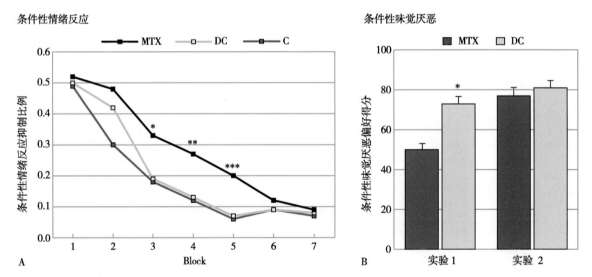

图7.3 应用经典条件反射检测抗肿瘤药物的神经心理的毒性。给予16～17天龄的动物甲氨蝶呤（MTX）或生理盐水。因为治疗组动物出现MTX-诱导的疾病状态，一半的对照组动物减少食物喂养，以便于更加类似于MTX组的营养不良状况（DC），另外一半动物正常喂养（C）。在12～14周龄时进行实验测试。A. 检测获得性的条件性情绪反应（CER）实验中操纵杆压抑制的平均比率（±SEM）。在训练中，60dB的噪音配合0.4mA的震动。在白噪音出现的时候检测动物的操纵杆压的抑制。MTX-治疗动物出现了显著的获得性的条件性情绪反应能力的损伤。B. 检测条件性味觉厌恶（CTA）实验中的平均偏好得分（±SEM）。MTX组和DC组动物给予蔗糖或氯化钠，然后再给予氯化锂，以诱发疾病。检测当天，评估动物对氯化锂和配对液体的偏好。MTX组动物条件性味觉厌恶的获得过程出现延迟，正如实验1中所看到偏好选择失败，而在实验2中出现获得性厌恶。
源自：An animal model to detect the neuropsychological toxicity of anticancer agents, vol. 17, No. 3, 1989, 216-221. Copyright 1989 Medical and Pediatric Oncology. Reprinted with permission of John Wiley & Sons. Inc.

的。本节将回顾一些研究肿瘤相关认知障碍的试验方法。

操作行为的固定和渐进程序表

一个用于研究环境刺激辨别能力的操作模型涉及并行的固定和渐进的程序表。具体来说，这个模型被认为是用来衡量一个有机体对选择结果后的适应性反应，它被用来评估人类脑损伤后的决策缺陷。强化并行程序表的应用需要有机体致力于辨别能力的自发性应答。第二种模式是在缺乏外部线索的情况下，利用强化的固定程序表。这种模式被认为可以在缺乏外部线索条件下来衡量注意力机制，已被广泛用于探索许多药物的药效[43]。固定时距程序表的使用要求生物体维持一种强化相倚的内在本质表现。使用操作性范例的基本原理是，操作性行为的损害强烈表明生物体对显著的环境刺激的反应能力降低。

我们进行了一项研究，应用紫杉醇处理的动物，来观察强化的固定 - 间隔程序表，30 秒程序表的自发反应。这种模式相对简单，要求动物在一个固定时距的强化后做出应答。在 30 秒的间隔之前做出的应答并无强化。经过一段时间的训练后，对照组的动物学会间隔时间早期抑制应答，而在 30 秒的间隔模式处理时，开始逐渐增加自发应答的数量。紫杉醇的剂量方案即使已经导致了明显的外周神经病变，如显著的机械超敏性，也没有改变强化的固定 - 间隔程序表的表现。这个结果很有意义，因为它证明了动物获取的相对简单的关联分析能力及在较长时间内追踪信息的能力并没有受到化疗药物的影响。

5 孔注意力测试系统

5 孔注意力测试系统（5-choice serial reaction time task，5CSRTT）是一种已被广泛应用于啮齿动物和灵长类动物的注意力测试系统，这可能成为动物模型中研究化疗后认知损伤的潜在手段[44]。这个模型使用了一个经过改造的操作室，在操作室的后壁上有 5 个鼻触孔。动物必须参加并对随机呈现的视觉刺激作出反应以获得奖励。视觉刺激的持续时间可以多种多样以增加任务的难度，但最常见设置是 0.5～1.0 秒。如果动物通过鼻触孔正确应答点亮的光源，会获得食物颗粒，正确的应答就会被记录。如果动物通过鼻触孔对未被点亮的光源的鼻子进行应答（不正确的反应），或者动物没有对这个试验作出反应（遗漏），那么就没有食物可以获得，并且房子的光线在一段时间内会被熄灭。

注意力缺陷可以通过应答失败（遗漏）、响应延迟和正确响应减少来评估。测试的参数可以变化多样，任何一个环节可以有许多变量。因此，测试对各种类型的注意力评估都很敏感。例如，持续的保持注意力，或主观保持执着意志力，这些都是准确完成任务的必要条件。Inglis 等[45]观察到，大脑区域中与注意力持久能力相关的脑桥脚被盖核出现双侧损伤时，正确应答的百分率会下降，并且增加了遗漏的次数，加重了正确应答的延迟。

在我们的实验室里，我们已经证明了完成任务的能力的检测对分散注意力的检测也很敏感。动物被暴露在急性炎症状态下，然后通过 5CSRTT 进行测试，这迫使他们要么参加这项任务，要么接受疼痛。我们发现获得食物奖励的正确反应的百分比或延迟反应都没有改变，但是经历疼痛的动物在遗漏的百分比上有显著的增加[46]。Carli 等[47]发现，通过在试验期间随机引入一种爆发性的噪声，或者通过改变刺激光的强度等方式，可以用来评估选择性注意力的各个方面的结果。总的来说，任务的多功能性和敏感性使它成为研究与化疗相关认知障碍的可行方法。

我们最近应用 5CSRTT 进行了一项研究，试图发现一些损伤[48]。接受化学药物紫杉醇的动物检测了周围神经病变症状（图 7.4），并同时也在 5CSRTT（图 7.5）中进行了测试。在紫杉醇治疗开始后出现迅速而显著的神经病变，证实了紫杉醇发生了生物学效应。而相对于对照组的动物，紫杉醇治疗动物在 5CSRTT 中并没有出现认知功能的改变。

图7.4　紫杉醇或空载体治疗动物的平均机械刺激缩足反应潜伏期。用紫杉醇治疗的动物因为其机械性阈值的降低而表现出机械的超敏性。与空载体处理的动物相比，紫杉醇类治疗动物在第1天出现明显的阈值下降，在第9天出现了最大差异（所有$P<0.01$）。

源自：Neuroscience Letters，vol. 453，Jessica A. Boyette-Davis and Perry N. Fuchs，Differential effects of paclitaxel treatment on cognitive functioning and mechanical sensitivity，Pages 170-174，Copyright 2009，with permission from Elsevier.

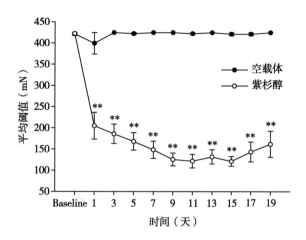

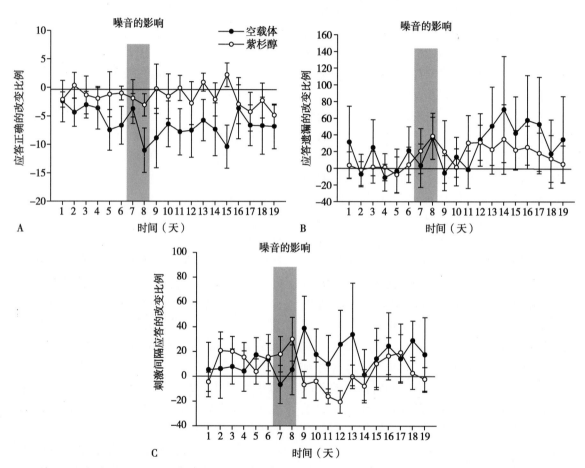

图7.5　5孔注意力测试系统的认知数据。A. 在5CSRTT中，经紫杉醇和空载体处理的动物的正确应答的平均百分比。总之，相对于空载体处理的动物来说，紫杉醇治疗动物正确应答的比例没有减少。B. 在5CSRTT中，经紫杉醇和空载体处理的动物的遗漏应答的平均百分比。对应答遗漏百分比的分析表明，紫杉醇治疗动物的应答并不比空载体处理动物的要少。C. 在5CSRTT中，经紫杉醇和空载体处理的动物刺激间隔应答的平均百分比。对刺激间隔应答的平均百分比分析显示，紫杉醇处理的动物比空载体对照组的冲动并无增加。

源自：Neuroscience Letters，vol. 453，Jessica A. Boyette-Davis and Perry N. Fuchs，Differential effects of paclitaxel treatment on cognitive functioning and mechanical sensitivity，Pages 170-174，Copyright 2009，with permission from Elsevier.

总结

在这一章中,我们简要地总结了目前关于肿瘤相关及肿瘤治疗相关的认知障碍的现状,并介绍了在动物中模拟这一损伤的方法。运用动物行为学的方法来评估认知及神经基质对正常认知功能的影响,在生物医学研究的许多领域中都是一个重要的方面。事实上,这些文献也反映了动物认知功能测试实验的数量在显著增加。然而,动物认知模型的有效性(外观、构造和预测能力)——以及疾病的临床前模型——常常会受到质疑。真正衡量的认知障碍方面还是应该建模,虽然各种动物认知的模型理论上的效果应该很好,但基于这些模型研究的结果是否可以用来预测损伤的性质,及鉴定有效治疗预后仍有待于进一步验证。

目前,迫切需要化疗雾或化疗脑的动物模型用于研究化疗方案在产生认知损伤方面的作用。这些模型本质是有关于专注能力和参与日常活动的细微改变的动物模型。认知障碍的潜在机制仍然未知,但最有可能的是细胞因子和其他密切相关的重要生物系统的参与。许多动物行为测试模型可以用来模拟认知功能的各个方面。我们总结了一些测试,如用于空间/工作记忆的莫里斯水迷宫、对感觉运动控制的前脉冲抑制和分类/操作(如强化的固定渐进程序表和5孔注意力测试系统)来测试复杂的环境关联。

用以模拟肿瘤患者的认知障碍的最佳行为模型仍有待确定。最终,这些模型将有助于探索认知障碍的潜在机制,并可能为研究新的治疗策略提供方法,以预防和减轻认知障碍带来的损害,改善患者生活质量。

(闵婕 译 王喆 校)

参考文献

1. Wieneke MH, Dienst ER. Neuropsychological assessment of cognitive functioning following chemotherapy for breast cancer. *Psychooncology* **4**(1):61–66, 1995.

2. Wefel JS, Lenzi R, Theriault R, Buzdar AU, Cruickshank S, Meyers CA. 'Chemobrain' in breast carcinoma? A prologue. *Cancer* **101**(3):466–475, 2004.

3. Wefel JS, Lenzi R, Theriault RL, Davis RN, Meyers CA. The cognitive sequelae of standard-dose adjuvant chemotherapy in women with breast carcinoma: results of a prospective, randomized, longitudinal trial. *Cancer* **100**(11):2292–2299, 2004.

4. Cleeland CS. Cancer-related symptoms. *Semin Radiat Oncol* **10**(3):175–190, 2000.

5. Meyers CA, Albitar M, Estey E. Cognitive impairment, fatigue, and cytokine levels in patients with acute myelogenous leukemia or myelodysplastic syndrome. *Cancer* **104**(4):788–793, 2005.

6. Wilson CJ, Finch CE, Cohen HJ. Cytokines and cognition: the case for a head-to-toe inflammatory paradigm. *J Am Geriatr Soc* **50**(12):2041–2056, 2002.

7. Miller GE, Cohen S, Ritchey AK. Chronic psychological stress and the regulation of pro-inflammatory cytokines: a glucocorticoid-resistance model. *Health Psychol* **21**(6):531–541, 2002.

8. Aubert A, Goodall G, Dantzer R, Gheusi G. Differential effects of lipopolysaccharide on pup retrieving and nest building in lactating mice. *Brain Behav Immun* **11**(2):107–118, 1997.

9. Larson SJ, Dunn AJ. Behavioral effects of cytokines. *Brain Behav Immun* **15**(4):371–387, 2001.

10. Gibertini M, Newton C, Friedman H, Klein TW. Spatial learning impairment in mice infected with *Legionella pneumophila* or administered exogenous interleukin-1-beta. *Brain Behav Immun* **9**(2):113–128, 1995.

11. Heyser CJ, Masliah E, Samimi A, Campbell IL, Gold LH. Progressive decline in avoidance learning paralleled by inflammatory neurodegeneration in transgenic mice expressing interleukin 6 in the brain. *Proc Natl Acad Sci U S A* **94**(4):1500–1505, 1997.

12. Oitzl MS, van Oers H, Schöbitz B, De Kloet ER. Interleukin-1 beta, but not interleukin-6, impairs spatial navigation learning. *Brain Res* **613**(1):160–163, 1993.

13. Otterness IG, Seymour PA, Golden HW, Reynolds JA, Daumy GO. The effects of continuous administration of murine interleukin-1 alpha in the rat. *Physiol Behav* **43**(6):797–804, 1988.

14. Dunn AJ, Chapman Y, Antoon M. Endotoxin-induced behavioral changes of mice in the multicompartment chamber are distinct from those of interleukin-1. *Neurosci Res Commun* **10**:63–69, 1992.

15. Dantzer R. Cytokine-induced sickness behavior: where do we stand? *Brain Behav Immun* **15**(1):7–24, 2001.

16. Avitsur R, Donchin O, Barak O, Cohen E, Yirmiya R. Behavioral effects of interleukin-1 beta: modulation by gender, estrus cycle, and progesterone. *Brain Behav Immun* **9**(3):234–241, 1995.

17. Krueger JM, Majde JA. Microbial products and cytokines in sleep and fever regulation. *Crit Rev Immunol* **14**(3–4):355–379, 1994.

18. Armario A, Hernández J, Bluethmann H, Hidalgo J. IL-6 deficiency leads to increased emotionality in mice: evidence in transgenic mice carrying a null mutation for IL-6. *J Neuroimmunol* **92**(1–2):160–169, 1998.

19. Alleva E, Cirulli F, Bianchi M, et al. Behavioural characterization of interleukin-6 overexpressing or deficient mice during agonistic encounters. *Eur J Neurosci* **10**(12):3664–3672, 1998.

20. Swiergiel AH, Dunn AJ. Feeding, exploratory, anxiety- and depression-related behaviors are not altered in interleukin-6-deficient male mice. *Behav Brain Res* **171**(1):94–108, 2006.

21. Valentine AD, Meyers CA, Kling MA, Richelson E, Hauser P. Mood and cognitive side effects of interferon-alpha therapy. *Semin Oncol* **25**(1 Suppl 1):39–47, 1998.

22. Licinio J, Kling MA, Hauser P. Cytokines and brain function: relevance to interferon-alpha-induced mood and cognitive changes. *Semin Oncol* **25**(1 Suppl 1):30–38, 1998.

23. Glass JD, Wesselingh SL, Selnes OA, McArthur JC. Clinical-neuropathologic correlation in HIV-associated dementia. *Neurology* **43**(11):2230–2237, 1993.

24. Knoblach SM, Fan L, Faden AI. Early neuronal expression of tumor necrosis factor-alpha after experimental brain injury contributes to neurological impairment. *J Neuroimmunol* **95**(1–2):115–125, 1999.

25. Suzuki M, Umegaki H, Ieda S, Mogi N, Iguchi A. Factors associated with cognitive impairment in elderly patients with diabetes mellitus. *J Am Geriatr Soc* **54**(3):558–559, 2006.

26. Yamada K, Iida R, Miyamoto Y, et al. Neurobehavioral alterations in mice with a targeted deletion of the tumor necrosis factor-alpha gene: implications for emotional behavior. *J Neuroimmunol* **111**(1–2):131–138, 2000.

27. Magnano MD, Robinson WH, Genovese MC. Demyelination and inhibition of tumor necrosis factor (TNF). *Clin Exp Rheumatol* **22**(5 Suppl 35):S134–S140, 2004.

28. O'Brien JM, Jr., Wewers MD, Moore SA, Allen JN. Taxol and colchicine increase LPS-induced pro-IL-1 beta production, but do not increase IL-1 beta secretion: a role for microtubules in the regulation of IL-1 beta production. *J Immunol* **154**(8):4113–4122, 1995.

29. Gan XH, Jewett A, Bonavida B. Activation of human peripheral-blood-derived monocytes by cis-diamminedichloroplatinum: enhanced tumoricidal activity and secretion of tumor necrosis factor-alpha. *Nat Immun* **11**(3):144–155, 1992.

30. Zaks-Zilberman M, Zaks TZ, Vogel SN. Induction of proinflammatory and chemokine genes by lipopolysaccharide and paclitaxel (Taxol) in murine and human breast cancer cell lines. *Cytokine* **15**(3):156–165, 2001.

31. Dina OA, Chen X, Reichling D, Levine JD. Role of protein kinase Cepsilon and protein kinase A in a model of paclitaxel-induced painful peripheral neuropathy in the rat. *Neuroscience* **108**(3):507–515, 2001.

32. Dudchenko PA. An overview of the tasks used to test working memory in rodents. *Neurosci Biobehav Rev* **28**(7):699–709, 2004.

33. Morris R. Developments of a water-maze procedure for studying spatial learning in the rat. *J Neurosci Methods* **11**(1):47–60, 1984.

34. Baldi E, Efoudebe M, Lorenzini CA, Bucherelli C. Spatial navigation in the Morris water maze: working and long lasting reference memories. *Neurosci Lett* **378**(3):176–180, 2005.

35. D'Hooge R, De Deyn PP. Applications of the Morris water maze in the study of learning and memory. *Brain Res Brain Res Rev* **36**(1):60–90, 2001.

36. Gouirand AM, Matuszewich L. The effects of chronic unpredictable stress on male rats in the water maze. *Physiol Behav* **86**(1–2):21–31, 2005.

37. Sparkman NL, Kohman RA, Scott VJ, Boehm GW. Bacterial endotoxin-induced behavioral alterations in two variations of the Morris water maze. *Physiol Behav* **86**(1–2):244–251, 2005.

38. Martin RS, Secchi RL, Sung E, et al. Effects of cannabinoid receptor ligands on psychosis-relevant behavior models in the rat. *Psychopharmacology (Berl)* **165**(2):128–135, 2003.

39. Borzan J, LaGraize SC, Fuchs PN. Effect of chronic vincristine treatment on mechanical withdrawal response and pre-pulse inhibition in the rat. *Neurosci Lett* **364**(2):110–113, 2004.

40. Yanovski JA, Packer RJ, Levine JD, Davidson TL, Micalizzi M, D'Angio G. An animal model to detect the neuropsychological toxicity of anticancer agents. *Med Pediatr Oncol* **17**(3):216–221, 1989.

41. Stock HS, Rosellini RA, Abrahamsen GC, McCaffrey RJ, Ruckdeschel JC. Methotrexate does not interfere with an appetitive Pavlovian conditioning task in Sprague-Dawley rats. *Physiol Behav* **58**(5):969–973, 1995.

42. Pickens CL, Holland PC. Conditioning and cognition. *Neurosci Biobehav Rev* **28**(7):651–661, 2004.

43. Lejeune H, Hermans I, Mocaër E, Rettori MC, Poignant JC, Richelle M. Amineptine, response timing, and time discrimination in the albino rat. *Pharmacol Biochem Behav* **51**(2–3):165–173, 1995.

44. Robbins TW. The 5-choice serial reaction time task: behavioural pharmacology and functional neurochemistry. *Psychopharmacology (Berl)* **163**(3–4):362–380, 2002.

45. Inglis WL, Olmstead MC, Robbins TW. Selective deficits in attentional performance on the 5-choice serial reaction time task following pedunculopontine tegmental nucleus lesions. *Behav Brain Res* **123**(2):117–131, 2001.

46. Boyette-Davis JA, Thompson CD, Fuchs PN. Alterations in attentional mechanisms in response to acute inflammatory pain and morphine administration. *Neuroscience* **151**(2):558–563, 2008.

47. Carli M, Robbins TW, Evenden JL, Everitt BJ. Effects of lesions to ascending noradrenergic neurones on performance of a 5-choice serial reaction task in rats; implications for theories of dorsal noradrenergic bundle function based on selective attention and arousal. *Behav Brain Res* **9**(3):361–380, 1983.

48. Boyette-Davis JA, Fuchs PN. Differential effects of paclitaxel treatment on cognitive functioning and mechanical sensitivity. *Neurosci Lett* **453**(3):170–174, 2009.

第 8 章　癌症相关性抑郁症：身心层面的病理生理学

Michael A. Burke, Charles L. Raison, and Andrew H. Miller

接受癌症及其治疗是一项极其艰巨的挑战。从心理学的角度来看，这条路充满了未知、恐惧、焦虑和愤怒；从生物学角度，身体可能会因此遭受很多打击，包括手术、化疗和放疗。这些心理和身体上的创伤非同一般，它们会变得势不可挡，最终形成一种巨大的绝望感，这种绝望感会侵入到生活的方方面面。可能出现的症状包括对以前的爱好丧失兴趣（通常包括社交孤立）、情感低落、焦虑、睡眠障碍、厌食、乏力、记忆力和注意力减退等，有时候这种严重的绝望感可能伴随着自杀意念甚至自杀企图。这一系列的症状都属于抑郁症的综合征，可能影响患者的生活质量、治疗依从性及疾病并发症和死亡率。因此，了解肿瘤相关性抑郁症的病理生理过程，对于早期识别、预防和治疗这种精神疾病至关重要。

随着近年来对应激（stress）神经生物学的认识，以及免疫系统对行为改变影响的深入研究，人们逐渐认识到，癌症患者可能更容易遭受心理和生理的困境，从而导致抑郁症的产生。更具体地说，数据显示，癌症及癌症治疗相关性心理压力与激活固有免疫应答释放称为细胞因子的可溶性蛋白质有关，进而可以进入大脑并且强力影响大脑的神经内分泌功能、神经递质代谢、突触可塑性和信息处理等，这个过程也是抑郁症的病理生理学。

在这一章中，我们将回顾癌症相关性抑郁症，并着重探讨新的知识点，即把抑郁症的病理生理学与癌症患者治疗相关的心理和生理因素整合起来。最后，探讨了转化医学意义。

癌症相关性抑郁症：患病率、预测因子和预后

患病率

从流行病学的时点患病率和横断面研究的结果来看，作为一个并发症，大约 15%～30% 癌症患者患抑郁，患病率是普通人群的 3～5 倍（表 8.1）[1,2]。然而，却没有纵向研究数据，目前仍不清楚是否存在抑郁症高发的危险时期（比如确诊时、复发时，或在癌症系统治疗中或完成治疗时），这些可被横断面和时点患病率研究设计所遗漏。因此，癌症相关性抑郁症的真实发生率可能被大大低估。

预测因子

目前，许多已知危险因素与癌症患者抑郁症的发生有关（表 8.2）。其中一些是癌症特异性的，包括晚期癌症，胰腺癌，控制不佳的疼痛，严重的躯体缺陷或功能障碍，或接受某些化疗药物治疗，如甲基苄肼、两性霉素 B、左旋门冬酰胺酶或皮质类固醇[3]。其他危险因素与社会心理特征有关，如抑郁症既往史或自杀倾向、抑郁或自杀的家族史、酗酒史或药物滥用史、同期并发导致抑郁症状的疾病（如中风、心肌梗死），以及缺乏社会支持等。

预后

抑郁症的预后可以是破坏性的。患有抑郁症的癌症患者生活质量大大降低，加重了癌症

表 8.1　不同癌种的抑郁症患病率

癌症部位	患病率（%）
胰腺	50
口咽	40
结肠	13～25
乳腺	18～25
妇科	23
霍奇金病和非霍奇金淋巴瘤	17
胃	11
一般人群	3～5

表 8.2　癌症患者患抑郁症高危因素

癌症相关的风险因素：
- 癌症诊断时的抑郁症
- 疼痛控制欠佳
- 癌症晚期
- 同时有其他生活压力
- 不断增加的身体损伤或不适
- 胰腺癌
- 未婚，患有头颈部癌症
- 特定的化疗药：
  - 糖皮质激素
  - 甲基苄肼
  - 左旋门冬酰胺酶、
  - 两性霉素 B

与肿瘤无关的风险因素：
- 抑郁症病史：
  - 一生发作两次或者更多
  - 首次发作在早年或者老年时期
- 缺乏家庭支持
- 抑郁症或自杀家族史
- 既往企图自杀
- 酗酒史或滥用药物史
- 产生抑郁症的合并疾病（如中风、心肌梗死）
- 曾接受过心理治疗

相关的症状（尤其是疼痛）[4]，还可能导致躯体功能障碍[5]。此外，合并抑郁症可能是癌症患者自杀率攀升的原因之一[6]。有研究显示，在 10 名自杀的前列腺癌的患者中，有 7 人患有抑郁症且没有接受相关治疗[7]。

患抑郁症的癌症患者会使用更多的医疗资源。例如，一项针对医保患者的大型研究表明，与非抑郁症的癌症患者相比，抑郁症癌症患者需要急诊治疗或住院治疗的频率要高 3 倍[8]。即便如此，抑郁症癌症患者对医疗疗效满意度更低，因此在最初的治疗失败时，他们对综合治疗的方案[4]及依从性差，也不积极寻求备选方案。情绪抑郁常常会干扰患者寻求并参与合理的诊断方法[5]。

还有，越来越多的数据表明，抑郁症可能是癌症发生或发展的危险因素之一，同时也会增加患病率或死亡率。例如大型人口学的研究表明，抑郁的情绪或紧张的生活事件可能会增加患癌的风险[9,10]，然而，有些文献却有不同的看法：这种风险与其他疾病如心血管事件相比，概率相对较小[4]。值得相信的是，已经确诊癌症的患者中，抑郁症的发生与肿瘤的发病率和死亡率升高相关[2,4]。例如，Onitilo 和同事们[11]研究了国家健康和营养调查（National Health and Nutrition Examination Survey，NHANES）的一个大型数据库，一致认为合并抑郁症的癌症患者的死亡率比没有抑郁症的癌症患者高。监测流行病学和预后（Surveillance Epidemiology and End Results，SEER）数据库中发现，乳腺癌患者，抑郁症是独立的、与其他生存相关因素无关的死亡高风险因素[12]。

抑郁症的诊断

尽管抑郁症是癌症患者的不良预后因素，但仍经常被漏诊。在英国的一项研究中，肿瘤医师和护士只在一半癌症患者中使用了标准化的精神病学访谈来诊断抑郁症[13]。在另一项研究中，即使疾病症状不断加重，医生也很难鉴别抑郁症[14]。医生可以正确鉴别出五分之四的非抑郁症者，但在轻中度抑郁症患者中，他们只发现了三分之一，而在严重抑郁症患者中，却只有不到八分之一。正如下文所述，在肿瘤患者中，抑郁症可能会被漏诊的一个关键原因是抑郁症的症状与"病态"症状相重叠，这些症状通常是由肿瘤本身或其治疗引起的。

如表 8.3 所示，抑郁症是一种可以使用规范化标准进行诊断的综合征，症状方面包括情绪、认知及自主神经功能[15]。对于符合抑郁症规范化诊断标准的患者，不仅临床症状的数量和类型要符合，而且还必须持续两周以上并干扰患者正常生活功能。然而，值得注意的是，一些被经常用来诊断抑郁症的症状（如兴趣缺失、失眠、厌食、乏力和认知功能障碍等）与癌症或其治疗相关的症状有明显重叠[16]。尽管如此，抗抑郁治疗对上述症状和疼痛仍有疗效，这表明病态症状和抑郁症状之间可能有共同的病理生理途径[16, 17]。尽管在诊断癌症患者抑郁时应采取的方法有一些争议（鉴于抑郁症和病态症状的共同症状），考虑到他们有潜在的共同的病理生理机制和治疗方法，从临床和研究的角度来看，为谨慎起见，我们需要把传统用于诊断抑郁症的所有症状都考虑进去。

机制和介质

尽管肿瘤相关性抑郁症的患病率很高，但却并不是普遍都存在的，说明在肿瘤患者中，抑郁的易感性可能是与多重因素的复杂相互作用有关。最近颇有前途的研究表明，心理社会压力和肿瘤本身及其治疗有关的生物学效应相互作用，导致过激的炎症反应，进而直接影响中枢神经系统的通路，这些通路与抑郁症和其他共病症状有关，其中包括乏力和认知功能障碍（图 8.1）。

心理压力

社会和家庭关系的破裂，以及诊断和治疗中持久的躯体功能健全的挑战，是肿瘤患者生活的主要压力源之一。大量的文献反复证明，压力生活事件，包括疾病，会增加患严重抑郁症的风险。一般认为，压力和抑郁症之间的关系很大程度上是一种因果关系[18]。

压力对情绪和生理状态都可能造成影响。童年时候的心理压力对抑郁症的发生发展至

表 8.3　重度抑郁症诊断的规范化标准 DSM Ⅳ

- 抑郁情绪或兴趣丧失持续 2 周以上
- 符合以下 4 种相关症状（如果同时具备抑郁情绪及兴趣丧失，以下符合 3 种即可）

自主神经系统	精神 / 认知
食欲减退或体重减轻，暴饮暴食、体重增加	罪恶感、无价值感、无助感
失眠，早醒或嗜睡	绝望感、悲观
缺乏活力、疲劳、反应迟钝	死亡念头、自杀倾向和企图
精神不集中、记忆力减退、犹豫不决	
躯体多动或者缺乏移动	

关重要，可能导致个体对于后续出现的压力更加敏感，可能是发生抑郁症的另一个长期高危因素[19]。例如，前瞻性动物数据和一项针对具有早期生活压力的患者的回顾性研究表明，早期的生活压力会导致下丘脑 - 垂体 - 肾上腺轴（HPA）的持续改变和促肾上腺皮质激素释放激素（CRH）通路的过度激活。这些与抑郁症患者的病理生理变化是一致的。据信，这些变化背后的机制包括在海马体和额叶皮质的糖皮质激素受体（GR）基因表达的变化，这些区域被认为是与 CRH 的负反馈调节有关的位点。此外，有越来越多的证据表明，早期生活压力导致的抑郁症与 5- 羟色胺转运蛋白基因多态性是有关的。这一发现对固有免疫细胞因子对 5- 羟色胺活性的影响尤为重要[20]。

这些数据表明，早期生活压力的背景可能是一个关键因素，使肿瘤诊断与治疗的压力导致临床中有一些患者在癌症期间只经历短暂的痛苦，而另一些患者则出现了临床上严重的抑郁症。Felitti 等[21] 支持这个观点，他们发现，不良的童年经历会相对增加患抑郁症的风险（例如，4 个或以上的童年事件与过去一年中发生两周时长抑郁的相关风险系数是 4.6）。有趣的是，他们还发现早期的不良生活经历会增加患癌风险，这与压力导致的病理学改变和肿瘤的病理生理学的概念一致（患任何癌症的相关风险系数是 1.9）。

图 8.1　癌症和抑郁症：心理和生物信息对炎症和大脑的影响。接受癌症诊断的过程常常会导致明显的心理压力，肿瘤的治疗会导致组织损伤和破坏。这些过程是固有免疫反应和炎症的有效激活剂。在心理应激的背景下，交感神经系统（SNS）通路可以激活炎症反应，而副交感神经系统（PNS）反应可以抑制炎症反应。应激还能使免疫系统敏感，使炎症反应在癌症与治疗的过程中被激活。反过来，激活固有免疫反应和炎症来改变神经内分泌功能，是通过增加促肾上腺皮质激素释放激素（CRH），引起昼夜皮质醇变化，并扰乱糖皮质激素受体（GR）功能，而这些都与抑郁症的发展有关。激活炎症反应和固有免疫细胞因子也会破坏单胺代谢，导致血清［5-羟色胺（5-HT）］、去甲肾上腺素（NE）和多巴胺（DA）的减少。这些神经递质的减少被认为在情绪调节中起着重要的作用

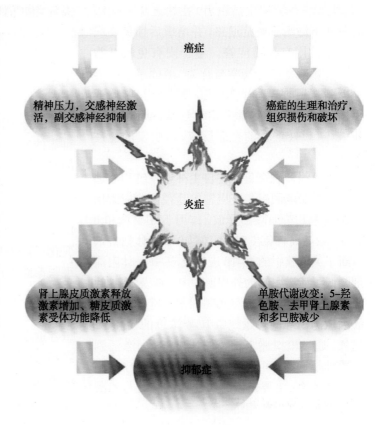

应激和免疫应答

目前，在抑郁症领域及在肿瘤领域，生活压力和早期生活压力已经被广泛的研究。但是，在最近应激神经生物学研究中发现了一些有趣的现象，即应激与肿瘤之间可能存在相同的病理学过程。这种过程是指激活人体的免疫系统，更具体地说，是激活固有免疫炎症反应。

近期的动物实验及人体实验数据表明，各种各样的应激反应均可以激活炎症通路，包括释放固有免疫细胞因子和诱导细胞 DNA 结合炎症活性信号分子如核因子 κB（NF-κB），NF-κB 也是炎症反应的关键起始因子。例如，普通志愿者被告知要做一次公众演讲或心算任务，发现在被告知后的 10 分钟内，志愿者体内的 NF-κB-DNA 呈显著增高[22]。有趣的是，这种应激反应在具有早期生活压力和患有抑郁症的个体中似乎被夸大了。使用同样的公共演讲或心算任务，这些具有早期生活压力和患有抑郁症的

患者血浆中的炎性细胞因子白介素 -6（IL-6）的浓度增加，而且会诱导 NF-κB 的广泛激活[23]。

与应激和抑郁症的关系有关，应激诱导的固有免疫应答可能对与脑功能相关的神经生物学底物有重要的影响。例如，通过使用 IL-1 受体拮抗剂，发现可以将海马回应激抑制的脑源性神经营养因子表达完全逆转，表明应激诱导的免疫应答可能会干扰神经可塑性的生长因子[24]。脑源性神经营养因子在神经发生中起着重要的作用，它是抗抑郁药减轻抑郁症状的一个关键因素[25]。

最后，数据表明，先前的应激暴露可能会增强随后因炎症刺激诱导的固有免疫应答。例如，先给大鼠尾巴电击，一段时间后，再让其暴露在细菌内毒素下，结果显示，与无电击对照组比，大鼠体内的 IL-1 应答成倍增加，这个过程持续了 4 天。这一效应是由大脑小胶质细胞激活引起的[26]。综上所述，这些数据表明，应激

（尤其是联合早期生活压力）在缺乏免疫应激的条件下激活了炎症通路，并增敏后续免疫应激产生的固有免疫应答。鉴于固有免疫细胞因子会影响神经生物学与行为，癌症患者更容易受到强烈的心理社会压力，加上来自肿瘤或手术、放疗、化疗等相关治疗导致的组织损伤和破坏（以及继发的炎症反应）而引发的免疫挑战。

目前很多研究集中在自主神经系统和心理社会应激影响固有免疫应答的途径上。应激诱导血液中儿茶酚胺的释放，作用于 α 受体和 β 受体，激活固有免疫应答。例如，β 受体拮抗剂阻断了大鼠脑中的 IL-1β 应答反应，α 受体阻滞剂降低了应激引起的外周血中 IL-1β 及 IL-6 的峰值[27]。在人体中，α 受体阻滞剂哌唑嗪可以降低因压力诱导循环系统中 IL-6 浓度的增高[28]。另外，通过模拟迷走神经的传出部分，激活副交感神经通路，可以降低使用内毒素治疗的小鼠的致死率；主要是因为氯化乙酰胆碱与乙酰胆碱的 α 亚基受体相结合[29]。

综上所述，数据表明，应激对固有免疫反应的"阴阳"双向影响主要是兴奋交感神经和抑制副交感神经系统通路。因此，针对这些途径，适于采用相对平衡的治疗干预（如运动和某些冥想技术）管理应激对免疫反应的影响。药物使用策略包括对于交感神经和副交感神经信号通路的靶向治疗亦值得考虑。

炎症

越来越多的文献支持这样的假说，固有免疫反应的激活和固有免疫细胞因子释放的是导致抑郁症和肿瘤相关症状如疲劳和认知功能障碍等的风险因素。如上所述，这种免疫激活可能由心理社会应激，及肿瘤本身或其治疗导致的组织损伤和破坏所造成的。除了导致行为障碍外，还有证据表明炎症信号通路在肿瘤发展的三个阶段（发生、进展和转移）都发挥关键作用[30]。例如，Greten 等[31] 最近的一项研究发现，通过灭活能使 NF-κB 活化的 IKKβ 基因，小鼠的肿瘤发病率降低了 80%。

炎症和抑郁症

令人信服的证据表明，固有免疫反应和炎症的激活在抑郁症的发病中扮演着重要的角色[32]。无论是患病还是健康，只要是抑郁症患者，都表现出了炎症反应的重要特征，包括：①血浆和脑脊液中的细胞因子的浓度升高（IL-6 是最可靠的）；②急性期蛋白（c 反应蛋白是最可靠的）升高；③趋化因子升高；④细胞黏附分子增多[32]。还有其他与抑郁症相关的固有免疫细胞因子的释放和诱导，如肿瘤坏死因子（TNF）-α、IL-1、IL-6 和干扰素（IFN）-α 等，可以诱导行为变化，常被认为是"病态行为"[16]。这些行为表现与诊断重度抑郁症的症状相重叠，包括兴趣缺失、疲劳、厌食、睡眠障碍和认知功能障碍等[32]。例如，使用干扰素治疗的恶性黑色素瘤患者重度抑郁症的发病率接近 50%。在双盲安慰剂对照试验中，5- 羟色胺抑制剂帕罗西汀，这种抗抑郁药可以将抑郁症发病率减少 10% 以上[33]，药物通过影响 5- 羟色胺的利用率来治疗细胞因子诱导的行为变化。

炎症与癌症患者抑郁症相关性的更加深入研究发现，合并抑郁症的癌症患者中，固有免疫细胞因子 IL-6 的血浆浓度高于没有抑郁症者和健康对照组[17]。此外，癌症患者血浆或血清中免疫细胞因子（及其他的可溶性受体）的浓度与抑郁症状相关，如乏力、睡眠障碍和认知功能障碍等[34,35]。鉴于固有免疫细胞因子对大脑和行为的影响，癌症患者的炎性标记物的升高可能会积极参与这些行为紊乱症状的发生。

因为细胞因子是大分子物质，它们不能自由地穿过血脑屏障，因此，细胞因子信号到达大脑的机制受到了很大的关注。有三种主要途径，包括：①细胞因子通过"渗漏"区域进入血脑屏障（例如，通过室周器官），尤其是当循环系统中细胞因子浓度较高时；②通过与相关的细胞因子具有亲和力的转运分子特异性结合进行活性转运；③与局部神经纤维结合，继而细胞因子信号通过传入副交感神经传递到大脑的孤束核[32,36]。一旦透过血脑屏障进入大脑，信号会融入一个细胞因子网络，其中包括神经胶质细胞和神经元局部表达和产生的细胞因子（小胶质细胞是大脑中最丰富的细胞因子来源），产生细胞因子的同时二者都可以表达细胞因子受体[32, 36]。

细胞因子可能引起抑郁的机制

一旦细胞因子信号到达大脑，固有免疫细胞因子就会对包括神经内分泌（HPA 轴和 CRH）功能和神经递质代谢产生显著作用，从而影响生理病理学通路，出现临床抑郁症状[32]。

抑郁症，固有免疫细胞因子和 HPA 轴

HPA 轴的功能失调，是癌症和抑郁症及其他抑郁症状（包括乏力）相关性机制研究的内容之一。在癌症患者中，关于 HPA 轴功能失调的最一致的表现之一是夜间皮质醇分泌增加从而出现昼夜皮质醇曲线趋于平缓，而正常情况夜间通常是 HPA 轴活动的静止期[4]。平缓的皮质醇节律与乳腺癌生存者的乏力相关。在转移性乳腺癌患者的一项研究中亦发现，平缓的皮质醇节律与死亡率增加有关[37]。另外，由于离婚或丧偶而缺乏配偶支持的女性，其昼夜皮质醇的节律也较平缓[4]，这表明心理因素可能在癌症发病率和死亡率方面起作用。患有癌症的抑郁症患者在地塞米松抑制试验中也表现出异常，这表明糖皮质激素结合受体而激活 HPA 轴的调节功能受损[17]。

研究发现在癌症患者中固有免疫细胞因子会促进 HPA 轴的功能改变，这主要是影响了 HPA 轴激素释放及糖皮质激素受体的功能。固有免疫细胞因子主要通过激活 CRH 来刺激 HPA 轴。在给予固有免疫细胞因子 IL-1β、IL-6、TNF-α 和 IFN-α 后，在多个大脑的相关区域可见 CRH 的 mRNA 和蛋白质显著增加[2, 38]。抑郁症患者 CRH 分泌过多，尸检样本证实脑脊液中的 CRH 和室旁核 CRH mRNA 和蛋白质均有升高。此外，实验动物脑室内给予 CRH 将导致各种行为变化，并且与抑郁症症状一致[39]。

固有免疫细胞因子通过直接刺激前垂体释放促肾上腺皮质激素和肾上腺皮质释放皮质醇，能够进一步激活 HPA 轴[40]。有趣的是，在 α 干扰素治疗恶性黑色素瘤患者期间，第一剂量的 IFN-α 激活 HPA 轴的比例在继发抑郁症患者远高于未患抑郁症者[41]。这些数据表明，HPA 轴应答率的敏化，包括 CRH 通路在内，例如慢性应激刺激暴露或童年的心理压力，就可能会导致一些癌症患者特别容易受到固有免疫细胞因子对神经内分泌系统和行为的影响。这种相互作用验证了心理社会因素和生物因素协同作用，影响癌症及治疗期间行为的改变。

除了刺激 CRH 的产生，固有免疫细胞因子还破坏了 GR 功能。这些效应似乎主要是通过固有免疫细胞因子信号通路与 GR 信号通路相互作用而产生的。已有资料显示诱导细胞因子信号途径[包括 p38 丝裂原活化蛋白激酶（MAPK）、信号转导和转录激活因子 5（STAT5）]改变了 GR 从细胞质转移到细胞核的能力，并且结合 DNA 上 GR 反应元件[42]。这些作用反过来可能导致糖皮质激素抵抗并可能导致抑郁症癌症患者发生地塞米松非抑制表现，并导致 CRH 过度分泌，而这就是糖皮质激素在机体内的负反馈调节。

由于糖皮质激素在抑制固有免疫炎症反应中所起的作用，GR 功能的破坏可能会进一步加剧已经被加剧了的炎症反应，导致正反馈的炎症级联反应。非癌症抑郁症患者中，地塞米松抑制试验（一种糖皮质激素抵抗的测量方法）的异常反应与外周血单核细胞有丝分裂原诱导的 IL-1 产生增加相关[43]。有趣的是，在一个结直肠癌患者的横断面研究中发现，炎性细胞因子也与患者的昼夜皮质醇曲线扁平化有关[44]。然而，这种联系的指向性和涉及的机制仍不清楚，需要进一步研究。

单胺代谢改变

除了 HPA 轴，许多研究表明单胺途径在抑郁症的发生发展中起着关键作用。目前大部分抗抑郁药物都以增加单胺血清素、去甲肾上腺素和多巴胺作为主要作用机制。固有免疫细胞

因子已被证明对单胺神经递质有重要作用，这与抑郁症的发病机制有关。给予固有免疫细胞因子后，在影响情绪和认知的多个大脑区域，包括下丘脑、海马体和杏仁核，都发现了所有单胺的代谢和转化的增加[38]。

固有免疫细胞因子影响神经递质代谢和转换的机制中，最可靠的研究可能是细胞因子对血清素的影响。例如，IFN-α和其他细胞因子对吲哚胺2，3双加氧酶（IDO）的活性有显著的刺激影响[41]。IDO负责将色氨酸分解成神经氨酸和喹啉酸。因此IDO活性的增加就会减少色氨酸（血清素的主要氨基酸前体），并增加了喹啉酸（具有神经毒性）。通过激活p38MAPK信号通路，天然免疫细胞因子（包括TNF-α，IL-1和IFN-α）也可以通过增加的5-羟色胺转运蛋白（从突触移除5-羟色胺的再摄取泵）的功能和表达来降低突触中的5-羟色胺[45]。

综上所述，这些机制（例如，通过色氨酸分解来降低血清素的合成和增加血清素再摄取）是血清素可用性的"双重打击"。有研究在暴露于不良孕母婴护理的猕猴中发现，p38 MAPK途径活化与脑脊液5-羟吲哚乙酸（一种主要血清素代谢物）减少之间存在相关性，这再次表明压力、固有免疫反应的激活和与抑郁症相关病理生理变化之间存在相互作用关系[46]。

也有证据表明，固有免疫细胞因子可以靶向作用于多巴胺通路。例如，IFN-α与精神运动性迟缓和其他运动症状（例如失静症）的发展相关，该症状类似于帕金森病症状，可以被多巴胺前体左旋多巴所缓解。此外，最近使用正电子发射断层摄影术的数据已经证实IFN-α诱导乏力症状与基底节代谢的改变相关[47]。基底神经节包含富含多巴胺的传导通路，基底神经节功能的破坏被认为是中枢性疲劳发生的机制[48]。

先天性免疫细胞因子出现的基底神经节回路改变，可能引发或与大脑回路中的其他病理学因素有关。IFN-α给药后，背侧前扣带皮层的活性增加与视空间注意力有关[49]。背部前扣带皮层在指令工作的资源分配中起着基础性作用，与额叶皮质和基底神经节回路密切相关。

高特质焦虑症、神经质和强迫症患者的背部前扣带皮层的活动增多，这表明细胞因子通过作用于包括背侧前扣带皮层（和基底节）的神经回路，可能在细胞因子对情绪障碍的易感性的影响中发挥作用[49]。

转化的影响

考虑到与癌症相关的心理和生物因素导致了固有免疫炎症应答的增加（这反过来又与已知的参与抑郁症的途径相互作用），有多种转化发展的因素靶向针对所涉及的各种途径（图8.1）。两个靶标是心理压力和炎症。

心理压力

社会支持是将一个人从压力事件中解脱出来的最重要的因素之一，潜在地减少了压力促发的炎症反应。实验表明，在乳腺癌或前列腺癌患者中，社会支持直接或间接地降低癌症发病率，提高了生存率[4,50,51]。缺乏社会支持是抑郁症发展的一个预测因素[52]。

依恋形成能力（ability to make attachments）是一个人轻松获得社会支持的基本能力。依恋理论认为，"一个人对自己和他人有一定的信念和看法，这是由早期养育环境所引导的。反过来，这些信念可能会影响个人对社会反应能力和可用性，以及自我照料和关注的重要性[53]。"成型的依恋行为模式或"依恋风格"建立发展在生命早期。因此，早期生活的压力，如虐待、被忽视或过早的遗弃，往往会导致不安全的依恋类型[54]。最近的一项纵向研究表明，依恋模式可能是童年不良经历与其结果对行为（可能是生物学）影响之间的中介，包括抑郁症[55]。综上所述，数据表明，针对社会支持的治疗策略（如支持团体、团体治疗），再加上认知行为方法来改善压力管理（如放松、锻炼、冥想）和应对方式，可能对应对心理压力对抑郁症发展的影响最有意义。鉴于依恋模式在获取社会支持资源的能力方面发挥的主要作用，应特别注意拥有不安全或矛盾的依恋模式的个体（特别是那些有早年生活压力或缺乏家庭支持的人），他们可能面临最大的风险。

炎症反应

有几种治疗方法可能针对活化的固有免疫炎症应答造成的对行为的影响。这些靶标中最上游的是细胞因子本身。非处方药可中和炎症因子 TNF-α 和 IL-1；干扰素阻滞剂依那西普已经被证明能够改善牛皮癣患者的抑郁症状[56]，而且可以提高晚期癌症患者对化疗的耐受性，显著的减轻疲劳感[57]。尽管如此，选择特定的细胞因子对靶细胞产生抑制作用仍然是一项挑战。其他方面，如相关的炎症信号通路的拮抗剂（包括 NF-κB 和 p38 MAPK）越来越引起重视。与单个细胞因子拮抗剂相比，这些药物更广谱且药效时间更长。

处于下游的潜在靶向目标也是在健康人群使用抗抑郁药物治疗中一直在探讨的问题。这些靶向目标包括 CRH、GR 和单胺。单胺再吸收抑制剂和单胺受体激动剂仍然是炎症影响行为的主要的研究目标。在一个双盲安慰剂对照研究中，患者使用 IFN-α 治疗抑郁症，试验组患者预先使用 5-羟色胺再摄取抑制剂帕罗西汀治疗。结果发现，与实验组比较，安慰剂组发生重度抑郁症的概率超过 4 倍[33]。此外，兴奋剂如增强多巴胺途径的哌甲酯也是治疗癌症患者中精神运动性迟缓和疲劳的主要手段[2]。

结论

数据表明，癌症患者很容易受到抑郁症的影响，这是因为心理压力和癌症治疗所带来的生物过程所造成的，这些过程包括组织损伤和破坏。这些因素的整合，就会导致固有免疫炎症强烈应答，这些应答反过来与大脑中的抑郁症相关的病理生理通路相互作用，导致抑郁症的发生。目前在临床上，针对心理应激和炎症反应已经有了相对应的治疗策略，对应激神经生物学的治疗新方法也日益受到重视，应激神经生物学与免疫系统的相互作用的机制，为未来新型药物的发现和发展提供了一个有前景的方向。

（朱眉 译　闵婕 校）

参考文献

1. McDaniel JS, Musselman DL, Porter MR, Reed DA, Nemeroff CB. Depression in patients with cancer: diagnosis, biology, and treatment. *Arch Gen Psychiatry* **52**(2):89–99, 1995.

2. Raison CL, Miller AH. Depression in cancer: new developments regarding diagnosis and treatment. *Biol Psychiatry* **54**(3):283–294, 2003.

3. National Cancer Institute. Depression (PDQ®): assessment and diagnosis. Available from: URL: http://www.cancer.gov/cancertopics/pdq/supportivecare/depression/HealthProfessional/page3. Accessed Oct 15, 2008.

4. Spiegel D, Giese-Davis J. Depression and cancer: mechanisms and disease progression. *Biol Psychiatry* **54**(3):269–282, 2003.

5. Burke MA, Lowrance W, Perczek R. Emotional and cognitive burden of prostate cancer. *Urol Clin North Am* **30**(2):295–304, 2003.

6. Kendal W. Suicide and cancer: a gender-comparative study. *Ann Oncol* **18**(2):381–387, 2007.

7. Llorente MD, Burke M, Gregory GR, et al. Prostate cancer: a significant risk factor for late-life suicide. *Am J Geriatr Psychiatry* **13**(3):195–201, 2005.

8. Himelhoch S, Weller WE, Wu AW, Anderson GF, Cooper LA. Chronic medical illness, depression, and use of acute medical services among Medicare beneficiaries. *Med Care* **42**(6):512–521, 2004.

9. Lillberg K, Verkasalo PK, Kaprio J, Teppo L, Helenius H, Koskenvuo M. Stressful life events and risk of breast cancer in 10,808 women: a cohort study. *Am J Epidemiol* **157**(5):415–423, 2003.

10. Penninx BW, Guralnik JM, Pahor M, et al. Chronically depressed mood and cancer risk in older persons. *J Natl Cancer Inst* **90**(24):1888–1893, 1998.

11. Onitilo AA, Nietert PJ, Egede LE. Effect of depression on all-cause mortality in adults with cancer and differential effects by cancer site. *Gen Hosp Psychiatry* **28**(5):396–402, 2006.

12. Goodwin JS, Zhang DD, Ostir GV. Effect of depression on diagnosis, treatment, and survival of older women with breast cancer. *J Am Geriatr Soc* **52**(1):106–111, 2004.

13. Hardman A, Maguire P, Crowther D. The recognition of psychiatric morbidity on a medical oncology ward. *J Psychosom Res* **33**(2):235–239, 1989.

14. Passik SD, Dugan W, McDonald MV, Rosenfeld B, Theobald DE, Edgerton S. Oncologists' recognition of depression in their patients with cancer. *J Clin Oncol*

16(4):1594–1600, 1998.

15. American Psychiatric Association. *Diagnostic and Statistical Manual of Mental Disorders: DSM-IV*, 4th ed. Washington DC: American Psychiatric Association, 1994.

16. Dantzer R, Kelley KW. Twenty years of research on cytokine-induced sickness behavior. *Brain Behav Immun* 21(2):153–160, 2007.

17. Musselman DL, Miller AH, Porter MR, et al. Higher than normal plasma interleukin-6 concentrations in cancer patients with depression: preliminary findings. *Am J Psychiatry* 158(8):1252–1257, 2001.

18. Kendler KS, Thornton LM, Gardner CO. Stressful life events and previous episodes in the etiology of major depression in women: an evaluation of the "kindling" hypothesis. *Am J Psychiatry* 157(8):1243–1251, 2000.

19. Heim C, Plotsky PM, Nemeroff CB. Importance of studying the contributions of early adverse experience to neurobiological findings in depression. *Neuropsychopharmacology* 29(4):641–648, 2004.

20. Caspi A, Sugden K, Moffitt TE, et al. Influence of life stress on depression: moderation by a polymorphism in the 5-HTT gene. *Science* 301(5631):386–389, 2003.

21. Felitti VJ, Anda RF, Nordenberg D, et al. Relationship of childhood abuse and household dysfunction to many of the leading causes of death in adults. The Adverse Childhood Experiences (ACE) Study. *Am J Prev Med* 14(4):245–258, 1998.

22. Bierhaus A, Humpert PM, Nawroth PP. NF-kappaB as a molecular link between psychosocial stress and organ dysfunction. *Pediatr Nephrol* 19(11):1189–1191, 2004.

23. Pace TW, Mletzko TC, Alagbe O, et al. Increased stress-induced inflammatory responses in male patients with major depression and increased early life stress. *Am J Psychiatry* 163(9):1630–1633, 2006.

24. Barrientos RM, Sprunger DB, Campeau S, et al. Brain-derived neurotrophic factor mRNA downregulation produced by social isolation is blocked by intrahippocampal interleukin-1 receptor antagonist. *Neuroscience* 121(4):847–853, 2003.

25. Duman RS, Monteggia LM. A neurotrophic model for stress-related mood disorders. *Biol Psychiatry* 59(12):1116–1127, 2006.

26. Frank MG, Baratta MV, Sprunger DB, Watkins LR, Maier SF. Microglia serve as a neuroimmune substrate for stress-induced potentiation of CNS pro-inflammatory cytokine responses. *Brain Behav Immun* 21(1):47–59, 2007.

27. Johnson JD, Campisi J, Sharkey CM, et al. Catecholamines mediate stress-induced increases in peripheral and central inflammatory cytokines. *Neuroscience* 135(4):1295–1307, 2005.

28. Mazzeo SE, Slof-Op't Landt MC, Jones I, et al. Associations among postpartum depression, eating disorders, and perfectionism in a population-based sample of adult women. *Int J Eat Disord* 39(3):202–211, 2006.

29. Wang H, Yu M, Ochani M, et al. Nicotinic acetylcholine receptor alpha7 subunit is an essential regulator of inflammation. *Nature* 421(6921):384–388, 2003.

30. Coussens LM, Werb Z. Inflammation and cancer. *Nature* 420(6917):860–867, 2002.

31. Greten FR, Eckmann L, Greten TF, et al. IKKbeta links inflammation and tumorigenesis in a mouse model of colitis-associated cancer. *Cell* 118(3):285–296, 2004.

32. Raison CL, Capuron L, Miller AH. Cytokines sing the blues: inflammation and the pathogenesis of depression. *Trends Immunol* 27(1):24–31, 2006.

33. Musselman DL, Lawson DH, Gumnick JF, et al. Paroxetine for the prevention of depression induced by high-dose interferon alfa. *N Engl J Med* 344(13):961–966, 2001.

34. Bower JE, Ganz PA, Aziz N, Fahey JL. Fatigue and proinflammatory cytokine activity in breast cancer survivors. *Psychosom Med* 64(4):604–611, 2002.

35. Meyers CA, Albitar M, Estey E. Cognitive impairment, fatigue, and cytokine levels in patients with acute myelogenous leukemia or myelodysplastic syndrome. *Cancer* 104(4):788–793, 2005.

36. Kelley KW, Bluthé RM, Dantzer R, et al. Cytokine-induced sickness behavior. *Brain Behav Immun* 17(Suppl 1):S112–S118, 2003.

37. Turner-Cobb JM, Sephton SE, Koopman C, Blake-Mortimer J, Spiegel D. Social support and salivary cortisol in women with metastatic breast cancer. *Psychosom Med* 62(3):337–345, 2000.

38. Hayley S, Poulter MO, Merali Z, Anisman H. The pathogenesis of clinical depression: stressor- and cytokine-induced alterations of neuroplasticity. *Neuroscience* 135(3):659–678, 2005.

39. Owens MJ, Nemeroff CB. Physiology and pharmacology of corticotropin-releasing factor. *Pharmacol Rev* 43(4):425–473, 1991.

40. Silverman MN, Miller AH, Biron CA, Pearce BD. Characterization of an interleukin-6- and adrenocorticotropin-dependent, immune-to-adrenal pathway during viral infection. *Endocrinology* 145(8):3580–3589, 2004.

41. Capuron L, Neurauter G, Musselman DL, et al. Interferon-alpha-induced changes in tryptophan metabolism: relationship to depression and paroxetine treatment. *Biol Psychiatry* 54(9):906–914, 2003.

42. Pace TW, Hu F, Miller AH. Cytokine-effects on glucocorticoid receptor function: relevance to glucocorticoid resistance and the pathophysiology and treatment of major depression. *Brain Behav Immun* 21(1):9–19, 2007.

43. Maes M, Bosmans E, Meltzer HY, Scharpé S, Suy E.

Interleukin-1 beta: a putative mediator of HPA axis hyperactivity in major depression? *Am J Psychiatry* **150**(8):1189–1193, 1993.

44. Rich T, Innominato PF, Boerner J, et al. Elevated serum cytokines correlated with altered behavior, serum cortisol rhythm, and dampened 24-hour rest-activity patterns in patients with metastatic colorectal cancer. *Clin Cancer Res* **11**(5):1757–1764, 2005.

45. Zhu CB, Carneiro AM, Dostmann WR, Hewlett WA, Blakely RD. p38 MAPK activation elevates serotonin transport activity via a trafficking-independent, protein phosphatase 2A-dependent process. *J Biol Chem* **280**(16):15649–15658, 2005.

46. Sanchez MM, Alagbe O, Felger JC, et al. Activated p38 MAPK is associated with decreased CSF 5-HIAA and increased maternal rejection during infancy in rhesus monkeys. *Mol Psychiatry* **12**(10):895–897, 2007.

47. Capuron L, Pagnoni G, Demetrashvili MF, et al. Basal ganglia hypermetabolism and symptoms of fatigue during interferon-alpha therapy. *Neuropsychopharmacology* **32**(11):2384–2392, 2007.

48. Chaudhuri A, Behan PO. Fatigue and basal ganglia. *J Neurol Sci* **179**(S 1–2):34–42, 2000.

49. Capuron L, Pagnoni G, Demetrashvili M, et al. Anterior cingulate activation and error processing during interferon-alpha treatment. *Biol Psychiatry* **58**:190–196, 2005.

50. Krongrad A, Lai H, Burke MA, Goodkin K, Lai S. Marriage and mortality in prostate cancer. *J Urol* **156**(5):1696–1670, 1996.

51. Price MA, Tennant CC, Butow PN, et al. The role of psychosocial factors in the development of breast carcinoma: Part II. Life event stressors, social support, defense style, and emotional control and their interactions. *Cancer* **91**(4):686–697, 2001.

52. Walker MS, Zona DM, Fisher EB. Depressive symptoms after lung cancer surgery: Their relation to coping style and social support. *Psychooncology* **15**(8):684–693, 2006.

53. Kaati G, Vester M, Sjöström M, Bygren LO. Patients' attachment patterns and response to a program for alleviating cardiovascular risk factors: a 1-year follow-up of patients in a patient education program. *Patient Educ Couns* **44**(3):235–241, 2001.

54. Pearlman LA, Courtois CA. Clinical applications of the attachment framework: relational treatment of complex trauma. *J Trauma Stress* **18**(5):449–459, 2005.

55. Bifulco A, Kwon J, Jacobs C, Moran PM, Bunn A, Beer N. Adult attachment style as mediator between childhood neglect/abuse and adult depression and anxiety. *Soc Psychiatry Psychiatr Epidemiol* **41**(10): 796–805, 2006.

56. Tyring S, Gottlieb A, Papp K, et al. Etanercept and clinical outcomes, fatigue, and depression in psoriasis: double-blind placebo-controlled randomised Phase III trial. *Lancet* **367**(9504): 29–35, 2006.

57. Monk JP, Phillips G, Waite R, et al. Assessment of tumor necrosis factor alpha blockade as an intervention to improve tolerability of dose-intensive chemotherapy in cancer patients. *J Clin Oncol* **24**(12):1852–1859, 2006.

第 **9** 章 抑郁症：基础研究

这一章节的两个部分主要是补充阐述目前还有待进一步研究的抑郁症相关的复杂生物学机制。在第 9a 章中，为了更好地了解建立新抗抑郁药物药理动物模型，Adrian Dunn 对抗抑郁治疗的发展进行了简单回顾，并生动描述了目前最为重要的一些动物行为检测模型，利用这些模型可以在动物中进行抑郁样症状相关研究。这些实验包括强迫游泳实验、悬尾实验和糖水偏好实验。另外，他还讨论了抑郁症发生过程中一系列生物学行为，包括抑郁症的诱因和其显著性标志物，如大脑内色氨酸和 5- 羟色胺（5-HT）的代谢增加，海马体内神经再生抑制，瘤负荷和炎症性细胞因子诱导的病态行为。第 9b 章中，Robert Dantzer 和 Keith Kelley 从神经免疫学角度，详细讲解了某些炎性细胞因子引起病态行为和抑郁症的可能机制。他们从描述大脑外周带的感染和炎症引起的细胞学改变开始，并特别强调了白细胞介素 -1（IL-1）和脂多糖（LPS）在诱导神经免疫通路中的相关作用。然后讨论了感觉传导通路触发的行为动机改变和其在病态行为和抑郁症中的作用，以及区分这两种表型的困难之处。此外，还详细描述了吲哚胺 2, 3- 双加氧酶（IDO）和色氨酸的代谢作为连接炎症和抑郁症的关键分子机制。

本书中，作者们对抑郁症的生物学基础及其治疗的观点大致相当，但也存在一些分歧。例如，Dantzer 和 Kelley 认为外周血中升高的 IL-1 和其他一些促炎因子在引起抑郁症和病态相关症状的过程中起到了至关重要的作用。但是，Dunn 却提出目前还没有足够的证据表明抑郁行为改变和外周血中 IL-1 的升高有关，目前仅有有限的证据可以表明外周血中升高的白细胞介素 -6（IL-6）和肿瘤坏死因子 -α（TNF-α）可能与临床抑郁症的发展有关。正如这些作者所说的，真正的答案可能由外周刺激后大脑内实际产生的细胞因子决定。因此，在进一步的研究和讨论前必须明确炎症和其他神经内分泌机制在癌症并发抑郁症过程中的作用。

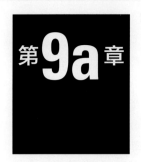

第 **9a** 章　抑郁症和病态行为的动物模型

Adrian J. Dunn

对于许多癌症患者来说，抑郁往往与癌症本身和其治疗有关。在 2002 年，美国国立健康研究院一个科学大会指出，抑郁是癌症患者面临的最主要的症状之一，其他还包括乏力和疼痛[1]。符合修订的第 4 版《精神疾病诊断与统计手册》(DSM-IVR) 中临床抑郁症定义的只占癌症患者中的少部分[2]，其实，抑郁样症状可以在癌症的各个阶段出现，包括兴趣减退、缺乏动力、感觉悲伤等。

患者很容易认为这些症状可能是致命性的，但往往患者报告的紊乱程度通常仅与疾病严重程度或预后略微相关。直到最近，人们才开始关注癌症本身及其治疗引起的生化损伤，与及患者报告的其他症状和变化之间的关系。所以，更全面地理解癌症相关抑郁的生物学机制，将有助于进一步控制和减少抑郁的发生。

肿瘤负荷或者治疗的毒副作用引起的抑郁症的动物模型是研究相关机制的重要工具。尽管目前可用的癌症相关抑郁症动物模型相对较少（如下），但还是有一些动物模型可以作为癌症或其治疗所引起的抑郁样症状的研究框架。在这一章，我们简要地回顾了抗抑郁治疗的发展历史，讨论了一些抑郁症相关的动物模型和动物实验，并且分析了癌症相关性抑郁的可能机制。

抑郁症与抗抑郁治疗

抑郁症是目前最常见的精神障碍之一，因此一直是广泛研究的主题。抑郁症可以分为单相抑郁症（即只有抑郁症状和体征）和双相抑郁症（即在抑郁和躁狂间波动，就如同月相一般）。根据 DSM-IVR 的判定标准，重度抑郁发作被定义为心情低落或者快感缺乏 (anhedonia) 和同时拥有以下任意四项表现：①体重明显下降或食欲明显减退；②失眠；③精神运动性激越或迟滞；④乏力或者能量缺乏；⑤无价值感；⑥思考能力减退或注意力不能集中，或犹豫不决；⑦近两周反复出现死亡的想法或自杀的念头。非典型的抑郁还可以表现为体重增加和（或）嗜睡。目前，比较困难的是在实验动物模型中界定抑郁症的某些表现。另外，抑郁症和心境恶劣 (dysthymia) 对精神学家来说也不容易鉴别，心境恶劣障碍是一种轻度抑郁，与重度抑郁症相比，症状少或者程度较轻，但病程相对持久。同样，心境恶劣障碍的动物模型也很难建立。

在 20 世纪 50 年代，Ciba-Geigy 制药公司率先合成了可以缓解抑郁症状的三环类抗抑郁药——丙咪嗪，开启了抑郁症药物治疗的新篇章。它不仅是一种单胺氧化酶抑制剂，可降解单胺类神经递质的氧化酶，还可抑制包括多巴胺、去甲肾上腺素和 5- 羟色胺等儿茶酚胺类物质的摄取和再摄取[3]，选择性地抑制摄取增加了上述化学物质在细胞外的浓度。因此，丙咪嗪被认为是通过"类似"于强效激动剂的作用，增加这些神经递质在细胞外的浓度。儿茶酚胺及其激动剂可以提高情绪并可能诱发躁狂症，这通常与多种不同胺类物质（多巴胺，去甲肾上腺素，5- 羟色胺和谷氨酸）的过度活化有关。

阻断儿茶酚胺类物质的再摄取可以逆转抑郁，甚至可以诱发躁狂。尽管这些丙咪嗪的副作用限制了其使用，但不可否认其仍是一种重要且有效的抗抑郁药物。

一些抑制儿茶酚胺和 5- 羟色胺再摄取的化学药物（如阿米替林、地昔帕明），继丙咪嗪后作为抗抑郁药物被相继合成，很多仍然运用于抑郁治疗。和丙咪嗪一样，一些第一代抗抑郁药物也同样存在副作用，如体位性高血压（由于 α1- 肾上腺素能反射的拮抗作用而导致的直立性晕厥，将血液从下肢驱动到躯干和脑）。同时，这些药物还具有不良的抗胆碱能作用如口干、便秘、头昏眼花、视物模糊、尿潴留和失眠等。

基于以上药物研究的突破，在 20 世纪 70 年代医药公司研制了抑制 5- 羟色胺再摄取的抗抑郁药物，推出了第一个选择性 5- 羟色胺再摄取抑制剂（Serotonin-Selective Reuptake Inhibitor，SSRI）—氟西汀（百忧解）。相比第一代药物，选择性 5- 羟色胺再摄取抑制剂的副作用明显减少，因此，被认为是抗抑郁药物发展中又一里程碑。但是，氟西汀仍存在一定的副作用，如有一个不受欢迎特征，可能引起很多患者性功能障碍（无论男女）。好在新近的 SSRI 类药物这一副作用已经明显减弱。近来，又有大量的相关药物被研制出来，其中最著名的是 5-HT 和去甲肾上腺素再摄取抑制剂（SNRIs，文拉法辛和度洛西汀），可同时抑制 5-HT 和去甲肾上腺素的再摄取。虽然丙咪嗪、地昔帕明和阿米替林也属于 SNRIs 类药物，但新一代的 SNRIs 药物在副作用上要明显少于第一代。

精神病学家已经注意到有接近一半的抑郁症患者同时伴随有焦虑，很多医生经常会给抑郁症患者同时使用抗抑郁和抗焦虑药物。一般来说，伴随焦虑的抑郁症要比单一的抑郁症更难治疗。

最后需要强调的是，抗抑郁药的起效较慢，一般在服用两周后开始起效，而最佳疗效可能要在服药后 6 个月或者以上才出现。因此，抗抑郁药物要长期服用。这也势必会影响肾上腺素和（或）去甲肾上腺素系统的功能。

抑郁症的动物模型

抑郁症很常见，约 17% 的美国人在其一生中至少一次被临床诊断为抑郁发作。女性的发病率高于男性。全球的统计数据显示，很多国家与美国基本相似。然而，只有约 70% 的患者能得到有效的抗抑郁药物治疗（尽管抗抑郁药物的安慰剂效应可高达 60%）。为了使每个抑郁症患者得到有效的治疗，研究人员不遗余力地在利用动物模型去研制和开发新的药物和治疗方法（表 9.1）。几篇经典的文章报道了如何建立动物模型，从最受关注的 McKinney[4, 5] 等描述的抑郁症动物模型，到最近 Kalueff、Tuohimaa[6]、McArthur、Borsini[7] 等学者建立的抑郁症动物模型[4-7]，Anisman 和 Matheson 还总结了动物模型和人类真实病态情况的关系[8]。

实验室研究抑郁的动物模型是否与人类的抑郁症状一样仍然值得探讨。因此，需要用药理学来证实对于人类抑郁有效的药物和其他疗法对于动物模型亦有效。"习得性无助"是较早的一种用于抑郁研究的动物模型[9-11]。这个模型起初是让狗接受逃避不了的电击。动物在这个实验中，很快意识到逃走是不可能的，所以动物选择放弃，甚至不去尝试。在一些早期的试验中，非实验组的狗会逃离电击，而实验组的狗则不会再次尝试逃离电击。这个模型随后

表 9.1　抑郁症动物模型

动物	模型
大鼠	长期足底电击[9, 99]
	长期束缚[99]
	习得性无助[100]
	慢性温和应激（CMS）[16]
大鼠遗传模型	胆碱酯酶抑制剂敏感 / 抵抗（FSL/FRL）[19]
	先天习得性无助[20]
	足底电击反应高 / 低[21]
小鼠	长期足底电击[99]
	长期束缚[99]
小鼠遗传模型	悬尾实验中活动能力高 / 低[22]
	高架十字迷宫实验能力高 / 低[23]

相继在大鼠和小鼠中应用 [9]。"习得性无助"的表现可以通过长期服用抗抑郁药物逆转，这也给药物的研发提供了一个很好的模型平台 [11, 12]。

亲人亡故，离婚等应激性生活事件是人类抑郁症的罪魁祸首之一 [11, 13-15]，因此，如何模拟建立慢性应激引起的抑郁症模型是动物模型的研究焦点 [7, 13, 15]。以足底电击和束缚刺激为应激源的最简单的实验模型，很少以人类为实验对象，最常使用的是白齿类动物。每天给予大鼠或小鼠短时间的足底电击或束缚刺激，持续几天到几周。而更加复杂的模型会在一段时间使用多种应激源，如以大鼠作为实验对象，长期交替的暴露于一系列温和应激之下，包括潮湿垫料，持续照明，或者食物剥夺等，从而建立慢性温和应激模型 [16]。与前者的模型不同，后者的抑郁样表现只能通过长期服用抗抑郁药物来预防。因此长期复杂的模型较简单的慢性应激动物模型能获得更可靠实验结果。类似实验在小鼠亦有效 [17, 18]。

目前，还有一些遗传模型，如 Adelaide 的 Flinders University 研究人员 Over-street 等使用 Sprague-Dawley（SD）大鼠选育的 Flinders 敏感株（FSL）大鼠模型 [19]。这种大鼠模型是选择性培育的对胆碱酯酶抑制剂敏感性的 SD 大鼠，而与其相对照的则是耐药性的 Flinders Resistant Line（FRL）大鼠。另外，也有先天的"习得性无助"大鼠，是通过强迫游泳实验选择性地培育出的活动能力高或低的大鼠 [20, 21]。Vaugeois 等通过悬尾实验中活动能力的高低差别，选择性的培育 CD-1 小鼠 [22]。Kromer 等通过高架十字迷宫实验选择性的培育出高度焦虑的 CD-1 小鼠 [23]。有关这些遗传模型的更详细的内容，请参阅 El Yacoubi 和 Vaugeois 的文献 [24]。

另外，能够适合模拟来自于天敌（例如猫是大鼠的天敌，大鼠是小鼠的天敌）及同种族之间攻击行为的应激性动物模型还没有研发出来，这对应人类的社会等级制度。

有关各种抑郁症的详细分析及适当的动物模型和评估，请参阅 Anisman 和 Matheson 的研究综述 [8]。

抑郁症的动物实验

另一个重要的问题是，如何评估抑郁样疾病的动物模型。目前应用最广泛的行为学实验方法有 Porsolt 研发的强迫游泳实验和 Steru 等创立的悬尾实验（表 9.2）[25-28]。检测人类抑郁症患者中已经发现的生物学标志物也可以进一步验证动物模型的可靠性。

行为学试验

最早，Porsolt 利用大鼠建立了强迫游泳实验。该实验主要先将一只大鼠置于盛有 25℃ 温水的圆柱形容器中，使得大鼠必须挣扎游动才能浮于水面呼吸。15 分钟后，将大鼠从容器中移出，用毛巾将大鼠身上水部分擦干，再利用干燥机烘干去除身上水分，时间为 15 分钟，然后归笼。24 小时后，将大鼠再次置于盛有水的圆柱形容器内，观察记录大鼠在 5 分钟的测试内静止的时间。潜在抗抑郁药物在第一次游水后立即给药，或者在两次游水之间选择的时间给药。空白对照组的大鼠第二天的静止时间一般占总时间的 75% 左右 [27, 29]，实验组大鼠在第二天的静止时间明显少于空白对照组，其中不同的药物对静止时间的长短影响不一。电惊厥疗法用于人类和动物抑郁模型（经常作为抑郁症治疗最后的治疗手段），经处理后的大鼠也可以减少其静止时间。但最初的强迫游泳实验模型有严重欠缺，使用 SSRI 处理的大鼠就没有获得阳性的结果 [30]。

相比于大鼠实验，小鼠强迫游泳实验内容有明显修改。只将小鼠放入盛水的圆柱形容器中，且只 6 分钟。与大鼠实验相同，记录小鼠

表 9.2 检验抑郁样疾病的动物模型

动物	具体实验
大鼠	强迫游泳实验 [25, 27]
	液体（糖水或牛奶）摄入实验 [101]
小鼠	强迫游泳实验 [29]
	悬尾实验 [28]
	甜牛奶摄入实验 [102]

静止的时间用来评估抑郁指数。一般小鼠在前两分钟很少表现出静止不动，所以只记录后四分钟。与大鼠实验一样，抗抑郁药物可以减少小鼠静止的时间[26]。

强迫游泳实验中各种条件也被研究人员进行了若干微小修改。例如，Lucki 为了避免大鼠利用爪子蹬踏瓶底，把 15～18cm 的水深改为 30cm[31]。此外，他们利用时间采样技术，每 5 秒钟一个间隔计算动物的行为。这些实验设计中的变化能够分辨出有效行为中的某些特殊行为，如：①攀爬行为，定义为前肢沿着容器的边缘向上运动；②游泳行为，定义为沿着容器水平移动；③静止，与 Porsolt 试验中的静止行为定义一样。最为重要的是这些修改后的实验模型对 5-HT 选择性 SSRI 更加敏感[30,32,33]。根据修订后的评分系统，SSRI（氟西汀）作用于 5-HT2c 受体[33]。读者可以进一步参考 McArthur 和 Borsini 的综述，其内容详细描述了强迫游泳实验中各种修改的细节[7]。

悬尾实验是将小鼠尾部距尾根 2cm 处用胶带固定，使其头向下悬挂。开始阶段，小鼠顺着自己的尾巴向上爬，但是很快就放弃了，并保持静止不动。正如 Porsolt 在强迫游泳实验中使用的，静止的时间被作为抑郁的评定指标记录下来。很多研究人员发现对于小鼠，悬尾实验较强迫游泳实验数据更加可靠。尽管有些悬尾实验利用大鼠为模型[34]，但由于大鼠头部向下悬挂其尾巴的时候，它们会试着旋转，有时弄断自己的尾巴，所以很少在悬尾实验中使用大鼠作为受试动物。

通过小鼠或者大鼠的糖水偏好实验很容易评估抑郁症中的快感缺失症状[35]。无论大鼠还是小鼠，加糖的牛奶都比糖水更容易在实验中起作用[36]。接受慢性应激的大鼠和小鼠有减少摄取含糖液体的倾向。此外，外周或者中枢注射 LPS 和 IL-1 均可以减少受试动物对牛奶的摄取[36]（详见第 3 章）。

生物学评估

抑郁症基础机制研究方面，令人意外的是对

奖励机制的研究较少，而这个机制恰恰可能是抑郁症治疗的靶点[37]。目前的研究认为，奖励机制系统主要涉及多巴胺系统，主要是中脑边缘系统和中脑皮层系统。内源性的阿片类物质也存在于这个系统内，且阿片肽物质（如多种内啡肽，包括脑啡肽和强啡肽）、多巴胺能和去甲肾上腺素能物质之间可以相互作用。而 5- 羟色胺能系统和阿片肽物质之间相互作用的研究报道较少，但 5- 羟色胺能系统与阿片肽系统在脑干及脊髓中这些与疼痛有关的区域可以相互作用。

色氨酸不仅是对蛋白质合成至关重要，而且还是合成 5-HT 和褪黑素的必需氨基酸。如果 SSRIs 是通过抑制 5-HT 的再摄取达到抗抑郁的作用，那么这将导致脑内 5-HT 的净损失。机体为了补充丢失的 5-HT，从而增加对色氨酸的需求。实际上，利用食物补充色氨酸目前已经是临床治疗抑郁症的一种成功疗法[38]。报道显示，色氨酸的短期急性缺失可以引起情绪低落。但关于色氨酸缺失的结果，目前报道还是不一。有的研究表明，色氨酸的缺失可以损伤长期记忆的形成，干扰记忆巩固，同时也提高了注意力[39]。而大部分研究并未发现色氨酸缺失后抑郁症状加重[40]。

睡眠中，5-HT 的作用机制比较复杂。它能改变睡眠的结构，这也正好可以解释抑郁症患者中观察到的一些不正常的睡眠模式。目前还没有抑郁症患者色氨酸缺失和睡眠异常之间简单的相关性报道[40]。

抑郁症与脑内 5-HT 和儿茶酚胺之间的联系并不那么简单。在 SSRI 或者三环类药物治疗成功的抑郁症患者中，Delgado 等进行了一系列出色的研究检验了色氨酸和儿茶酚胺缺失后的表现如何[41]。由于氨基酸竞争机制的存在，鸡尾酒样氨基酸的使用可以造成大脑色氨酸缺失（因此，限制了脑内 5-HT 的合成）。而 SSRIs 治疗有效的患者，由于色氨酸的缺失可以诱使抑郁复发，但是这种色氨酸缺失不能使三环类药物治疗有效的患者再次产生抑郁。相反，在儿茶酚胺摄取抑制剂治疗好转的抑郁症患者中，使用儿茶酚胺合成抑制剂—α- 甲基 P- 酪氨酸

（耗竭大脑多巴胺和去甲肾上腺素）可以引起抑郁症状再次出现。色氨酸的缺失并不能够改变儿茶酚胺抑制剂治疗好转的患者的抑郁评分。所以，药物通过什么机制治疗抑郁症是患者治疗后再干预的重要信息。由此可见，抑郁症的发病机制不是简单地由于儿茶酚胺和 5-HT 代谢或者功能的缺失引起的。

癌症患者并发抑郁症的可能机制

癌症患者的抑郁症无疑是一种多因素参与的过程。当诊断为癌症时，无形中的压力会诱发抑郁症。患者自身生理的变化包括认知和癌症疾病本身都可以是引起抑郁症的原因。甚至治疗癌症的药物也可以是引起抑郁的原因。

抑制海马区神经新生

海马区是大脑固有的一个结构，与记忆的形成直接相关。既往的动物实验研究显示，抑制海马内神经新生能够诱发临床抑郁症的发展[42]。然而丙咪嗪和氟西汀在抗抑郁治疗过程中，必须增加海马内新生神经元[43]。由此可见，神经元新生在抑郁症治疗中的重要作用。

在大多数哺乳动物中，神经元再生是性成熟前完成的。在神经学研究领域，普遍认为性成熟是神经元再生的重要节点。但是有的研究结果却与其不一致。Altman 和 Das 的经典研究显示，将放射性元素 H3 标记的腺嘧啶脱氧核苷酸（该物质可以用来说明 DNA 合成，并推测细胞的分裂）加入神经元 DNA，仅能在成年大鼠嗅球和海马中发现这些放射性元素[44]（目前的实验技术已经可以利用溴脱氧尿苷代替放射性元素标记 DNA）。越来越多的研究结果证明新神经元可以在海马的小神经胶质细胞中不断再生[45, 46]。

根据 Sapolsky 的研究结果，高浓度的糖皮质激素能够杀伤大脑海马的神经元[47]。Gould 等的结果也提示，应激及间接诱导的肾上腺糖皮质激素可以抑制成人大脑海马新神经元的生成[49]。如果动物肾上腺皮质功能缺陷（如肾上腺切除），并未显示神经元损失[48]。Jacobs[45] 等

认为"应激引起齿状回内神经元生成减少是抑郁症状产生的一个重要因素。"因此，"通过提高 5-HT 神经递质的活性，促进齿状回神经元新生，可以达到治疗抑郁症的目的。"

虽然目前还无法详细阐述这些机制，但已有 5-HT 和脑源性神经营养因子（BDNF）刺激产生新的神经元的假说[42]。BDNF 可加快干细胞向海马神经元细胞转变，还可以提高 5-HT 能样神经元生存周期，并促进其分化[50]。SSRIs 可增加 BDNF 的表达水平，5-HT$_{1A}$ 受体参与了 5-HT 促进 BDNF 的合成的过程。目前已经观察到，抑郁症患者体内 5-HT$_{1A}$ 受体的异常情况[51]。可见，在 5-HT 和 BDNF 两者中存在的一些相互刺激作用。5-HT 可以促进 BDNF 的合成，而 BDNF 在 5-HT 能样神经元生成及增殖的过程中也起到作用。

应激可以刺激机体增加糖皮质激素分泌，糖皮质激素在白鼠类或者皮质醇在大多数哺乳动物中可以抑制细胞分裂。皮质醇是人类主要的糖皮质激素之一，很多抑郁症患者血清或者唾液中皮质醇的浓度明显增高，这也能解释为什么海马区神经细胞死亡与抑郁有一定的联系。此外，抑郁患者外周循环血中 BDNF 的浓度偏低，而当患者接受治疗病情好转后，BDNF 的浓度又会回升[51-53]。尽管如此，在海马体积减少的过程中，除小胶质细胞外，其他类型细胞的减少可能也起到了一定作用[43]。

2000—2007 年间，影像学主要集中在磁共振对重度抑郁症患者大脑功能区结构的研究，作者们总结到海马、基底核、眼窝前额皮质和亚属前额叶皮质的体积减小在持续性抑郁患者（指反复、多次发作或病程较长者）中小于轻度抑郁的患者[54]。另外，肾上腺皮质激素抑制神经元新生可能也是海马区略微萎缩的原因，这也可以解释为什么很多抑郁症患者侧脑室会增大。

行为学、神经化学和肿瘤内分泌效应

在癌症患者中经常出现的抑郁症和肿瘤细胞种植的动物模型中产生的抑郁样行为不谋而

合。研究人员利用白血病的小鼠模型，已经在神经化学、内分泌和行为学等方面进行了研究。结果发现，白血病模型小鼠的神经行为异常与白血病患者中的表现相似。DBA2 小鼠腹腔内接种了 5 000 或 50 000 个 L1210 鼠源白血病细胞后，利用悬尾实验、强迫游泳实验和旷场实验在不同的时间点进一步进行行为学评估。结果发现在种植第 8 和 11 天没有发现实验组与对照组之间的行为差异；但种植后 15 天，两组接种不同细胞数的小鼠在悬尾实验和强迫游泳实验中，静止时间都会显著增加。在旷场实验中，相比对照组和 5 000 个细胞接种小鼠组，接种 50 000 个 L1210 细胞小鼠表现出活动能力明显降低，差异有统计学意义。而 5 000 细胞接种组与对照组见未见明显差异。这些结果说明，抑郁样行为不能通过动物简单的一般活动能力下降衡量。接种两种不同细胞数都能增加血清中皮质酮的浓度，说明皮质酮增加是白血病其疾病本身产生的应激特性。接种 L1210 细胞的小鼠都会表现为下丘脑中去甲肾上腺素代谢的显著增加，而多巴胺代谢没有变化。同时，色氨酸和 5-HT 在皮质和下丘脑中代谢也有增加。这些实验结果说明，应激可以特有的激活下丘脑 - 垂体 - 肾上腺轴（HPA）、脑内去甲肾上腺能系统和脑内 5-HT 能系统，上述结果也与既往利用 AW5E 鼠淋巴细胞系构建的动物模型的实验结果重合[55]。

最近乳腺癌大鼠抑郁样行为模型的结果再次印证了之前的研究[56]。研究人员利用致癌物甲基亚硝基脲构建了乳腺癌大鼠模型，肿瘤形成后 8～10 周，对雌性大鼠进行相关行为学实验。在强迫游泳实验中，荷瘤大鼠表现更长的静止漂浮时间。糖水偏好实验中，使用浓度为 0.1% 的蔗糖水，荷瘤大鼠组相比对照组明显摄入量减少；而使用 1% 浓度的蔗糖水，两组动物在糖水摄入量上没有显著差异。另外，在埋珠实验中，荷瘤大鼠也表现出行为能力增强。但这些差异并没有在常用的焦虑样行为实验（高架十字迷宫实验和旷场实验）中观察到。实验中行为改变与海马体而不是下丘脑中 IL-1β、

TNF-α、IL-6 和 IL-10 的浓度增加直接相关，但和病态行为的症状无关。虽然荷瘤大鼠皮质醇的基线水平与对照组无差异，但在大鼠 30 分钟游泳应激实验中其峰值低于对照组大鼠。盐皮质激素受体和糖皮质激素受体的基因水平表达在海马中显著增加，说明应激反应可能增加了糖皮质激素负反馈的敏感性。

综上，虽然抑郁症相关动物模型和动物实验还有很多不足之处，目前支持肿瘤能够引起抑郁样行为的动物模型相对较少。尽管目前还不能在癌症患者中所有情况下取得成功抗抑郁疗效，但引入临床实践中结果显示，癌症患者使用抗抑郁药物已经取得了一定程度的成功。

细胞因子诱导的病态行为

细胞因子是由免疫细胞产生和释放的多肽大分子（其中有的是糖基化多肽），在免疫系统自分泌和旁分泌过程中扮演信使的作用。换言之，细胞因子就是免疫系统的"荷尔蒙"。近些年，出现了一系列促炎性细胞因子可能在抑郁症中起作用的假说和理论[57-59]。这些促炎性细胞因子可能与癌症相关，因为炎症在肿瘤形成过程中扮演了非常重要的角色[60]。另外，手术及癌症辅助治疗手段包括放化疗都可以导致炎症形成[61]。

如果说细胞因子可以引起抑郁症，那么就一定要提到 IL-1，它是一种病原体入侵后机体在早期合成和释放的关键细胞因子。IL-1 可以引起机体出现病态行为，"病态行为"这一词语是由 Hart 提出的，是描述机体对疾病或感染所呈现的生理和行为上的反应行为，这种行为普遍存在于大多数物种中。Hart 认为"病态行为不是疾病本身引起的适应不良或者不合乎需要的变化，其实它们是一种有组织、有策略的，并为野生环境个体在关键时刻可以保证生存能力所形成的[62]。"Kent 等认为"患者常常表现出虚弱、无精打采和不能集中注意力，还表现出嗜睡、厌食、活动压抑和对包括社会交往在内的日常活动失去兴趣[63]。"细胞因子参与抑郁症的假说主要源于以下证据：

- IL-1 可以诱导动物病态行为（一种类似抑郁症的行为模式），包括行为活动减少，兴趣匮乏，遇事退缩。LPS 可以迅速上调 IL-1[63]，所以，LPS 被用作诱导病态行为。LPS 在与普遍存在于机体和血管的受体结合后还可以激活一系列细胞因子。

- 给人体一些细胞因子（如 IL-1 和 IFN-a 的一些亚型），可以引起抑郁症和类流感样症状。

- 抑郁症患者血浆浓度高的一些细胞因子（如 IL-6、IL-1RA、CRP- 肝脏产生的急性期蛋白）被认为是免疫反应的生物学标志物。

- 抑郁症患者经常表现出外周炎症。

- 细胞因子（尤其是 IL-1，而 IL-6 和 TNF-a 的作用相对较小）能够激活 HPA 轴，从而提升血清中促肾上腺皮质激素和糖皮质激素水平[64]。

- IL-1 外周给药能强烈激活脑内去甲肾上腺素能系统[65]，这是抑郁症患者中普遍存在的一种现象。TNF-a 也有相似的效果，但其作用相对较弱[66]。

细胞因子在抑郁症动物模型中的研究

在目前动物模型中，IL-1 是公认在给药后肯定引起病态行为的唯一细胞因子。IL-1 有 IL-1α 和 1β 两种亚型，它们都可以激活 IL-1 受体，且活性无明显差异[67, 68]。有些干扰素（主要 IFN-α）也可以引起人类相关症状。虽然外周给药 IL-6 增加了小鼠脑内色氨酸和 5-HT 浓度，但是却不能引起小鼠或者大鼠的病态行为[69, 70]。缺乏 IL-6 基因的小鼠（IL-6 敲除小鼠）中枢或外周给予 IL-1 和 LPS 处理后，其在强迫游泳实验和悬尾实验中表现无明显异常，但是，病态行为表现较对照组有所减弱[71, 72]。IL-6 敲除小鼠的 HPA 轴对 IL-1 和 LPS 的反应正常，但是却不能改变色氨酸和 5-HT 的代谢[69]。当高浓度 TNF-α 给药时，去甲肾上腺素代谢和脑内色氨酸水平可以小幅度升高[66, 72]。

由于病态行为和抑郁症状表现相似，所以 Yirmiya 等提出了抗抑郁治疗应该消除细胞因子引起的病态行为和神经内分泌效应[73]。与此

预测一致，他们发现长期使用氟西汀可以明显减弱 LPS 诱导的大鼠厌食、体重下降，减少大鼠脑内正中隆起中促肾上腺皮质激素释放激素，提升大鼠血清中皮质酮的浓度[41]，同时预防大鼠和小鼠 LPS 用药后开始阶段体温降低的症状。长期使用丙咪嗪也可以减弱 LPS 引起的肾上腺皮质活性增强。但是随后的一系列研究中，并没发现长期使用丙咪嗪或文拉法辛可以减弱小鼠 LPS 腹腔用药引起的病态行为[36]。Yirmiya 也认为这些抗抑郁药的作用确实在小鼠模型中没有效果（2003 年通过非正式交流确认）。长期使用抗抑郁药奎奈普汀可以减弱 LPS 或 IL-1 外周用药后的病态行为，但却对 LPS 或 IL-1 中枢给药产生的病态行为无明显改变[74]。这可能和 HPA 轴降低了对 LPS 的反应有关[75]。同时，LPS 可以降低丘脑室旁核中 c-fos 的活性。

细胞因子在抑郁症患者中的作用

如果细胞因子与抑郁症有因果关系的话，那么细胞因子应该在抑郁症患者中升高。根据这个推论，研究人员做了很多关于抑郁症患者循环血中细胞因子浓度变化的研究。最早的结果是来自于 Mae 实验室，他们首先分离得到抑郁症患者外周血中的免疫细胞，然后利用分裂素在体外实验中刺激这些免疫细胞，最后观察相关细胞因子变化，本实验中只检测了 IL-1[76, 77]。这些结果的重复率不是很高[78]。Weizman 等发现体外培养抑郁症患者的巨噬细胞，然后外源性加入 LPS，IL-1 的产生明显减少[79]。由于外周血中内源性 IL-1 的浓度非常低，所以很多研究使用促分裂素提升 IL-1 的量。很多文章的摘要中并没有清晰说明这一点，所以目前很多杂志的同行评审没有意识到这一点。

目前，只有少数报道显示重度抑郁症患者外周血中 IL-1 的浓度增加[80]，最近也有研究显示晚期抑郁症的患者血清中 IL-1 的浓度明显升高[81]。Owen 等对 20 例因病毒感染引起抑郁症的患者进行研究分析，结果显示血清中 IL-1β 明显增加，但是这一结果也可能源于病毒感染本身[82]，不能直接说明 IL-1 在抑郁症中的必要作

用。最近来自新西兰的一项 33 名无疾病相关性重度抑郁症患者的研究显示，血清中 IL-6 和 TNF-α 的浓度较高，而 IL-1β 没变化[83]。此外，与年龄匹配的对照组比，Brambilla 和 Maggioni 也没有观察到老年女性抑郁症患者中血清中 IL-1β 的变化[84]。随后，Brambilla 等报道了血清中 IL-1β 与心境障碍之间的关系，但并没有发现其与重度抑郁症之间的联系[85]。其他的一些报道也没能发现抑郁症患者中 IL-1 升高的结果[86-92]。来自芬兰的最新大型研究发现，在男性抑郁症患者中，外周血中 IL-1 减少伴随着 IL-1 受体拮抗剂（IL-1RA）的增加[91]。

目前关于外周血中细胞因子与临床抑郁症之间关系的荟萃分析相对较少。2001 年，Zorrilla 等的荟萃分析显示外周循环血中 IL-6 浓度的升高和抑郁症之间的明确关系[93]。由于 IL-1 和抑郁症之间关系的报道较少，所以作者并没有评价 IL-1 和抑郁之间的相关性。和既往报道一直，最新的荟萃分析结果再次证实了抑郁症患者中存在 IL-6、IL-RA 上升的趋势，同时还发现 C- 反应蛋白也明显增加[94]。这个研究结果显示，相比于其他的细胞因子与抑郁症之间统计学显著差异，IL-1 与抑郁症之间仅仅存在微弱的统计学差异（$P = 0.03$）。在 2009 年的一篇荟萃分析结果中，Dowlati 等人认为抑郁症患者中外周血中 IL-6 和 TNF-α 明显升高，而 IL-1β 没有[95]。

总结这些实验报道，目前在抑郁症患者中外周血中 IL-1 的升高的结果还是不能完全明确，因此这些结果不能完全支持外周血 IL-1 浓度升高是抑郁症主要原因的假说。此外，尽管内源性 IL-1RA 在 20 年前就被鉴别和合成出来，但是目前仍然没有关于使用 IL-1 拮抗剂或者其他 IL-1 抗体治疗患者抑郁症的报道。

随后 IL-1 参与抑郁症假说的支持者报道了 IL-1 在脑内出现并且引发抑郁症的结果[57,58]。这些结果是可靠的，因为大脑内给予低剂量的 IL-1β 可以引起一些病态行为[96]。因此，大脑中 IL-1 的出现与抑郁样症状相关也不足为奇。众所周知，强烈免疫刺激（例如外周注射大剂量 LPS）能够引起脑内小胶质细胞和巨噬细胞中 IL-1 和其他促炎因子的出现[97]，这些因子可以引起发热和造成一系列病态行为，正如上面所讨论的类似抑郁症的疾病。

Levine 等报道了一个小样本治疗前急性重度抑郁的阳性结果，主要观察 13 个实验观察对象和 10 个对照观察对象中脑脊液 IL-1β 的浓度[98]。研究者发现脑脊液中 IL-1 的浓度明显升高，IL-6 和 TNF-α 没有变化，而同一患者血清中 IL-1β 的浓度却没有升高。是否抑郁症患者脑脊液中 IL-1β 会反应性浓度升高，这一结论需要更多大样本的队列分析，并不能局限在重度的急性抑郁症。

在一些患者中，可能表现出 IL-1 的升高和抑郁症之间有关系，但是否这一结果是抑郁症病理机制中普遍存在还需进一步说明和讨论。

结论

前面提到的综述已经指出了利用动物去模拟人类神经系统症状的复杂性。尽管很多的实验使用动物模拟人类现代生活中所经历的一些身心变化，有的时候动物模型也会表现出与人类类似的反应，但一致性仍然不是很确定。事实上，目前无法精准的将人类的癌症和其治疗相关症状完全利用动物模型复制出来，同样的问题也存在于抗抑郁药物的研制中。虽然抑郁症是最常见的精神疾病，目前其治疗手段离我们期许还有很远的距离。也许未来最好的研究方法是扩展动物模型的相关研究工作，包括利用上面提到的白血病和乳腺癌等肿瘤动物模型。

尽管目前在抑郁症的动物模型和相关实验上存在各种各样的问题，但是动物研究结果还是让我们更加深入地了解了癌症患者。令人鼓舞的最新结果显示，癌症动物模型表现出的行为和生理上的反应与癌症患者中观察到的非常一致。未来可以利用癌症动物模型验证抗抑郁药物和其他抗抑郁治疗方法的疗效。这些模型的应用为人体抗抑郁治疗手段和药物的研发提供了非常重要的依据。

（王喆 译 杜瀛瀛 校）

参考文献

1. Patrick DL, Ferketich SL, Frame PS, et al. National Institutes of Health State-of-the-Science Conference statement: symptom management in cancer: pain, depression, and fatigue, July 15–17, 2002. *J Natl Cancer Inst* **95**(15):1110–1117, 2003.

2. American Psychiatric Association. *Diagnostic and Statistical Manual of Mental Disorders: DSM-IV-TR*, revised 4th ed. Washington DC: American Psychiatric Association, 2000.

3. Granata AR, Numao Y, Kumada M, Reis DJ. A1 noradrenergic neurons tonically inhibit sympathoexcitatory neurons of C1 area in rat brainstem. *Brain Res* **377**(1):127–146, 1986.

4. McKinney WT. Overview of the past contributions of animal models and their changing place in psychiatry. *Semin Clin Neuropsychiatry* **6**(1): 68–78, 2001.

5. McKinney WT. Animal models of depression: an overview. *Psychiatr Dev* **2**(2):77–96, 1984.

6. Kalueff AV, Tuohimaa P. Experimental modeling of anxiety and depression. *Acta Neurobiol Exp (Wars)* **64**(4):439–448, 2004.

7. McArthur R, Borsini F. Animal models of depression in drug discovery: a historical perspective. *Pharmacol Biochem Behav* **84**(3):436–452, 2006.

8. Anisman H, Matheson K. Stress, depression, and anhedonia: caveats concerning animal models. *Neurosci Biobehav Rev* **29**(4–5):525–546, 2005.

9. Maier SF. Learned helplessness and animal models of depression. *Prog Neuropsychopharmacol Biol Psychiatry* **8**(3):435–446, 1984.

10. Seligman ME, Maier SF. Failure to escape traumatic shock. *J Exp Psychol* **74**(1):1–9, 1967.

11. Sherman AD, Sacquitne JL, Petty F. Specificity of the learned helplessness model of depression. *Pharmacol Biochem Behav* **16**(3):449–454, 1982.

12. Henn FA, Vollmayr B. Stress models of depression: forming genetically vulnerable strains. *Neurosci Biobehav Rev* **29**(4–5):799–804, 2005.

13. Anisman H, Zacharko RM. Depression: the predisposing influence of stress. *Behav Brain Sci* **5**(1):89–99, 1982.

14. van Praag HM. Can stress cause depression? *Prog Neuropsychopharmacol Biol Psychiatry* **28**(5):891–907, 2004.

15. Willner P. The validity of animal models of depression. *Psychopharmacology (Berl)* **83**(1):1–16, 1984.

16. Willner P. Validity, reliability and utility of the chronic mild stress model of depression: a 10-year review and evaluation. *Psychopharmacology (Berl)* **134**(4):319–329, 1997.

17. Ducottet C, Griebel G, Belzung C. Effects of the selective nonpeptide corticotropin-releasing factor receptor 1 antagonist antalarmin in the chronic mild stress model of depression in mice. *Prog Neuropsychopharmacol Biol Psychiatry* **27**(4):625–631, 2003.

18. Griebel G, Simiand J, Serradeil-Le Gal C, et al. Anxiolytic- and antidepressant-like effects of the non-peptide vasopressin V1b receptor antagonist, SSR149415, suggest an innovative approach for the treatment of stress-related disorders. *Proc Natl Acad Sci U S A* **99**(9):6370–6375, 2002.

19. Overstreet DH, Pucilowski O, Rezvani AH, Janowsky DS. Administration of antidepressants, diazepam and psychomotor stimulants further confirms the utility of Flinders Sensitive Line rats as an animal model of depression. *Psychopharmacology (Berl)* **121**(1):27–37, 1995.

20. Lachman HM, Papolos DF, Weiner ED, et al. Hippocampal neuropeptide Y mRNA is reduced in a strain of learned helpless resistant rats. *Brain Res Mol Brain Res* **14**(1–2):94–100, 1992.

21. Weiss JM, Kilts CD. Animal models of depression and schizophrenia. In: Schatzberg AF, Nemeroff CB, eds. *The American Psychiatric Press Textbook of Psychopharmacology*. Washington DC: American Psychiatric Press, 1998:89–131.

22. Vaugeois JM, Passera G, Zuccaro F, Costentin J. Individual differences in response to imipramine in the mouse tail suspension test. *Psychopharmacology (Berl)* **134**(4):387–391, 1997.

23. Krömer SA, Kessler MS, Milfay D, et al. Identification of glyoxalase-I as a protein marker in a mouse model of extremes in trait anxiety. *J Neurosci* **25**(17):4375–4384, 2005.

24. El Yacoubi M, Vaugeois JM. Genetic rodent models of depression. *Curr Opin Pharmacol* **7**(1):3–7, 2007.

25. Porsolt RD, Anton G, Blavet N, Jalfre M. Behavioural despair in rats: a new model sensitive to antidepressant treatments. *Eur J Pharmacol* **47**(4):379–391, 1978.

26. Porsolt RD, Bertin A, Jalfre M. Behavioral despair in mice: a primary screening test for antidepressants. *Arch Int Pharmacodyn Ther* **229**(2):327–336, 1977.

27. Porsolt RD, Le Pichon M, Jalfre M. Depression: a new animal model sensitive to antidepressant treatments. *Nature* **266**(5604):730–732, 1977.

28. Steru L, Chermat R, Thierry B, Simon P. The tail suspension test: a new method for screening antidepressants in mice. *Psychopharmacology (Berl)* **85**(3):367–370, 1985.

29. Porsolt RD, Bertin A, Jalfre M. "Behavioural despair" in rats and mice: strain differences and the effects of imipramine. *Eur J Pharmacol* **51**(3):291–294, 1978.

30. Cryan JF, Markou A, Lucki I. Assessing antidepressant activity in rodents: recent developments and future needs. *Trends Pharmacol Sci* **23**(5):238–245, 2002.

31. Lucki I. The forced swimming test as a model for core and component behavioral effects of antidepressant drugs. *Behav Pharmacol* **8**(6–7):523–532, 1997.

32. Cryan JF, Holmes A. The ascent of mouse: advances in modelling human depression and anxiety. *Nat Rev Drug Discov* **4**(9):775–790, 2005.

33. Cryan JF, Valentino RJ, Lucki I. Assessing substrates underlying the behavioral effects of antidepressants using the modified rat forced swimming test. *Neurosci Biobehav Rev* **29**(4–5):547–569, 2005.

34. Chermat R, Thierry B, Mico JA, Steru L, Simon P. Adaptation of the tail suspension test to the rat. *J Pharmacol* **17**(3):348–350, 1986.

35. Harkin A, Houlihan DD, Kelly JP. Reduction in preference for saccharin by repeated unpredictable stress in mice and its prevention by imipramine. *J Psychopharmacol* **16**(2):115–123, 2002.

36. Dunn AJ, Swiergiel AH. The reductions in sweetened milk intake induced by interleukin-1 and endotoxin are not prevented by chronic antidepressant treatment. *Neuroimmunomodulation* **9**(3):163–169, 2001.

37. Forbes EE. Where's the fun in that? Broadening the focus on reward function in depression. *Biol Psychiatry* **66**(3):199–200, 2009.

38. van Praag HM. Serotonin precursors in the treatment of depression. *Adv Biochem Psychopharmacol* **34**:259–286, 1982.

39. Schmitt JA, Jorissen BL, Sobczak S, et al. Tryptophan depletion impairs memory consolidation but improves focussed attention in healthy young volunteers. *J Psychopharmacol* **14**(1):21–29, 2000.

40. Bell C, Abrams J, Nutt D. Tryptophan depletion and its implications for psychiatry. *Br J Psychiatry* **178**:399–405, 2001.

41. Delgado PL, Miller HL, Salomon RM, et al. Tryptophan-depletion challenge in depressed patients treated with desipramine or fluoxetine: implications for the role of serotonin in the mechanism of antidepressant action. *Biol Psychiatry* **46**(2): 212–220, 1999.

42. Jacobs BL. Adult brain neurogenesis and depression. *Brain Behav Immun* **16**(5):602–609, 2002.

43. Sahay A, Hen R. Adult hippocampal neurogenesis in depression. *Nat Neurosci* **10**(9):1110–1115, 2007.

44. Altman J, Das GD. Post-natal origin of microneurones in the rat brain. *Nature* **207**(5000):953–956, 1965.

45. Jacobs BL, van Praag H, Gage FH. Adult brain neurogenesis and psychiatry: a novel theory of depression. *Mol Psychiatry* **5**(3):262–269, 2000.

46. Ming GL, Song H. Adult neurogenesis in the mammalian central nervous system. *Annu Rev Neurosci* **28**:223–250, 2005.

47. Sapolsky RM, Krey LC, McEwen BS. Glucocorticoid-sensitive hippocampal neurons are involved in terminating the adrenocortical stress response. *Proc Natl Acad Sci U S A* **81**(19):6174–6177, 1984.

48. Gould E, Cameron HA, Daniels DC, Woolley CS, McEwen BS. Adrenal hormones suppress cell division in the adult rat dentate gyrus. *J Neurosci* **12**(9):3642–3650, 1992.

49. Gould E, Tanapat P, McEwen BS, Flügge G, Fuchs E. Proliferation of granule cell precursors in the dentate gyrus of adult monkeys is diminished by stress. *Proc Natl Acad Sci U S A* **95**(6):3168–3171, 1998.

50. Martinowich K, Lu B. Interaction between BDNF and serotonin: role in mood disorders. *Neuropsychopharmacology* **33**(1):73–83, 2008.

51. Sargent PA, Kjaer KH, Bench CJ, et al. Brain serotonin1A receptor binding measured by positron emission tomography with [11C]WAY-100635: effects of depression and antidepressant treatment. *Arch Gen Psychiatry* **57**(2):174–180, 2000.

52. Yoshimura R, Mitoma M, Sugita A, et al. Effects of paroxetine or milnacipran on serum brain-derived neurotrophic factor in depressed patients. *Prog Neuropsychopharmacol Biol Psychiatry* **31**(5):1034–1037, 2007.

53. Dunn AJ, Swiergiel AH, Cork R, Newman RA. Behavioral, neurochemical and neuroendocrine responses to leukemia in mice [abstract]. *Society for Neuroscience 2004* Annual Meeting, San Diego CA, Oct 23–27, 2004. Abstract 462.13.

54. Lorenzetti V, Allen NB, Fornito A, Yücel M. Structural brain abnormalities in major depressive disorder: a selective review of recent MRI studies. *J Affect Disord* **117**(1–2):1–17, 2009.

55. Chuluyan HE, Wolcott RM, Chervenak R, Dunn AJ. Catecholamine, indoleamine and corticosteroid responses in mice bearing tumors. *Neuroimmunomodulation* **8**(3):107–113, 2000.

56. Pyter LM, Pineros V, Galang JA, McClintock MK, Prendergast BJ. Peripheral tumors induce depressive-like behaviors and cytokine production and alter hypothalamic-pituitary-adrenal axis regulation. *Proc Natl Acad Sci U S A* **106**(22): 9069–9074, 2009.

57. Dantzer R, O'Connor JC, Freund GG, Johnson RW, Kelley KW. From inflammation to sickness and depression: when the immune system subjugates the brain. *Nat Rev Neurosci* **9**(1):46–56, 2008.

58. Miller AH, Maletic V, Raison CL. Inflammation and its discontents: the role of cytokines in the pathophysiology of major depression. *Biol Psychiatry* **65**(9):732–741, 2009.

59. Miller AH. Mechanisms of cytokine-induced behavioral changes: Psychoneuroimmunology at the translational interface. *Brain Behav Immun* **23**(2): 149–158, 2009.

60. Coussens LM, Werb Z. Inflammation and cancer. *Nature* **420**(6917):860–867, 2002.

61. Williams J, Chen Y, Rubin P, Finkelstein J, Okunieff P. The biological basis of a comprehensive grading system for the adverse effects of cancer treatment. *Semin Radiat Oncol* **13**(3):182–188, 2003.

62. Hart BL. Biological basis of the behavior of sick animals. *Neurosci Biobehav Rev* **12**(2):123–137, 1988.

63. Kent S, Bluthé RM, Kelley KW, Dantzer R. Sickness behavior as a new target for drug development. *Trends Pharmacol Sci* **13**(1):24–28, 1992.

64. Dunn AJ. Cytokine activation of the HPA axis. *Ann N Y Acad Sci* **917**:608–617, 2000.

65. Dunn AJ, Wang J, Ando T. Effects of cytokines on cerebral neurotransmission. Comparison with the effects of stress. *Adv Exp Med Biol* **461**:117–127, 1999.

66. Ando T, Dunn AJ. Mouse tumor necrosis factor-alpha increases brain tryptophan concentrations and norepinephrine metabolism while activating the HPA axis in mice. *Neuroimmunomodulation* **6**(5):319–329, 1999.

67. Larson SJ, Dunn AJ. Behavioral effects of cytokines. *Brain Behav Immun* **15**(4):371–387, 2001.

68. Dantzer R, Bluthé RM, Castanon N, et al. Cytokine effects on behavior. In: Ader R, Felten DL, Cohen N, eds. *Psychoneuroimmunology*. San Diego, CA: Academic Press, 2001:703–727.

69. Swiergiel AH, Dunn AJ. Feeding, exploratory, anxiety- and depression-related behaviors are not altered in interleukin-6-deficient male mice. *Behav Brain Res* **171**(1):94–108, 2006.

70. Wang J, Dunn AJ. Mouse interleukin-6 stimulates the HPA axis and increases brain tryptophan and serotonin metabolism. *Neurochem Int* **33**(2):143–154, 1998.

71. Bluthé RM, Michaud B, Poli V, Dantzer R. Role of IL-6 in cytokine-induced sickness behavior: a study with IL-6 deficient mice. *Physiol Behav* **70**(3–4):367–373, 2000.

72. Bluthé RM, Layé S, Michaud B, Combe C, Dantzer R, Parnet P. Role of interleukin-1beta and tumour necrosis factor-alpha in lipopolysaccharide-induced sickness behaviour: a study with interleukin-1 type I receptor-deficient mice. *Eur J Neurosci* **12**(12): 4447–4456, 2000.

73. Yirmiya R, Pollak Y, Barak O, et al. Effects of antidepressant drugs on the behavioral and physiological responses to lipopolysaccharide (LPS) in rodents. *Neuropsychopharmacology* **24**(5):531–544, 2001.

74. Castanon N, Bluthé RM, Dantzer R. Chronic treatment with the atypical antidepressant tianeptine attenuates sickness behavior induced by peripheral but not central lipopolysaccharide and interleukin-1beta in the rat. *Psychopharmacology (Berl)* **154**(1):50–60, 2001.

75. Castanon N, Konsman JP, Médina C, Chauvet N, Dantzer R. Chronic treatment with the antidepressant tianeptine attenuates lipopolysaccharide-induced Fos expression in the rat paraventricular nucleus and HPA axis activation. *Psychoneuroendocrinology* **28**(1): 19–34, 2003.

76. Maes M. A review on the acute phase response in major depression. *Rev Neurosci* **4**(4):407–416, 1993.

77. Maes M, Bosmans E, Suy E, Vandervorst C, DeJonckheere C, Raus J. Depression-related disturbances in mitogen-induced lymphocyte responses and interleukin-1 beta and soluble interleukin-2 receptor production. *Acta Psychiatr Scand* **84**(4):379–386, 1991.

78. Schlatter J, Ortuño F, Cervera-Enguix S. Lymphocyte subsets and lymphokine production in patients with melancholic versus nonmelancholic depression. *Psychiatry Res* **128**(3):259–265, 2004.

79. Weizman R, Laor N, Podliszewski E, Notti I, Djaldetti M, Bessler H. Cytokine production in major depressed patients before and after clomipramine treatment. *Biol Psychiatry* **35**(1):42–47, 1994.

80. Anisman H, Ravindran AV, Griffiths J, Merali Z. Endocrine and cytokine correlates of major depression and dysthymia with typical or atypical features. *Mol Psychiatry* **4**(2):182–188, 1999.

81. Thomas AJ, Davis S, Morris C, Jackson E, Harrison R, O'Brien JT. Increase in interleukin-1beta in late-life depression. *Am J Psychiatry* **162**(1):175–177, 2005.

82. Owen BM, Eccleston D, Ferrier IN, Young AH. Raised levels of plasma interleukin-1beta in major and postviral depression. *Acta Psychiatr Scand* **103**(3): 226–228, 2001.

83. Yang K, Xie G, Zhang Z, et al. Levels of serum interleukin (IL)-6, IL-1beta, tumour necrosis factor-alpha and leptin and their correlation in depression. *Aust N Z J Psychiatry* **41**(3):266–273, 2007.

84. Brambilla F, Maggioni M. Blood levels of cytokines in elderly patients with major depressive disorder. *Acta Psychiatr Scand* **97**(4):309–313, 1998.

85. Brambilla F, Monteleone P, Maj M. Interleukin-1beta and tumor necrosis factor-alpha in children with major depressive disorder or dysthymia. *J Affect Disord* **78**(3):273–277, 2004.

86. Kagaya A, Kugaya A, Takebayashi M, et al. Plasma concentrations of interleukin-1beta, interleukin-6, soluble interleukin-2 receptor and tumor necrosis factor alpha of depressed patients in Japan. *Neuropsychobiology* **43**(2):59–62, 2001.

87. Huang TL, Lee CT. T-helper 1/T-helper 2 cytokine imbalance and clinical phenotypes of acute-phase major depression. *Psychiatry Clin Neurosci* **61**(4):415–420, 2007.

88. Rothermundt M, Arolt V, Fenker J, Gutbrodt H, Peters M, Kirchner H. Different immune patterns in melancholic and non-melancholic major depression. *Eur Arch Psychiatry Clin Neurosci* **251**(2):90–97, 2001.

89. Rothermundt M, Arolt V, Peters M, et al. Inflammatory markers in major depression and melancholia. *J Affect Disord* **63**(1–3):93–102, 2001.

90. Milaneschi Y, Corsi AM, Penninx BW, Bandinelli S, Guralnik JM, Ferrucci L. Interleukin-1 receptor antagonist and incident depressive symptoms over 6 years in older persons: the InCHIANTI study. *Biol Psychiatry* **65**(11):973–978, 2009.

91. Ovaskainen Y, Koponen H, Jokelainen J, Keinänen-Kiukaanniemi S, Kumpusalo E, Vanhala M. Depressive symptomatology is associated with decreased interleukin-1 beta and increased interleukin-1 receptor antagonist levels in males. *Psychiatry Res* **167**(1–2):73–79, 2009.

92. Rothermundt M, Arolt V, Bayer TA. Review of immunological and immunopathological findings in schizophrenia. *Brain Behav Immun* **15**(4):319–339, 2001.

93. Zorrilla EP, Luborsky L, McKay JR, et al. The relationship of depression and stressors to immunological assays: a meta-analytic review. *Brain Behav Immun* **15**(3):199–226, 2001.

94. Howren MB, Lamkin DM, Suls J. Associations of depression with C-reactive protein, IL-1, and IL-6: a meta-analysis. *Psychosom Med* **71**(2):171–186, 2009.

95. Dowlati Y, Herrmann N, Swardfager W, et al. A meta-analysis of cytokines in major depression. *Biol Psychiatry*:e-pub ahead of print, 2009.

96. Dunn AJ, Swiergiel AH. Cytokines and stress: neurochemistry, endocrinology and behavior. In: McCarty R, Aguilera G, Sabban E, Kvetnanský R, eds. *Stress: Neural, Endocrine, and Molecular Studies.* London: Taylor & Francis, 2002:163–166.

97. Quan N, Banks WA. Brain-immune communication pathways. *Brain Behav Immun* **21**(6):727–735, 2007.

98. Levine J, Barak Y, Chengappa KN, Rapoport A, Rebey M, Barak V. Cerebrospinal cytokine levels in patients with acute depression. *Neuropsychobiology* **40**(4):171–176, 1999.

99. Dunn AJ, Swiergiel AH. Effects of acute and chronic stressors and CRF in rat and mouse tests for depression. *Ann N Y Acad Sci* **1148**:118–126, 2008.

100. Maier SF, Seligman MEP. Learned helplessness: theory and evidence. *J Exp Psychol Gen* **105**(1):3–46, 1976.

101. Yirmiya R, Pollak Y, Morag M, et al. Illness, cytokines, and depression. *Ann N Y Acad Sci* **917**:478–487, 2000.

102. Swiergiel AH, Dunn AJ. The roles of IL-1, IL-6, and TNFalpha in the feeding responses to endotoxin and influenza virus infection in mice. *Brain Behav Immun* **13**(3):252–265, 1999.

第9b章 炎症与病态和抑郁症间的连接——炎症细胞因子

Robert Dantzer and Keith W. Kelley

最早提出炎症可能在癌症患者的症状及抑郁状态发挥主要作用这一观点的研究者是本书编者之一 Charles Cleeland 及其研究小组[1]，作者的推理基于类比。实验动物在注射促炎细胞因子或细胞因子诱导剂如脂多糖之后，会出现以疼痛、消瘦、认知受损、焦虑和疲劳为特征的病态症状。同样的症状在很多癌症患者中也能观察到，并在诸如化疗和放疗这些诱导炎症的过程中加剧。此外，长期使用干扰素（IFN）-α和（或）白细胞介素（IL）-2 进行治疗的转移性肾癌或转移性黑色素瘤患者中，很快会出现病态症状，最终导致真正的抑郁症。自 Cleeland 的开创性论文发表以来，许多研究已经证实，在长期的癌症生存者中非特异性症状如乏力，与炎症生物标记相关联，不能仅仅解释为癌症诊断及带瘤生存者中出现的心理问题。最近的一篇综述肯定了炎症和癌症患者行为之间关系的合理性，并指出神经内分泌免疫机制在其中的关键作用[2]。

本章的目的是讨论可能导致癌症患者病态症状及抑郁症状出现的神经免疫机制。我们不会关注癌症患者病态症状和抑郁症高发生率的流行病学证据，也不会谈及症状负担使激进的癌症治疗方式受限，因为这些问题将在这本书的其他地方涉及。

炎症诱发病态症状的行为改变

在 20 世纪 60 年代中期，实验心理学家 Neal Miller 观察到大鼠在内毒素全身给药后，抑制其按压杠杆获取水和食物，由于这种效应大约在注射后 30 分钟即可观察到，并且长达 24 个小时，因此他认为研究内毒素对行为的影响将会为"研究感觉生病行为现象的机制提供新的思路"[3]。他和团队成员随后对这些现象的共性进行了多次实验，发现内毒素并没有简单地以非特异性方式降低有动机的行为。他训练大鼠按压杠杆停止不断移动的滚轮从而可以休息，发现与生理盐水对照组相比，注射内毒素的大鼠实际按下操纵杆更多。这正是人们对病态有机体的期望：剧烈运动后需要休息的动机会优于寻找食物和水的动机。

在这项开创性的工作之后，科学家用了 20 多年才发现内毒素引起动机变化的确切机制。通过鉴定和表征生物体响应内毒素的信号分子，随后重组和克隆表达这些分子，再使这些分子可以被直接注射到实验动物体内，最终确定这一机制。正如其名称所表示，IL-1 是第一个以这种方式被识别的促炎细胞因子。实际上 IL-1 以两个不同的分子形式存在，IL-1α 和 IL-1β，这是两个不同基因的产物，但作用于相同的受体，Ⅰ型和Ⅱ型 IL-1 受体。IL-1RⅠ为信号受体，IL-1RⅠ与 IL-1 受体辅助蛋白形成二聚体与配体结合；Ⅱ型 IL-1 受体（IL-1RⅡ）为非信号转导分子。发现其特征后不久，IL-1β 被证明能够在全身或直接注射到大脑中后导致发热及激活下丘脑 - 垂体 - 肾上腺轴。几年后，人们发现了其能诱导病态特征行为改变。目前已通过生物化学和神经解剖技术发现，大脑 IL-1β 给药可模仿外周 IL-1β 给药产生的作用，证实了大脑

IL-1 受体的功能。

阐释 IL-1β 和其他促炎细胞因子能诱导病态行为的另一个重要步骤是，外周注射细胞因子和注射可产生细胞因子的内毒素活性片段脂多糖（lipopolysaccharide，LPS）对大脑没有直接作用。相反，通过聚合酶链式反应（PCR）检测大脑所产生的少量细胞因子转录物，内毒素被证明可直接诱导大脑促炎细胞因子的表达，提示大脑中存在可诱导的促炎细胞因子成分，并反映全身免疫激活状态。细胞因子蛋白水平的表达可通过特异性抗体检测，这些抗体能够非常灵敏地识别脑脊液或组织匀浆（酶联免疫吸附测定，ELISA）和脑切片（免疫组织化学法）的细胞因子。免疫组织化学联合原位杂交技术证实了脑 IL-1β 的细胞来源是脑膜和血管周围的巨噬细胞和小胶质细胞（相当于脑实质中的巨噬细胞）。

免疫信息从外周传递到大脑中枢

由于某种形式的免疫系统 - 大脑的信号交流，大脑细胞因子的应答反映了外周细胞因子的应答。早在 20 世纪 80 年代中期就已经形成了"第六感"这个概念，这个"第六感"其实就是白细胞将外周的免疫事件告知大脑，形成一种感觉系统。Eric Smith 及其同事提出了免疫细胞和神经元共享几种信号传导通路和受体。他们用刺激淋巴细胞产生促肾上腺皮质激素（ACTH）和内啡肽的例子阐明了这一观点[4]。与此同时，Hugo Besedovsky 观察到抗体反应与下丘脑 - 垂体 - 肾上腺轴（HPA 轴）和交感神经系统二者的激活有关，这一过程需要免疫调节信号作用于大脑[5,6]。而 Dwight Nance 证明了免疫 - 大脑的信号通路在病态行为中具有非常重要的作用。他最初发现大鼠腹腔注射 LPS 后激活了某些特定脑区，这些脑区符合迷走神经的直接或间接投射区，通过免疫组织化学技术确定这些脑区表达即刻早期基因 c-fos[7]。随后的实验发现切断膈下迷走神经后，在相同的脑区 LPS 无法诱导 c-fos 的表达[8]。

感觉神经将信息从免疫系统传递到大脑的观点与四种主要炎症迹象中的两种—疼痛和发热都是感觉性的事实相符。因此，其他研究小组很快进行了膈下迷走神经切断对大脑细胞因子影响的研究，包括是否会消除疼痛感和病态行为。正如预期的那样，大鼠膈下切断迷走神经消除了 LPS 诱导的痛觉过敏和病态行为[9,10]。但是，这种效应是针对炎症刺激的特定部位，因为膈下迷走神经的切断并没有改变皮下、静脉或侧脑室内注射 IL-1β 后动物的行为反应[11,12]。此外，切断膈下迷走神经也能阻断腹腔注射 LPS 对下丘脑内 IL-1β mRNA 的诱导，使其不对腹腔注射 LPS 作出应答[13]。类似的方法处理，切断双侧舌咽神经亦能消除腭内注射 LPS 和 IL-1β 所诱导的发热反应，但是当改为腹腔注射后则没有消除作用[14]。然而，切断双侧舌咽神经双侧不会改变腭内注射 LPS 对皮质酮含量和下丘脑细胞因子反应的影响[15]。

研究的关键步骤是阐明信息传递从免疫系统到大脑的神经通路。但是，这条通路对其他途径通路也很重要。正如刚才提到 Romeo 的实验所指出的那样，传入神经是必要的，但并不充分，因为细胞因子的某些大脑活动即使在特定的神经被切断的情况下也会发生。Luhesh 比较了 LPS 和 IL-1β 对大鼠行为和发热反应的影响[16]。他们发现切断膈下迷走神经阻止了病态行为，但对发热没有影响，表明传入神经对行为的影响比对发热的影响更大。

一般的外科手术切断神经存在一个问题，就是会把传入神经和传出神经一并切断。有一个精致的实验证明了传入神经对 LPS 诱发的病态行为有重要作用，给大鼠大脑的孤束核注射麻醉剂—布比卡因，通过这个方法模拟切断迷走神经的传入神经，接着对处理后的大鼠腹腔注射 LPS，发现迷走神经主要和次要投射区中的 c-fos 基因均未被激活，且 LPS 导致的社交退缩被完全阻断[17]。

通过观察发现，阻断传入神经通路并不能完全阻断外周免疫作用于大脑，这意味着还有其他途径参与。从免疫系统到大脑的信息传递是体液通路的概念最初建立在几十年来对静脉注射 LPS 导致发热的实验结果的基础上。循环内源性致热原（现在称为促炎细胞因子）是通过室周器官（circumventricular organs，CVOs）血管内毛细血管进入大脑的。这个过程由环氧合酶 -2（COX-2）介导，该酶诱导星形胶质细胞合成 E2 系列的前列腺素（PGE2），前列腺素自由地扩散到脑实质，然后到达它们的靶器官，即上面提及的视前叶下丘脑前区 [18]。

在发现大脑某些部位可诱导细胞因子产生后，结合这些细胞因子主要作用于内皮细胞合成前列腺素的发现，之前所提出的通过体液途径实现外周到大脑间信息传递的观点得到了进一步修正 [19]。室周器官的巨噬细胞以病原体相关的分子模式作出反应，即产生并释放促炎细胞因子，并大量扩散进入脑实质内。细胞因子召集足够多的小胶质细胞和血管巨噬细胞后到达它们的靶器官 [20]，下一步主要取决于各室周器官的解剖位置。在终板血管器官产生的细胞因子优先到达腹内侧视前区以升高体温调定点，可能通过内皮细胞合成前列腺素作为中继。在正中隆起处分泌产生的细胞因子可以直接或间接地通过前列腺素 PGE2 作用于下丘脑弓形核来调节食物的摄入 [21]。其他的室周器官和脉络神经丛产生的细胞因子会扩散到边缘系统，引起病态行为，而这个过程是非前列腺素依赖性的，不过这个说法目前尚存争议 [22,23]。

这种免疫系统—大脑信号通路是否缺少什么东西呢？是的，至少在发热的情况下是这样的，事实上大脑细胞因子信号传导对外周免疫应答有较长的延迟，以及随后才由 COX-2 诱导前列腺素的合成，这样就无法解释静脉注射 LPS 后发生的快速发热反应。因此有人提出以下观点：外周免疫信息（静脉注射 LPS），首先通过迷走神经传递到前下丘脑的腹内侧 [24,25]。这一通路的激活是由于 LPS 直接作用于 Kupffer 细胞（肝巨噬细胞），激活补体级联反应产生过敏毒素 C5a。C5a 可以通过激活组成型环氧化酶 COX-1 和诱导型环氧化酶 COX-2 直接刺激 PGE2 的产生。然后 PGE2 激活肝迷走神经传

入神经，通过孤束核将信号传送至视前区下丘脑前部。去甲肾上腺素腹侧束首先通过快速的非 PGE2 依赖性 α1- 肾上腺素受体作出应答，接着通过慢速的 COX-2/PGE2 依赖性 α2- 肾上腺素受体作出应答，从而将信号传递给下丘脑，反应会随着局部细胞因子的产生而愈演愈烈。

人们很容易推测，在病态行为的情况下会发生同样的时间序列事件。痛觉过敏可能是病态行为的第一个改变。切断肝迷走神经会阻断痛觉过敏，这与外周激发的现象相一致 [9]。病态行为本身（根据是否出现社交退缩或进食量减少来衡量）需要更长的时间才能形成，并且可能更多地依赖于受外周免疫激活的大脑细胞因子信号转导反应，由早期的神经反应放大免疫激活 [26]。这一假设与体外细胞因子信息通过体液传递进入室周器官这一说法并不矛盾，但仍有待研究。这需要对病态行为的各种形式进行非常精确的时间分析，因为与体温监测不同，病态行为不容易连续地监测。

从病态行为到抑郁症

病态行为是抑郁症一种形式

对于每个有过感染的人来说，应该都会体会过生病及生病的样子。除了发热，有的人还会没有食欲，对个人社交活动和非社交的正常活动都没有兴趣。另外，还会常常伴有疲劳、恶心、关节疼痛和肌肉酸痛等症状。慢波睡眠的增加会损害快速眼动睡眠，通常还会伴随着睡眠片段化，从而导致睡眠质量受损，而且人的注意力范围是有限的。当摄入的食物和水分减少时，运动量就会相应减少，社交活动自然也会减少。在啮齿类动物中，实验可观察一种蜷缩的姿势，伴有立毛和凌乱的皮毛相互摩擦的场景。因此，通过评估啮齿动物一般社交和非社交活动的变化来衡量动物的病态行为是很容易的。

过去 20 年来，在注射 LPS/ 重组细胞因子 / 接种各种病原体（包括流感病毒）的实验动物

中，对病态行为的许多不同方面进行了深入探索[27]，所有上述这些处理都会引发相同的行为改变。例如小鼠在受到流感病毒感染后，会出现进食减少，自发活动减少。全身注射脂多糖和IL-1β，小鼠也会出现同样的变化[27]。然而，这并不意味着这些变化都是由IL-1引起。通过给小鼠注射特异性IL-1受体拮抗剂IL-1RA来中和IL-1受体，从而阻断IL-1β的作用，但仅能减弱LPS的作用，对流感病毒感染导致的病态行为几乎没有影响。这可能与促炎细胞因子很少单独作用有关。促炎细胞因子是细胞因子的一部分，其中每个成员都能够刺激其他细胞因子的产生并且与其他细胞因子具有协同或拮抗作用。当一种细胞因子缺失时，其他有活性的细胞因子可以代替其作用，IL-1和另一种被称为肿瘤坏死因子（TNF）-α的细胞因子就是一个例子。对于缺乏IL-1信号因子的小鼠而言，由于他的IL-1RI基因缺陷，所以不再对IL-1诱导的病态作用产生影响。然而，他们仍然可以通过TNF-α介导LPS诱导产生的病态行为，因为实验发现注射重组TNF结合蛋白（TNFbp）抑制TNF-α活性后这种病态行为消失[28]。而正常野生型小鼠中注射TNFbp后，对LPS诱导的病态行为没有影响。

行为学实验发现，促炎细胞因子不仅会削弱自发性行为，减少摄食和减少对外界的探索，还会减少奖励性行为，例如性活动，对甜食的偏好，以及电自我刺激（也就是影响所谓的大脑奖励区）[29,30]。换言之，大脑奖励区活动减少就是快感缺失，也就是感觉悲伤或者无法感受快乐，这是临床诊断是否患有抑郁症的关键症状[30,31]。Raz Yirmiya是第一批在临床病态行为和抑郁症症状表现之间进行对比的科学家之一[30]。Yirmiya的假设与之前的Ronald Smith[32]提出的"巨噬细胞"理论并没有很大的不同，但他的这一理论激发了Michael Maes对抑郁症和慢性炎症之间联系的临床探索[33-35]。Yirmiya提出，如果细胞因子引发的病态行为与抑郁症类似，那么它应该会被临床有效的抗抑郁药物来缓解。他的确证实了这个假设，慢性给予三环

类抗抑郁药丙咪嗪可以减弱LPS引起的变化，如糖水偏好百分比低、体重减轻、摄食减少和对外界探索减少[30]。氟西汀随后被证明与丙咪嗪有相似的效果，但药效比丙咪嗪要小一点[36]。

1999年，在法国罗斯科夫举行的第一次关于细胞因子和抑郁症的国际会议上，大家一致认为有足够的相关数据来支持细胞因子和抑郁症之间的关联假说。主要基于以下五个类别的证据：①给患者和实验动物注射细胞因子均引发某些抑郁症状；②部分抑郁患者体内检测出较多的炎症标志物；③抑郁症经常发生在患者身上，例如与心脏和血管疾病有关的患者，这些疾病有重要的炎症成分；④某些压力会刺激细胞因子在外周和大脑内的表达；⑤某些抗抑郁药具有抗炎作用，减弱了免疫系统对行为的不利影响[37]。临床前的研究已经证实，在免疫和非免疫因子的作用下，促炎细胞因子与抑郁症的发病机制有关。在啮齿动物试验中，通常通过以下几个实验判断小鼠是否抑郁：是否减少对蔗糖的偏好或减少对下丘脑外侧区的自我刺激（模拟快感缺失），强迫游泳和悬尾实验中是否增加不动时间（评估顺从和无助）。注射LPS或促炎细胞因子可诱发抑郁样行为，虽然这些抑郁样行为很难与病态行为区分[38]。涉及抑郁症的细胞因子不需要任何免疫刺激，因为敲除TNF受体的健康小鼠显示出抗抑郁样的表型[39]；同样，敲除IL-1受体的小鼠在接受慢性温和应激后没有出现快感缺失的现象[40,41]。

抑郁症不完全等同于病态行为。对于肾癌和转移性黑色素瘤患者，采用大剂量的IFN-α和（或）IL-2用于治疗，患者用药大约几天后或几周后会出现抑郁症状，而病态行为则出现在这些免疫治疗的早期。在采用该治疗方案的患者中都表现出病态行为，但只有约三分之一的患者表现出抑郁。接受IFN-α治疗的恶性黑色素瘤患者使用特异性5-羟色胺再摄取抑制剂帕罗西汀进行预处理，只能预防抑郁情绪、焦虑症状、认知功能障碍和疼痛，而病态症状（疲劳和厌食）则没有被缓解。这些临床观察有助于区分抑郁与病态[42]。

抑郁症与病态行为有别

我们须从病态行为反应的自适应性和动机这两方面来判断是病态行为还是抑郁症。病态行为常常与发热相关，但我们很容易分辨它们，因为它们是通过不同的机制产生的[43]。发热是体温调节的设定点提高的结果，导致产热量增加和散热量减少。发热会使体温升高，增加宿主对病原体的抵抗力；促进能量消耗的再分配，可促进淋巴细胞的增殖，使机体对病原体的适应性免疫反应加强。这意味着生物体不会在无用的行为活动中浪费能量。在这种情况下，减少摄食行为似乎与这点矛盾，因为摄取食物通常会帮助生物体获得外源能量。然而寻找食物和消化食物本身也会消耗能量，这使得摄食所获得的能量被大打折扣，此外食物本身也可能是感染的源头。

综上所述，发热反应是病态行为的重要组成部分，发热有助于抵抗病原体。这是 Benjamin Hart 查阅了众多文献资料，对比发热的适应值和脊椎动物、无脊椎动物在感染时呈现出多种形式的病态行为后得出的结论[44]。在一系列实验中测试了病态行为的概念，它是一种动机状态对应于生物体应对感染时的优先重组[45-47]。

以很多年前 Neal Miller 发明的典型动机冲突实验作为范例，在注射 LPS 的哺乳期小鼠中出现病态行为与母性行为竞争[46]。生病的母鼠放回到原来的鼠笼里，它们不会去关心它们的幼鼠，然而当幼鼠在整个笼子中分散后，母鼠会找回幼鼠，迅速恢复出正常的母性行为。实验员将母鼠搭建的鼠窝移走或者用棉球替代，观察在不同的温度下母鼠的行为变化。发现在24摄氏度时，母鼠不会重建鼠窝，但当温度为6摄氏度时，母鼠就会重建鼠窝，并且找回幼鼠。换言之，母鼠生病时的这些行为变化的影响因素不仅仅是细胞因子引起的炎症反应，也是体内生理变化和体外环境因素变化共同影响的，这种外环境-内环境相互影响是所有动机行为的基本特征。

病态行为作为动机状态的一种表现方式，具有重要的理论意义。正如恐惧是生物在捕食者存在时的自适应一样，当动物和人类受到病原体的威胁时，病态行为也是一种自适应形式。因为环境中微生物病原体无处不在，而且随时都会感染有机体，所以病态行为是独立于系统发育的反应机制。然而，与恐惧一样，这种反应的幅度和持续时间与生物体受到的威胁成正比。如果在感染病原体后一段时间内病态行为没有迅速好转，那么这种反应就会让人感到不适。在这种情况下，病理学就代替了生理学。

不久后的研究发现慢性或急性的免疫应答很有可能给机体带来情绪异常（例如焦虑和抑郁），还有其他非特异性病态症状（如疲劳、疼痛、认知改变和睡眠障碍）。接下来值得探讨的问题是，从生理学到病理学转变的反应机制仅是病态恶化还是出现了新的生物学过程。

炎症引发抑郁的分子机制：吲哚胺2，3-双加氧酶的关键作用

Dietmar Fuchs 可能是第一个指出炎症临床体征、色氨酸的降解与患者的神经精神症状有关的科学家。他首先提出新蝶呤的产生和色氨酸降解犬尿氨酸与巨噬细胞的激活有关，这一过程是由于 IFN-γ 激活了色氨酸降解酶——吲哚胺2，3-双加氧酶（ndoleamine 2，3 dioxygenase，IDO）[48]。IDO 是一种普遍存在的酶，它不仅存在于巨噬细胞中，还存在于免疫系统中的其他骨髓细胞中，包括树突状细胞；也存在于许多脑细胞中，包括小胶质细胞、星形胶质细胞、内皮细胞和神经元。IDO 通过耗尽 T 细胞增殖和细胞毒性所必需的必需氨基酸色氨酸的局部环境，从而抑制 T 细胞应答并促进免疫耐受。IDO 介导的免疫耐受在哺乳动物孕育、肿瘤抗药性、慢性感染和自身免疫疾病中扮演着重要的角色[49]。

Fuchs 记录了许多感染了 HIV-1[50]病毒的病患情况，具体记录了 IDO 的作用与神经精神症状间的联系，然后将其应用到其他疾病研究，如

系统性红斑狼疮、结肠癌和冠心病[51,52,53]。这种联系不仅是定性的，也是定量的。用 IFN-α 和（或）IL-2 治疗的癌症患者在细胞因子免疫治疗的前四周色氨酸水平急剧下降，与抑郁评分的增加呈负相关[54]。冠状动脉疾病患者中，通过犬尿氨酸与色氨酸的比值测算 IDO，发现抑郁症患者 IDO 的活化程度比非抑郁症患者要高，并且与抑郁症状的严重程度呈正相关[55]。

众所周知，色氨酸的主要生理作用是调节 5- 羟色胺的合成，而色氨酸的急剧消耗后会引起抑郁高危者情绪低落[56,57]。因此有必要弄清 IDO 活化引发的抑郁症是否与大脑缺乏 5- 羟色胺有关。然而，问题在于所有有关炎症诱导抑郁症机制的临床前研究中，观察抑郁样的行为学实验（即动物糖水偏好百分比是否下降，在强迫游泳和悬尾实验中的不动时间是否增加）混淆了一些与病态行为相关的特征（即食欲减退及自发活动减少）。尽管如此，来自临床的数据显示，在接受细胞因子免疫治疗的患者中，早期的病态与其后出现的抑郁症有时间延迟，如果充分利用好这个时间差，应该能在动物早期病态恢复后检测出这些抑郁样行为。

上述观点在注射 LPS 的小鼠实验及接种卡介苗（BCG）的小鼠实验中得到了证实[58]，BCG 是一种减毒牛型结核杆菌[59]。第一组实验发现，LPS 注射 24 小时后小鼠在强迫游泳和悬尾实验中的不动时间增加，而此时小鼠病态行为（摄食和自发活动）已经消失。第二组实验，接种卡介苗 2～5 天后小鼠出现了短暂的病态行为，接种 7～14 天后在强迫游泳和悬尾实验中的不动时间增加，糖水偏好百分比降低。两组实验中，抑郁样行为的出现均伴随着 IDO 表达的增加。

相反，给小鼠注射特异性 IDO 抑制剂（1- 甲基色氨酸）后，注射 LPS 或接种 BCG 所引发小鼠在强迫游泳和悬尾实验中不动时间增加的现象消失[60,61]。1- 甲基色氨酸并不阻断 LPS 或 BCG 对大脑细胞因子的影响，也不影响 LPS 或 BCG 诱导的病态行为。与此相反，具有抗炎作用的四环素类抗生素米诺环素给药后则可阻断 BCG 对大脑细胞因子的诱导作用，并阻断小鼠病态行为和抑郁样行为；米诺环素对注射 LPS 的小鼠也有同样的效果[62]。这些实验结果非常重要，因为它们证明了 IDO 作用于促炎细胞因子的下游，并介导炎症所诱发的抑郁作用。接下来的一系列实验中，发现敲除 IFN-γ 受体基因的小鼠，在给予 TNF-α 拮抗剂 TNF 结合蛋白后，尽管接种了 BCG，但是由于 IDO 缺乏活性，仅出现了病态行为而没有出现抑郁样行为[60,63]。这些结果证实了 IDO 的活性是由 IFN-γ 和 TNF-α 介导，并且 IDO 在抑郁样行为的发展过程中起到了重要的作用。

除了拮抗 IDO 之外，1- 甲基色氨酸可能还有其他的药理活性，因此接下来采用 IDO 基因敲除小鼠进行了相关实验。结果发现 IDO 基因敲除小鼠注射 BCG 后，只有大脑细胞因子的表达和病态行为受到了影响，而没有表现出抑郁样行为，这证明了 IDO 在炎症诱发抑郁症中具有特异性的作用[60]。

色氨酸代谢后生成犬尿氨酸，犬尿氨酸代谢物的降解是由 IDO 和色氨酸 2，3- 双加氧酶（tryptophan 2，3 dioxygenase，TDO）共同介导的，TDO 只在肝脏中表达。最近，另一个编码 IDO 的基因被发现，其蛋白称"IDO2"，之前的 IDO 蛋白被称为"IDO1"[64]。IDO1 和 IDO2 蛋白在氨基酸水平上具有 43% 的同源性，然而 IDO2 降解色氨酸的能力远低于 IDO1。尽管在大脑中也检测到 IDO2，但其主要在肾脏和性器官中表达。上述实验中提及的 IDO 敲除小鼠只是敲除了 IDO1，目前还没有对敲除 IDO2 的动物进行行为学研究。很显然有这样一种可能，1- 甲基 -D- 色氨酸选择性抑制 IDO2，而 L 型异构体对 IDO1 有特异性[64]。例如 O'Connor 在之前的实验中已发现 1- 甲基 -D，L- 色氨酸可以同时抑制了 IDO1 和 IDO2。

最初科学家们认为 TDO 只是在肝脏中表达，但后来发现在大脑中也存在这种酶[65]。TDO 基因缺失与一系列生化反应相关，如血浆中色氨酸和犬尿氨酸含量会增加，大脑色氨酸、5- 羟色胺及其代谢物 5- 羟吲哚乙酸的含量也会增加。行为学方面，在迷宫实验和旷场实验中敲除 TDO 基因的小鼠会出现抗焦虑表型[65]。虽然细胞因子对 TDO 没有直接的影响，但它们可以通过增加肾上腺糖皮质激素的合成间接激活 TDO。此现象与慢性炎症之间可能存在的关联并不十分明确。接种 BCG 小鼠的 IDO 活性增加，而 TDO 活性降低，可能是作为一种代偿机制[66]。

尽管外周循环 5- 羟色胺水平下降，但大脑的神经传递似乎并没有受到影响，因为注射 LPS 之后大脑色氨酸的含量实际上是增加的，同时大脑 5- 羟色胺转换率也得以增强[67, 68]。接种 BCG 却不会影响小鼠大脑 5- 羟色胺转换率[69]。然而需要注意的是这些实验结果并没有完全排除细胞因子对大脑 5- 羟色胺产生干扰的可能性。细胞因子可增加突触前 5- 羟色胺转运蛋白的表达，这将导致可用于神经传递的 5- 羟色胺减少[70-72]。这种机制被提出用于解释为什么炎症会引起大鼠疲劳[73]，还被用于说明抑郁症患者白细胞中的 IFN-γ 和 5- 羟色胺转运蛋白表达减少之间存在负相关[71]。

IDO 在外周神经和大脑中均有表达，通过犬尿氨酸与色氨酸的比值，研究发现注射 LPS 或接种 BCG 后，在外周神经和大脑中 IDO 的活性均有所升高[66, 74]。急性给予犬尿氨酸会产生与注射 LPS 同样的作用：即会增加强迫游泳和悬尾实验中的不动时间[61]。因此犬尿氨酸很可能进一步分解为其他的具有生物活性的代谢物，最终影响大脑功能。犬尿氨酸不需要在大脑中合成，因为外周的犬尿氨酸可通过与色氨酸相同的转运蛋白转运至大脑[75]。

上文中已经详细描述了犬尿氨酸在脑细胞中的降解途径[76]，星形胶质细胞将犬尿氨酸转化为犬尿喹啉酸，后者可作为 α-7- 烟碱受体拮抗剂，同时也是 NMDA 受体拮抗剂。与此相反，小胶质细胞的产物 3- 羟基犬尿氨酸和喹啉酸都是自由基的电子供体，同时喹啉酸也是一种 NMDA 受体激动剂。Müller 和 Schwarz 认为某种代谢途径之所以存在，一定有优于别的代谢途径的优势，那就是能够使引起多种精神

疾病的原始物质之间达到平衡[77]。对于大脑犬尿氨酸代谢还有另一种受关注不多的假说：放电神经元能将犬尿氨酸降解为吡啶甲酸，该物质有神经保护活性，而受损神经元将其降解为喹啉酸，喹啉酸是具有神经毒性的，因其可以导致神经元死亡[78]。虽然犬尿氨酸代谢物主要是在神经退行性疾病中进行了研究，但它们少量存在的情况下很可能会改变神经元的功能[76]。

有限的临床研究显示巨噬细胞 / 小胶质细胞犬尿氨酸的代谢途径可能对抑郁症的发生有意义。利用总胆碱数目作为磷脂膜转换率的指标，其可以通过体内质子磁共振波谱成像（proton magnetic resonance spectroscopic imaging）的方法测定。Gabbay 等报道了血浆中犬尿氨酸和 2- 羟基邻氨基苯甲酸（犬尿氨酸降解到喹啉酸途径的中间产物）的含量与纹状体中的总胆碱含量之间呈正相关，另一方面与青少年抑郁症有关。在采用 IFN-γ 治疗的慢性丙型肝炎的成年人中，抑郁评分与血浆中犬尿氨酸 / 喹啉酸的比值呈正相关[79, 80]。在另一项相似人群的临床研究中，发现抑郁评分与脑脊液中喹啉酸的浓度相关，且与血浆中喹啉酸的浓度密切相关[81]。

炎症诱发抑郁症的危险因素

如果不是所有慢性炎症患者和接受细胞因子免疫治疗的患者都患有炎症引发的抑郁症，那么就很有必要去研究炎症引发抑郁症的危险因素，这些危险因素已经在细胞因子免疫治疗的情况下进行了研究。虽然这是在人为干预下进行的，但这有利于患者的纵向研究，可将抑郁症状的发生和强度与具体特定的治疗联系起来。

既往或伴随疾病出现的精神障碍已经被认为是 IFN-α 导致癌症患者的抑郁情绪和认知副作用的危险因素[82]。一项接受 IFN-α 和（或）IL-2 进行治疗的癌症患者中，抑郁得分相对较高且先前没有发生过重度抑郁障碍的患者更有可能对细胞因子免疫疗法作出应答[83]。对这些患者进行的随访研究发现，先前出现悲伤情绪，悲观的想法和包括睡眠障碍在内的神经系

统症状，加上已经公认的低社会支持的不利影响，这些因素被确定为特定的风险因素[84]。

在神经内分泌水平，对第一次注射 IFN-α 的垂体 - 肾上腺轴反应的回顾性研究提示，垂体 - 肾上腺轴反应性升高可以预测恶性黑素瘤患者治疗中出现重度抑郁的可能性[85]。有意思的是，使用 IFN-α 后，垂体 - 肾上腺反应性增强的患者在治疗前显示出较高的抑郁评分。由于没有系统地分析这些患者的下丘脑 - 垂体 - 肾上腺轴，很难推测体内高糖皮质激素水平是否为危险因素。通常在没有任何皮质醇抵抗迹象的情况下，高糖皮质激素水平对炎症具有调节作用[86]。

已知炎症诱导的抑郁症的发展是免疫系统对激活反应和大脑对抑郁因素敏感性两者交互作用的结果。如预期的那样，在长期使用 IFN-α 治疗的丙肝患者中，具有低 IL-6 基因型的患者出现较低程度的抑郁症状；在 5- 羟色胺转运蛋白长序列基因多态性的患者中也观察到同样的结果，不过程度较轻[87]。

研究发现炎症在引发重度抑郁症危险因素的再调查中具有重要作用。在新西兰对 1 000 名受试者从出生到 32 岁的队列研究中，研究人员发现儿童虐待史（被认为是抑郁症的危险因素）与高炎症状态有关[88]。另一个被认为是躯体疾病和精神疾病的危险因素是童年时期生活在较低社会经济地位的环境中，这种环境与糖皮质激素信号抵抗有关，这反过来又诱导了肾上腺皮质的过度活跃及加重炎症反应[89]。

炎症诱导抑郁症的神经生物学环路

基于上述炎症引起抑郁的证据，我们可以推测炎症诱发的抑郁症是通过与抑郁症患者同样的神经生物学环路（已被脑成像技术所证实）的激活所介导。过去十年中该领域取得了重大突破，科学家们在大脑边缘皮质、前额皮质、下丘脑、杏仁核、前扣带皮层和基底神经节中发现了血流量和葡萄糖代谢（神经元功能的标志）的异常。炎症诱发的抑郁症现在可以参考抑郁症的"神经生物学特征"。环路的部分结构在抑郁症的发病机制中起着决定作用，因为电流刺激这些结构是有疗效的。

该领域的早期研究是在接受 IFN-α 治疗的患者中进行的。使用 IFN-α 治疗的恶性黑色素瘤患者，通过 18F- 氟脱氧葡萄糖正电子发射断层扫描成像技术（18F-fluorodeoxyglucose，18F-FDG）进行检测，发现治疗后基底神经节和小脑的葡萄糖代谢增加，背侧前额叶皮层中的葡萄糖代谢降低[90]。在患者自我症状报告中显示，基底神经节的改变与疲劳程度呈正相关。丙型肝炎患者的功能性磁共振成像（functional magnetic resonance imaging，fMRI）显示，IFN-α 给药后前扣带皮层背侧部分激活，该区域与视觉任务的错误数量高度相关[91]。这些变化可能反映出对情绪负面刺激有较高的敏感度。

从接受细胞因子免疫治疗的患者那里获得的神经影像数据，可以很容易地根据免疫极度活化状态来修正，但是健康的受试者接种伤寒疫苗后的免疫应答表现得非常温和且短暂。在对疫苗接种产生先天性免疫应答的高峰期，当 IL-6 水平达到最高时，这些受试者的负面情绪状态会有轻微但有显著性的增加，fMRI 报告其与斯特鲁普效应（colorword Stroop task）慢反应和左侧中脑黑质神经元的活化有关，且与 IL-6 对疫苗接种的反应呈正相关[92]。此外在接受过伤寒疫苗接种的受试者中，斯特鲁普测试激活了这些人的大脑区域，这些区域与传入的自主神经内感受性信息处理有关，与免疫 - 大脑通路一致[93]。在内隐情绪面孔认知任务中，接受伤寒疫苗接种的受试者可检测到大脑膝下前扣带皮层被激活[94]。

那些免疫系统没有被任何外源性刺激的正常受试者，在消极情绪处理过程中炎症通路和大脑结构之间存在一种功能耦合。曾经有一个采用 fMRI 的研究很好地佐证了功能耦合这一理论：实验对象是死于乳腺癌的女性亲属，给他们看死者生前的照片和文字时会产生悲伤情绪，然后给受试者大脑做磁共振发现，在回忆悲伤经历的过程中，受试者大脑膝下前扣带皮层活跃，其与唾液 IL-1β 变化量呈正相关[95]。

炎症到抑郁症与抑郁症到炎症

大量文献证据支持在易感者中炎症可以引发抑郁症，相反地抑郁也可以加重炎症这一理论[96]。一组研究乳腺癌的随机干预行为实验可以间接地证明这一结论[97]。这个心理干预治疗是在手术后且辅助治疗前开始的，为期 12 个月，其中前 4 个月是每周进行 90 分钟的小组会议，后面的 8 个月是每月一个疗程。实验组和对照组都要评估症状、健康行为和炎症状态（在实验开始时和 4、8、12 个月后通过白细胞计数和 T 辅助细胞 / 抑制细胞比率进行检测）。研究表明，初诊患有乳腺癌的患者，在治疗的 8 个月内心理干预缓解了抑郁症状，包括疼痛和疲劳。只在最后 1 个月时降低了 T 细胞和白细胞计数。

另一项前瞻性研究即匹兹堡健康心脏项目，调查对象是健康的老年男性和女性。根据贝克抑郁量表（Beck Depression Inventory）判定的抑郁程度是预测未来 6 年血清 IL-6 变化的独立影响因素。这些结果提示抑郁症状可以先于炎症出现并放大炎症过程[98]。

Thornton 等指出，抑郁症对炎症的影响可以解释为抑郁症患者以交感神经系统和皮质醇耐受性被激活的形式，改变了对日常压力的生理反应，这也将促进炎症反应[97, 99]。这种炎症反应的敏感性可能只针对非免疫的压力源，因为利用冠心病抑郁症患者的白细胞进行体外实验，发现白细胞对 LPS 的刺激无反应[100]。在一些独立的研究中证实了系统性炎症活动对抑郁情绪波动的敏感性，比如 Rohleder and Miller 所做的实验[101]。正如在最近的一篇综述文章中所讨论的那样[102]，有越来越多的证据表明人际冲突和低社交行为可以以两种方式有效地调节促炎细胞因子的产生：或直接通过中枢神经系统、神经内分泌和免疫生物行为途径进行调节；或间接通过促进抑郁、情绪应激反应和有害健康的行为进行调节。

通常研究环境压力对免疫的影响比研究对情绪的影响更容易，尽管在这样做的过程中，人们会错过"人们在他们的环境中预测、感知和处理事件的丰富多样的方式，甚至想象不存在的事件"[103]，乐观性格一般定义为把每件事都尽量往好处想，乐观主义者在执行有精神挑战性的任务时，例如斯特鲁普测试和模拟公开演讲练习，他们的 IL-6 含量会下降[104]。这两个心理测试中受试者体内 IL-6 含量的变化证实了之前的说法；急性心理应激会产生炎症反应，即体内循环中 IL-6 水平增加产生很强的作用，但与体外刺激白细胞后 C- 反应蛋白（C-reactive protein，CRP）和细胞因子产生不一致[105]。

结论

本节内容不仅证明炎症会影响情绪，情绪也反作用于炎症。因为这些变化是同向的，所以我们可以想象在压力和炎症之间有一连串的相互作用。目前已经有许多论文指出这一关系，但是这些联系的重要性在临床治疗方面还没有得到充分的重视，可能是因为我们仍然习惯于以单向的方式而不是双向的方式进行推理[106]。

面对大量的证据证明炎症和抑郁症之间双向作用的情况下，我们最终需要搞清楚的问题是：这种关系的正常功能是什么，特别是在炎症级联反应失控之前？众所周知，先天性和获得性免疫都是高能量消耗的，当面对不良环境刺激时，大脑以节能的方式行使其功能是合理的，因为这种方式得以保持大脑对环境刺激的反应能力从而得以维持机体生存[86]。上述假说得到了代谢数据的支持：即 IL-1β 重置了中枢水平的葡萄糖稳态[107]。在这种情况下，伴随炎症反应激活会加强第一道防线，阻止因皮肤和黏膜屏障破坏而引起的感染。如果调控级联反应的一种或多种成分未得到精确控制，仅仅存在级联相互反应，机体就会面临功能紊乱的风险。从极端的角度来看，抑郁症的病理生理学仅仅是代谢网络受到严重干扰的反映，这一假说已在前述的神经免疫相互作用中讨论过[108]。

（周文丽 译 朱燕娟 易立涛 校）

参考文献

1. Cleeland CS, Bennett GJ, Dantzer R, et al. Are the symptoms of cancer and cancer treatment due to a shared biologic mechanism? *Cancer* **97**(11):2919–2925, 2003.

2. Miller AH, Ancoli-Israel S, Bower JE, Capuron L, Irwin MR. Neuroendocrine-immune mechanisms of behavioral comorbidities in patients with cancer. *J Clin Oncol* **26**(6):971–982, 2008.

3. Miller NE, Gottesman KS, Holmes JE. Effects of chemostimulation of brain and of bacterial endotoxins on eating and drinking. *Science* **136**(3513):327–328, 1962.

4. Smith EM, Harbour-McMenamin D, Blalock JE. Lymphocyte production of endorphins and endorphin-mediated immunoregulatory activity. *J Immunol* **135**(2 Suppl):779s–782s, 1985.

5. Besedovsky HO, del Rey AE, Sorkin E. Immune-neuroendocrine interactions. *J Immunol* **135**(2 Suppl):750s–754s, 1985.

6. Besedovsky HO, del Rey A. Physiology of psychoneuroimmunology: a personal view. *Brain Behav Immun* **21**(1):34–44, 2007.

7. Wan W, Janz L, Vriend CY, Sorensen CM, Greenberg AH, Nance DM. Differential induction of c-Fos immunoreactivity in hypothalamus and brain stem nuclei following central and peripheral administration of endotoxin. *Brain Res Bull* **32**(6):581–587, 1993.

8. Wan W, Wetmore L, Sorensen CM, Greenberg AH, Nance DM. Neural and biochemical mediators of endotoxin and stress-induced c-fos expression in the rat brain. *Brain Res Bull* **34**(1):7–14, 1994.

9. Watkins LR, Wiertelak EP, Goehler LE, et al. Neurocircuitry of illness-induced hyperalgesia. *Brain Res* **639**(2):283–299, 1994.

10. Bluthé RM, Walter V, Parnet P, et al. Lipopolysaccharide induces sickness behaviour in rats by a vagal mediated mechanism. *C R Acad Sci III* **317**(6):499–503, 1994.

11. Bluthé RM, Michaud B, Kelley KW, Dantzer R. Vagotomy attenuates behavioural effects of interleukin-1 injected peripherally but not centrally. *Neuroreport* **7**(9):1485–1488, 1996.

12. Bluthé RM, Michaud B, Kelley KW, Dantzer R. Vagotomy blocks behavioural effects of interleukin-1 injected via the intraperitoneal route but not via other systemic routes. *Neuroreport* **7**(15–17):2823–2827, 1996.

13. Layé S, Bluthé RM, Kent S, et al. Subdiaphragmatic vagotomy blocks induction of IL-1 beta mRNA in mice brain in response to peripheral LPS. *Am J Physiol* **268**(5 Pt 2):R1327–R1331, 1995.

14. Romeo HE, Tio DL, Rahman SU, Chiappelli F, Taylor AN. The glossopharyngeal nerve as a novel pathway in immune-to-brain communication: relevance to neuroimmune surveillance of the oral cavity. *J Neuroimmunol* **115**(1–2):91–100, 2001.

15. Romeo HE, Tio DL, Taylor AN. Effects of glossopharyngeal nerve transection on central and peripheral cytokines and serum corticosterone induced by localized inflammation. *J Neuroimmunol* **136**(1–2):104–111, 2003.

16. Luheshi GN, Bluthé RM, Rushforth D, et al. Vagotomy attenuates the behavioural but not the pyrogenic effects of interleukin-1 in rats. *Auton Neurosci* **85**(1–3):127–132, 2000.

17. Marvel FA, Chen CC, Badr N, Gaykema RP, Goehler LE. Reversible inactivation of the dorsal vagal complex blocks lipopolysaccharide-induced social withdrawal and c-Fos expression in central autonomic nuclei. *Brain Behav Immun* **18**(2):123–134, 2004.

18. Saper CB, Breder CD. The neurologic basis of fever. *N Engl J Med* **330**(26):1880–1886, 1994.

19. Dantzer R, Kelley KW. Twenty years of research on cytokine-induced sickness behavior. *Brain Behav Immun* **21**(2):153–160, 2007.

20. Konsman JP, Parnet P, Dantzer R. Cytokine-induced sickness behaviour: mechanisms and implications. *Trends Neurosci* **25**(3):154–159, 2002.

21. Konsman JP, Dantzer R. How the immune and nervous systems interact during disease-associated anorexia. *Nutrition* **17**(7–8):664–668, 2001.

22. Konsman JP, Vigues S, Mackerlova L, Bristow A, Blomqvist A. Rat brain vascular distribution of interleukin-1 type-1 receptor immunoreactivity: relationship to patterns of inducible cyclooxygenase expression by peripheral inflammatory stimuli. *J Comp Neurol* **472**(1):113–129, 2004.

23. Konsman JP, Veeneman J, Combe C, Poole S, Luheshi GN, Dantzer R. Central nervous action of interleukin-1 mediates activation of limbic structures and behavioural depression in response to peripheral administration of bacterial lipopolysaccharide. *Eur J Neurosci* **28**(12):2499–2510, 2008.

24. Blatteis CM, Li S, Li Z, Feleder C, Perlik V. Cytokines, PGE2 and endotoxic fever: a re-assessment. *Prostaglandins Other Lipid Mediat* **76**(1–4):1–18, 2005.

25. Blatteis CM. The onset of fever: new insights into its mechanism. *Prog Brain Res* **162**:3–14, 2007.

26. Dantzer R, Konsman JP, Bluthé RM, Kelley KW. Neural and humoral pathways of communication from the immune system to the brain: parallel or convergent? *Auton Neurosci* **85**(1–3):60–65, 2000.

27. Dunn AJ, Swiergiel AH. The role of cytokines in infection-related behavior. *Ann N Y Acad Sci* **840**:577–585, 1998.

28. Bluthé RM, Layé S, Michaud B, Combe C, Dantzer R, Parnet P. Role of interleukin-1beta and tumour necrosis factor-alpha in lipopolysaccharide-induced

sickness behaviour: a study with interleukin-1 type I receptor-deficient mice. *Eur J Neurosci* **12**(12): 4447–4456, 2000.

29. Avitsur R, Yirmiya R. Cytokines inhibit sexual behavior in female rats: I. Synergistic effects of tumor necrosis factor alpha and interleukin-1. *Brain Behav Immun* **13**(1):14–32, 1999.

30. Yirmiya R. Endotoxin produces a depressive-like episode in rats. *Brain Res* **711**(1–2):163–174, 1996.

31. Borowski T, Kokkinidis L, Merali Z, Anisman H. Lipopolysaccharide, central in vivo biogenic amine variations, and anhedonia. *Neuroreport* **9**(17): 3797–3802, 1998.

32. Smith RS. The macrophage theory of depression. *Med Hypotheses* **35**(4):298–306, 1991.

33. Maes M. A review on the acute phase response in major depression. *Rev Neurosci* **4**(4):407–416, 1993.

34. Maes M, Smith R, Scharpé S. The monocyte-T-lymphocyte hypothesis of major depression. *Psychoneuroendocrinology* **20**(2):111–116, 1995.

35. Maes M. Major depression and activation of the inflammatory response system. *Adv Exp Med Biol* **461**:25–46, 1999.

36. Yirmiya R, Weidenfeld J, Pollak Y, et al. Cytokines, "depression due to a general medical condition," and antidepressant drugs. *Adv Exp Med Biol* **461**:283–316, 1999.

37. Dantzer R, Wollman E, Vitkovic L, Yirmiya R. Cytokines and depression: fortuitous or causative association? *Mol Psychiatry* **4**(4):328–332, 1999.

38. Dunn AJ, Swiergiel AH. Effects of interleukin-1 and endotoxin in the forced swim and tail suspension tests in mice. *Pharmacol Biochem Behav* **81**(3):688–693, 2005.

39. Simen BB, Duman CH, Simen AA, Duman RS. TNFalpha signaling in depression and anxiety: behavioral consequences of individual receptor targeting. *Biol Psychiatry* **59**(9):775–785, 2006.

40. Goshen I, Kreisel T, Ben-Menachem-Zidon O, et al. Brain interleukin-1 mediates chronic stress-induced depression in mice via adrenocortical activation and hippocampal neurogenesis suppression. *Mol Psychiatry* **13**(7):717–728, 2008.

41. Koo JW, Duman RS. IL-1beta is an essential mediator of the antineurogenic and anhedonic effects of stress. *Proc Natl Acad Sci U S A* **105**(2):751–756, 2008.

42. Capuron L, Gumnick JF, Musselman DL, et al. Neurobehavioral effects of interferon-alpha in cancer patients: phenomenology and paroxetine responsiveness of symptom dimensions. *Neuropsychopharmacology* **26**(5):643–652, 2002.

43. Kent S, Bluthé RM, Dantzer R, et al. Different receptor mechanisms mediate the pyrogenic and behavioral effects of interleukin 1. *Proc Natl Acad Sci U S A* **89**(19):9117–9120, 1992.

44. Hart BL. Biological basis of the behavior of sick animals. *Neurosci Biobehav Rev* **12**(2):123–137, 1988.

45. Aubert A, Goodall G, Dantzer R. Compared effects of cold ambient temperature and cytokines on macronutrient intake in rats. *Physiol Behav* **57**(5):869–873, 1995.

46. Aubert A, Goodall G, Dantzer R, Gheusi G. Differential effects of lipopolysaccharide on pup retrieving and nest building in lactating mice. *Brain Behav Immun* **11**(2):107–118, 1997.

47. Aubert A, Dantzer R. The taste of sickness: lipopolysaccharide-induced finickiness in rats. *Physiol Behav* **84**(3):437–444, 2005.

48. Werner ER, Werner-Felmayer G, Fuchs D, Hausen A, Reibnegger G, Wachter H. Parallel induction of tetrahydrobiopterin biosynthesis and indoleamine 2,3-dioxygenase activity in human cells and cell lines by interferon-gamma. *Biochem J* **262**(3):861–866, 1989.

49. Mellor AL, Munn DH. IDO expression by dendritic cells: tolerance and tryptophan catabolism. *Nat Rev Immunol* **4**(10):762–774, 2004.

50. Fuchs D, Möller AA, Reibnegger G, Stöckle E, Werner ER, Wachter H. Decreased serum tryptophan in patients with HIV-1 infection correlates with increased serum neopterin and with neurologic/psychiatric symptoms. *J Acquir Immune Defic Syndr* **3**(9):873–876, 1990.

51. Widner B, Sepp N, Kowald E, Kind S, Schmuth M, Fuchs D. Degradation of tryptophan in patients with systemic lupus erythematosus. *Adv Exp Med Biol* **467**:571–577, 1999.

52. Huang A, Fuchs D, Widner B, Glover C, Henderson DC, Allen-Mersh TG. Serum tryptophan decrease correlates with immune activation and impaired quality of life in colorectal cancer. *Br J Cancer* **86**(11):1691–1696, 2002.

53. Wirleitner B, Rudzite V, Neurauter G, et al. Immune activation and degradation of tryptophan in coronary heart disease. *Eur J Clin Invest* **33**(7):550–554, 2003.

54. Capuron L, Ravaud A, Neveu PJ, Miller AH, Maes M, Dantzer R. Association between decreased serum tryptophan concentrations and depressive symptoms in cancer patients undergoing cytokine therapy. *Mol Psychiatry* **7**(5):468–473, 2002.

55. Swardfager W, Herrmann N, Dowlati Y, et al. Indoleamine 2,3-dioxygenase activation and depressive symptoms in patients with coronary artery disease. *Psychoneuroendocrinology* **34**(10):1560–1566, 2009.

56. Wurtman RJ. Food consumption, neurotransmitter synthesis, and human behaviour. *Experientia Suppl* **44**:356–369, 1983.

57. Mendelsohn D, Riedel WJ, Sambeth A. Effects of acute tryptophan depletion on memory, attention and executive functions: a systematic review. *Neurosci Biobehav Rev* **33**(6):926–952, 2009.

58. Frenois F, Moreau M, O'Connor J, et al. Lipopolysaccharide induces delayed FosB/DeltaFosB immunostaining within the mouse extended amygdala, hippocampus and hypothalamus, that parallel the expression of depressive-like behavior. *Psychoneuroendocrinology* **32**(5):516–531, 2007.

59. Moreau M, André C, O'Connor JC, et al. Inoculation of Bacillus Calmette-Guerin to mice induces an acute episode of sickness behavior followed by chronic depressive-like behavior. *Brain Behav Immun* **22**(7):1087–1095, 2008.

60. O'Connor JC, Lawson MA, André C, et al. Induction of IDO by bacille Calmette-Guerin is responsible for development of murine depressive-like behavior. *J Immunol* **182**(5):3202–3212, 2009.

61. O'Connor JC, Lawson MA, André C, et al. Lipopolysaccharide-induced depressive-like behavior is mediated by indoleamine 2,3-dioxygenase activation in mice. *Mol Psychiatry* **14**(5):511–522, 2009.

62. Henry CJ, Huang Y, Wynne A, et al. Minocycline attenuates lipopolysaccharide (LPS)-induced neuroinflammation, sickness behavior, and anhedonia. *J Neuroinflammation* **5**:15, 2008.

63. O'Connor JC, André C, Wang Y, et al. Interferon-gamma and tumor necrosis factor-alpha mediate the upregulation of indoleamine 2,3-dioxygenase and the induction of depressive-like behavior in mice in response to bacillus Calmette-Guerin. *J Neurosci* **29**(13):4200–4209, 2009.

64. Ball HJ, Yuasa HJ, Austin CJ, Weiser S, Hunt NH. Indoleamine 2,3-dioxygenase-2; a new enzyme in the kynurenine pathway. *Int J Biochem Cell Biol* **41**(3): 467–471, 2009.

65. Kanai M, Nakamura T, Funakoshi H. Identification and characterization of novel variants of the tryptophan 2,3-dioxygenase gene: differential regulation in the mouse nervous system during development. *Neurosci Res* **64**(1):111–117, 2009.

66. Moreau M, Lestage J, Verrier D, et al. Bacille Calmette-Guerin inoculation induces chronic activation of peripheral and brain indoleamine 2,3-dioxygenase in mice. *J Infect Dis* **192**(3):537–544, 2005.

67. Dunn AJ, Wang J, Ando T. Effects of cytokines on cerebral neurotransmission: comparison with the effects of stress. *Adv Exp Med Biol* **461**:117–127, 1999.

68. Godbout JP, Moreau M, Lestage J, et al. Aging exacerbates depressive-like behavior in mice in response to activation of the peripheral innate immune system. *Neuropsychopharmacology* **33**(10):2341–2351, 2008.

69. Barneoud P, Rivet JM, Vitiello S, Le Moal M, Neveu PJ. Brain norepinephrine levels after BCG stimulation of the immune system. *Immunol Lett* **18**(3):201–204, 1988.

70. Mössner R, Heils A, Stöber G, Okladnova O, Daniel S, Lesch KP. Enhancement of serotonin transporter function by tumor necrosis factor alpha but not by interleukin-6. *Neurochem Int* **33**(3):251–254, 1998.

71. Tsao CW, Lin YS, Chen CC, Bai CH, Wu SR. Cytokines and serotonin transporter in patients with major depression. *Prog Neuropsychopharmacol Biol Psychiatry* **30**(5):899–905, 2006.

72. Zhu CB, Blakely RD, Hewlett WA. The proinflammatory cytokines interleukin-1beta and tumor necrosis factor-alpha activate serotonin transporters. *Neuropsychopharmacology* **31**(10):2121–2131, 2006.

73. Katafuchi T, Kondo T, Take S, Yoshimura M. Brain cytokines and the 5-HT system during poly I: C-induced fatigue. *Ann N Y Acad Sci* **1088**:230–237, 2006.

74. Lestage J, Verrier D, Palin K, Dantzer R. The enzyme indoleamine 2,3-dioxygenase is induced in the mouse brain in response to peripheral administration of lipopolysaccharide and superantigen. *Brain Behav Immun* **16**(5):596–601, 2002.

75. Fukui S, Schwarcz R, Rapoport SI, Takada Y, Smith QR. Blood-brain barrier transport of kynurenines: implications for brain synthesis and metabolism. *J Neurochem* **56**(6):2007–2017, 1991.

76. Schwarcz R. The kynurenine pathway of tryptophan degradation as a drug target. *Curr Opin Pharmacol* **4**(1):12–17, 2004.

77. Müller N, Schwarz MJ. A psychoneuroimmunological perspective to Emil Kraepelins dichotomy: schizophrenia and major depression as inflammatory CNS disorders. *Eur Arch Psychiatry Clin Neurosci* **258**(Suppl 2):97–106, 2008.

78. Guillemin GJ, Cullen KM, Lim CK, et al. Characterization of the kynurenine pathway in human neurons. *J Neurosci* **27**(47):12884–12892, 2007.

79. Gabbay V, Liebes L, Katz Y, et al. The kynurenine pathway in adolescent depression: preliminary findings from a proton MR spectroscopy study. *Prog Neuropsychopharmacol Biol Psychiatry* **34**(1):37–44, 2010.

80. Wichers MC, Koek GH, Robaeys G, Verkerk R, Scharpé S, Maes M. IDO and interferon-alpha-induced depressive symptoms: a shift in hypothesis from tryptophan depletion to neurotoxicity. *Mol Psychiatry* **10**(6):538–544, 2005.

81. Raison CL, Dantzer R, Kelley KW, et al. CSF concentrations of brain tryptophan and kynurenines during immune stimulation with IFN-alpha: relationship to CNS immune responses and depression. *Mol Psychiatry*:e-pub ahead of print, 2009.

82. Valentine AD, Meyers CA, Kling MA, Richelson E, Hauser P. Mood and cognitive side effects of interferon-alpha therapy. *Semin Oncol* **25**(1 Suppl 1):39–47, 1998.

83. Capuron L, Ravaud A. Prediction of the depressive effects of interferon alfa therapy by the patient's initial affective state. *N Engl J Med* **340**(17):1370, 1999.

84. Capuron L, Ravaud A, Miller AH, Dantzer R. Baseline mood and psychosocial characteristics of patients developing depressive symptoms during interleukin-2 and/or interferon-alpha cancer therapy. *Brain Behav Immun* **18**(3):205–213, 2004.

85. Capuron L, Raison CL, Musselman DL, Lawson DH, Nemeroff CB, Miller AH. Association of exaggerated HPA axis response to the initial injection of interferon-alpha with development of depression during interferon-alpha therapy. *Am J Psychiatry* **160**(7):1342–1345, 2003.

86. Miller AH. Norman Cousins Lecture. Mechanisms of cytokine-induced behavioral changes: psychoneuroimmunology at the translational interface. *Brain Behav Immun* **23**(2):149–158, 2009.

87. Bull SJ, Huezo-Diaz P, Binder EB, et al. Functional polymorphisms in the interleukin-6 and serotonin transporter genes, and depression and fatigue induced by interferon-alpha and ribavirin treatment. *Mol Psychiatry* **14**(12):1095–1104, 2009.

88. Danese A, Moffitt TE, Pariante CM, Ambler A, Poulton R, Caspi A. Elevated inflammation levels in depressed adults with a history of childhood maltreatment. *Arch Gen Psychiatry* **65**(4):409–415, 2008.

89. Miller GE, Chen E, Fok AK, et al. Low early-life social class leaves a biological residue manifested by decreased glucocorticoid and increased proinflammatory signaling. *Proc Natl Acad Sci U S A* **106**(34):14716–14721, 2009.

90. Capuron L, Pagnoni G, Demetrashvili MF, et al. Basal ganglia hypermetabolism and symptoms of fatigue during interferon-alpha therapy. *Neuropsychopharmacology* **32**(11):2384–2392, 2007.

91. Capuron L, Pagnoni G, Demetrashvili M, et al. Anterior cingulate activation and error processing during interferon-alpha treatment. *Biol Psychiatry* **58**:190–196, 2005.

92. Brydon L, Harrison NA, Walker C, Steptoe A, Critchley HD. Peripheral inflammation is associated with altered substantia nigra activity and psychomotor slowing in humans. *Biol Psychiatry* **63**(11):1022–1029, 2008.

93. Harrison NA, Brydon L, Walker C, et al. Neural origins of human sickness in interoceptive responses to inflammation. *Biol Psychiatry* **66**(5):415–422, 2009.

94. Harrison NA, Brydon L, Walker C, Gray MA, Steptoe A, Critchley HD. Inflammation causes mood changes through alterations in subgenual cingulate activity and mesolimbic connectivity. *Biol Psychiatry* **66**(5):407–414, 2009.

95. O'Connor MF, Irwin MR, Wellisch DK. When grief heats up: pro-inflammatory cytokines predict regional brain activation. *Neuroimage* **47**(3):891–896, 2009.

96. Irwin MR, Miller AH. Depressive disorders and immunity: 20 years of progress and discovery. *Brain Behav Immun* **21**(4):374–383, 2007.

97. Thornton LM, Andersen BL, Schuler TA, Carson WE, III. A psychological intervention reduces inflammatory markers by alleviating depressive symptoms: secondary analysis of a randomized controlled trial. *Psychosom Med* **71**(7):715–724, 2009.

98. Stewart JC, Rand KL, Muldoon MF, Kamarck TW. A prospective evaluation of the directionality of the depression-inflammation relationship. *Brain Behav Immun* **23**(7):936–944, 2009.

99. Miller GE, Rohleder N, Stetler C, Kirschbaum C. Clinical depression and regulation of the inflammatory response during acute stress. *Psychosom Med* **67**(5):679–687, 2005.

100. Miller GE, Freedland KE, Carney RM. Depressive symptoms and the regulation of proinflammatory cytokine expression in patients with coronary heart disease. *J Psychosom Res* **59**(4):231–236, 2005.

101. Rohleder N, Miller GE. Acute deviations from long-term trait depressive symptoms predict systemic inflammatory activity. *Brain Behav Immun* **22**(5):709–716, 2008.

102. Kiecolt-Glaser JK, Gouin JP, Hantsoo L. Close relationships, inflammation, and health. *Neurosci Biobehav Rev*: e-pub ahead of print, 2009.

103. Segerstrom SC, Kemeny ME. Worried to death? Stress, worry, and immune dysregulation in health and HIV. In: Plotnikoff NP, Faith RE, Murgo AJ, Good RA, eds. *Cytokines: Stress and Immunity*. Boca Raton FL: CRC Press, 2007:17–28.

104. Brydon L, Walker C, Wawrzyniak AJ, Chart H, Steptoe A. Dispositional optimism and stress-induced changes in immunity and negative mood. *Brain Behav Immun* **23**(6):810–816, 2009.

105. Steptoe A, Hamer M, Chida Y. The effects of acute psychological stress on circulating inflammatory factors in humans: a review and meta-analysis. *Brain Behav Immun* **21**(7):901–912, 2007.

106. Anisman H. Cascading effects of stressors and inflammatory immune system activation: implications for major depressive disorder. *J Psychiatry Neurosci* **34**(1):4–20, 2009.

107. del Rey A, Roggero E, Randolf A, et al. IL-1 resets glucose homeostasis at central levels. *Proc Natl Acad Sci U S A* **103**(43):16039–16044, 2006.

108. McIntyre RS, Soczynska JK, Konarski JZ, et al. Should depressive syndromes be reclassified as "Metabolic Syndrome Type II"? *Ann Clin Psychiatry* **19**(4):257–264, 2007.

第10章 癌症相关疲乏：临床科学

Xin Shelley Wang

疲乏是癌症患者和生存者最常见且最复杂的症状之一。严重的疲乏可使患者致残。由于疲乏的定义还没有被明确界定，其病理生理学机制仍未明确，并且尚无有效的药物治疗，疲乏无论对于研究者还是医护人员来说，都是一个极具争议和挑战的课题。

本章我们将介绍目前为止对癌症相关疲乏的认识，发病机制的研究，探讨癌症相关疲乏评测的方法，解释疲乏评估结果，并对癌症相关疲乏干预的新进展进行综述。

为什么要讨论癌症相关疲乏？

鉴于疲乏在癌症患者中的高发生率和严重症状负担，理解和治疗疲乏非常重要。在群体研究中多种评测疲乏的方法显示，疲乏是癌症患者最常见的症状[1]。研究发现[2]，大型肿瘤医院接受治疗的门诊患者认为"极度疲劳""感觉虚弱"和"无力做事"是在该研究包含的 26 个症状中最为严重。重度疲乏患者的比例（疲乏评分≥7，0～10 分）明显高于健康个体的疲乏比例（分别为 34% 和 17%）[3]。对患有血液系统恶性肿瘤的门诊患者的研究显示[4]，50% 的受试者出现重度疲乏。持续性的癌因性疲乏可能出现在部分疾病未处于活动期的癌症生存者中[5,6]。

1996 年，由医生、研究人员和患者代表组成了美国疲乏联合会，旨在制定教育和研究计划，以帮助患者和医务人员更好地理解和治疗疲乏。该会对 400 多名随机入选的癌症患者的调查结果证实[7]，疲乏在癌症患者中"广泛存在

且影响极大"。调查发现，78% 的癌症患者会在疾病病程及治疗过程中感到疲乏。尽管如此，疲乏在临床上却很少被谈及，也不可能医治。虽然过去十几年在疲乏研究和干预方面取得了一些进展，但大多数关于疲乏的流行病学研究显示，在癌症患者中疲乏仍比其他症状更为频繁。这些研究表明，在肿瘤常规诊疗中，建立评测和管理疲乏的标准化方法十分重要。

在儿童和年轻癌症患者中，疲乏同样是一个不可忽视的问题。英国的一项多中心调查显示[8]，56% 的医务人员报告"大多数"或"所有"的儿童患者经历了中度疲乏。Meeske 等[9]发现，在 18 岁之前诊断为急性淋巴细胞白血病的 161 名长期生存者中，30% 报告有疲乏感，而且这种疲乏与抑郁高度相关。

癌症相关疲乏的定义

虽然疲乏是癌症最常见的症状，但它的定义在研究人员和临床医生之间，以及不同研究之间都不尽相同。尽管如此，众多癌因性疲乏的定义都具有相似的特征，如主观性、行为性、躯体性、情感性、认知性、时间性和不寻常性。美国国家综合癌症网（National Comprehensive Cancer Network，NCCN）将癌症相关疲乏定义为"一种与癌症或癌症治疗相关的，扰乱日常功能的、持久的主观疲劳感[10]。"

在诊疗记录中，疲乏通常被描述为乏力、不适、倦怠、情绪低落、虚弱、烦躁、筋疲力尽，或是无法完成日常活动。患者用各种消极的语

句来描述这种主观体验，例如："我没有一点儿精神""我总做不成事""我总是筋疲力尽的"，以及"我双腿发软"。事实上，与健康人所描述的通常意义上的疲乏相比，癌症相关疲乏患者所描述的是一种源自疲乏的"痛苦"体验。癌症相关疲乏可能一直存在，也可能是短暂的"疲乏发作"，但其发作速度要比寻常疲乏更快。癌症相关疲乏会消耗更多能量，持续更长时间，程度更加严重，并且不易缓解。癌症相关疲乏可以和多因素的生理和心理障碍（如抑郁）交叉存在。癌症相关疲乏对患者的日常功能造成不良影响，降低生活质量。癌症相关疲乏影响之大甚至可能会导致患者中止治疗。

一项采用简明疲乏量表（Brief Fatigue Inventory，BFI）的定量研究[3]报告了与癌症相关疲乏相关的功能障碍，可用于区分疲乏的严重程度。在该项研究中，患者疲乏最严重程度的增加与疲乏所致功能妨碍的加重相关。当疲乏最严重时的评分在 6 分或以上时（BFI 评分 0～10），其对人们日常生活各个方面的妨碍程度均达到中至重度（4 分或以上，0～10 分）[11]。

从定性研究的数据中，我们可以整理出一个简化的方法来理解癌症相关疲乏。例如，有研究在癌症患者中比较了"劳累""疲乏"和"精疲力竭"相适应的关键域。该定性研究的结果表明[12]，睡眠质量、体力、认知和情绪反应的行为改变可以作为预示疲乏出现的早期指标，而身体控制能力下降和社会交往减少则可能表明

个体已进入疲乏状态。

然而，目前有关癌症相关疲乏的主观评测只能提供极为有限的特异性诊断信息，而依据生理或行为指标的客观评测仍然空缺。正是由于在定义和评测方法上存在争议，又缺乏有效的治疗方法，癌症相关疲乏常常未能得到足够的重视和治疗。

目前关于癌症相关疲乏发病机制的研究

癌症相关疲乏的临床相关性

NCCN 有阐述癌症相关疲乏的病因与癌症及癌症治疗相关的指南[10]。癌症相关疲乏可发生于疾病的任何阶段，常由疾病进展及机体对癌症治疗的急性或延迟性反应引发（图 10.1）[13]。

在新确诊的癌症患者中即可观察到与疾病明显相关的癌症相关疲乏；事实上，不寻常的疲劳感往往是病变的先兆[13]。在晚期癌症患者中，肿瘤进展会影响多个器官系统，并导致骨骼肌系统的神经和生理变化。肿瘤引起的炎症反应可能导致能量代谢异常并抑制肌肉功能。

癌症治疗，主要是化疗、手术治疗、放疗、干细胞移植和免疫治疗可直接诱发并加重癌症相关疲乏。在化疗和放疗过程中可观察到疲乏严重程度的逐渐增加[1,14-17]。化疗相关的恶心、呕吐、腹泻、神经毒性，也可能加重癌症相关疲乏

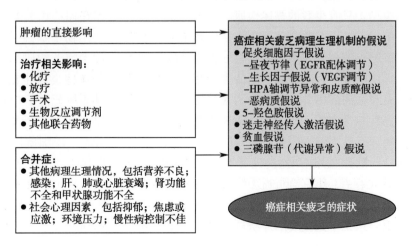

图 10.1　癌症相关疲乏的发病因素假说。EGFR，表皮生长因子受体；HPA，下丘脑 - 垂体 - 肾上腺；VEGF，血管内皮生长因子

肿瘤的直接影响

治疗相关影响：
● 化疗
● 放疗
● 手术
● 生物反应调节剂
● 其他联合药物

合并症：
● 其他病理生理情况，包括营养不良；感染；肝、肺或心脏衰竭；肾功能不全和甲状腺功能不全
● 社会心理因素，包括抑郁；焦虑或应激；环境压力；慢性病控制不佳

癌症相关疲乏病理生理机制的假说
● 促炎细胞因子假说
　-昼夜节律（EGFR配体调节）
　-生长因子假说（VEGF调节）
　-HPA轴调节异常和皮质醇假说
　-恶病质假说
● 5-羟色胺假说
● 迷走神经传入激活假说
● 贫血假说
● 三磷腺苷（代谢异常）假说

癌症相关疲乏的症状

的程度，而癌症相关疲乏也可能与化疗引起的贫血和细胞破坏的终产物有关。当进行大剂量化疗联合造血干细胞移植时，患者在移植后出现的白细胞计数下降与疲乏峰值水平吻合[18, 19]。化疗联合放疗（联合治疗）是已知的导致持续性癌症相关疲乏的危险因素。单独放疗可以引起贫血、腹泻、厌食、体重减轻和慢性疼痛，其中任何一种都可能加重癌症相关疲乏。放疗导致的癌症相关疲乏可在治疗过程中继续加重。尽管现已证明增加镇痛药物的应用可以缓解术后疲乏，但接受根治性手术治疗的癌症患者还是经常在术后即感到疲乏[20]。

生物反应调节剂，如促炎细胞因子和激素，可引起癌症相关疲乏。干扰素 -α 通常会引起类流感综合征，并可使 70% 的患者出现疲乏[21]。激素治疗使乳腺癌患者产生嗜睡、乏力的程度与接受三个月激素治疗的前列腺癌患者经历的放疗后疲乏的程度相当[22]。

最后，合并症也是癌症相关疲乏的危险因素。例如可能导致癌症患者出现癌症相关疲乏的急性或慢性疾病（如疼痛、睡眠紊乱、活动水平降低、感染、贫血、营养不良、心功能不全、糖尿病和其他疾病）、心理社会应激和情绪消沉（如焦虑和抑郁）和镇静药物（如阿片类药物）。

转化医学研究进展

癌症相关疲乏病因的确立存在许多困难和挑战。目前尚无有关疲乏在人脑功能成像的研究发表，也没有建立癌症相关疲乏相关的动物模型。只有少数的描述性研究详细记录了疲乏的发展，以及其在特定群体中与潜在生物学机制靶点的相互作用。在确定一种可靠的生理指标用于疲乏客观评测方面的进展甚微。并非所有存在癌症相关疲乏风险因素的患者都会出现癌症相关疲乏，而可能解释这种现象的癌症相关疲乏基因编码研究还未开展。

除此之外，严重的疲乏在癌症患者中很少孤立存在；伴有合并症和（或）心理障碍的患者，在接受积极治疗或疾病晚期时，往往会出现一系列中到重度的症状群。这就引出了癌症相关疲乏是由一系列风险因素，还是单一因素诱发的问题。在病原（如癌症治疗、感染、中枢作用药物的使用）和宿主易感性之间可能存在复杂的相互作用。或许以癌症相关疲乏为特征的中枢调节障碍可以作为目前这些缺乏明确病理生理解释的综合征的原因。

尽管有关癌症相关疲乏病因和危险因素的研究还处于探索阶段，但已有一些假说可能解释这种复杂现象的机制（图 10.1）[13]，其中最主要的是促炎细胞因子假说。促炎细胞因子可能单独导致癌症相关疲乏，也可能与迷走神经传入激活，下丘脑 - 垂体 - 肾上腺（HPA）轴调节异常、生长因子活化和昼夜节律调节等机制相互影响，共同产生作用。他们可能直接或间接地作用于大脑。其他可能的机制还包括血清素失调、贫血、恶病质和三磷酸腺苷代谢异常。疲乏在中枢神经系统紊乱中的解剖路径也表明，癌症相关疲乏可能是由于边缘输入和基底节内运动功能的整合失败，影响了纹状体 - 丘脑 - 额叶皮质系统所致[23]。

促炎细胞因子假说

促炎细胞因子假说是目前提出的关于癌症相关疲乏的主要机制之一[13, 24]。疲乏作为癌症患者的一种典型的非特异性症状，类似于在研究细胞因子对中枢及行为影响的动物试验中，所观察到的病态行为（sickness behavior）（包括全身不适，缺乏食欲和活动兴趣）[25]。细胞因子假说表明失调的炎症反应及其引发的毒性作用是癌症相关疲乏及其他癌症相关综合征的重要生物学基础[18, 26-28]。有关乳腺癌生存者的持续性疲乏的研究显示，在体内和体外[29]均发现了某些炎性生物标志物 [白细胞介素（IL）-6，肿瘤坏死因子（TNF）-α]，而这些炎性生物标志物可能与 T 细胞区室（T-cell compartment）相关[30]。受细胞因子负调控的分子，如白蛋白和 C- 反应蛋白，也与癌症相关疲乏的发生高度相关。Schubert 等[31]对 18 项研究进行的定量分析显示，癌症相关疲乏与血循环中的 IL-6、IL-1 和新蝶呤水平正相关。此外，在以 TNF-α 阻断剂[32] 作为提高化疗耐受性的随机临床试验中观察到了疲乏症状的减轻。

人类和动物模型均显示，细胞因子与躯体和心理症状高度相关。临床研究表明[18,33]，积极抗肿瘤治疗引起的血清细胞因子与影响癌症患者身体功能的多种症状的产生具有时间相关性，这些症状群包括疲乏、疼痛、睡眠障碍和食欲缺乏。人类临床研究和动物模型中都已经成功地证明了心理症状的形成（特别是抑郁症）与细胞因子间的反应，尤其是涉及干扰素 -α 诱导的抑郁情绪和其他病态行为[34-37]。

其他假说

迷走神经传入激活假说表明，癌症及其治疗可以引起神经末梢释放神经活性分子可能激活迷走传入神经，从而降低躯体运动输出和疲乏相关脑区的持续变化[13,24]。在 HPA 轴对疲乏的影响中，在下丘脑细胞因子的产生尤为重要。

HPA 调节异常假说的理论基础是肿瘤或治疗相关的 HPA 功能失调可能导致内分泌改变，从而引起或导致疲乏[13,24]。在癌症或慢性疲乏的患者中，疲乏与 HPA 轴功能降低和低皮质醇血症有关。皮质醇（一种应激激素）水平的降低，可能导致促炎细胞因子水平升高。

血清素（5- 羟色胺）失调假说认为癌症或癌症治疗引起大脑血清素的增加导致了 HPA 轴功能的改变，以及机体活动能力的下降[24]。动物和人体的运动研究均表明，疲乏时血清素浓度升高，以及表现能力下降[38]。

根据生长因子假说，血管内皮生长因子（VEGF，一种能刺激肿瘤生长和转移所需新血管形成的血管生长因子）的水平，可能与治疗导致的疲乏有关[39]。

昼夜节律调节假说侧重于应激激素皮质醇的分泌节律和休息 - 活动模式。转移生长因子 -α 水平的升高与转移性结直肠癌患者的疲乏、昼夜节律扁平化（flattened circadian rhythms）和食欲减退有关[40]。睡眠周期改变与疲乏有关，这种改变在癌症患者中常引起睡眠紊乱。

除了神经内分泌免疫系统，还有其他可能解释癌症相关疲乏复杂现象的危险因素。**贫血假说**，一些研究证实纠正贫血和疲乏缓解相关。贫血导致的缺氧可能损害器官功能并导致疲乏[41]。根据三磷酸腺苷假说，癌症及癌症治疗可能干扰骨骼肌收缩的主要能量来源三磷酸腺苷的代谢[13,24]。神经肌肉接头和骨骼肌代谢副产物的蓄积可能会降低患者的体能，这种现象称为"外周疲乏"。外周疲乏是否属于癌症相关疲乏的一部分还尚未明确。

目前的研究有助于更好地理解癌症相关疲乏如何随各种诱发和关键调节因素波动，最终将会促进建立针对机制的症状干预和预防的方法。慢性疲劳综合征可能被用来作为研究和理解癌症相关疲乏的替代途径，因此需要对他们潜在的共通机制和干预措施做进一步研究。

疲乏评估：方法学考量

甄别治疗和管理癌症相关疲乏有效方法的努力，必须基于可靠评测工具的评估。这些工具在进行转化机制研究和以疲乏为主要终点的流行病学研究中也是必不可少的。

评测癌症相关疲乏

癌症相关疲乏是个体的一种主观感受，可能伴有疼痛、恶心和抑郁情绪等症状。虽然疲乏会造成可观察到的行为改变，而且往往与客观功能的降低相关，但疲乏却难以被观察者直接评测。患者自我报告［患者报告结局或 PRO（patient-reported outcome）］已成为全面评估疲乏的标准方法，如疲乏的严重程度及其对日常活动的影响。美国食品药品管理局（FDA）鼓励研究者在进行症状干预的临床研究中采用 PRO，同时强调使用标准化和经心理测量验证的评估工具的重要性[42]。

疲乏的流行病学研究

一些评测疲乏的方法已在流行病学研究领域广泛地采用，但由于疲乏定义和程度分级尚未统一，限制了各研究间的比较[43]。例如，在一些研究中，只要患者有疲乏的主诉（有或无），无论程度轻重，均将这部分患者比例纳入发生率，而在另一些研究中，发生率仅基于严重的疲乏主诉。确定疲乏最严谨的方法是对癌症患者群体采用一系列严格的诊断标准[44]。

评测疲乏的方法不同，如简明疲乏量表（BFI）、癌症治疗功能评估（Functional Assessment of Cancer Therapy，FACT）量表及欧洲癌症研究与治疗组织（European Organisation for Research and Treatment of Cancer，EORTC）的癌症患者生活质量问卷（Quality of Life Questionnaire for Cancer Patients，QLQ-C30）。尽管各研究间量表不同，一些大数据的描述性研究证明[3,45,46]在癌症患者中疲乏的平均水平要显著高于健康人群。

全面的临床评估

疲乏的多维度属性使其难于评测。虽然在第一次世界大战后，尝试建立评测疲乏方法的努力曾一度被认为是不切实际的，现在越来越多的人接受了建立全面而可靠的疲乏评测体系是可行的。现有的可靠的疲乏评测方法通常先评估其严重程度，以明确患者的病情；然后再评估疲乏对日常生活的妨碍。然而，评测疲乏的严重程度和妨碍必须从具体患者角度，结合评估其他因素（如疲乏质量、时间模式、病史，以及特定病程或与治疗状态相关的期望）。为确定临床意义，疲乏评测还应包括疲乏对身体功能、社会功能、认知、情绪和生活质量的其他方面的正规检测。

评测过程也必须具有对潜在病因的临床思考，例如，癌症治疗，并发的系统性疾病（如贫血、感染、睡眠障碍、慢性疼痛、缺乏运动、中枢作用药物、营养不良、代谢紊乱、恶病质、焦虑和抑郁）[47]，尤其要找出可治疗的病因。

选择评估工具

用于评测持续性疲乏的良好工具应该既具有实用性，也符合心理测量要求：这些工具应要求患者在合理的回忆期内仅评估他们经历的某几个方面；用通俗易懂的语言描述评估内容；依据简便易行的量表和标准化的调查和评分规则，并能够探测患者体验的变化。为了便于跨文化验证和比较，所开发的工具还应最大化其易用性和有效性，这样有助于将工具翻译成其他语言。最为重要的，良好的疲乏评估工具应当能够进行数据的一致性解释。

Hjollund 等[48]在 2007 年汇总了 1975 年至 2004 年间用于癌症或慢性病患者疲乏评估的 250 多种工具，其中的 150 种工具只使用过一次。71 种针对疲乏设计的量表在 416 项研究中被使用，而 156 种多症状量表在 670 项研究中被使用。这些工具的构成（覆盖率、结构）、使用频率、推荐应用频率、评分、心理测量特性等各不相同。较早的一项综述指出[49]，在制定新量表和对现有工具做进一步验证时需要更加严谨的工作，包括收集信效度和灵敏度等基本信息以检测严重程度和发生率的变化，并收集可用于临床的有关严重程度临界值的研究。

研究者选择标准化评估癌症相关疲乏方法可依据：①使用者的临床需求，如需要快速筛查还是全面评估，以及哪些医疗服务和报销可行；②该方法的心理测量特性（如标准性、可靠性和有效性）；③研究的有用性。用于筛查的简易评测指标应该可提供基本信息，如是否存在疲乏，以及如果存在，疲乏的强度、程度和（或）影响。这些评测指标可以提示是否需要做更全面的临床检查。当在研究或临床试验中使用时，简易评测还可以提供充分的数据来跟踪疲乏随时间与治疗反应的变化。多维度评测指标则可以评估心理 - 认知、身体和情感等领域检查疲乏的各个方面。由于癌症相关疲乏是患者的主观体验而其对日常生活的影响也因人而异，所以多维评测指标非常重要。

无论是在临床实践还是在研究中，没有一种评估癌症相关疲乏或其他慢性疲乏的工具得到了广泛的认可。尽管 FDA[42] 鼓励研究人员在研究中使用 PRO 评测，但也强调目前还没有可以作为金标准的评测工具。现有的许多工具都是针对特定的病患群体，如那些受癌症相关疲乏、慢性疲劳综合征影响的患者,或神经系统或全身性疾患导致的疲乏;有些工具已经"交叉"用于其他的病患群体,而另一些则没有。这些工具都是基于患者的自我报告,但所收集的反馈类型各异。这些工具可以使用诸如语言描述量表(患者选择一个类别来描述他们的疲乏,如"无""轻度""中度""重度"),视觉模拟量表(患者在一条线上标记疲乏的严重程度),或两端标有界定值的数字评分量表(如"无疲乏"和"你可以想象到的最严重的疲乏",患者选择之间的一个数字来代表疲乏水平)。

虽然尚未就疲乏的维度构成达到共识[50],但目前可用的疲乏量表可分为如下三类:①单条目量表或大型评测工具的组成部分;②单维度量表;③多维度量表。

单条目疲乏量表和子量表评测

简而言之,PRO 评测工具可以通过单个条目或者多症状或者生活质量子量表评测疲乏。临床医生通常使用数字评分量表作为一种试验工具,并且几种该类型的工具已经标准化并通过验证。在简明疲乏量表[3]中,"最严重的疲乏"单项评分要求患者在 0~10 之间找到他们在前 24 小时内所经历的最严重的疲乏 / 疲劳水平,规定范围在"未出现"和"能想象到的最严重的疲乏程度"。这个单项可以用于快速筛查或临床实践中连续变量监测[11]。Kirsh 等[51]采用 Zung 抑郁自评量表中的单项评分作为一种快速筛查癌症相关疲乏的方法。纪念医院症状评定量表(Memorial Symptom Assessment Scale, MSAS)中的唯一疲乏条目评测其发生、程度及抑郁情况[52]。FACT[53]中的疲乏子量表含有 13 个条目,通过回忆 7 天来的情况,采用 0~4 分评法评估癌症相关疲乏。同样,EORTC QLQ-C30[54]中的疲乏子量表含有 3 个条目以记录过去一周的情况。

单维度评测

癌症相关疲乏是单维度还是多维度仍尚无定论。Lai 等[55]采用理论 - 驱动的双因素模型对来自 555 名癌症患者的 72 个疲乏条目进行了探索性因素分析。这些条目包括躯体、精神、社会和其他疲乏体验。该文作者认为,癌症相关疲乏为单维属性,只需对其进行单维度评测。单条目、单维度的癌症相关疲乏评测方法包括被广泛使用的 NCCN 患者报告的疲乏等级量表(该量表采用 0~10 分评法)[10],和国家癌症研究所的不良事件常用术语标准(版本 3,该标准采用由医务人员评定的李克特五分制量表)[56]。一些单维度的癌症相关疲乏评测方法含有多个条目,包括简明疲乏量表(BFI)[3]和疲乏等级量表(Fatigue Severity Scale, FSS)[57]。虽然理想状态是获取患者对所有条目的回答,但一些具有良好信效度的工具,在缺失小部分回答的情况下,通过统计学处理仍可得出有用的结果。

多维度评测

有人认为,尽管单维度评测的心理测量准确度令人满意,但是他们未能对癌症相关疲乏进行全面的评估[1]。与单维度评测不同,多维度评测通常会区分躯体性疲乏和精神性疲乏,并评测与心理影响和躯体活动相关维度的反应。相对简便易行的多维度疲乏量表(Multidimensional Fatigue Inventory, MFI-20)[58]是一种常用的疲乏评测工具。和单维度量表一样,MFI-20 的疲乏子量表"疲乏概况"可以作为疲乏严重程度的总指标。

多维度量表的一个缺点是内容冗长以致重症患者无法完成。其中许多评测工具又依赖于原始短语或习惯表达,导致这些评测工具很难被翻译成其他语言或用于其他文化场景。

癌症相关疲乏作为综合征的评测

规范癌症相关疲乏的界定标准将有助于在医务人员,报销系统和研究癌症相关疲乏发生率,及其他方面开展跨国合作。有些人会说,仅仅使用"疲乏"一词是有误导性的,而采用综合征的指标是界定疲乏各种现象簇的更为准确的方法。"乏力和疲乏"列在《国际疾病分类标准》(第 9 版，临床修订版)(ICD-9-CM) 中的"症状、体征及不明确病况"(780 一般症状)。ICD-10 中所列条目已被证实具有良好的内部一致性[44]。考虑到实施标准化的诊断需要经过培训的临床医务人员对患者进行结构性访谈，建立综合征诊断方式还是基于标准症状严重程度的评估仍是值得进一步积极研究的领域。

疲乏评估中获得的信息的应用

疲乏评估促进了癌症治疗的质量保证是通过加强重视并且投入更多的资源来解决这种常见的致人衰弱的症状。作为结局指标，癌症相关疲乏可以成为药物试验和临床实践的重要组成部分。癌症相关疲乏的减轻可能表明治疗毒性的降低，晚期疾病的缓解，患者对医疗的满意，或者是癌症生存者较好的功能和健康状况，并可能导致医疗费用的下降。相反，评估不足可能成为临床上良好疲乏处理的主要障碍。

解释临床重要功能的损害

要获得对癌症相关疲乏数据的准确解释，必须先回答几个关键的研究问题。例如，癌症患者和健康人疲乏体验的区别是否具有临床意义？我们能确定癌症相关疲乏导致机体失能的临界值吗？

要回答这些问题，首先应通过界定影响身体和情感功能的症状水平来检验症状严重程度的意义。在早期的疼痛研究中，随着疼痛的增加，功能损害或妨碍呈阶梯式增加[59, 60]。这种研究方法已被用作界定疼痛管理关键路径，质量保证和症状流行病学的基础[61]。用同样的方法和疲乏数值量表，Cleeland 和 Wang[11] 发现功能妨碍随着疲乏的加重而恶化。轻至中和重度疲乏之间的界限可能是判断疲乏干预是否有效的临床指标。疲乏的严重程度固然是评估干预的最切实的指标，而疲乏发作的频率、持续时间及严重程度的增加可能有助于癌症相关疲乏的诊断，以及提示干预的临床阈值。

应仔细设计有关癌症相关疲乏干预的研究，以避免常见的缺陷。鼓励研究癌症相关疲乏治疗的研究者在进行干预前充分检查每组患者的疲乏病史和其自然表现。缺乏非癌症比较组或对照组的研究会降低疲乏数据的意义和可解读性。使用一次性调查设计的疲乏研究不能了解随时间推移症状间的相互作用，而这些研究结果的意义可能由于回忆偏倚而被削弱。与此相反，采用设计精良的纵向疲乏研究和适当的统计分析方法，可以提高对在慢性病病程及治疗中疲乏性质的理解[14, 43]。

解释应答漂移现象对疲乏水平的影响

研究自我报告随时间变化的疲乏可能观察到应答漂移，这引起了方法学的讨论。当患者经历了能够改变他们内在标准，价值取向，或目标概念的体验后，他们对疲乏水平的判断会有所不同，因此产生了反应转移。反应转移可能导致患者在治疗后由于适应了超过"正常"水平的疲乏而低估疲劳。Visser[62] 报告称，在放疗组患者中出现了应答漂移，与现阶段的疲乏水平相比，他们治疗前的疲乏程度会相对减小。

患者的疾病认知、应对技巧和情绪可能对他或她最终适应慢性疲乏产生重要且持久的影响，无论这种适应是可接受的还是失调的都是解释疲乏研究时需要关注的重要因素。疲乏评分的应答漂移可能反映了受试者内在标准的改变[心理学术语"重新校准(recalibration)"]，而非响应值的改变或重新定义["重新概念化(reconceptualization)"]。包含 19 项研究的 meta 分析[63] 报告了疲乏应答漂移的最大效应值(effect size, ES)(平均 ES, 0.32)，以及总体生活质量、躯体功能限制、心理健康和疼痛。将肿瘤治疗累计剂量和内在标准变化整合在整体评测的研究可以明确地评估应答漂移的影响，并在评价治疗和干预时将其考虑在内。

解释疲乏与其他症状的关系

在患者进行积极治疗或疾病进展时，疲乏、疼痛和睡眠紊乱等严重的肿瘤相关症状往往不是孤立存在的。普遍认为，症状越多，功能障碍越重，临床医生就越应考虑心理、行为或社会方面的危险因素。有关多种肿瘤相关症状的聚类分析证实了疾病症状间密切关联的现象[64]，严重挑战癌症相关疲乏的独立性及其评测方法。在描述性研究或者症状缓解试验中仔细测量多个症状的发生发展可有助于描述各症状之间的可能的相互作用。Morrow 等[65] 提出了这一复杂问题，他们证实了某种抗抑郁药（一种选择性 5- 羟色胺再摄取抑制剂）对情绪有良好作用，但不伴有疲乏水平的改善。

癌症相关疲乏和其他病态症状，可能出现在进行化疗并患有"化疗脑"的肿瘤患者中（详见第 6 章）；但现有证据并未证实这种联系。在未来，需要更多的纵向研究来阐述这一问题。

癌症相关疲乏的治疗

虽然人们的注意力主要集中在疲乏的药物和非药物治疗的研发和测试上，但目前还没有关于癌症相关疲乏干预的金标准。因此，癌症相关疲乏的一线治疗经常需要对其伴随因素而非疲乏本身进行识别与治疗，如贫血、甲状腺功能减退、疼痛、忧虑、睡眠紊乱、营养不良和其他并发症[10]。

在本节，我们回顾了文献中药物和行为干预的相对优点。一些系统评价和 meta 分析对常见干预疗效的初步证据进行了分析。

药物治疗
精神兴奋剂

哌甲酯（一种类似于苯丙胺的中枢神经系统兴奋剂）在两个随机安慰剂对照试验中用于癌症相关疲乏的治疗；包括这些研究的 meta 分析显示[66]，平均 5 周的哌甲酯治疗可以显著缓解疲乏（总 z 值，2.4；$P = 0.02$）。尽管需要考虑药物反应及潜在的轻微副作用，结论支持每日 10～20mg 的治疗剂量。

莫达非尼，作为另一种中枢神经系统兴奋剂，已被 FDA 批准用于嗜睡症的治疗。莫达非尼的常用剂量为每日上午 100～200mg，中午或稍后可再次服药；最大剂量为 400mg/d。Fava

等[67] 报告称，莫达非尼对选择性 5- 羟色胺再摄取抑制剂部分应答的疲乏和嗜睡患者，具有良好的耐受性和增效作用。一项 III 期安慰剂对照试验显示[68]，莫达非尼似乎可以改善患者化疗期间严重的疲乏症状；该药物对嗜睡症有显著作用，但对抑郁症无效。

抗抑郁药物

虽然疲乏和抑郁症是否具有相同的病理生理学特点还尚未明确，人们已尝试在抑郁的癌症患者中应用抗抑郁药物治疗疲乏。Morrow 等[65] 报道称在接受化疗并伴有疲乏的癌症患者中进行的随机双盲安慰剂对照研究显示，帕罗西汀可显著减轻患者的抑郁症状，但对疲乏水平没有明显改善。基于 2 项随机试验的 meta 分析发现[65]，帕罗西汀不能减轻疲乏水平（总 z 值 1.06；$P = 0.29$）。

关于其他类抗抑郁药物是否对疲乏的治疗有效，还需要在接受多种肿瘤治疗的患者中做进一步的研究。伴有睡眠困难和抑郁的患者可能因去甲替林和阿米替林等抗抑郁药物的镇静作用而从这类药物中获益。安非他酮因为具有兴奋剂的药理特性而可能对疲乏患者有益[69]。

皮质类固醇

四个随机安慰剂对照试验[66]的结果证实使用为期平均 8 周的孕酮类激素疗法（三个研究使用醋酸甲地孕酮，一个研究使用醋酸甲羟孕酮）未能使接受姑息治疗而非化疗患者的疲乏症状减轻（总 z 值，1.06；$P = 0.29$）。由于类固醇在临床研究中一直未见疗效，且鉴于其长期使用后的副作用，因此，无需对类固醇治疗持续性癌症相关疲乏做进一步研究。

非药物干预
心理和运动相关的干预

人们对认知因素（如感知灾难的趋势）和行为因素（如体力活动）对加剧和延长疲乏的作用越来越感兴趣。在一项 meta 分析中，Schmitz 等[70] 建议运动是治疗癌症相关疲乏的一种有效方法，尽管在治疗中（加权平均 ES，0.13；95%CI，−0.66～0.33）及治疗后（加权平均 ES，0.16；95%CI，−0.23～0.54）的差别效应值都很小。在另一项对 12 个随机对照临床试验的总结中，Mustian 等[71]认为运动对于癌症生存者是安全且能良好耐受的。许多临床试验都报道有氧或抗阻力训练对接受辅助疗法治疗的女性乳腺癌患者减轻疲乏的作用。Cochrane 协作网[72]发表的有关运动研究的 meta 分析（452 名女性参与的 9 个运动试验）显示，运动能改善身体素质，从而提高该组患者的日常活动能力。然而，干预组和对照组患者报告的疲乏改善情况并没有显著的统计学差异。

在近期的一项系统评价和 meta 分析（文献纳入截止至 2005 年）中，Jacobsen 等[73]报告了非药物疗法在成年患者中治疗癌症相关疲乏有限的科学证据。特别是，该 meta 分析在总共 30 个有关非药物干预的随机对照试验中发现了较小的有效值（差别效应值，0.09；95%CI，0.02～0.16）；18 项采用心理干预研究的有效值更高，但 12 项采用基于运动干预的研究没有显示出明显益处。心理社会干预包括互助小组治疗和个体心理治疗，两者都提供教育、应对策略规划、个体化的行为干预，以及专业的或自我实施的压力控制训练。基于运动的干预以家庭为基础，并监督运动过程。在一项 meta 分析中，Luebbert 等[74]发现放松疗法对患者在肿瘤治疗过程中的精力，疲乏，或意识模糊没有作用。

由于上述关于癌症相关疲乏的心理和基于运动干预的研究在入组患者随机化，受试者对干预依从性，以及结果是否经过盲法评估等方面的问题，这些研究的方法学质量经常被认为是不够充分的。证据主要来自进行积极治疗的非转移性乳腺癌患者，这可能会使结果的普遍性受限。这些试验都没有采用一致的疲乏基线水平作为入选标准，而且 92% 的心理测试缺乏控制条件。采用更好的报告标准，如临床试验报告统一标准（Consolidated Standard of Reporting Trials，CONSORT）[75,76]，和更精细的研究设计将会提高这类研究的方法学质量和记录，从而在癌症相关疲乏心理治疗的疗效方面提供更为准确的数据。总之，在行为干预癌症相关疲乏方面的研究趋势还是令人鼓舞的，进一步工作将提供更确实的证据。

补充替代疗法

虽然很少有设计精良的关于草药，按摩和针灸治疗癌症相关疲乏的随机临床试验，但这些补充替代疗法仍具有重要意义。对于病因学未知且持续至少 6 个月的尚无法解释的慢性疲乏，部分受试者发现辅酶 Q10、脱氢表雄酮（DHEA）和人参的治疗效果最好，而瑜伽对于思维清楚的疲乏受试者效果最佳[77]。针灸还未在癌症相关疲乏患者中进行系统地研究。

人参，作为一种广泛使用的滋补剂，由于很难掩盖其明显的气味和余味，而不易在随机双盲试验中进行研究[78]。而且，因为人参在保健食品商店就可以轻易买到，所以患者可能不把它当作药物。最近有关美国人参的试验表明[79,80]，服用较大剂量的患者在总体的精力水平，心理、躯体、精神及情感指数都有所改善。许多患者使用草药和补剂治疗癌症相关疲乏，但患者在使用草药治疗时应小心可能出现的药物相互作用。

结论

癌症相关疲乏是癌症患者最常见的主诉。因为它会影响日常生活的方方面面，所以常常是最令人苦恼的致残性症状。疲乏可能是由癌症或癌症治疗引起，特别是在晚期疾病患者和正在接受积极治疗的患者中，还可能在一些肿瘤已经治愈的生存者中持续存在。虽然近年来对这种症状的认识和研究有了很大的进步，但在常规医疗实践中对癌症相关疲乏的评估和管理还不是优先项，而癌症相关疲乏发生的机制仍尚未阐明[11]。

与 20 世纪 80 年代以来，癌症疼痛、恶心和呕吐的理解和治疗所取得的进展相比，我们对癌症相关疲乏的理解仍处于起步阶段。目前，已有在临床实践中用于疼痛管理的国家标准；

而起初阻碍最佳疼痛管理的因素（包括评估不充分，患者不愿报告疼痛，以及医务人员知识不足和对疼痛控制的消极态度）都已成为过去。癌症相关疲乏的缓解也会经历这些障碍，逐步变成现实。美国国立卫生研究院（NIH）在 2003 年的科学声明[81]中号召对疼痛、抑郁和疲乏（单独和联合）做进一步研究，尤其是资金充足的前瞻性研究。这促进了有关癌症相关疲乏干预效果的临床研究迅速增长，然而，针对癌症相关疲乏的基础研究仍然有限。在该领域建立一个更加成熟的科研体系，涵盖流行病学研究，癌症相关疲乏筛查评测工具的研发、验证及在临床试验中的应用，并对有效治疗的探讨，是增强疲乏治疗的关键。

以可靠和有效的方式（在被广泛认可的维度）评测疲乏，对于促进疲乏研究和临床管理是必不可少的。目前还没有可作为癌症相关疲乏评测金标准的工具。个别情况下，良好的临床实践和研究目标，可能从现有的子量表、单维度及多维度工具中甄选出合适的工具。

应使所有患者及其照护者能够接受有关癌症相关疲乏的教育。获知与状况（如癌症相关疲乏）相关的准确而适龄的信息，往往可以减轻由沟通不良所造成的压力与焦虑。

最后，还需要大量设计精良的临床试验来评估治疗癌症相关疲乏的药物和非药物疗法。我们治疗癌症相关疲乏根本病因的能力，源于对其病理生理机制的良好理解，但目前还没有被广泛认可的共识。按机制的疲乏分类方法学的发展可能对未来在生理 - 行为学方面进行疲乏研究和治疗起到引领作用。还可能开启针对不同机制的药物研发，实验设计的全新指导方针，更可靠有效的诊断工具，有效控制患者症状的治疗方法等诸多进展的新纪元。

（高伟健 译　张玉松 校）

参考文献

1. Prue G, Rankin J, Allen J, Gracey J, Cramp F. Cancer-related fatigue: a critical appraisal. *Eur J Cancer* **42**(7):846–863, 2006.

2. Cleeland CS, Mendoza TR, Wang XS, et al. Assessing symptom distress in cancer patients: the M. D. Anderson Symptom Inventory. *Cancer* **89**(7):1634–1646, 2000.

3. Mendoza TR, Wang XS, Cleeland CS, et al. The rapid assessment of fatigue severity in cancer patients: use of the Brief Fatigue Inventory. *Cancer* **85**(5):1186–1196, 1999.

4. Wang XS, Giralt SA, Mendoza TR, et al. Clinical factors associated with cancer-related fatigue in patients being treated for leukemia and non-Hodgkin's lymphoma. *J Clin Oncol* **20**:1319–1328, 2002.

5. Bower JE, Ganz PA, Desmond KA, Rowland JH, Meyerowitz BE, Belin TR. Fatigue in breast cancer survivors: occurrence, correlates, and impact on quality of life. *J Clin Oncol* **18**(4):743–753, 2000.

6. Servaes P, Gielissen MF, Verhagen S, Bleijenberg G. The course of severe fatigue in disease-free breast cancer patients: a longitudinal study. *Psychooncology* **16**(9):787–795, 2007.

7. Vogelzang NJ, Breitbart W, Cella D, et al. Patient, caregiver, and oncologist perceptions of cancer-related fatigue: results of a tripart assessment survey. The Fatigue Coalition. *Semin Hematol* **34**(3 Suppl 2):4–12, 1997.

8. Gibson F, Garnett M, Richardson A, Edwards J, Sepion B. Heavy to carry: a survey of parents' and healthcare professionals' perceptions of cancer-related fatigue in children and young people. *Cancer Nurs* **28**(1):27–35, 2005.

9. Meeske KA, Siegel SE, Globe DR, Mack WJ, Bernstein L. Prevalence and correlates of fatigue in long-term survivors of childhood leukemia. *J Clin Oncol* **23**(24):5501–5510, 2005.

10. Mock V, Atkinson A, Barsevick AM, et al. Cancer-related fatigue. Clinical practice guidelines in oncology. *J Natl Compr Canc Netw* **5**(10):1054–1078, 2007.

11. Cleeland CS, Wang XS. Measuring and understanding fatigue. *Oncology* **13**(11A):91–97, 1999.

12. Olson K. A new way of thinking about fatigue: a reconceptualization. *Oncol Nurs Forum* **34**(1):93–99, 2007.

13. Wang XS. Pathophysiology of cancer-related fatigue. *Clin J Oncol Nurs* **12**(5 Suppl):11–20, 2008.

14. Wang XS, Fairclough DL, Liao Z, et al. Longitudinal study of the relationship between chemoradiation therapy for non-small-cell lung cancer and patient symptoms. *J Clin Oncol* **24**(27):4485–4491, 2006.

15. Hickok JT, Morrow GR, Roscoe JA, Mustian K, Okunieff P. Occurrence, severity, and longitudinal course of twelve common symptoms in 1129 consecutive patients during radiotherapy for cancer. *J Pain Symptom Manage* **30**(5):433–442, 2005.

16. Knobel H, Loge JH, Nordøy T, et al. High level of fatigue in lymphoma patients treated with high dose therapy. *J Pain Symptom Manage* **19**(6):446–456, 2000.

17. Jacobsen PB, Hann DM, Azzarello LM, Horton J, Balducci L, Lyman GH. Fatigue in women receiving adjuvant chemotherapy for breast cancer: characteristics, course, and correlates. *J Pain Symptom Manage* **18**(4):233–242, 1999.

18. Wang XS, Shi Q, Williams LA, et al. Serum interleukin-6 predicts the development of multiple symptoms at nadir of allogeneic hematopoietic stem cell transplantation. *Cancer* **113**(8):2102–2109, 2008.

19. Anderson KO, Giralt SA, Mendoza TR, et al. Symptom burden in patients undergoing autologous stem-cell transplantation. *Bone Marrow Transplant* **39**(12): 759–766, 2007.

20. Rubin GJ, Hotopf M. Systematic review and meta-analysis of interventions for postoperative fatigue. *Br J Surg* **89**(8):971–984, 2002.

21. Jones TH, Wadler S, Hupart KH. Endocrine-mediated mechanisms of fatigue during treatment with interferon-alpha. *Semin Oncol* **25**(1 Suppl 1):54–63, 1998.

22. Stone P, Hardy J, Huddart R, A'Hern R, Richards M. Fatigue in patients with prostate cancer receiving hormone therapy. *Eur J Cancer* **36**(9):1134–1141, 2000.

23. Chaudhuri A, Behan PO. Fatigue and basal ganglia. *J Neurol Sci* **179**(S 1–2):34–42, 2000.

24. Ryan JL, Carroll JK, Ryan EP, Mustian KM, Fiscella K, Morrow GR. Mechanisms of cancer-related fatigue. *Oncologist* **12**(Suppl 1):22–34, 2007.

25. Dantzer R, Kelley KW. Twenty years of research on cytokine-induced sickness behavior. *Brain Behav Immun* **21**(2):153–160, 2007.

26. Cleeland CS, Bennett GJ, Dantzer R, et al. Are the symptoms of cancer and cancer treatment due to a shared biologic mechanism? *Cancer* **97**(11):2919–2925, 2003.

27. Kurzrock R. The role of cytokines in cancer-related fatigue. *Cancer* **92**(6 Suppl):1684–1688, 2001.

28. Lee BN, Dantzer R, Langley KE, et al. A cytokine-based neuroimmunologic mechanism of cancer-related symptoms. *Neuroimmunomodulation* **11**(5):279–292, 2004.

29. Collado-Hidalgo A, Bower JE, Ganz PA, Cole SW, Irwin MR. Inflammatory biomarkers for persistent fatigue in breast cancer survivors. *Clin Cancer Res* **12**(9):2759–2766, 2006.

30. Bower JE, Ganz PA, Aziz N, Fahey JL. Fatigue and proinflammatory cytokine activity in breast cancer survivors. *Psychosom Med* **64**(4):604–611, 2002.

31. Schubert C, Hong S, Natarajan L, Mills PJ, Dimsdale JE. The association between fatigue and inflammatory marker levels in cancer patients: a quantitative review. *Brain Behav Immun* **21**(4):413–427, 2007.

32. Monk JP, Phillips G, Waite R, et al. Assessment of tumor necrosis factor alpha blockade as an intervention to improve tolerability of dose-intensive chemotherapy in cancer patients. *J Clin Oncol* **24**(12):1852–1859, 2006.

33. Wang XS, Shi Q, Mao L, Cleeland CS, Liao Z. Association between inflammatory cytokines and the development of multiple symptoms in patients with non-small cell lung cancer undergoing chemoradiation therapy [abstract]. American Society of Clinical Oncology 44th Annual Meeting, Chicago IL, May 30–June 3, 2008. *J Clin Oncol* **26**(15 Suppl), 2008. Abstract 9638.

34. Payne JK, Piper B, Rabinowitz I, Zimmerman B. Biomarkers, fatigue, sleep, and depressive symptoms in women with breast cancer: a pilot study. *Oncol Nurs Forum* **33**(4):775–783, 2006.

35. Raison CL, Capuron L, Miller AH. Cytokines sing the blues: inflammation and the pathogenesis of depression. *Trends Immunol* **27**(1):24–31, 2006.

36. Dantzer R, Capuron L, Irwin MR, et al. Identification and treatment of symptoms associated with inflammation in medically ill patients. *Psychoneuroendocrinology* **33**(1):18–29, 2008.

37. Miller AH, Ancoli-Israel S, Bower JE, Capuron L, Irwin MR. Neuroendocrine-immune mechanisms of behavioral comorbidities in patients with cancer. *J Clin Oncol* **26**(6):971–982, 2008.

38. Davis JM, Bailey SP. Possible mechanisms of central nervous system fatigue during exercise. *Med Sci Sports Exerc* **29**(1):45–57, 1997.

39. Mills PJ, Parker BA, Dimsdale JE, Sadler GR, Ancoli-Israel S. The relationship between fatigue, quality of life and inflammation during anthracycline-based chemotherapy in breast cancer. *Biol Psychol* **69**(1):85–96, 2005.

40. Rich T, Innominato PF, Boerner J, et al. Elevated serum cytokines correlated with altered behavior, serum cortisol rhythm, and dampened 24-hour rest-activity patterns in patients with metastatic colorectal cancer. *Clin Cancer Res* **11**(5):1757–1764, 2005.

41. Hurter B, Bush NJ. Cancer-related anemia: clinical review and management update. *Clin J Oncol Nurs* **11**(3):349–359, 2007.

42. US Food and Drug Administration, Center for Drug Evaluation and Research, Center for Biologics Evaluation and Research, Center for Devices and Radiological Health. Guidance for industry. Patient-reported outcome measures: use in medical product development to support labeling claims. Available from: URL: http://www.fda.gov/downloads /Drugs/GuidanceComplianceRegulatoryInformation /Guidances/UCM071975.pdf. Accessed Dec 18, 2009.

43. Lawrence DP, Kupelnick B, Miller K, Devine D, Lau J. Evidence report on the occurrence, assessment, and treatment of fatigue in cancer patients. *J Natl Cancer Inst Monogr* **32**:40–50, 2004.

44. van Belle S, Paridaens R, Evers G, et al. Comparison of proposed diagnostic criteria with FACT-F and VAS for cancer-related fatigue: proposal for use as a screening tool. *Support Care Cancer* **13**(4):246–254, 2005.

45. Cella D, Lai JS, Chang CH, Peterman A, Slavin M. Fatigue in cancer patients compared with fatigue in the general United States population. *Cancer* **94**(2):528–538, 2002.

46. Hjermstad MJ, Fayers PM, Bjordal K, Kaasa S. Health-related quality of life in the general Norwegian population assessed by the European Organization for Research and Treatment of Cancer Core Quality-of-Life Questionnaire: the QLQ=C30 (+3). *J Clin Oncol* **16**(3):1188–1196, 1998.

47. Portenoy RK, Itri LM. Cancer-related fatigue: guidelines for evaluation and management. *Oncologist* **4**(1):1–10, 1999.

48. Hjollund NH, Andersen JH, Bech P. Assessment of fatigue in chronic disease: a bibliographic study of fatigue measurement scales. *Health Qual Life Outcomes* **5**:12–16, 2007.

49. Dittner AJ, Wessely SC, Brown RG. The assessment of fatigue: a practical guide for clinicians and researchers. *J Psychosom Res* **56**(2):157–170, 2004.

50. Jacobsen PB. Assessment of fatigue in cancer patients. *J Natl Cancer Inst Monogr* **32**:93–97, 2004.

51. Kirsh KL, Passik S, Holtsclaw E, Donaghy K, Theobald D. I get tired for no reason: a single item screening for cancer-related fatigue. *J Pain Symptom Manage* **22**(5):931–937, 2001.

52. Portenoy RK, Thaler HT, Kornblith AB, et al. The Memorial Symptom Assessment Scale: an instrument for the evaluation of symptom prevalence, characteristics and distress. *Eur J Cancer* **30A**(9):1326–1336, 1994.

53. Yellen SB, Cella DF, Webster K, Blendowski C, Kaplan E. Measuring fatigue and other anemia-related symptoms with the Functional Assessment of Cancer Therapy (FACT) measurement system. *J Pain Symptom Manage* **13**(2):63–74, 1997.

54. Aaronson NK, Ahmedzai S, Bergman B, et al. The European Organization for Research and Treatment of Cancer QLQ-C30: a quality-of-life instrument for use in international clinical trials in oncology. *J Natl Cancer Inst* **85**(5):365–376, 1993.

55. Lai JS, Crane PK, Cella D. Factor analysis techniques for assessing sufficient unidimensionality of cancer related fatigue. *Qual Life Res* **15**(7):1179–1190, 2006.

56. Basch E, Iasonos A, McDonough T, et al. Patient versus clinician symptom reporting using the National Cancer Institute Common Terminology Criteria for Adverse Events: results of a questionnaire-based study. *Lancet Oncol* **7**(11):903–909, 2006.

57. Krupp LB, LaRocca NG, Muir-Nash J, Steinberg AD. The fatigue severity scale. Application to patients with multiple sclerosis and systemic lupus erythematosus. *Arch Neurol* **46**(10):1121–1123, 1989.

58. Smets EMA, Garssen B, Bonke B, De Haes JCJM. The Multidimensional Fatigue Inventory (MFI): psychometric qualities of an instrument to assess fatigue. *J Psychosom Res* **39**(3):315–325, 1995.

59. Serlin RC, Mendoza TR, Nakamura Y, Edwards KR, Cleeland CS. When is cancer pain mild, moderate or severe? Grading pain severity by its interference with function. *Pain* **61**(2):277–284, 1995.

60. Cleeland CS, Ryan KM. Pain assessment: global use of the Brief Pain Inventory. *Ann Acad Med Singapore* **23**(2):129–138, 1994.

61. Cleeland CS, Gonin R, Hatfield AK, et al. Pain and its treatment in outpatients with metastatic cancer. *N Engl J Med* **330**(9):592–596, 1994.

62. Visser MR, Smets EM, Sprangers MA, de Haes HJ. How response shift may affect the measurement of change in fatigue. *J Pain Symptom Manage* **20**(1):12–18, 2000.

63. Schwartz CE, Bode R, Repucci N, Becker J, Sprangers MA, Fayers PM. The clinical significance of adaptation to changing health: a meta-analysis of response shift. *Qual Life Res* **15**(9):1533–1550, 2006.

64. Cleeland CS. Symptom burden: multiple symptoms and their impact as patient-reported outcomes. *J Natl Cancer Inst Monogr* **37**:16–21, 2007.

65. Morrow GR, Hickok JT, Roscoe JA, et al. Differential effects of paroxetine on fatigue and depression: a randomized, double-blind trial from the University of Rochester Cancer Center Community Clinical Oncology Program. *J Clin Oncol* **21**(24):4635–4641, 2003.

66. Minton O, Richardson A, Sharpe M, Hotopf M, Stone P. A systematic review and meta-analysis of the pharmacological treatment of cancer-related fatigue. *J Natl Cancer Inst* **100**(16):1155–1166, 2008.

67. Fava M, Thase ME, DeBattista C. A multicenter, placebo-controlled study of modafinil augmentation in partial responders to selective serotonin reuptake inhibitors with persistent fatigue and sleepiness. *J Clin Psychiatry* **66**(1):85–93, 2005.

68. Morrow GR, Jean-Peirre P, Roscoe JA, et al. A phase III randomized, placebo-controlled, double-blind trial of a eugeroic agent in 642 cancer patients reporting fatigue during chemotherapy: A URCC CCOP Study [abstract]. American Society of Clinical Oncology 44th Annual Meeting, Chicago IL, May 30–June 3, 2008. *J Clin Oncol* **26**(15 Suppl), 2008. Abstract 9512.

69. Moss EL, Simpson JS, Pelletier G, Forsyth P. An open-label study of the effects of bupropion SR on fatigue, depression and quality of life of mixed-site cancer patients and their partners. *Psychooncology* **15**(3):259–267, 2006.

70. Schmitz KH, Holtzman J, Courneya KS, Mâsse LC, Duval S, Kane R. Controlled physical activity trials in

cancer survivors: a systematic review and meta-analysis. *Cancer Epidemiol Biomarkers Prev* **14**(7):1588–1595, 2005.

71. Mustian KM, Morrow GR, Carroll JK, Figueroa-Moseley CD, Jean-Pierre P, Williams GC. Integrative nonpharmacologic behavioral interventions for the management of cancer-related fatigue. *Oncologist* **12**(Suppl 1):52–67, 2007.

72. Markes M, Brockow T, Resch KL. Exercise for women receiving adjuvant therapy for breast cancer. *Cochrane Database Syst Rev***4**:CD005001, 2006.

73. Jacobsen PB, Donovan KA, Vadaparampil ST, Small BJ. Systematic review and meta-analysis of psychological and activity-based interventions for cancer-related fatigue. *Health Psychol* **26**(6):660–667, 2007.

74. Luebbert K, Dahme B, Hasenbring M. The effectiveness of relaxation training in reducing treatment-related symptoms and improving emotional adjustment in acute non-surgical cancer treatment: a meta-analytical review. *Psychooncology* **10**(6):490–502, 2001.

75. Moher D, Jones A, Lepage L. Use of the CONSORT statement and quality of reports of randomized trials: a comparative before-and-after evaluation. *JAMA* **285**(15):1992–1995, 2001.

76. Moher D, Schulz KF, Altman D. The CONSORT statement: revised recommendations for improving the quality of reports of parallel-group randomized trials. *JAMA* **285**(15):1987–1991, 2001.

77. Bentler SE, Hartz AJ, Kuhn EM. Prospective observational study of treatments for unexplained chronic fatigue. *J Clin Psychiatry* **66**(5):625–632, 2005.

78. Elam JL, Carpenter JS, Shu XO, Boyapati S, Friedmann-Gilchrist J. Methodological issues in the investigation of ginseng as an intervention for fatigue. *Clin Nurse Spec* **20**(4):183–189, 2006.

79. Ginseng may relieve cancer treatment fatigue. *Mayo Clin Health Lett* **25**(12):4, 2007.

80. Barton DL, Soori GS, Bauer B, et al. A pilot, multi-dose, placebo-controlled evaluation of American ginseng (*Panax quinquefolius*) to improve cancer-related fatigue: NCCTG trial N03CA. [abstract]. American Society of Clinical Oncology 43rd Annual Meeting, Chicago IL, June 1–5, 2007. *J Clin Oncol* **25**(18 Suppl), 2007. Abstract 9001.

81. Patrick DL, Ferketich SL, Frame PS, et al. National Institutes of Health State-of-the-Science Conference statement: symptom management in cancer: pain, depression, and fatigue, July 15–17, 2002. *J Natl Cancer Inst* **95**(15):1110–1117, 2003.

第11章 建立癌症相关疲乏的转化动物模型

Mary W. Meagher

在癌症患者中较为常见行为症状包括疲乏、抑郁、睡眠障碍及认知改变[1-4]，可被癌症和其治疗所诱发。疲乏是其中最常见和最痛苦的行为学症状[3,5]。癌症相关疲乏（cancer-related fatigue，CRF）及相应行为障碍可导致复杂的功能性损坏，这种损坏可持续至治疗结束数年之后。目前关于 CRF 的病因学机制还不十分清楚，现有的治疗仅能部分缓解症状。由于缺乏合适的动物模型，相关研究进展受到严重阻碍。

最新研究表明 CRF 可被理解为一种部分由炎症因子的中央效应所介导的"病态行为"[4,6-10]。病态行为反映了中央型感知 - 情感 - 动机系统的活动，这个系统可以重组行为以提高生存率[11-13]。但是，在慢性激活状态下这些炎性信号属于不良的信号，并会导致癌症患者持续疲乏及相关行为障碍的发生[1]。疲乏和病态行为的组成包括多种心理成分，由不同的分子、细胞及神经系统介导。为了提高我们对于 CRF 神经学的认识，我们需要发展各种转化手段，用已充分证实的动物模型来解析疲劳和病态行为特异性的心理成分。尽管其他的生物学机制也可以导致 CRF 的发生（见第 10 章），细胞因子假说将被用来解释动物模型如何帮助研究者们评估可能的机制。

本章将就动物模型如何应用在 CRF 的转化研究上进行阐述，首先介绍用于评估动物模型可行性的传统标准，然后讨论建立癌症及其治疗导致的疲乏的动物模型的理论依据及过程，重点将关注建立 CRF 特异性评价标准的重要性，使其可以在癌症患者及动物模型中被客观的评估。此外，我们还将重点介绍关于癌症及其治疗引起的行为学效应机制的最新动物研究，之后是介绍转化框架来研究疲劳及相关病态行为的心理学成分。

动物模型和转化效度标准

动物模型是被设计用来效仿特定的人类状态特征的实验学准备，包括癌症或其治疗引起的症状。其基本假说是建立于跨物种同源性的基础上，使得行为学和生物学的发现可以从动物延伸到人类。因此，理想的动物模型应该在病因学、生物学、症状学及治疗上都与人类相似。动物模型在临床前研究症状的生物学替代物时提供了一种更高效且更人道的方法，如对疲乏的研究。其优点包括容易被研究的行为和生物学基础、可控的环境，以及转基因技术的可应用性。动物模型可提高我们对于癌症症状的病因及机制的认识，并建立防止或逆转这些症状的治疗方法。下面将对用于评价动物模型有效性的传统标准进行总结[14-16]。

动物模型包括独立和非独立的变量。癌症的诱发因素和癌症治疗的使用是主要的独立变量，而对癌症相关疲乏的行为学及生物学测量为非独立变量。建立这些变量的可靠性和可重复性是必要的。这就要求可在实验室内和实验室间精确操控独立变量以复制生物学干扰的能力。尽管可靠性是必需的，却还不足以证实一种模型。评价模型有效性的标准应根据其建立的目的，以及表面效度、病因学效度、预测效度、药理学效度及结构效度。而建立动物模型的目的包括阐明 CRF 的机制、发展有效的治疗方式，以及促进转化研究。

"表面效度"是指在动物中观察到的特定的行为改变及人类中平行症状的相似性[16]。例如，由于癌症患者接受化疗时运动减少，因此动物也被认为在接受化疗时会减少自发运动。尽管表面效度为分析由相似神经基质介导的类似行为提供了有用的开端，我们还是需要超越表面效度而进一步完善这种动物模型的有效性。

"病因学效度"是指诱发的情况在动物模型和人类之间的相似性。对诱发情况的选择涉及这样一种假设，即人类情况的病因学可能正确，也可能不正确。例如，研究者可能会研究化疗对未得癌症的动物的病态行为的影响。使用健康动物是基于化疗本身能引起其行为改变的假设上。但是，可能化疗在健康和患病动物间引起的行为学改变是不同的。尽管在健康动物中研究化疗导致的疲乏提供了有效的方法及有用的信息，但获得的信息却不能用于评估癌症患者中疾病加治疗导致疲乏的因素。并且，癌症治疗常常包括多种化疗药物的联用，并常与放射治疗合并使用。因此，为了进一步明确病因学效度的问题，研究癌症本身导致的疲乏，以及癌症联合标准治疗方案引起的疲乏都是十分重要的。

为了有效地研制病因学效度及预测模型，推荐一种二者兼顾的方法。初始研究应明确癌症相关治疗在健康动物中引起的效应，以鉴定导致疲乏行为方案的剂量并建立非独立测量的建构效度（见下文）。理想状态下，治疗人类患者的途径及周期和用于动物模型的应该是同样的。鉴于治疗的反应往往是延迟的，建立对癌症及其治疗的短期和长期效应的纵向评估是必要的[17, 18]。使用治疗相关疲乏模型得出的数据的病因学效度能够进一步用于其他相关癌症模型。尽管讨论啮齿动物癌症模型不在本章讨论范围之内[19-21]，需要注意的是，在选择实验模型的时候，我们应该选择一种可控肿瘤出现的模型，这样可以同时检测大批量小鼠的行为，以

使实验变量最小化。另外，选择具有免疫活性的癌症模型（如自发、同源性或化学性诱发的）而不是免疫缺陷的移植模型，有助于研究炎性因子在癌症相关疲乏的发展中的作用。

研究动物的癌症及其治疗的联合效应，可以更好地评估癌症患者疲乏的发病机制。但是，临床研究表明，这些因素本身并不能完全解释癌症症状的严重性及持续性的个体差异[3, 7]。因此，需要建立一种多因素的研究方法，检测癌症和其治疗是怎样与基因、疾病发展、环境易感性之间相互作用的，如细胞因子基因多态性、年龄、肥胖、慢性医疗条件及环境压力源。举例来说，对乳腺癌患者的研究表明治疗中的慢性炎性反应及相关的疲乏症状与细胞因子白细胞介素 IL-1β、IL-6 及 IL-6 受体的基因多态性相关。为了试验性研究特定细胞因子在基因修饰小鼠的 CRF 中作用，我们可以通过靶向基因敲除的方法来抑制特定细胞因子的产生。例如，IL-6 基因敲除的小鼠在化疗中表现的疲乏相关行为与对照组相比有所减少，从而有力证实 IL-6 在 CRF 的发生中起到必要作用。鉴别出 CRF 个体易感性基因，将有助于判定危险因子的基因组标记物、发展新的免疫调节治疗，从而预防 CRF 的发生。

"药理学效度"是指已在人类中证实疗效的药物在动物模型中的敏感性[15, 22]。例如，临床试验证实莫达非尼和利他能这样的兴奋剂可以减少癌症患者的疲乏[23-25]。还有研究表明抗抑郁药有减少疲乏行为的作用[26, 27]，并能降低促炎症反应细胞因子活性[28, 29]。因此，证明兴奋剂和抗抑郁药在减少动物的特定疲乏样行为中是有效的，可以支持动物模型的药理学效度。

"预测效度"指的是生物行为学测试能够预测未来某段时间测量的目标标准的程度。通常情况下，CRF 的动物模型对预测癌症患者疲乏相关标准是有用的。例如，动物模型是否能发现癌症患者疲乏相关神经生物学机制？同样，从动物模型获得的药理学数据是否能预测新的或者现有的药物在癌症患者中的疗效？转化神经图像技术可以为从动物模型获得的神经机制

临床相关性及新药在改变化疗导致疲乏的神经相关性疗效提供关键性交叉验证数据。尽管如此，为建立从动物模型到癌症患者的准确预测，同样需要关注的是建立构建效度来评估特定 CRF 程度的行为测试（见下文）。这对于确保动物模型中获得的治疗方式的疗效在癌症患者中取得类似的效果至关重要。

"构建效度"是指动物模型是否能测量人类状态中关键的理论和行为变量[16,30]。建立动物模型的构建效度十分必要，原因在于构建效度是包括所有形式的效度的首要概念。更重要的是当一种临床状态的病因学不是很清楚或者现有药物对特定情况治疗效果有限时，动物模型的构建效度显得尤为重要。构建效度的目标是将理论和概念的内容与可以被操作的可观察变量相连接。应用多因素方法时，多重行为和生物性非独立测量可以为聚合及判别效度提供证据，从而促进研究进步[31]。

"聚合效度"是理论性相关概念相互关系的程度。

"区别效度"指理论性不相关的概念实际上不相关的程度。为了建立一个具有构建效度的动物模型，阐明聚合和区别是必需的。但是，只有当重点被放在对比多种临床疾病的（如炎症相关病态行为，多发性硬化症，帕金森病，慢性疲乏综合征）疲乏多方面的特性时才可以被建立。

当动物模型中化疗诱发的一系列强烈且明确的行为与癌症化疗患者中观察到的症状行为相似时，化疗诱发的疲乏动物模型的构建效度就可以被证实。尽管行为改变的相似性提示了很强的表面效度，在化疗作为癌症症状的诱发因素的动物模型中，另外一些理论上重要的因素也要被解决。首先，生物学因素被认为在癌症患者疲乏的病因学中起作用，以确定诱导生理条件之间存在同源性。例如，临床试验提示化疗诱发的疲乏与升高的循环炎性细胞因子水平相关[6,9,32]。其次，为了给动物模型的构建效度提供证据，我们可以研究在化疗诱导的疲乏行为的发生与炎症因子表达之间是否存在剂量

依赖性关系。再次，为进一步明确炎性细胞因子表达是否介导了化疗诱导的疲乏，我们可以研究在选择性的细胞因子拮抗药使用之后疲乏样症状是否有所减弱。

综上，癌症症状的病因学极其复杂，可能涉及遗传、发育、生物方面、环境因素及既往健康状况和疾病不同病期之间的相互作用。因此，仅仅依靠在健康小鼠应用化疗建立模型无法模拟出 CRF 的完整病因。尽管如此，这种局限性研究手段仍是重要的第一步，因为有可能通过研究发现化疗所致疲乏样行为发生机制的有用信息，然后在荷瘤动物中再进一步研究。

超越传统效度标准

除了考虑验证动物模型的传统标准，模型的范围和概念基础也很重要[16,33]。从模型范围的角度来说，一种方法是建立一种可模拟由特定癌症及治疗诱发的疲乏症状的动物模型，模型效度由其诱发的、与人类癌症中相似且广泛的行为障碍的能力来决定。这种方法的局限性在于其依赖于表面效度，而表面效度在对人类 CRF 症状建模中尚存在一些问题，因为人类 CRF 使用自我报告的方法进行主观的评价和定义。另外，在如何定义及评价 CRF 的临床特征上也未取得共识。尽管已经提出了临床症状的临时评价标准[3]，但是使用的具体标准仍可能会改变，且随着研究进展，也可能会产生新的亚分类（表 11.1）。由于这些限制，动物研究者已经放弃了对人类状态的所有特征进行建模的想法[33]。

另一种方法是将动物模型聚焦于癌症患者中已被发现的、可观察的、并通过由自我评价的心理学构建的行为症状，对动物和人类相同的神经学机制的同源性分析更可能产生跨物种的效度及转化。由于评估终点很少，这种策略在研究介导行为症状的潜在神经生物学机制中更为有效。尽管对 CRF 在动物及人类实验的相似行为评估的研究（如功能性磁共振）有助促进转化，但在临床试验中将这些测量作为终

表 11.1 国际疾病分类及相关健康问题第 10 版（ICD-10）对癌症相关疲乏（CRF）修订标准

患者报告严重的疲乏并可导致临床上显著的抑郁和（或）社会、工作或其他重要功能的损伤。这些症状来自癌症及其治疗而不是与心理障碍相关。疲乏（事件 1）在两周的时间段里几乎每天发生，并伴随以下六种或更多的症状：

（1）明显疲乏，精力减退，需要大量休息，不适应近期的活动程度

（2）对日常生活的动力及兴趣减退

（3）日常工作难以完成

（4）需努力才能克服活动减少

（5）活动后持续数小时过度不适

（6）虚弱或肢体沉重

（7）注意力及关注力减退

（8）失眠或嗜睡

（9）睡眠无法获得恢复

改编自 Cella et al.[3]

点可能不切实际。不过，临床试验可以通过评估在人类和动物中相同的结构的行为学自我报告来提高转化。

CRF 动物实验的发展需要对被癌症及治疗影响的心理学结构进行建模。对心理过程的测量需要与各种假设结构相关的特定行为的操作性定义。理想状况下，这种方法涉及用构建效度来强力的转化测量动物模型和癌症患者症状[33]。例如，对癌症患者的研究可以形成潜在的心理构念行为锚定的可操作性概念，并建立构念与癌症症状的相关性。重要的第一步是将《疾病和有关健康问题的国际统计分类》（第 10 版）（International Statistical Classification of Diseases and Related Health Problems, 10th Revision, ICD-10）草案标准中大量的 CRF 主观性术语转化为可客观评价的患者及动物模型的核心可观察行为（表 11.2）。反之，同质性心理构念和行为的动物研究可用于评估人类癌症症状的相似性。这表明不管在人类患者还是实验动物的癌症症状学研究中，建模的过程是实验研究的核心。这种方法的一个优点是对于心理构念及同源性的验证过程可以在健康的人类和动物中进行，也可以在癌症患者和荷瘤动物中进行。另一个优点是这个方法具有心理学和神经科学良好的理论基础。

评估 CRF 易感性的基因差异需要对内在表型进行检测[57]。内在表型是反映个体对疾病的易感性在遗传层面上的行为和生物学标记物。这种表型是一种在基因型和表型之间的中间表型，它可以帮助识别易感基因的基因风险，这些基因风险可早于已发现的病理表现而发生。例如，表现为受损伤的感官门控显示前脉冲抑制的感觉通路损伤是精神分裂症个体和其正常亲属的特征[58]。一个适用于 CRF 的例子是小鼠抑郁症，小鼠在应激反应的极端条件下选择性繁殖以研究临床相关的内在表型，也就是运动的节律性、皮质醇激素节律及睡眠[59]。由于睡眠障碍与癌症患者的疲乏相关[4, 60-62]，这些小鼠可用于研究对睡眠 - 活动周期及日间节律的障碍的易感性是否可提高有用的转化检测方法[63]。

在动物和人类研究中，为弥合动物和人类之间的差距和促进信息的双向流动，需要进行 CRF 的转化研究。为达成这一目标，需要设计客观性手段以评估实验动物及人类的同源性心理学及生物学 CRF 结构。一种方法是根据临床标准设计更像人类的动物实验。例如，描述 CRF 标准的 ICD-10 修订版可用于选择或设计相关的动物行为实验（表 11.2）。另一种方法是将人类试验设计的更动物化。这种情况下，被用在啮齿动物中评估活动 / 休息周期的自动化测量被应用于评估人类的疲乏，而不是采用自述的形式来测量活动减少和睡眠障碍。

例如，活动记录仪可用于客观观测活动 / 休息周期中疲乏相关的改变。活动记录仪利用戴在手腕上的加速计及对自述的疲乏的生态学实时评估来提供对人类活动 / 休息周期的连续而非侵入性监测[64, 65]。更多的实验细节在 Young[66] 等建立的一个类似于动物运动监测系统的人类活动监测系统中可以看到。类似于啮齿动物的测量方式，人类运动及探索活动在一个小房间被监测。这种方式更为敏感，并适用

表 11.2　癌症相关疲乏 ICD-10 修订标准对应客观行为及生理学评估的翻译

核心 ICD-10CRF 主观标准	翻译的客观标准
疲乏、精力减退、活动减少无法适应近期活动	使用影像学活动系统观测到的活动减少 [34]
	使用转轮的自发性活动减少 [35]
	在强制性锻炼或游泳应激后恢复延迟 [36, 37]
对日常生活的动力及兴趣减退	对糖的嗜好缺失 [38]
	味觉反应改变 [39]
	社交行为减退 [40, 41]
	性行为减退 [42]
	累进比率测试中转折点减少 [43]
	在按压 / 释放杠杆的咀嚼喂食过程中减少对杠杆的按压 [44]
日常工作难以完成需努力才能克服活动减少	筑窝行为减少 [45]
	挖洞行为减少 [46]
	使用磁共振检查到大鼠在强度大的任务强制性活动之后大脑活动增加 [47]
虚弱或肢体沉重	吊线能力 [48]
	使用测试仪测试前肢抓握力量 [49]
失眠或嗜睡，睡眠后精力无法恢复	睡眠 / 活动 / 体温 / 内分泌周期的生物钟改变 [50]
	睡眠结构的脑电图分析 [51]
情感反应的提高（如悲伤、沮丧、或易激）	对声音刺激及其他可能的反应的提高 [52]
	情境恐惧制约反应的提高 [53]
	强制性游泳实验的非活动增加 [38]
	十字迷宫测试中提高的焦虑行为 [48]
认知障碍	新的客观识别任务 [53]
	Morris 水迷宫 / 颞叶依赖性 [54]
	延迟的对样本非匹配任务 / 额叶执行依赖 [54]
	设置改变及逆向学习任务 [55]
	缝隙和干扰物的间隔时间 [56]

于对于人类的活动的多元化评估，并可用于阐明其中的神经学基质 [66]。使用这种反向转化方法，其他对动物病态行为的测试也可适用于评估人类癌症患者的疲乏样行为。尽管描述人类症状的语言相比描述动物病态行为的具体操作定义来说更为主观，通过对病态行为的心理学成分的关注可促进通用的语言的建立。

癌症相关疲乏的心理因素解析

癌症相关疲乏及相应病态行为的心理构成因素是什么？癌症及其治疗可以通过改变感情、动机及体力相关过程而影响行为，也可通过改变学习及记忆的多种形式之一来改变行为，包括由联想条件反射和认知过程产生的或清晰或模糊的知识。并且，还可以因睡眠 / 觉醒周期的昼夜节律失调改变行为。这些心理学构成因素为人类癌症患者及动物模型因癌症及其治疗诱发的行为症状的系统描述提供了基础。

为了有效研究人类及动物模型中的病态行为的心理学构成，首先明确感知、感情、动机、学习 / 记忆、昼夜节律是客观独立存在于意识之外，认识到这一点至关重要。例如，感情、动机和知识可以是清晰的或模糊的。为什么研究疲乏相关病态行为的模糊成分如此重要？一个原因是疲乏的癌症患者可能对内在或外在的刺激产生反应，而没有对外界刺激或他们产生的反应的外在认知。有时他们不知道什么指导了他们的行为。例如，有证据显示杏仁体在条件性和非条件性独立于有意识的模糊情感过程中均起到至关重要的作用，而内侧颞叶记忆系统则在清晰情感处理过程中起作用[67-70]。因此，基于意识的自我报告测量方式可能会为癌症相关病态行为提供了不全面的描述。

对病态行为模糊成分测量的第二个原因是其可促进 CRF 转化研究的发展。如前所述，对人类 CRF 的评估几乎全部建立在自我报告基础上，对某些病例的结构评估并不能直接绘制出行为测量，因为行为测量包括对清晰情感和模糊情感的处理过程。将模糊过程从清晰过程分开的第三个优点是，在操纵大脑系统的实验中，调节疲劳的核心神经和心理过程可能更适合客观测量。

CRF 构成包括多种成分，可能受不同的分子、细胞及神经系统调控。想要在癌症相关行为障碍的神经学基础上取得进展，需要发展分析疲乏及其相关行为障碍的特定心理学组成的转化手段。癌症及其治疗可能会诱发神经免疫及神经退化反应，可以影响某些过程或者所有的心理学进程，并且其中一种成分的改变就足以改变行为。为了设计可以防止或改善疲乏的选择性治疗，我们需要了解其中的神经生物学机制。但是，特定分子、细胞或神经系统在CRF 发病机制中的作用是不能理解的，除非精确地把这些变化与心理过程的高水平改变联系起来。

CRF 和细胞因子诱导的病态行为间的相似性是显著的[1,71]，两者都会诱发自主行为、行为活动、需耗费精力的行为及社会行为的减少，还能引起情绪、睡眠及认知的障碍。越来越多的证据将细胞因子与疲乏联系起来。例如，疲乏会出现在抗病毒治疗的患者及使用干扰素 α 的癌症患者中[72,73]。同样的，疲乏在慢性炎症诱发反应的疾病，如癌症，多发性硬化，类风湿

性关节炎及心脏疾病中多发[7,74-76]。但是，我们需要认识到病态行为对免疫反应是短期的，会在病原被清除后消失。而相对来说，癌症及其治疗诱发的行为障碍是适应失调的反应，这个反应部分被促炎和抗炎机制的失衡所调控，并且导致了固有免疫反应及炎症的慢性激活[77]。

尽管以前关于化疗药物的动物实验主要关注于恶心、呕吐和条件性厌食上，但是随着有效的抗恶心药物的发展，现在的研究重点转移到了疲乏。为了给疲乏相关的活动减少建立模型，动物研究者评估了化疗对自发性运动及转轮运动的影响。例如，Malik[34] 等证实顺铂（6mg/kg 腹腔内注射）可以减少大鼠 24 小时的自发夜间运动，并可持续 8 天。有意思的是，两种可以有效改变恶心及呕吐指数的药物对于顺铂引起的运动减少没有作用，提示其对运动的影响并非继发于恶心[78]。不过地塞米松的应用可以缓解恶心及运动减少。这提示了地塞米松可能通过针对于这两种病态行为的共同炎症反应通路而产生作用。Wood[35] 等发现化疗药物依托泊苷（VP-16）可增加小鼠的病态行为，并提高了巨噬细胞分泌 IL-6 的水平。VP-16 减少了食物摄取、体重、自发性转轮运动及血红蛋白含量，并提高了 p38 有丝分裂原激酶（MAPK）依赖的 IL-6 产生。在细胞系统模型中，抑制 P38 MAPK 通路可以阻断化疗引起的炎性细胞因子产生，但是并不会降低药物引起的细胞毒性[79]。尽管还需要体内实验进一步证实，这些结果已经提示抑制炎性细胞因子的产生不会减少化疗药物的治疗效果。

最近，研究提示癌症本身可引起大鼠炎性细胞因子表达升高，并出现抑郁样行为[38]。乳腺癌大鼠在 Porsolt 强迫游泳试验中表现为漂浮时间和漂浮次数的增加、糖嗜好减少，以及埋珠行为增加。不过，它们在十字迷宫及广场活动中，表现出的社交活动、食物摄取、体重及体温是正常的。这提示了肿瘤本身可引起抑郁样行为，但在使用脂多糖（LPS）的小鼠身上仅观察到轻度的病态行为。在外周，乳腺癌组织中 IL-1β 和血浆 IL-1β 及 IL-10 的表达同时升

高。在中枢神经系统，肿瘤增加了海马中细胞因子 IL-1β、IL-6、TNF-α 及 IL-10 的表达，而在下丘脑中无此作用。与低水平病态行为相一致，细胞因子的水平远低于使用 LPS 所观察到的水平。荷瘤大鼠对压力引起的皮质醇反应也有所减少，提示压力可能会加重肿瘤引起的细胞因子相关抑郁样反应的不良反应。还有研究表明社会隔离的压力会提高乳腺的基因表达及肿瘤负荷[80-82]。

研究 CRF 心理学成分的框架

本节总结了用于描述 CRF 动物模型的心理因素和行为学实验结果。与其他主观定义的潜在构态相似（如疼痛、恶心），疲乏可以通过相似的动物行为测量进行间接评估。与 ICD-10 一致，下面讨论的内容集中在疲乏样行为的测定方式上及相关情感、动机、精力、学习 / 记忆和睡眠 / 觉醒周期的改变上。

疲乏样行为

有研究者采用自发或强制性活动的行为学测量评估实验动物的疲乏。其中，一种方法是将对生存必要的强制性鼠笼行为（如饮食）与非生存必需的自发性行为（如转轮行为[35,63] 或挖洞行为）进行对比[46,83]。引起轻度病态行为的操作可以选择性抑制非必须自发性行为而不会改变总体活动[46,63]。

为评估疲乏是否与近期体力活动不成比例，可评估强制性运动后的行为恢复[36,84-86]。例如，在免疫反应之后，自发性转轮行为的恢复可以在强制性电动跑步机运动之后测量[36]。在跑步机运动之前，小鼠先进行转轮运动以获得基线数据。在 20 分钟的跑步机运动中，速度和角度以 22m/min 及 −14%（下坡）或 +14%（上坡）逐渐增加。小鼠共跑步 150 分钟，不时进行轻度刺激。这种模型的一个优势在于可以对比上坡和下坡的作用，上坡消耗更多的能量但产生较少的肌肉损伤和炎症反应，而下坡引起更多的肌肉损伤、炎症反应及迟发性酸痛。若在之后的七天里观察到自发性转轮运动的减少

则可定义为疲乏。另外，此后可让小鼠再次以 36m/min 及 8% 的角度上坡 / 下坡试验，于首次试验 48 或 72 小时后再次测试。这种情况下疲乏的定义是小鼠即使在轻柔刺激一分钟下仍然停止运动。

还有实验研究了强制游泳应激后的疲乏样表现[37,84,87]。每周接受免疫刺激后，小鼠在装有常温水的玻璃罐中进行 10 分钟一次的多次强制性游泳[37]。在完成初始活动期后，小鼠在游泳测试变得不爱动，疲乏定义为游泳试验中增加的不动期，以及游泳应激后尾部浸泡试验中的梳理和饲养行为的延迟恢复及痛觉过敏。

情感及动机过程

癌症及其治疗可以通过干扰感情或动机过程来改变行为。对病态行为和奖赏行为的神经生物学研究已证实，由不同的神经回路介导感情和动机过程的组成部分。

感情

癌症治疗对行为的影响是否因情绪改变和享乐反应的回应呢？如果是这样，那是怎样的一种感情呢？例如，当在 2% 的蔗糖水或普通自来水中选择的时候，健康小鼠一般表现出对糖的偏好，而患病小鼠则失去了对糖水的嗜好[88]。同样，化疗也可减少患者对蔗糖的偏好，这可能是感情或动机改变的结果。

"喜欢"或"不喜欢"的享乐反应包括由味觉享乐影响引起的情感化面部表情。最好的享乐反应测试方法之一是由 Grill 和 Norgren[39] 建立而后被 Berridge 等使用的味觉反应测试[67,89,90]。他们的研究表明糖会引起正面的面部表情（喜欢）如伸舌，而苦味则会引发负面的面部表情（不喜欢）如张口及摩擦下巴。人类这些情感的表达与啮齿类动物相似，提示可能涉及相同的神经通路。因此，研究啮齿类动物由化疗引发的喜欢 / 不喜欢的享乐反应改变可以深入了解人类享乐反应通路。相反，对面部肌电图及神经成像的研究可以评估癌症治疗对癌症患者是否有相似的享乐反应。以往研究提示，一个分

布式神经环路在"喜欢"中起作用,包括阿片类神经传导至伏隔核上的 γ- 氨基丁酸(GABA)神经元及腹侧苍白球和相关结构的中脑缘输出。但是,多巴胺神经传导并不涉及生成"喜欢",而是涉及刺激性动机或"想要"(乐器演奏及对奖赏的使用)。因此,可能癌症及其治疗通过特定的神经系统改变喜欢和条件性味觉厌恶,并不需要动机及多巴胺神经传导的改变。

动机

另外,癌症及其治疗可能通过改变动机来改变行为。尽管普遍观点认为病态行为反映了由疾病引起的体力虚弱和疲乏,但有证据表明其反映了高度组织的动机状态。动机是一种为达成目标组成的感知及行为的中心状态。当个体生病时,行为就会被重新组织以方便康复并提高生存状态。Neal Miller 第一个提出病态行为是一种动机状态,并可以重组其他行为的优先级[91,92]。他发现某些情况下行为在病态过程中是被抑制的,而另外一些情况下则是被增强的。例如,大鼠被注射内毒素后表现为对杠杆按压后奖赏水的行为抑制,尽管在测试室,给他们充分接触水的机会时仍会持续饮水。这提示了病鼠不再有为了饮水而劳动的动机,但他们仍然是渴的。相同的结果在使用其他食物奖赏或大脑刺激时也会产生。相反,当大鼠在一个可经杠杆按压而暂时停止的滚轮上被强迫运动时,注射了内毒素的大鼠水平按压行为增加了。这个现象提示,病鼠为了得到暂时的休息是有动机去劳动的。因此,疾病行为可以根据结果进行灵活的调节。我们认为这种动机性结果可用于阐明 CRF 及其发展转化行为的研究。

一些评估病态行为动机成分的行为试验也可用于评估 CRF 动机维度。例如,累进比率实验是一种鼓励性动机的测试方法,最初用于测试甜奶对大鼠的增强作用[93]。实验开始测量对增强剂(甜奶)的反应需求,然后测量每次增加增强剂后的反应需求。累进比率实验主要结果变量为"断点","断点"定义为最终完成率,测量动物为接收增强剂所付出的最大努力[94]。因

此,累进比率实验提供了一种测量获取奖赏的动机的方法,而不是摄取可口食物量。更重要的是,这项结果可以用来判断疲乏或饱食的不同是否能解释不同组之间的差异。因此,如果癌症治疗引起饱腹感,治疗组小鼠在获得一系列奖励后,出现与反应需求无关的停止反应。相反,如果癌症治疗导致疲乏,治疗组小鼠将在固定反应后停止反应,这个现象独立于反应需求。

前期研究已证实累进比率实验测试 IL-1β 对小鼠动机效应的敏感性[43,95],具体表现为 IL-1β 导致剂量依赖的断点减少。重要的是,Larson 观察到了随意咀嚼的小鼠比限制食物的小鼠有更强的效应。尽管细胞因子的厌食及抑郁效应难以区分,Merali[95] 等已证实抗抑郁药可用于区别这些效应。特别的是,给予长期氟西汀的预处理可选择性的减弱 IL-1β 在累进比率实验中的抗抑郁效应并且不改变咀嚼消耗的厌食反应[96]。例如,如果炎症反应及其下游效应对 CRF 有影响,那么累进比率实验可为癌症及其治疗诱发的鼓励性动机的改变提供有效的测量方法。

使用累进比率实验有许多转化优势。首先,累进比率方法已经在许多人类实验室研究中被用于评估激活剂的增强效应[97]。例如,安非他明及利他灵维持人体中升高的断点,而断点的水平与安慰剂水平相关[98]。因此,平行的人类实验室研究可测试癌症治疗是否可减少人类的断点。其次,使用累进比率实验的人类实验研究证实了药物滥用及药物依赖的预测有效性,提示该实验可能具有癌症治疗导致动机缺乏的预测效力。再次,累进比率实验为比较不同癌症治疗的动机效应提供了方法,因为该方法可利用唯一的结果(断点)提供不同药物间的比较而不用依赖于反应率[99,100]。

累进比率断点的改变被认为可以反应做功相关决定(effort-related decision)的改变。机体会利用成本 / 效益分析来决定是否继续响应,部分是基于工作相关的反应成本及增强剂的获益。因此,当分析特定的癌症治疗时必须要非常小心。治疗可能会通过改变一些心理过程从

而影响累进比率断点，如奖赏或喜爱，工作的强度，或做决定的过程。因此，需要将累进比率实验和蔗糖偏好及味觉反应实验一起用于判断治疗是否可以不同程度的改变喜好，同时它应与其他做功相关决定行为和认知合用。

P. Balsam（个人意见，2010）提出了进一步分析累进比率实验组间差异的实验策略。对于组间差异的一个可能的解释是，接受化疗的动物可能比对照组有更快的自屏反应。这个假说由后续实验评估，测试在接受了不同间隔的增强训练（VI 20 秒）后，治疗组动物是否比对照组动物消失更快。另一种可能性是，化疗组动物可能不像对照组那样能耐受奖赏的延迟，因为在累进比率实验中从一个增强剂到下一次之间的延迟是增加的。这种可能性可由下面的方法验证，小鼠被要求在每个奖赏后增加的延迟时间段里只能做出一种反应。这种情况下，在每个奖赏后的延迟时间是双倍的，直到其超出动物在初始累进比率实验中的延迟时间。

为进一步分析癌症治疗对做功相关决定行为的效应，可使用对当前的杠杆按压／咀嚼喂食过程的改良版本[44]。在这个实验中，动物可以选择在固定的效率下通过杠杆按压为获得一种喜爱的食物（如浓缩奶）努力，或者食用当前能取得的不那么喜爱的食物[44]。正常情况下，大多数动物会选择通过杠杆按压取得更喜爱的食物，而不是另一种不那么喜爱的食物。但是，在使用小剂量多巴胺拮抗剂或去除伏隔多巴胺导致动物行为的突然改变之后，其对喜爱食物的杠杆按压行为减少了，而对不喜爱食物的食用增加了[44, 101]。可以预料，癌症治疗导致的患者疲乏可导致动物对他们的选择重新进行分配，这是基于反应成本及选择低劳动反应来获取奖赏。

学习和记忆

癌症相关疲乏是否部分由学习和记忆的改变引起？如果是的话，那么是哪些学习方式被改变了（例如，巴甫洛夫 S-S 或 S-R 联系，乐器反应结果关系，认知预期，或工作记忆）？癌症治疗可能通过改变其中之一或全部的学习及记忆形式导致了疲乏，或仅仅改变一种形式的学习从而导致疲乏样行为。对于人类癌症患者的神经心理学研究发现，工作记忆功能的损伤依赖于内侧颞叶，而执行功能依赖于额叶，但是由于缺少合适的对照组、样本量较小及其他方法学上的局限性，该结论仍有争议。为解决该问题，动物行为学实验可明确癌症及其治疗如何对不同的学习和记忆形式及相关脑回路产生不利影响的。

恐惧制约。前期研究表明，恐惧制约条件反射任务试验可评估化疗改变的海马依赖型记忆[53, 102]。在这个实验中，大鼠被置于一个足部遭电击的盒内。在第二天再次受测试时，他们会表现为"定住"的条件性恐惧反应。小鼠在接受该测试前，接受几个星期治疗剂量的 5- 氟尿嘧啶及甲氨蝶呤，在再次接受电击时会表现出增加的"定住"行为[53]，提示治疗剂量的化疗可增强学习行为。相反，接受一个月高剂量甲氨蝶呤（250mg/kg）的大鼠后在足部电击后，与对照组相比表现为恐惧降低，提示高剂量化疗干扰了记忆巩固。尽管化疗改变了条件性的恐惧制约，但是通过听觉提示的恐惧制约任务评估，仍有理由相信治疗组小鼠杏仁核依赖的学习能力却可能是正常的。在接受 LPS 治疗后，小鼠仍会在听到预先与电击伴随的声音后出现条件性定住，但条件性的恐惧制约有所损坏[103]。这种方式可用于检测癌症治疗对杏仁核及海马依赖型记忆系统的影响，但为了充分理解对于学习及记忆的影响还需进行其他试验。

Morris 水迷宫。Morris 水迷宫也可被用于评估癌症治疗对海马依赖型记忆的影响[54, 102]。在该实验中，动物被置于一个大的充满水的圆形水槽中，加入白色染料使水变得不透明，出口平台位于容器内并没入水平面以下。因为动物无法直接看到平台，所以他们必须利用容器四周的空间线索学习，并记住出口平台的位置。这种表现是海马依赖型的，可被化疗药物和其他毒素干扰。

执行功能。有些行为表现是由额叶功能主导的，包括延迟匹配样本任务、设置转移任务及逆向学习任务，可以被用于评估执行功能。这些试验可评估认知灵活性，且对额叶损伤敏感。例如，大鼠使用治疗剂量的 5- 氟尿嘧啶及甲氨蝶呤数周后，在测试时会表现为空间或非空间的对延迟 - 匹配样本任务的缺陷[54]。对于小鼠，可使用延迟匹配样本任务 T- 迷宫任务、条件性关联学习动作任务、设置转移任务评估额叶执行功能[55, 104, 105]。例如，在设置转移及逆向学习任务中，小鼠被置于测试箱中，给予多种电脑控制试验。每种试验包括两个反应杠杆、其中之一带有照明指示灯。在设置转移任务中，小鼠需要足够灵活以学习一系列可以预测奖赏的线索。开始时小鼠必须学会按压照明线索光线下的杠杆以获得食物。当他们学会以后，规则将被改变或者说开启"设置转移"模式。现在小鼠只能按压左侧的杠杆以获取食物。在逆向学习任务中，小鼠开始要学会仅按压左侧的杠杆获取食物（不管线索光线的位置在哪）。当学会之后，"逆向"（规则改变）发生，现在小鼠必须仅按压右边的杠杆才能取得食物。因为癌症患者在执行类似的任务中也存在缺陷，所以在小鼠癌症模型中也可能观察到这种缺陷。尽管如此，其他的执行功能（如注意力）也可能在癌症相关疲乏中被干扰，所以需要建立更多的行为学测试来解决这个问题。

常用于剖析认知功能的行为学测试实验的一个局限在于每种测试有不同的层面（P. Balsam，个人意见，2010）。例如，研究者可使用恐惧制约研究学习、Morris 水迷宫研究记忆、逆向学习研究执行功能。当其中一种测试的表现被人为调控改变，而其他测试不变时，研究结果可认为是对一种认知过程的选择性影响的证据。但是，应该认识到，这些行为学试验在参数上不同，而非测量的认知过程不同。他们对任务的反应要求有所不同，包括在连续与非连续的条件性刺激上，在难吃和好吃的刺激上，以及试验要求的持续时间上。这些试验过程的多样性决定了他们在分析癌症及其治疗诱发的行为改变的复杂性。为解决这些问题，需要采用有

相似试验步骤的行为试验来分析特定的认知过程（P. Balsam，个人意见，2010）。Balsam 及其同事已开发出一种评估不同认知功能的方法，他们利用小鼠按压杠杆获取奖赏的一种基础计时任务的变化进行研究[106]。采用这种方法可以在相似的实验条件下评估长期记忆[107]、工作记忆（P. Balsam，个人意见，2010）[106]、注意力[56]及决策的过程[108]。

活动 / 睡眠周期

采用客观的测量手段（睡眠活动记录仪）对睡眠质量进行分析，结果表明癌症及化疗引发的睡眠障碍与癌症患者的疲乏及抑郁相关[64]。尽管多导睡眠描记法是理想的测试睡眠周期的方法，但其耗费人力大，价格昂贵并需要患者花费数夜待在睡眠实验室里进行测试。相反的，睡眠活动记录仪更为高效、经济并省力，且与睡眠日志及多导睡眠描记法关联良好[109]。同理，研究小鼠昼夜节律变化的一种简单方法是测试小鼠 24 小时自发性转轮运动及大体活动和核心体温的昼夜改变。"昼夜节律"指的是正常的行为及心理过程的 24 小时周期。研究动物的 CRF 相关昼夜节律的改变有助于理解疲乏的机制。CRF 可能很大程度上由于睡眠、内分泌及神经系统的昼夜节律的改变而产生。或者昼夜节律改变可能是 CRF 或共享一些重叠机制的独立条件的结果。CRF 与昼夜节律改变的普遍性和共现性凸显开发动物模型研究两者可能的共同机制的重要性，其目的是为改善这两种情况设计治疗方法[63]。

感觉及运动功能的评估

在强化行为学测试之前，有必要评估在癌症治疗后感觉和运动功能是否完好[48, 110]。例如，采用嗅觉及味觉鉴别实验评估肿瘤治疗引起的潜在改变，因为这些改变会在情感动机测试中影响结果[111]。只有在嗅觉及味觉功能恢复时才可采取行为试验。同样，使用食欲动机试验（如累进比率）来评估持续的疲乏样行为也需等待小鼠在化疗或放疗后恢复食欲时才可以

开始。在逆向动机（如恐惧制约）及运动试验之前，可以用 von Frey 试验评估神经病理性疼痛。在大多数情况下，试验可以推迟直到动物恢复正常功能，大多在 7 天以内[112]。由于完好的运动功能对所有的表现型测试十分重要，所以必须评估癌症治疗是否会导致神经性改变并使数据的分析复杂化。除了评估神经性损伤的临床表现（如梳洗、姿势、步态、翻正反应、悬挂、刺尾反应），开发场地试验也可用于定量分析总体运动行为，旋转（rotarod）试验可用来分析合作性及平衡性[63, 113]。在急性治疗后，直到其运动功能恢复，不应采用行为学试验去评估动物持续性疲乏样症状。如果运动功能持续损伤，则需要采用消耗体力较少的物理学试验，或运动功能影响较小的试验。

疲乏的神经影像

动物研究在阐明病态行为的心理学及神经生物学成分方面起到至关重要的作用。最新的人类影像学研究提示调控病态行为的是类似的脑回路[114-116]。伤寒疫苗引起的外周炎症反应与 IL-6 的显著升高、疲乏主诉、困惑及注意力减退有关。在炎症应激过程中，高强度的认知任务测试表现出接受迷走神经传入神经内感受器纤维的大脑区域激活增强。另外，内感受器大脑区域的相关改变可预测炎症诱发的疲乏及困惑的个体化差异。在炎症诱发的疲乏中，前额叶皮质激活的增强与认知任务维持有关。

神经转化成像研究在阐明癌症相关疲乏中的神经机制中同样重要。目前为止，疲乏神经影像尚未用于癌症患者或癌症动物模型中。但是，对于多发性硬化及其他疾病患者的疲乏研究提示，疲乏与基底核及额叶皮质功能的改变有关[117, 118]。还有证据表明，在慢性疲乏或外伤性头损伤患者中，疲乏认知任务试验的表现，而不是简单任务试验的表现，与更加广泛且增强的大脑皮层激活形式模式相关[119, 120]。激活水平的增加被认为反映了精神性疲乏的代偿方式。多发性硬化患者表现的改变提示，疲乏与基底核及额叶（包括上、中央、中、下区域）、顶

叶、丘脑及枕叶的激活增强有关[118]。这种激活模式与中央型疲乏模型相符合[121]，提示基底核的非运动功能与疲乏有关。可以改变基底核功能及动机的免疫、内分泌及细胞因子损害可能导致神经回路的改变。

近期研究疫苗接种后的外周炎症反应提示，循环细胞因子调控负责身体内状态的大脑网络[115, 116]。与动物研究一致的是，循环细胞因子在炎症反应中的自主传入迷走神经重组动机行为中发挥作用。另外，炎症诱发的疲乏及精神运动的减慢与黑质改变及岛叶激活有关[114]。此外，炎症诱发的情绪恶化与情感任务中激活增强的前扣带回前膝部皮质（sACC）有关[116]。另有研究表明，sACC 与外源性细胞因子干扰素干预后的抑郁有关，并可改变大脑血流[122]。因此，炎症诱导的基底核及丘脑通路的改变可能在抑制额叶皮质活动中起到作用，为癌症及其他情况引起的疲乏提供共同的中央机制。

人类影像学的发现与最新的动物研究相一致，研究表明，免疫激活降低了正性动机行为相关的大脑区域神经激活，并增加了与压力有关的大脑区域神经激活[123]。Stone 及同事提出这两处大脑区域的神经激活可能是互相逆向调控的，向压力相关大脑区域的激活转移导致正性动机行为的减少，并导致病态行为和抑郁状态。类似的是，癌症及治疗可能偏向抑郁相关的大脑区域的激活，导致积极行为的减少，疲乏、抑郁及认知障碍的增加。

结论

为连接临床及动物研究以达到信息的双向传播，癌症相关疲乏的转化研究是必需的。CRF 动物模型在阐明 CRF 的机制中起到至关重要的作用，并为预防及缓解治疗引发的相关症状的治疗提供基础。CRF 构态包括多种成分，且由不同的分子、细胞学及神经系统调控。因此，对 CRF 的神经基础的进一步理解需要在有效的动物模型中建立行为学检测手段，以分析疲乏及相关行为障碍的特定成分。

CRF 动物模型在决定基因是否可预测 CRF 的风险，以及对新的或现有的针对预防及控制 CRF 的药效检测也十分重要。高通量动物模型将使转化研究的结果更快被应用到临床治疗当中。症状导向型治疗药物研究的主要瓶颈在于，利用神经行为学范本在正常或基因修饰小鼠中测试潜在药物的体内实验。有效的 CRF 动物模型可用于消除瓶颈，阐明基因功能，预测人类癌症治疗可能的疗效及症状负担。这将使我们能够快速并准确的评估新药和当前药物的神经行为学症状负担，以及设计可以缓解不良反应的治疗。这将不仅可以加速药物研发的进程，更能与非药物治疗的策略进行对比，包括营养及行为干预。

（刘昊 译 黄詠仁 史振峰 校）

参考文献

1. Bower JE. Cancer-related fatigue: links with inflammation in cancer patients and survivors. *Brain Behav Immun* 21(7):863–871, 2007.

2. Bower JE. Behavioral symptoms in patients with breast cancer and survivors. *J Clin Oncol* 26(5): 768–777, 2008.

3. Cella D, Davis K, Breitbart W, Curt G. Cancer-related fatigue: prevalence of proposed diagnostic criteria in a United States sample of cancer survivors. *J Clin Oncol* 19(14):3385–3391, 2001.

4. Wang XS, Shi Q, Williams LA, et al. Serum interleukin-6 predicts the development of multiple symptoms at nadir of allogeneic hematopoietic stem cell transplantation. *Cancer* 113(8):2102–2109, 2008.

5. Lawrence DP, Kupelnick B, Miller K, Devine D, Lau J. Evidence report on the occurrence, assessment, and treatment of fatigue in cancer patients. *J Natl Cancer Inst Monogr(32)*:40–50, 2004.

6. Bower JE, Ganz PA, Aziz N, Fahey JL. Fatigue and proinflammatory cytokine activity in breast cancer survivors. *Psychosom Med* 64(4):604–611, 2002.

7. Bower JE, Ganz PA, Aziz N, Olmstead R, Irwin MR, Cole SW. Inflammatory responses to psychological stress in fatigued breast cancer survivors: relationship to glucocorticoids. *Brain Behav Immun* 21(3):251–258, 2007.

8. Cleeland CS, Bennett GJ, Dantzer R, et al. Are the symptoms of cancer and cancer treatment due to a shared biologic mechanism? *Cancer* 97(11):2919–2925, 2003.

9. Collado-Hidalgo A, Bower JE, Ganz PA, Cole SW,

Irwin MR. Inflammatory biomarkers for persistent fatigue in breast cancer survivors. *Clin Cancer Res* 12(9):2759–2766, 2006.

10. Lee BN, Dantzer R, Langley KE, et al. A cytokine-based neuroimmunologic mechanism of cancer-related symptoms. *Neuroimmunomodulation* 11(5):279–292, 2004.

11. Dantzer R. Cytokine-induced sickness behavior: where do we stand? *Brain Behav Immun* 15(1):7–24, 2001.

12. Dantzer R, Kelley KW. Twenty years of research on cytokine-induced sickness behavior. *Brain Behav Immun* 21(2):153–160, 2007.

13. Larson SJ, Dunn AJ. Behavioral effects of cytokines. *Brain Behav Immun* 15(4):371–387, 2001.

14. McKinney WT, Jr., Bunney WE, Jr. Animal model of depression. I. Review of evidence: implications for research. *Arch Gen Psychiatry* 21(2):240–248, 1969.

15. Willner P. The validity of animal models of depression. *Psychopharmacology (Berl)* 83(1):1–16, 1984.

16. Geyer MA, Markou A. Animal models of psychiatric disorders. In: Bloom FE, Kupfer DJ, eds. *Psychopharmacology: the Fourth Generation of Progress.* New York: Raven Press, 1995:787–798.

17. Dietrich J, Han R, Yang Y, Mayer-Pröschel M, Noble M. CNS progenitor cells and oligodendrocytes are targets of chemotherapeutic agents in vitro and in vivo. *J Biol* 5(7):22.1–22.23, 2006.

18. Han R, Yang YM, Dietrich J, Luebke A, Mayer-Pröschel M, Noble M. Systemic 5-fluorouracil treatment causes a syndrome of delayed myelin destruction in the central nervous system. *J Biol* 7(4):12.1–12.22, 2008.

19. Anisimov VN, Ukraintseva SV, Yashin AI. Cancer in rodents: does it tell us about cancer in humans? *Nat Rev Cancer* 5(10):807–819, 2005.

20. Gutmann DH, Hunter-Schaedle K, Shannon KM. Harnessing preclinical mouse models to inform human clinical cancer trials. *J Clin Invest* 116(4):847–852, 2006.

21. Sharpless NE, DePinho RA. The mighty mouse: genetically engineered mouse models in cancer drug development. *Nat Rev Drug Discov* 5(9):741–754, 2006.

22. McKinney WT. Animal models of depression: an overview. *Psychiatr Dev* 2(2):77–96, 1984.

23. Sarhill N, Walsh D, Nelson KA, Homsi J, Legrand S, Davis MP. Methylphenidate for fatigue in advanced cancer: a prospective open-label pilot study. *Am J Hosp Palliat Care* 18(3):187–192, 2001.

24. Sugawara Y, Akechi T, Shima Y, et al. Efficacy of methylphenidate for fatigue in advanced cancer patients: a preliminary study. *Palliat Med* 16(3):261–263, 2002.

25. Escalante CP. Treatment of cancer-related fatigue: an update. *Support Care Cancer* **11**(2):79–83, 2003.

26. Cullum JL, Wojciechowski AE, Pelletier G, Simpson JS. Bupropion sustained release treatment reduces fatigue in cancer patients. *Can J Psychiatry* **49**(2):139–144, 2004.

27. Moss EL, Simpson JS, Pelletier G, Forsyth P. An open-label study of the effects of bupropion SR on fatigue, depression and quality of life of mixed-site cancer patients and their partners. *Psychooncology* **15**(3):259–267, 2006.

28. Kubera M, Holan V, Mathison R, Maes M. The effect of repeated amitriptyline and desipramine administration on cytokine release in C57BL/6 mice. *Psychoneuroendocrinology* **25**(8):785–797, 2000.

29. Kubera M, Maes M, Kenis G, Kim YK, Lason W. Effects of serotonin and serotonergic agonists and antagonists on the production of tumor necrosis factor alpha and interleukin-6. *Psychiatry Res* **134**(3):251–258, 2005.

30. Cronbach LJ, Meehl PE. Construct validity in psychological tests. *Psychol Bull* **52**(4):281–302, 1955.

31. Campbell DT, Fiske DW. Convergent and discriminant validation by the multitrait-multimethod matrix. *Psychol Bull* **56**(2):81–105, 1959.

32. Mills PJ, Parker BA, Dimsdale JE, Sadler GR, Ancoli-Israel S. The relationship between fatigue, quality of life and inflammation during anthracycline-based chemotherapy in breast cancer. *Biol Psychol* **69**(1):85–96, 2005.

33. Markou A, Chiamulera C, Geyer MA, Tricklebank M, Steckler T. Removing obstacles in neuroscience drug discovery: the future path for animal models. *Neuropsychopharmacology* **34**(1):74–89, 2009.

34. Malik NM, Moore GB, Smith G, Liu YL, Sanger GJ, Andrews PL. Behavioural and hypothalamic molecular effects of the anti-cancer agent cisplatin in the rat: a model of chemotherapy-related malaise? *Pharmacol Biochem Behav* **83**(1):9–20, 2006.

35. Wood LJ, Nail LM, Perrin NA, Elsea CR, Fischer A, Druker BJ. The cancer chemotherapy drug etoposide (VP-16) induces proinflammatory cytokine production and sickness behavior-like symptoms in a mouse model of cancer chemotherapy-related symptoms. *Biol Res Nurs* **8**(2):157–169, 2006.

36. Carmichael MD, Davis JM, Murphy EA, et al. Recovery of running performance following muscle-damaging exercise: relationship to brain IL-1beta. *Brain Behav Immun* **19**(5):445–452, 2005.

37. Sachdeva AK, Kuhad A, Tiwari V, Chopra K. Epigallocatechin gallate ameliorates chronic fatigue syndrome in mice: behavioral and biochemical evidence. *Behav Brain Res* **205**(2):414–420, 2009.

38. Pyter LM, Pineros V, Galang JA, McClintock MK, Prendergast BJ. Peripheral tumors induce depressive-like behaviors and cytokine production and alter hypothalamic-pituitary-adrenal axis regulation. *Proc Natl Acad Sci U S A* **106**(22):9069–9074, 2009.

39. Grill HJ, Norgren R. The taste reactivity test. I. Mimetic responses to gustatory stimuli in neurologically normal rats. *Brain Res* **143**(2):263–279, 1978.

40. Bluthé RM, Michaud B, Poli V, Dantzer R. Role of IL-6 in cytokine-induced sickness behavior: a study with IL-6 deficient mice. *Physiol Behav* **70**(3–4):367–373, 2000.

41. Moy SS, Nadler JJ, Young NB, et al. Mouse behavioral tasks relevant to autism: phenotypes of 10 inbred strains. *Behav Brain Res* **176**(1):4–20, 2007.

42. Avitsur R, Cohen E, Yirmiya R. Effects of interleukin-1 on sexual attractivity in a model of sickness behavior. *Physiol Behav* **63**(1):25–30, 1997.

43. Larson SJ, Romanoff RL, Dunn AJ, Glowa JR. Effects of interleukin-1beta on food-maintained behavior in the mouse. *Brain Behav Immun* **16**(4):398–410, 2002.

44. Salamone JD, Steinpreis RE, McCullough LD, Smith P, Grebel D, Mahan K. Haloperidol and nucleus accumbens dopamine depletion suppress lever pressing for food but increase free food consumption in a novel food choice procedure. *Psychopharmacology (Berl)* **104**(4):515–521, 1991.

45. Deacon RMJ. Assessing nest building in mice. *Nat Protoc* **1**(3):1117–1119, 2006.

46. Deacon RMJ. Burrowing: a sensitive behavioural assay, tested in five species of laboratory rodents. *Behav Brain Res* **200**(1):128–133, 2009.

47. Ferris CF, Stolberg T. Imaging the immediate non-genomic effects of stress hormone on brain activity. *Psychoneuroendocrinology* **35**(1):5–14, 2010.

48. Crawley JN. Behavioral phenotyping of transgenic and knockout mice: experimental design and evaluation of general health, sensory functions, motor abilities, and specific behavioral tests. *Brain Res* **835**(1):18–26, 1999.

49. Nevins ME, Nash SA, Beardsley PM. Quantitative grip strength assessment as a means of evaluating muscle relaxation in mice. *Psychopharmacology (Berl)* **110**(1–2):92–96, 1993.

50. Taylor AN, Rahman SU, Tio DL, et al. Lasting neuroendocrine-immune effects of traumatic brain injury in rats. *J Neurotrauma* **23**(12):1802–1813, 2006.

51. Olivadoti MD, Opp MR. Effects of i.c.v. administration of interleukin-1 on sleep and body temperature of interleukin-6-deficient mice. *Neuroscience* **153**(1):338–348, 2008.

52. Lockey AJ, Kavaliers M, Ossenkopp KP. Lipopolysaccharide produces dose-dependent reductions of the acoustic startle response without impairing prepulse inhibition in male rats. *Brain Behav Immun* **23**(1):101–107, 2009.

53. Gandal MJ, Ehrlichman RS, Rudnick ND, Siegel SJ. A novel electrophysiological model of chemotherapy-

induced cognitive impairments in mice. *Neuroscience* **157**(1):95–104, 2008.

54. Winocur G, Vardy J, Binns MA, Kerr L, Tannock I. The effects of the anti-cancer drugs, methotrexate and 5-fluorouracil, on cognitive function in mice. *Pharmacol Biochem Behav* **85**(1):66–75, 2006.

55. Brigman JL, Rothblat LA. Stimulus specific deficit on visual reversal learning after lesions of medial prefrontal cortex in the mouse. *Behav Brain Res* **187**(2):405–410, 2008.

56. Buhusi CV, Meck WH. Interval timing with gaps and distracters: evaluation of the ambiguity, switch, and time-sharing hypotheses. *J Exp Psychol Anim Behav Process* **32**(3):329–338, 2006.

57. Gould TD, Gottesman II. Psychiatric endophenotypes and the development of valid animal models. *Genes Brain Behav* **5**(2):113–119, 2006.

58. Cadenhead KS, Swerdlow NR, Braff DL. Relative risk of prepulse inhibition deficits in schizophrenia patients and their siblings [abstract]. Society of Biological Psychiatry 56th Annual Meeting, New Orleans LA, May 3–5, 2001. *Biol Psychiatry* **49**(8 Suppl 1):126S, 2001. Abstract 439.

59. Touma C, Fenzl T, Ruschel J, et al. Rhythmicity in mice selected for extremes in stress reactivity: behavioural, endocrine and sleep changes resembling endophenotypes of major depression. *PLoS One* **4**(1):e4325, 2009.

60. Kirkova J, Walsh D. Cancer symptom clusters – a dynamic construct. *Support Care Cancer* **15**(9):1011–1013, 2007.

61. Roscoe JA, Morrow GR, Hickok JT, et al. Temporal interrelationships among fatigue, circadian rhythm and depression in breast cancer patients undergoing chemotherapy treatment. *Support Care Cancer* **10**(4):329–336, 2002.

62. Mulrooney DA, Ness KK, Neglia JP, et al. Fatigue and sleep disturbance in adult survivors of childhood cancer: a report from the childhood cancer survivor study (CCSS). *Sleep* **31**(2):271–281, 2008.

63. Ray M, Rogers LQ, Trammell RA, Toth LA. Fatigue and sleep during cancer and chemotherapy: translational rodent models. *Comp Med* **58**(3):234–245, 2008.

64. Beck SL, Berger AM, Barsevick AM, Wong B, Stewart KA, Dudley WN. Sleep quality after initial chemotherapy for breast cancer. *Support Care Cancer: e-pub ahead of print*, 2009.

65. Berger AM, Wielgus K, Hertzog M, Fischer P, Farr L. Patterns of circadian activity rhythms and their relationships with fatigue and anxiety/depression in women treated with breast cancer adjuvant chemotherapy. *Support Care Cancer: e-pub ahead of print*, 2009.

66. Young JW, Minassian A, Paulus MP, Geyer MA, Perry W. A reverse-translational approach to bipolar disorder: rodent and human studies in the Behavioral Pattern

Monitor. *Neurosci Biobehav Rev* **31**(6):882–896, 2007.

67. Berridge KC, Robinson TE. Parsing reward. *Trends Neurosci* **26**(9):507–513, 2003.

68. LeDoux JE. *The Emotional Brain: the Mysterious Underpinnings of Emotional Life*. New York: Simon & Schuster, 1996.

69. Phelps EA. Emotion and cognition: insights from studies of the human amygdala. *Annu Rev Psychol* **57**:27–53, 2006.

70. Phelps EA, LeDoux JE. Contributions of the amygdala to emotion processing: from animal models to human behavior. *Neuron* **48**(2):175–187, 2005.

71. Miller AH, Ancoli-Israel S, Bower JE, Capuron L, Irwin MR. Neuroendocrine-immune mechanisms of behavioral comorbidities in patients with cancer. *J Clin Oncol* **26**(6):971–982, 2008.

72. Majer M, Welberg LA, Capuron L, Pagnoni G, Raison CL, Miller AH. IFN-alpha-induced motor slowing is associated with increased depression and fatigue in patients with chronic hepatitis C. *Brain Behav Immun* **22**(6):870–880, 2008.

73. Miller AH. Norman Cousins Lecture. Mechanisms of cytokine-induced behavioral changes: psychoneuroimmunology at the translational interface. *Brain Behav Immun* **23**(2):149–158, 2009.

74. Kos D, Kerckhofs E, Nagels G, D'hooghe MB, Ilsbroukx S. Origin of fatigue in multiple sclerosis: review of the literature. *Neurorehabil Neural Repair* **22**(1):91–100, 2008.

75. Levy MR. Cancer fatigue: a neurobiological review for psychiatrists. *Psychosomatics* **49**(4):283–291, 2008.

76. Leocani L, Colombo B, Comi G. Physiopathology of fatigue in multiple sclerosis. *Neurol Sci* **29**(Suppl 2):S241–S243, 2008.

77. Serhan CN, Brain SD, Buckley CD, et al. Resolution of inflammation: state of the art, definitions and terms. *FASEB J* **21**(2):325–332, 2007.

78. Malik NM, Liu YL, Cole N, Sanger GJ, Andrews PL. Differential effects of dexamethasone, ondansetron and a tachykinin NK1 receptor antagonist (GR205171) on cisplatin-induced changes in behaviour, food intake, pica and gastric function in rats. *Eur J Pharmacol* **555**(2–3):164–173, 2007.

79. Elsea CR, Roberts DA, Druker BJ, Wood LJ. Inhibition of p38 MAPK suppresses inflammatory cytokine induction by etoposide, 5-fluorouracil, and doxorubicin without affecting tumoricidal activity. *PLoS One* **3**(6):e2355, 2008.

80. Hermes GL, Delgado B, Tretiakova M, et al. Social isolation dysregulates endocrine and behavioral stress while increasing malignant burden of spontaneous mammary tumors. *Proc Natl Acad Sci U S A* **106**(52):22393–22398, 2009.

81. Hermes GL, McClintock MK. Isolation and the timing of mammary gland development, gonadarche, and

ovarian senescence: implications for mammary tumor burden. *Dev Psychobiol* **50**(4):353–360, 2008.

82. Williams JB, Pang D, Delgado B, et al. A model of gene-environment interaction reveals altered mammary gland gene expression and increased tumor growth following social isolation. *Cancer Prev Res (Phila Pa)* **2**(10):850–861, 2009.

83. Deacon RMJ. Burrowing in rodents: a sensitive method for detecting behavioral dysfunction. *Nat Protoc* **1**(1):118–121, 2006.

84. Burne TH, Johnston AN, McGrath JJ, Mackay-Sim A. Swimming behaviour and post-swimming activity in Vitamin D receptor knockout mice. *Brain Res Bull* **69**(1):74–78, 2006.

85. Carmichael MD, Davis JM, Murphy EA, et al. Role of brain macrophages on IL-1beta and fatigue following eccentric exercise-induced muscle damage. *Brain Behav Immun* **24**(4): 564–568, 2010.

86. Davis JM, Murphy EA, Carmichael MD, et al. Curcumin effects on inflammation and performance recovery following eccentric exercise-induced muscle damage. *Am J Physiol Regul Integr Comp Physiol* **292**(6):R2168–R2173, 2007.

87. Sachdeva AK, Kuhad A, Tiwari V, Arora V, Chopra K. Protective effect of epigallocatechin gallate in murine water-immersion stress model of chronic fatigue syndrome. *Basic Clin Pharmacol Toxicol: e-pub ahead of print*, 2010.

88. Meagher MW, Johnson RR, Young EE, et al. Interleukin-6 as a mechanism for the adverse effects of social stress on acute Theiler's virus infection. *Brain Behav Immun* **21**(8):1083–1095, 2007.

89. Berridge KC. The debate over dopamine's role in reward: the case for incentive salience. *Psychopharmacology (Berl)* **191**(3):391–431, 2007.

90. Berridge KC, Robinson TE. What is the role of dopamine in reward: hedonic impact, reward learning, or incentive salience? *Brain Res Brain Res Rev* **28**(3):309–369, 1998.

91. Holmes JE, Miller NE. Effects of bacterial endotoxin on water intake, food intake, and body temperature in the albino rat. *J Exp Med* **118**:649–658, 1963.

92. Miller NE. Some psychophysiological studies of the motivation and of the behavioral effects of illness. *Bull British Psychol Soc* **17**:1–20, 1964.

93. Hodos W. Progressive ratio as a measure of reward strength. *Science* **134**:943–944, 1961.

94. Richardson NR, Roberts DC. Progressive ratio schedules in drug self-administration studies in rats: a method to evaluate reinforcing efficacy. *J Neurosci Methods* **66**(1):1–11, 1996.

95. Merali Z, Brennan K, Brau P, Anisman H. Dissociating anorexia and anhedonia elicited by interleukin-1beta: antidepressant and gender effects on responding for "free chow" and "earned" sucrose intake. *Psychopharmacology (Berl)* **165**(4):413–418, 2003.

96. Barr AM, Phillips AG. Withdrawal following repeated exposure to d-amphetamine decreases responding for a sucrose solution as measured by a progressive ratio schedule of reinforcement. *Psychopharmacology (Berl)* **141**(1):99–106, 1999.

97. Stoops WW. Reinforcing effects of stimulants in humans: sensitivity of progressive-ratio schedules. *Exp Clin Psychopharmacol* **16**(6):503–512, 2008.

98. Stoops WW, Glaser PE, Fillmore MT, Rush CR. Reinforcing, subject-rated, performance and physiological effects of methylphenidate and d-amphetamine in stimulant abusing humans. *J Psychopharmacol* **18**(4):534–543, 2004.

99. Comer SD, Ashworth JB, Foltin RW, Johanson CE, Zacny JP, Walsh SL. The role of human drug self-administration procedures in the development of medications. *Drug Alcohol Depend* **96**(1–2):1–15, 2008.

100. Stafford D, LeSage MG, Glowa JR. Progressive-ratio schedules of drug delivery in the analysis of drug self-administration: a review. *Psychopharmacology (Berl)* **139**(3):169–184, 1998.

101. Salamone JD, Correa M. Dopamine/adenosine interactions involved in effort-related aspects of food motivation. *Appetite* **53**(3):422–425, 2009.

102. Seigers R, Schagen SB, Coppens CM, et al. Methotrexate decreases hippocampal cell proliferation and induces memory deficits in rats. *Behav Brain Res* **201**(2):279–284, 2009.

103. Pugh CR, Kumagawa K, Fleshner M, Watkins LR, Maier SF, Rudy JW. Selective effects of peripheral lipopolysaccharide administration on contextual and auditory-cue fear conditioning. *Brain Behav Immun* **12**(3):212–229, 1998.

104. Bach ME, Simpson EH, Kahn L, Marshall JJ, Kandel ER, Kellendonk C. Transient and selective overexpression of D2 receptors in the striatum causes persistent deficits in conditional associative learning. *Proc Natl Acad Sci U S A* **105**(41):16027–16032, 2008.

105. Kellendonk C, Simpson EH, Polan HJ, et al. Transient and selective overexpression of dopamine D2 receptors in the striatum causes persistent abnormalities in prefrontal cortex functioning. *Neuron* **49**(4):603–615, 2006.

106. Ward RD, Kellendonk C, Simpson EH, et al. Impaired timing precision produced by striatal D2 receptor overexpression is mediated by cognitive and motivational deficits. *Behav Neurosci* **123**(4):720–730, 2009.

107. Drew MR, Simpson EH, Kellendonk C, et al. Transient overexpression of striatal D2 receptors impairs operant motivation and interval timing. *J Neurosci* **27**(29):7731–7739, 2007.

108. Davison M, McCarthy D. The interaction of stimulus and reinforcer control in complex temporal discrimination. *J Exp Anal Behav* **48**(1):97–116, 1987.

109. Jean-Louis G, Kripke DF, Cole RJ, Assmus JD, Langer RD. Sleep detection with an accelerometer actigraph: comparisons with polysomnography. *Physiol Behav* **72**(1–2):21–28, 2001.

110. Karl T, Pabst R, von Hörsten S. Behavioral phenotyping of mice in pharmacological and toxicological research. *Exp Toxicol Pathol* **55**(1):69–83, 2003.

111. Smith DR, Burruss DR, Johnson AW. An assessment of olfaction and responses to novelty in three strains of mice. *Behav Brain Res* **201**(1):22–28, 2009.

112. Garcia JM, Cata JP, Dougherty PM, Smith RG. Ghrelin prevents cisplatin-induced mechanical hyperalgesia and cachexia. *Endocrinology* **149**(2):455–460, 2008.

113. Sieve AN, Steelman AJ, Young CR, et al. Chronic restraint stress during early Theiler's virus infection exacerbates the subsequent demyelinating disease in SJL mice. *J Neuroimmunol* **155**(1–2):103–118, 2004.

114. Brydon L, Harrison NA, Walker C, Steptoe A, Critchley HD. Peripheral inflammation is associated with altered substantia nigra activity and psychomotor slowing in humans. *Biol Psychiatry* **63**(11):1022–1029, 2008.

115. Harrison NA, Brydon L, Walker C, et al. Neural origins of human sickness in interoceptive responses to inflammation. *Biol Psychiatry* **66**(5):415–422, 2009.

116. Harrison NA, Brydon L, Walker C, Gray MA, Steptoe A, Critchley HD. Inflammation causes mood changes through alterations in subgenual cingulate activity and mesolimbic connectivity. *Biol Psychiatry* **66**(5):407–414, 2009.

117. Filippi M, Rocca MA, Colombo B, et al. Functional magnetic resonance imaging correlates of fatigue in multiple sclerosis. *Neuroimage* **15**(3):559–567, 2002.

118. DeLuca J, Genova HM, Hillary FG, Wylie G. Neural correlates of cognitive fatigue in multiple sclerosis using functional MRI. *J Neurol Sci* **270**(1–2):28–39, 2008.

119. Lange G, Steffener J, Cook DB, et al. Objective evidence of cognitive complaints in chronic fatigue syndrome: a BOLD fMRI study of verbal working memory. *Neuroimage* **26**(2):513–524, 2005.

120. Cook DB, O'Connor PJ, Lange G, Steffener J. Functional neuroimaging correlates of mental fatigue induced by cognition among chronic fatigue syndrome patients and controls. *Neuroimage* **36**(1):108–122, 2007.

121. Chaudhuri A, Behan PO. Fatigue and basal ganglia. *J Neurol Sci* **179**(S 1–2):34–42, 2000.

122. Rocca MA, Agosta F, Colombo B, et al. fMRI changes in relapsing-remitting multiple sclerosis patients complaining of fatigue after IFNbeta-1a injection. *Hum Brain Mapp* **28**(5):373–382, 2007.

123. Stone EA, Lehmann ML, Lin Y, Quartermain D. Depressive behavior in mice due to immune stimulation is accompanied by reduced neural activity in brain regions involved in positively motivated behavior. *Biol Psychiatry* **60**(8):803–811, 2006.

第12章 癌症厌食体重下降综合征：临床科学

Nisha Lassi and Aminah Jatoi

癌症厌食 / 体重下降综合征（cancer-related anorexia/weight-loss syndrome，CAWS）在不可治愈的进展期癌症患者中经常发生，其特征是体重减轻、肌肉萎缩、食欲缺乏、生活质量总体下降、生存期缩短[1]。大多数进展期癌症患者在其病程的某些阶段会出现 CAWS。

过去的 50 年中，CAWS 的治疗手段已有了显著进步。1955 年发表的一篇论文[2]中，对 64 例癌症终末期患者进行了强制喂食队列研究，包括多种进展期恶性肿瘤（宫颈癌、结肠癌、胃癌、胰腺癌和乳腺癌），入组患者接受鼻饲，观察"有多少在医院卧床不起的患者能恢复至回家生活而不需要特殊护理。"尽管如此，本研究并没能确定患者的生存期是延长还是缩短，却发现"可触及或者可见的肿瘤似乎有增大……"现今，给不可治愈的晚期癌症患者强制喂食被视为无效而基本淘汰。尽管在处理 CAWS 方面有所进步，然而就其临床和研究前景，CAWS 的许多方面仍是令人费解的。

本章概述该领域的进展和面临的挑战。我们会涉及：① CAWS 临床意义；②当前的病理生理学认识；③目前的治疗方法；④转医学和临床研究的不一致，所有这些方面都强调了迫切需要临床研究的必要性。

癌症厌食 / 体重下降综合征的临床意义

CAWS 的后果是极其严重的。首先，体重下降明确预示着预后不良。例如，来自 Dewys 等[3]的一项里程碑性研究，纳入了参与 12 个不同的东部肿瘤协作组（Eastern Cooperative Oncology Group，ECOG）化疗临床试验的共 3 947 例患者，发现在开始的 2 个月，体重减轻 6% 就预示着生存期的显著缩短，即使调整了如体力状态评分和肿瘤负荷等因素后，这种对预后的影响仍然存在。亚组分析显示这些患者化疗的有效率也比较低。因此，体重减轻是癌症患者预后不良强有力的预测因子。

CAWS 的预后意义不仅限于体重减轻，厌食或者食欲丧失也提示预后不良。在中北部癌症治疗组[4]所做的对 115 例肺癌和结直肠癌的研究中，厌食的患者生存期短于食欲正常的患者。

CAWS 对患者影响很大，因此这类研究被纳入到综合癌症护理研究计划中。在生命的终末期，厌食是癌症患者最为困扰的 5 个症状之一[5]。患癌儿童[6]，甚至于未接受积极抗癌治疗的患者也是这样，说明厌食可源于癌症本身而不仅仅是因为化疗。尽管体重减轻的资料尚不鲜明，但体重减轻的癌症患者显示体能下降，这很可能对生活质量有负面影响。在 Finkelstein 等[7]主持的一项 ECOG 研究发现，癌症功能生活评分的下降与不良的体能状态相关（$P = 0.0002$），也与体重下降 5% 以上相关。这些发现提示，体重减轻对癌症患者有深远的影响，乃至总体生活质量。

癌症厌食 / 体重下降综合征的病理生理

如果深入研究该综合征，哪些临床观察指

标会变得明显？尽管有了 20 世纪 50 年代[2] 做强制喂食的研究者所采用的途径，但该综合征并不类似于饥饿。事实上，癌症患者可以饥饿，并且能够在特殊情况下从补充热量中获益。然而，这些情况相对少见，而且主要是反映癌症潜在可治愈，或患者处于严重的营养不良，或者有发展为严重营养不良的风险，例如潜在可根治性切除的患者，以及较病前体重下降超过 10% 的手术前患者[8]。这种相对少见的患者在围术期可从营养支持中获益。

大多数体重下降的晚期不可治愈癌症患者貌似饥饿，但实际上并不是。三个明显的临床特征把这些患者与饥饿的患者区分开。首先，身体成分研究表明，与饥饿患者相比，有 CAWS 的患者损失的是肌肉组织。Cohon 等[9] 使用不同的身体成分检测技术，如即时 γ 中子活性测定、身体总钾量测定及用氚标记的水进行身体总水量测定，尽可能更好地理解体重下降的癌症患者其组织水平到底发生了什么。研究者总结："实体瘤患者体重损失的主要成分是肌肉组织和身体脂肪，骨骼肌首当其冲。"而饥饿患者的情况恰恰相反：肌肉组织得以保存，首先损失的是脂肪。这些结果源于 Keys 等[10] 的研究，研究对象是执着的半绝食反战者和明尼苏达饥饿试验的参与者，身体成分研究显示，这些青年男性保存肌肉而消耗脂肪。因此，从定性的角度看，相比之下，有 CAWS 的癌症患者所发生的变化与饥饿患者是截然不同的。

其次，评价静息状态下能量消耗的研究表明，肿瘤患者的能量消耗是增加的。我们的团队在非转移性、潜在可治愈的非小细胞肺癌患者中进一步进行了这些观察[11]，采用病例对照研究，比较 18 例非小细胞肺癌患者和 18 个健康人，两组年龄（±5 岁）、性别、体重指数（±3kg/m²）均衡。值得注意的是，癌症组仅有 4 例体重下降。用双重 X 线吸收仪、钾 -40 测定和氚标记身体总水量检测的方法，将静息状态下能量消耗检测调整为对肌肉体积的观察，基于体细胞质量（钾 -40）调整，癌症患者的调整后静息能量消耗增加平均高达 724kJ/ 天。这些结果提示，即

使是在肿瘤尚未广泛转移时，包括静息状态下的能量消耗的代谢变化已经在进行。

再次，如上所述，有厌食体重下降综合征的癌症患者进食减少，厌食这一令人烦恼的症状会导致热量摄入减少。Hutton 等[12] 观察了 151 个癌症患者死亡前约 8 个月的饮食形态，尽管这些患者每天的热量摄入相差甚远，但体重下降者确实摄取了更少的热量。诚然，这种结果可能太理所当然，然而，合理的事实是，体重下降的肿瘤患者在增加热量需求的过程中，产生了生理反应（称之厌食）致使其衰弱并因此而食量减少。这种结果再次显示与饥饿者的差异—饥饿使后者吃的更多。

这些紊乱的营养学反应（食欲差伴随经口进食差、肌肉组织耗损、代谢异常提速）并行出现，共同致癌症患者于危险境地。在热量需求增加时（有时原因难于解释），厌食却使进食减少，维持生命至关重要的躯体成分（肌肉组织）被牺牲以满足机体能量需求的增加。因此，鉴于这些出乎预料的、看似不合逻辑的病理生理事实，描述体重下降的负面预后效应的流行病学资料就变得更易理解。

现行的姑息治疗方法

如果充足的热量摄取并不能对 CAWS 患者产生明显有利影响，甚至可能是有害的，那么，护理体重下降、食欲缺乏的晚期癌症患者的合适标准是什么？可否考虑药物干预？上述 CAWS 的病理生理，说明刺激食欲的药物治疗在某些情况下可能是恰当的。

首先，患者必须是恶性肿瘤且抗肿瘤治疗很可能无效。描述性报告说明，有效的抗肿瘤治疗可以改善食欲、增加体重，临床研究也已证实。其次，患者应没有其他的伴发病症，如严重的吞咽困难、肠道梗阻、进食疼痛，这些从生理上导致难于经口进食。当患者因消化系统异常不能进食时，激发食欲的药物治疗几乎起不到什么作用，实际上还可能增加患者的沮丧情绪。再次，必须让癌症患者及其家属充分

了解 CAWS，以便患者能够选择提高食欲的药物。尽管激发食欲的药物可以改善食欲、增加体重，但不能改善生存和整体生活质量[13]。因此，重要的是让患者全面、现实地了解刺激食欲药物的益处和副作用。

两类药（皮质类固醇和孕激素）已被证明治疗厌食有效，两者均经过了大量的随机双盲安慰剂对照试验。例如，Moertel 等[14]研究了终末期胃肠道癌患者，证明地塞米松 2～4mg/d 可在短期内缓解厌食。地塞米松或皮质类固醇的作用机制尚未完全明确，可能是在某种程度上作用于中枢神经系统以产生食欲促进效应。其他研究已经肯定了最初由 Moertel 等[15, 16]报告的结果。

患者和医务工作者应当意识到皮质类固醇药物治疗的长期效应，患者可能需要坚持这种治疗数月，而这种效应使得这种干预对于癌症患者并非最理想。皮质类固醇的副作用包括肌肉无力、胃炎及其他消化道炎症、增加骨折和感染的风险等。因此，尽管皮质类固醇可用作癌症患者的食欲促进剂，但仅限于短期使用。

孕激素是促进食欲的第二种选择，醋酸甲地孕酮可能是研究最深入的一种制剂，已被多项安慰剂双盲随机对照试验所证实。中北部癌症治疗组率先发表研究成果，研究纳入了 133 例食欲丧失、体重下降或两者并存的进展期肿瘤患者[17]，他们被随机分为醋酸甲地孕酮（800mg/d）组和安慰剂组，结果前者的 70% 食欲改善，而后者则只有不到 50% 的患者有类似的反应。其他的一些研究，包括最近的荟萃分析[18]，强调了甲地孕酮在癌症患者食欲丧失治疗中的作用。

从实用的角度来看，尽管甲地孕酮的剂量低至 160mg/d 也可能是有效的[19]，但为了产生食欲刺激作用，处方剂量是 480～800mg/d。在一个剂量滴定的 III 期研究中，342 例癌症患者随机分别服用 160mg/d、180mg/d、800mg/d 或者 1 280mg/d[19]，阳性结果呈剂量反应效应，但大于 800mg/d 的剂量并未增加获益。出现甲地孕酮副作用的不到 10%，包括血栓、阳痿、阴道出血及突然停药导致的肾上腺功能不全。然而，

任何副作用都应该密切监测并与患者沟通。

最后，一项比较性研究为何时使用皮质醇和甲地孕酮提供了指导[20]，这项三臂临床试验包括 475 例患者，随机分为甲地孕酮（800mg/d）组、地塞米松（0.75mg/ 次，4 次 / 日）组和雄激素组（本组进行不顺利，在此不讨论），甲地孕酮和地塞米松作为食欲促进剂效果相当，但地塞米松组副作用更明显，出现了较高比例的中断用药，甲地孕酮组则表现出较高的血栓形成倾向。因此，如果患者有血栓史，应尽量避免用甲地孕酮，而使用皮质醇如地塞米松可能是合适的。对于可能长期使用食欲刺激剂的患者，甲地孕酮可能是更好的选择。

尽管皮质醇和甲地孕酮已广泛应用，但其作用机制尚不明了。有些作者认为它们直接作用于炎性细胞因子环境，但其他一些研究并不认同。

转化医学与临床结果的统一：深入临床研究的需求

过去几年的研究中，在理解 CAWS 的病理生理方面已经取得了很大的进步。最近人们更多关注癌症患者的荷尔蒙环境及它对食欲改变的影响[21]，还有备受关注的肌肉生长抑素、核因子 kappa B 及肌萎缩蛋白 - 糖蛋白复合物[22]。此外，受关注的还包括三个所谓的 CAWS 介质：蛋白溶解诱发因子、肿瘤坏死因子 -α（TNF-α）和泛素 - 蛋白酶体路径。

蛋白溶解诱发因子

1996 年，Todorov 等[23]证实了癌症患者的 CAWS 的一个新介质。研究者从 MAC16 肿瘤中分离出了 24-kilodalton 的蛋白多糖（在此被称为蛋白溶解诱发因子），认为它介导了恶病质（全身组织损耗、食欲丧失的状态），并常伴随鼠和人的慢性病出现。的确，接受了蛋白溶解诱发因子的大鼠比使用安慰剂的大鼠体重下降更明显，表明蛋白溶解诱导因子介导了 CAWS。给予蛋白溶解诱发因子的小鼠比接受载体的小

鼠体重减轻更多，如先给予蛋白水解诱导因子抗体似乎可防止这样的体重下降。

1996 年发表来自人体的数据更具说服力[23]，研究共纳入 16 例健康人、17 例因外伤或脓毒症致体重下降的患者，以及 25 例癌症患者，所有受试者进行尿液检测，蛋白溶解诱发因子仅在体重明显下降的癌症患者中显示阳性，相比之下，每月体重下降不到 1.3kg 的癌症患者则未检出该因子，体重下降的非癌症患者也未见阳性。这些结果提示，在临床上，蛋白溶解诱发因子对肿瘤相关性体重下降具有高度敏感性和特异性。

从这项早期研究开始，来自同一研究团队的大量实验室研究都集中于蛋白溶解诱发因子。然而，总体来看，这种介质的临床相关性尚未被完全认可。Dean 等[24] 最近研究了溶蛋白核心肽的表达，所用材料取自食管癌或胃癌患者的肿瘤组织和非肿瘤组织，以及健康志愿者的食管或胃的良性组织，前者取活检标本 46 份，后者 11 份，根据基线和前瞻性收集的临床数据，研究者得出几个结论。第一，溶蛋白核心肽在癌症患者组的肿瘤组织和非肿瘤组织中均升高；第二，癌症患者溶蛋白核心肽的表达与体重下降的程度及预后没有相关性。结论是"对于进展期癌症合并恶病质的患者，翻译后修饰可能是决定蛋白溶解诱发因子生物学作用的关键步骤。"

同样，我们的团队也在 41 例转移性胃癌、食管癌队列研究中评估了蛋白溶解诱发因子[25]。所有的患者接受同样的治疗并参加相同的前瞻性随访，在入组的时候，有 23 例（56%）患者尿中检出该因子，然而，该因子与体重下降及患者报告的厌食无相关性。重要的是，这种因子并不能预测肿瘤治疗疗效或患者的总生存。因此，蛋白溶解诱发因子的临床意义需要进一步的临床研究。

除此之外的一系列研究，包括临床研究，均显示有必要进一步研究蛋白溶解诱发因子，以更好地理解其作用。早期的临床前研究提示，抑制蛋白溶解诱发因子可减弱其对荷瘤动物造成的体重下降的影响。Smith 等[26] 用鼠肌管模型替代骨骼肌的体外试验，观察到 50μmol/L 浓度的二十碳戊烯酸（一种 omiga-3 脂肪酸）可消除蛋白溶解诱发因子引起的蛋白降解。然而，当基于这种令人激动的基于机制的临床前数据，将二十碳戊烯酸用于临床试验时，结果却令人大失所望。至少有 4 项大型的比较性临床试验，共涉及 1 000 余例患者，就二十碳戊烯酸的临床获益均得到阴性结果[27-30]，尽管之前的研究似乎表明这种药物通过抑制蛋白溶解诱发因子而显示出效果，并且除蛋白溶解诱发因子抑制外的其他作用机制也支持这些研究。这些阴性的临床结果使得二十碳戊烯酸在这方面的作用受到质疑。

总之，上述研究在阐明蛋白溶解诱发因子的临床意义方面并不一致。尽管 1996 年的早期研究[23] 指出该介质对癌症相关性体重下降具有高度的敏感性和特异性，但后来的临床数据[27-30] 却没能证实这些结果，这种所谓的介质尚需更多的临床相关性研究。

肿瘤坏死因子 -α

肿瘤坏死因子 -α（TNF-α）是介导 CAWS 的几种炎性因子之一，已受到广泛关注，但并非所有研究都认为它是 CAWS 的一种介质。例如，我们的团队发现在 118 例具有厌食体重下降综合征的癌症患者中，54% 的患者血清中检不出 TNF-α[31]。

然而，另一些数据却为这种细胞因子作为 CAWS 的介质提供了强有力的证据。把 Lewis 肺癌移植到 TNF-α 基因敲除小鼠体内，其蛋白降解率显著低于野生型荷瘤小鼠[32]。另外，TNF-α 联合干扰素 -γ 可下调肌球蛋白重链[33]，这一结果可能有助于阐明 CAWS 肌肉损耗的发生机制。此外，与肌肉损耗有关的核因子 kappa B 被 TNF-α 上调[34]。

更早的动物研究数据甚至于更有说服力。Torelli 等[35] 研究了荷瘤啮齿动物的进食习惯和体重，将二聚聚乙二醇化的 55kDa 的 TNF 受体结构作为 TNF 的抑制剂，这些研究者发现，接受抑制剂的 8 只小鼠一周后比对照组鼠吃的更多，体重增加更多，这些发现提示炎症细胞因子 TNF-α 在介导 CAWS 中发挥了作用。

临床研究资料是否也支持 TNF-α 抑制剂可逆转 CAWS？根据这种非常初步的数据，在被认为介导了 CAWS 的几种介质里，其中一些通过抑制 TNF-α 发挥作用。至少有 5 项针对癌症患者的初步研究提示，沙利度胺（一种 TNF-α 抑制剂）治疗肿瘤相关性体重下降可能是有效的 [36-40]。例如，Gordon 等 [40] 研究了 50 例进展期胰腺癌患者，发现使用沙利度胺的患者体重增加，而安慰剂患者体重不增加，获得了初步研究证据。褪黑素作为另一个研究药物时，初步研究显示出潜在的治疗 CAWS 作用，也被认为能抑制 TNF-α [41, 42]，Lissoni 等 [41] 在 100 例转移性癌症患者中使用褪黑素，发现每日口服 20mg 褪黑素似乎可稳定体重，而仅接受标准支持治疗者则表现为持续性体重下降。总之，这些结果提示 TNF-α 可能是 CAWS 的一种介质，也可作为姑息治疗的一个靶点。

然而，并不是所有临床数据都一致认为抑制 TNF-α 能缓解 CAWS。我们的团队最近完成了一项关于依那西普的研究，依那西普是 p75 TNF 受体在细胞外的一种二聚可溶性重组体 [43]，已经成功用于治疗类风湿性关节炎、强直性脊柱炎、银屑病关节炎，剂量为 25mg 皮下注射，2 次 / 周。作为 TNF-α 的一种高度特异的抑制剂，依那西普为试验 TNF-α 是不是 CAWS 真正的临床相关介质提供了绝佳的机会，我们对 63 例患者做了随机双盲安慰剂对照研究，这些患者患有各种类型的肿瘤，具有不可治愈癌症的总体特征—体重下降和（或）厌食 [43]，治疗组给予依那西普 25mg 皮下注射，2 次 / 周。结果，治疗组和对照组无一例患者较基础体重增加 10% 以上；而且，当我们检测体重轻微增加或总体食欲改善不多的患者时，没有发现接受依那西普的患者食欲或体重改善的证据。

这些阴性结果该如何解释呢？除了 TNF-α 根本就不是 CAWS 的介质的可能性外，还有几种解释值得考虑。第一，更大剂量的依那西普可能产生较好的临床效果，而我们研究所用的剂量是参照治疗其他疾病（如类风湿性关节炎）的有效剂量，如果癌症患者 TNF-α 的组织浓度实际上更高，可能需要更大剂量的依那西普以对抗更高浓度的 TNF-α。第二，有研究认为多种炎症细胞因子常常相互合作，因此，如果一种细胞因子被抑制，冗余机制可能启动（其他炎症因子随之增加），以补偿被减低的细胞因子的浓度。就炎症因子在 CAWS 中的作用，还需要进一步的临床研究。

泛素 - 蛋白酶体路径

众所周知，泛素 - 蛋白酶体路径使体内衰老、受损伤和其他蛋白质得以有效降解和清除，该路径也与 CAWS 相关。在一个影响深远的动物模型研究中，Baracos 等 [44] 发现泛素 - 蛋白酶体系统涉及癌症患者 80% 的肌肉损耗。另一些研究者阐明了 TNF-α 作为该路径的一个直接介质的关联。总的说来，聚焦于该路径的数项新研究提示，泛素 - 蛋白酶体系统可能作为 CAWS 某些方面姑息治疗的一个有效靶点。有关这些研究的一项综述已于最近发表 [45]。

尽管对泛素 - 蛋白酶体路径的兴趣与日俱增，但从临床获益的角度探索其在 CAWS 中的作用的研究却不多。Bossola [46] 等在胃癌患者中评价了该路径，通过仔细检查肌活检标本，发现体重减轻与肌肉中泛素相关性 mRNA 过表达并没有直接关系。

同样，我们的团队最近在转移性胰腺癌患者中评估了潜在的 CAWS 的姑息治疗药物硼替佐米 [47]。硼替佐米属于二肽硼酸类似物，是蛋白酶体的一种可逆性抑制剂。该研究是一个亚组分析的一部分，包括两个以前进行的治疗试验，一组是单用硼替佐米，另一组包括了被认为在转移性胰腺癌中具有极弱的抗肿瘤活性的奥曲肽。无论是在硼替佐米组（1.5mg/m² 或 1.3mg/m²，静脉给药，第 1、4、8、11 天，每周期 21 天）或奥曲肽组（200μg 或 500μg，皮下注射，3 次 / 日），被评价的 88 例患者均没显示出抗肿瘤效果。硼替佐米的副作用包括腹痛、疲乏、恶心、血栓和血小板减少，有时症状比较严重。比较从基线到 3 个周期化疗的平均体重变化，没有观察到组间统计学的显著性差异，提示硼替佐米对体重产生了有利的影响；只有硼替佐米组患者有生活质量数据，初步看来在研究过程中保持稳定。然而，整个过程中显著的脱落（退出）率，提醒我们解释这种稳定性需要谨慎。因此我们认为，对这些数据更合理的解释是：硼替佐米对食欲并未产生有利的影响。

问题又来了，这些阴性结果如何解释？剂量问题也许可再次部分解释这些结果，本研究所有的剂量是基于抗肿瘤试验中的常用量，如果从治疗厌食和体重下降的角度，减至毒性较小的剂量，可能会产生较好的效果。尽管如此，就我们所知，尚无报告阐明胰腺癌患者体重下降预示着不良后果，这很可能因为胰腺癌的高度侵袭性导致病情极度恶化，不是仅靠以逆转体重下降为基本目标的治疗而能轻易逆转的。总之，需要进一步的临床研究来理解蛋白酶体抑制是否对 CAWS 患者产生有益的影响。

结论

癌症厌食 / 体重下降综合征一直是进展期癌症患者发生严重病变及死亡的一个根源。与 50 年前相比，我们现在认为，该综合征不代表传统的饥饿。强制进食并不是一种合适的治疗途径，用药物疗法来缓解该综合征的某些方面可能是合理的。尚需更深入的临床研究以探索蛋白溶解诱发因子、TNF-α 和蛋白酶体的作用，为未来提供更好的姑息治疗选择。

（王社论 译 贾佳 校）

参考文献

1. Giordano KF, Jatoi A. The cancer anorexia/weight loss syndrome: therapeutic challenges. *Curr Oncol Rep* 7(4):271–276, 2005.

2. Pareira MD, Conrad EJ, Hicks W, Elman R. Clinical response and changes in nitrogen balance, body weight, plasma proteins, and hemoglobin following tube feeding in cancer cachexia. *Cancer* 8(4):803–808, 1955.

3. Dewys WD, Begg C, Lavin PT, et al. Prognostic effect of weight loss prior to chemotherapy in cancer patients. Eastern Cooperative Oncology Group. *Am J Med* 69(4):491–497, 1980.

4. Loprinzi CL, Laurie JA, Wieand HS, et al. Prospective evaluation of prognostic variables from patient-completed questionnaires. North Central Cancer Treatment Group. *J Clin Oncol* 12(3):601–607, 1994.

5. Walsh D, Rybicki L. Symptom clustering in advanced cancer. *Support Care Cancer* 14(8):831–836, 2006.

6. Wolfe J, Grier HE, Klar N, et al. Symptoms and suffering at the end of life in children with cancer. *N Engl J Med* 342(5):326–333, 2000.

7. Finkelstein DM, Cassileth BR, Bonomi PD, Ruckdeschel JC, Ezdinli EZ, Wolter JM. A pilot study of the Functional Living Index-Cancer (FLIC) Scale for the assessment of quality of life for metastatic lung cancer patients. An Eastern Cooperative Oncology Group study. *Am J Clin Oncol* 11(6):630–633, 1988.

8. The Veterans Affairs Total Parenteral Nutrition Cooperative Study Group. Perioperative total parenteral nutrition in surgical patients. *N Engl J Med* 325(8):525–532, 1991.

9. Cohn SH, Gartenhaus W, Sawitsky A, et al. Compartmental body composition of cancer patients by measurement of total body nitrogen, potassium, and water. *Metabolism* 30(3):222–229, 1981.

10. Keys A. The residues of malnutrition and starvation. *Science* 112(2909):371–373, 1950.

11. Jatoi A, Daly BD, Hughes VA, Dallal GE, Kehayias J, Roubenoff R. Do patients with nonmetastatic non-small cell lung cancer demonstrate altered resting energy expenditure? *Ann Thorac Surg* 72(2):348–351, 2001.

12. Hutton JL, Martin L, Field CJ, et al. Dietary patterns in patients with advanced cancer: implications for anorexia-cachexia therapy. *Am J Clin Nutr* 84(5):1163–1170, 2006.

13. Jatoi A. Pharmacologic therapy for the cancer anorexia/weight loss syndrome: A data-driven, practical approach. *J Support Oncol* 4(10):499–502, 2006.

14. Moertel CG, Schutt AJ, Reitemeier RJ, Hahn RG. Corticosteroid therapy of preterminal gastrointestinal cancer. *Cancer* 33(6):1607–1609, 1974.

15. Bruera E, Roca E, Cedaro L, Carraro S, Chacon R. Action of oral methylprednisolone in terminal cancer patients: a prospective randomized double-blind study. *Cancer Treat Rep* 69(7–8):751–754, 1985.

16. Popiela T, Lucchi R, Giongo F. Methylprednisolone as palliative therapy for female terminal cancer patients. The Methylprednisolone Female Preterminal Cancer Study Group. *Eur J Cancer Clin Oncol* 25(12):1823–1829, 1989.

17. Loprinzi CL, Ellison NM, Schaid DJ, et al. Controlled trial of megestrol acetate for the treatment of cancer anorexia and cachexia. *J Natl Cancer Inst* 82(13):1127–1132, 1990.

18. Berenstein EG, Ortiz Z. Megestrol acetate for the treatment of anorexia-cachexia syndrome. *Cochrane Database Syst Rev* **2**:CD004310, 2005.

19. Loprinzi CL, Michalak JC, Schaid DJ, et al. Phase III evaluation of four doses of megestrol acetate as therapy for patients with cancer anorexia and/or cachexia. *J Clin Oncol* **11**(4):762–767, 1993.

20. Loprinzi CL, Kugler JW, Sloan JA, et al. Randomized comparison of megestrol acetate versus dexamethasone versus fluoxymesterone for the treatment of cancer anorexia/cachexia. *J Clin Oncol* **17**(10):3299–3306, 1999.

21. Davis MP, Dreicer R, Walsh D, Lagman R, LeGrand SB. Appetite and cancer-associated anorexia: a review. *J Clin Oncol* **22**(8):1510–1517, 2004.

22. Acharyya S, Guttridge DC. Cancer cachexia signaling pathways continue to emerge yet much still points to the proteasome. *Clin Cancer Res* **13**(5):1356–1361, 2007.

23. Todorov P, Cariuk P, McDevitt T, Coles B, Fearon K, Tisdale M. Characterization of a cancer cachectic factor. *Nature* **379**(6567):739–742, 1996.

24. Deans DA, Wigmore SJ, Gilmour H, Tisdale MJ, Fearon KC, Ross JA. Expression of the proteolysis-inducing factor core peptide mRNA is upregulated in both tumour and adjacent normal tissue in gastro-oesophageal malignancy. *Br J Cancer* **94**(5):731–736, 2006.

25. Jatoi A, Foster N, Wieland B, et al. The proteolysis-inducing factor: in search of its clinical relevance in patients with metastatic gastric/esophageal cancer. *Dis Esophagus* **19**(4):241–247, 2006.

26. Smith HJ, Mukerji P, Tisdale MJ. Attenuation of proteasome-induced proteolysis in skeletal muscle by β-hydroxy-β-methylbutyrate in cancer-induced muscle loss. *Cancer Res* **65**(1):277–283, 2005.

27. Bruera E, Strasser F, Palmer JL, et al. Effect of fish oil on appetite and other symptoms in patients with advanced cancer and anorexia/cachexia: a double-blind, placebo-controlled study. *J Clin Oncol* **21**(1):129–134, 2003.

28. Jatoi A, Rowland K, Loprinzi CL, et al. An eicosapentaenoic acid supplement versus megestrol acetate versus both for patients with cancer-associated wasting: a North Central Cancer Treatment Group and National Cancer Institute of Canada collaborative effort. *J Clin Oncol* **22**(12):2469–2476, 2004.

29. Fearon KC, von Meyenfeldt MF, Moses AG, et al. Effect of a protein and energy dense N-3 fatty acid enriched oral supplement on loss of weight and lean tissue in cancer cachexia: a randomised double blind trial. *Gut* **52**(10):1479–1486, 2003.

30. Fearon KC, Barber MD, Moses AG, et al. Double-blind, placebo-controlled, randomized study of eicosapentaenoic acid diester in patients with cancer cachexia. *J Clin Oncol* **24**(21):3401–3407, 2006.

31. Jatoi A, Egner J, Loprinzi CL, et al. Investigating the utility of serum cytokine measurements in a multi-institutional cancer anorexia/weight loss trial. *Support Care Cancer* **12**(9):640–644, 2004.

32. Llovera M, García-Martínez C, López-Soriano J, et al. Role of TNF receptor 1 in protein turnover during cancer cachexia using gene knockout mice. *Mol Cell Endocrinol* **142**(1–2):183–189, 1998.

33. Acharyya S, Ladner KJ, Nelsen LL, et al. Cancer cachexia is regulated by selective targeting of skeletal muscle gene products. *J Clin Invest* **114**(3):370–378, 2004.

34. Langen RC, Van Der Velden JL, Schols AM, Kelders MC, Wouters EF, Janssen-Heininger YM. Tumor necrosis factor-alpha inhibits myogenic differentiation through MyoD protein destabilization. *FASEB J* **18**(2):227–237, 2004.

35. Torelli GF, Meguid MM, Moldawer LL, et al. Use of recombinant human soluble TNF receptor in anorectic tumor-bearing rats. *Am J Physiol* **277**(3 Pt 2):R850–R855, 1999.

36. Mahmoud FA, Walsh D, Davis M, Legrand S, Lagman R, Mekhail T. A dose titration study of thalidomide in cancer anorexia [abstract]. *American Society of Clinical Oncology 39th Annual Meeting*, Chicago IL. Proc Am Soc Clin Oncol 2003;22.

37. Boasberg P, O'Day S, Weisberg M, Deck G, Frost J, Ye W. Thalidomide-induced cessation of weight loss and improved sleep in advanced cancer patients with cachexia [abstract]. *American Society of Clinical Oncology 36th Annual Meeting*, New Orleans LA. Proc Am Soc Clin Oncol 2000;19.

38. Khan ZH, Simpson EJ, Cole AT, et al. Oesophageal cancer and cachexia: the effect of short-term treatment with thalidomide on weight loss and lean body mass. *Aliment Pharmacol Ther* **17**(5):677–682, 2003.

39. Bruera E, Neumann CM, Pituskin E, Calder K, Ball G, Hanson J. Thalidomide in patients with cachexia due to terminal cancer: preliminary report. *Ann Oncol* **10**(7):857–859, 1999.

40. Gordon JN, Trebble TM, Ellis RD, Duncan HD, Johns T, Goggin PM. Thalidomide in the treatment of cancer cachexia: a randomised placebo controlled trial. *Gut* **54**(4):540–545, 2005.

41. Lissoni P, Paolorossi F, Tancini G, et al. Is there a role for melatonin in the treatment of neoplastic cachexia? *Eur J Cancer* **32A**(8):1340–1343, 1996.

42. Lissoni P, Paolorossi F, Ardizzoia A, et al. A randomized study of chemotherapy with cisplatin plus etoposide versus chemoendocrine therapy with cisplatin, etoposide and the pineal hormone melatonin as a first-line treatment of advanced non-small cell lung cancer patients in a poor clinical state. *J Pineal Res* **23**(1):15–19, 1997.

43. Jatoi A, Dakhil SR, Nguyen PL, et al. A placebo-controlled double blind trial of etanercept for the cancer anorexia/weight loss syndrome: results from

N00C1 from the North Central Cancer Treatment Group. *Cancer* **110**(6):1396–1403, 2007.

44. Baracos VE, DeVivo C, Hoyle DH, Goldberg AL. Activation of the ATP-ubiquitin-proteasome pathway in skeletal muscle of cachectic rats bearing a hepatoma. *Am J Physiol* **268**(5 Pt 1):E996–1006, 1995.

45. Camps C, Iranzo V, Bremnes RM, Sirera R. Anorexia-Cachexia syndrome in cancer: implications of the ubiquitin-proteasome pathway. *Support Care Cancer* **14**(12):1173–1183, 2006.

46. Bossola M, Muscaritoli M, Costelli P, et al. Increased muscle proteasome activity correlates with disease severity in gastric cancer patients. *Ann Surg* **237**(3):384–389, 2003.

47. Jatoi A, Alberts SR, Foster N, et al. Is bortezomib, a proteasome inhibitor, effective in treating cancer-associated weight loss? Preliminary results from the North Central Cancer Treatment Group. *Support Care Cancer* **13**(6):381–386, 2005.

Tristin D. Brisbois Clarkson, Wendy V. Wismer, and Vickie E. Baracos

不自主体重减轻是晚期癌症的标志之一。健康成人能恒定地储存能量，尽量对抗脂肪的丢失。正常情况下，人体精准控制确保能量消耗和能量摄入是匹配的（能量平衡），所以既没有体内能量储存的净损失也无净增益。但晚期癌症患者因不能维持能量消耗所需要的食物摄取，导致不能维持能量平衡，故引起不自主体重减轻。与基础代谢率相同或相似的患者人群相比，体重减轻患者的进食量是减少的[1]。

全面理解体重减轻需要对影响食物摄入和能量消耗的平衡因素进行分析。体重由大脑的中心特别是下丘脑控制。特异性下丘脑核团整合了认知、视觉、味觉、嗅觉输入，以及能量和蛋白质身体储备状态、胃肠道活力、营养摄入的外周信号。食欲调节系统的三个主要因素：下丘脑控制的食欲、奖励通路、支持食物摄取的感官输入。

食欲的中枢调控

食物摄取由下丘脑通过复杂的过程调控。一组全身性激素神经多肽和旁分泌因子在食物摄入和能量消耗（表 13.1）的控制中起着关键作用。近些年，在大脑中调节能量平衡、促进食欲和抑制食欲行动的介质分子研究也越来越多，已有很多综述发表[2-7]。其中，神经肽 Y（neuropeptide Y, NPY）、Agouti 相关蛋白（agoutirelated protein, AgRP）、黑色素聚集激素、生长激素释放肽和食欲素可刺激摄食行为，而黑皮质素（α-和 γ- 黑色素细胞 - 刺激激素）、可卡因和苯丙胺调节的转录产物、促甲状腺素释放激素、促肾上腺皮质激素释放激素和尿皮质醇有抑制摄食作用。这些调节能量平衡的全身激素中，最重要的是胰岛素[8]、瘦素[9-10]、皮质类固醇[11-12]、生长素释放肽[13-15]、YY 肽，胆囊收缩素和胰高血糖素样肽 -1。瘦素、胰岛素和胰高血糖素样肽 -1抑制摄食行为，皮质类固醇和生长素释放肽促进摄食。对于疾病和损伤引起的食欲减退，促炎细胞因子如白细胞介素 -1β 和肿瘤坏死因子α 发挥关键作用，提示这些介质分子导致食欲减退、身体能量和储备蛋白质的动员[16-17]。

虽然已知许多外源信号影响能量平衡的调节，但哪些信号和哪些脑区发挥关键作用尚不十分清楚。实验涉及部分大脑区域，特别是下丘脑的损伤，或通过注射、过表达、基因敲除大脑中化学信使及其受体进行的实验研究，用以研究不同因素在其中的作用，但多因素整合在能量平衡生理调节中的作用尚不清楚。肥胖症的流行病学已促使开展了大量的食欲控制研究，但厌食综合征（例如癌症厌食）并没有得到很好的研究。

下丘脑弓状核的神经元主要分成两类：①分泌 NPY 和 AgRP 刺激食欲的神经元；②分泌阿片 - 促黑素细胞皮质素原（proopiomelanocortin, POMC）抑制食欲的神经元。产生饥饿感有几个机制：NPY/AgRP- 释放神经元的激活会增加食欲，释放抑制促黑素细胞皮质素原神经元的信号也会增加食欲。NPY/AgRP 分泌细胞的抑制和促黑素细胞皮质素原分泌神经元的激活会使食欲下降。总体而言，这些调控在癌症厌食

表 13.1 食欲调节的信号分子：缩写和作用

缩写	分子名	对摄食的作用
2AG	2- 花生四烯酸甘油酯（内源性大麻素）	+
5-HT	5- 羟色胺	−
AgRP	刺鼠相关蛋白	+
α-MSH	α- 促黑色素细胞刺激激素	−
Amylin	胃肠肽	
Anandamide	N- 花生四烯酸乙醇胺（内源性大麻素）	+
CART	可卡因和苯丙胺调节转录本	−
CCK	胆囊收缩素	−
Cort	皮质酮，皮质醇（不同物种名称不同）	+
CRF = CRH	促肾上腺皮质激素释放因子	−
DA	多巴胺	
Gal	甘丙肽	+
Ghrelin	GHS-R 的天然配体	+
GHS-R	生长激素促分泌素受体	+
GIP	胃泌素抑制肽	
GLP-1，GLP-2	胰高血糖素样肽 -1 和 -2	
IL-1 β	白细胞介素 1，促炎细胞因子	−
Insulin	胰岛素	−
Leptin	瘦素	−
MC4-R	黑皮质素 -4 受体	−
MCH	黑色素浓缩激素	+
Norepinephrine	去甲肾上腺素	+
NPY	神经肽 Y	+
OEA	油酰乙醇酰胺	
OX	食欲肽 A 和 B	+
POMC	阿黑皮素原	
PYY	肽 YY，Y2 肽配体	−
TNF- α	肿瘤坏死因子	−
TRH	促甲状腺激素释放激素	−
UCN 1，2，3	尿皮素 1，2，3	−
UCP 1，2，3	解偶联蛋白 1，2，3	−
Y1R，Y5R	NPY -1 和 NPY-5 受体	+
Y2R	NPY-2 受体	−

中发生了变化，导致 NPY 生成减少和反应性降低。肿瘤大鼠模型和配对喂养的对照组中，对室旁核和弓状核进行 NPY 和 Y（1）受体免疫组织化学染色，发现肿瘤模型中 NPY 表达降低[18]。Y（1）受体在上述部位表达亦降低，对照组在室旁核表达升高。与对照组相比，荷瘤大鼠中 NPY 的浓度在室旁核、腹内侧核、下丘脑外侧区均降低，这些改变可通过肿瘤切除术逆转[19]。这些结果说明在癌症厌食实验模型中 NPY 调控功能异常，Y（1）受体下调及 NPY 翻译可能存在异常。

即使在饥饿状态，刺激下丘脑黑皮质素 -4 受体（MC4-R）亦会产生厌食和代谢率增加。已有证据显示，通过封闭 MC4-R 可阻断脂多糖或白细胞介素 -1β 给药和肿瘤生长导致的恶病质[20, 21]。小鼠模型中 MC4-R 敲除或使用 MC4-R 拮抗剂 AgRP，能对抗肿瘤引起的非脂肪体重减轻[22]。最近，能透过血脑屏障、无毒、可口服的活性小分子 MC4-R 拮抗剂的出现，使基于该机制进行干预或将成为可能[23]。

皮质类固醇早就被公认为有效的刺激摄食的药物[11, 12]。在晚期癌症严重厌食患者中，常使用合成糖皮质激素以快速增加食物摄入，然而这些药物由于直接和间接显著导致胰岛素抵抗和内脏脂肪沉积而应用限制，其次他们还会抑制炎性细胞因子的产生。

消化系统直接释放的激素是食欲的重要调控者，部分已在癌症厌食症的治疗中应用。胃排空时释放多肽激素—脑肠肽 Ghrelin，通过 NPY/AgRP 释放神经元的活化刺激食欲。食物摄入后脑肠肽分泌即突然停止。早期研究证据表明，动物模型中外源性使用脑肠肽或其小分子类似物能对抗癌症厌食[24, 25]。

癌症厌食症中食欲的神经生物学研究较少，现有的研究结论多来自动物模型而存在种属差异，研究证据的缺乏是开发治疗策略的主要障碍。

奖励机制和食物摄入

人们从食物特性特别是甜度及脂肪含量中

获得乐趣。由于喜欢具有这些特性的食物，促使高能量食物的消耗，这通常被理解为人类进化过程中对自然适应的结果。食物的内在吸引力是由大脑的反应通路即奖励通路介导的。因此，食欲除了受下丘脑控制，奖励系统也参与食物摄入的调节。

奖励途径产生各种类型的快感，很多神经递质参与该过程，包括多巴胺、内源性阿片肽、大麻素及它们的特异性受体。奖励机制被定义为渴求（动机）和喜好（快感）[26]。渴求是刺激以获得奖励的动机，而喜好是纯粹享乐，即从奖励得到的快感。奖励途径被认为具有超越机体食欲控制稳态系统的能力，当面对高能量食物时，机体反应并实现净能量存储[26, 27]。将高能量食物的饱和环境与个体对食物奖励机制的基因易感性的结合研究，是当前肥胖研究的一个重要主题。相反，尽管有人提出，通过令人愉悦且多变的视觉、质感、味觉、嗅觉食物刺激，或通过外源物质刺激如大麻刺激愉快的奖励途径，可能是癌症厌食的有效治疗方式，但很大程度上癌症厌食中奖励途径的状态是未知的[28]。

大脑的多个区域，包括中脑腹侧被盖区、腹侧纹状体、腹侧苍白球和内侧前额叶皮层均参与了奖励机制[29]。这些大脑区域一起通过突触互连的神经元传导到内侧前脑束以形成神经环路[30]。神经环路的激活使人体产生快感[29]，导致腹侧纹状体中多巴胺升高[31]，参与奖励机制的多巴胺受体有两种类型，多巴胺 D1 和 D2 受体[32]。

奖励机制中包括内源性阿片样物质和大麻素。内源性阿片系统由三种阿片类受体（μ, δ, κ）和几个内源性阿片肽如 β 内啡肽、脑啡肽和强啡肽组成，参与食物奖励的主要是 μ 受体[30]。阿片受体都集中在参与食物摄入和奖励的大脑区域（例如下丘脑和腹侧被盖区）。内源性阿片系统与大脑多巴胺奖励轴直接相关，更多的是参与享乐奖励[27, 33]。值得注意的是，慢性吗啡刺激会引起涉及奖励系统的 G 蛋白偶联受体的下调，如大麻素受体[34]。这也许是长期使用阿片类镇痛药治疗的癌症患者对奖励机制反应

性较低的原因。我们推测，这可能是奖励机制摄食行为的一个重要限制，当然仍有待研究。

内源性大麻素系统包括内源性大麻素受体（CB1, CB2）和内源性激动剂，如花生四烯酸乙醇胺。CB1 位于下丘脑、腹侧被盖区和纹状体中。大麻素通过激活 CB1 受体导致 NPY 的升高而促进食欲[35]。虽然已经证明大麻素能增加各种奖励机制相关的多巴胺水平，但其如何与奖励途径相互作用尚不完全清楚[29]。刺激内源或外源 CB1 受体激动剂（例如 Δ-9- 四氢 THC）均可增加大脑中细胞外的多巴胺水平，引起奖励效应[36]。这种多巴胺的升高可以使用 CB1 拮抗剂派（例如 SR141716）来抑制[37]。

感官特性如视觉、质地、味道、气味，决定了食物的奖励价值[38]。食物愉悦性评估发生在大脑额叶前下方的前额叶皮质（次要味觉皮层）[39]，这由纹状体中多巴胺水平调节。因此前额叶皮质的刺激增加了对食物的欲望[40]。总体而言，腹侧纹状体是味觉感知（脑干中内脏味觉核和味觉皮层）和奖励相关行为之间的桥梁[41]。因为食物味觉和嗅觉严重影响进食的奖励机制（即吃的动机和对食物的喜好），而癌症患者常有味觉和嗅觉的变化，这可能减少了食物奖励带来的愉悦。已有研究表明这些化学感受的改变会减少进食的乐趣[42, 43]。

较好的感观、食品种类或外源性物质如大麻素能激活奖励途径，是恢复食物奖励的有用方法。增加多巴胺水平的一个方法是吃各种各样的食物。前额叶皮层负责评估食物乐趣和饱腹感。当食物吃到有饱腹感，即使是美味亦变得没有吸引力[38]。换言之，反复暴露于相同的食物会导致多巴胺信号的适应，从而产生类似耐药的对奖励机制的耐受性[31]。换用不同的可口食物能够恢复食物奖励（例如增加伏隔核多巴胺水平）和就餐的愉悦性，这可能会增加食物的整体摄入量[38]。因此增加食物的多样性，如改变味道、质地甚至食物的外观，可提高整体的食物摄取和享受。改善感官的干预措施如食物增味处理能促进摄入，这已经在老年人中进行尝试并获得成功[44, 45]。

使用外源性大麻素刺激奖励途径也是一个可行的方法。饱食之后，大麻素仍能增加进食的动机和对食物感观的灵敏度，依然能促进愉快进食[46,47]。在动物实验中，大麻素增加蔗糖溶液的愉悦性和降低苦味溶液的厌恶感[48]。研究已证实，健康人群[49-51]及艾滋病人群[52]使用大麻素均能增加食物摄取，但在癌症厌食中的效果有限且存在争议[53-56]。

食物的化学感受

食物的化学感受决定了它的奖励价值、进食动机、对食物喜好。尽管五种感官在食品评价中均会用到，但味觉和嗅觉共同决定了食物的味道，具有食物整体感知的特性[57]。因此化学感受（味觉和嗅觉结合）是最常用于食物喜好评估。这些感受的改变会减少对食物的喜欢和奖励机制，并干扰进食动机和摄食的持续性，对上面提及的食欲系统产生负面影响。

过去数十年中，随着遗传学、分子生物学、电物理学和脑成像技术的进步，人们对味觉嗅觉的认知取得了巨大进步[58]。Jones 等展示了一个复杂模型，该模型可以描述味道处理过程20个大脑区域中40多种联系[58]，Hatt 最近评述了识别与区分等嗅觉处理的复杂性[59]。味觉和嗅觉的解剖学、神经生物学及功能测定详见《嗅觉与味觉手册》（Handbook of Olfaction and Gustation）（第2版）[60]。

衰老和疾病状态对嗅觉和味觉影响的研究也取得了进展。正常的衰老会引起嗅觉和味觉灵敏度下降[61]。简单地改善食物的营养及味道，虽然对食品选择和偏好、营养摄入的影响不明确，但可以给营养不良的住院患者带来生理和营养参数的改善[44,62]。

癌症患者中出现味觉和嗅觉改变的特殊性和患病率尚不清楚，但这是个较常被提到的问题[63-65]。15%～100%的肿瘤患者报告其患病过程中出现过味觉改变[43,63,67]。

癌症本身对味觉和嗅觉改变的影响（例如在治疗之前）得到了一定的关注。通过阈值测试和感知味道强度检测发现，癌症患者的味觉灵敏度是正常的[68]。但是晚期口咽部癌患者报告，治疗前自我评估即发生了味道体验的变化[69]。化学感受变化的治疗前评估比较有限，综合的方法可能会有益于其评价。

已有大量文献报道化疗和放疗可能是导致化学感受变化的原因。味觉和嗅觉细胞的增殖周期分别为10天和30天，新生细胞会代替衰老细胞，化疗和放疗会影响细胞的再生能力，因此肿瘤治疗中或治疗后出现化学感受的变化也就不奇怪了。Ruo Redda 和 Allis 对放疗引起的味觉异常进行了评述[70]。味觉受损包括味觉的降低、改变和丧失，放疗开始几周后即会出现，可持续6个月至1年[70]。放疗剂量及分割方案、照射组织体积和技术均会影响口腔黏膜和味觉的损伤程度，特别是对苦味和咸味的感知受损明显。上述味觉受损可与其他放疗的不良反应（如可影响感觉和愉悦感的口干症、吞咽困难、黏膜炎）共同作用[70]，例如唾液增稠可以阻止促味剂稀释并到达受体[69,71]。

相对放疗的影响研究，化疗对化学感受的影响研究偏少。因为各种药物可到达唾液，当它们和受体结合后会被尝到或闻到[66]，化疗是治疗期间产生多种令人不愉快口感和气味的原因。有些药物会产生苦味，顺铂治疗会有持久的金属味[66]，这些都会改变食物的味道。研究表明化疗与苦味辨识阈值提高、较高的检测阈值和味道错误识别有关[72,73]。Berteretche 等发现化疗降低味觉细胞的再生，导致味觉灵敏度的全面降低，化疗后很多味觉感知细胞同步再生，它们形成的神经纤维可以改变味觉。

值得注意的是，味觉丧失研究技术的可靠性和有效性非常重要，有些方法可能无法准确地描述味觉异常。这可能是无法确定这些化学感应确切性质的一个原因。作为功能的重要参数，很多研究测量了基本味道的识别阈值，与对照组相比，阈值升高、降低、不变均有观察到。近来，界定癌症患者的嗅觉能力得到了不一致的结果。导致这种变异性的因素可能包括各种用于化学感知测量技术（例如全口阈值测试比一次标准的三滴刺激物检测技术更优)、肿瘤类型和治疗方法的多重性及在治疗期间不同的时间点进行评估。此外，研究人群中一些未记录或无法识别的因素也会导致化学感应的改变（例如吸烟史，合并症治疗药物的使用)。

在感官科学领域，阈值测量的有效性一直存在争议。希望可以使用物理强度单位来描述精神躯体的感知能力，因为这能给研究者客观的感觉，但研究群体内和个体的感知差异减少了测量阈值的绝对性，在任何情况下阈值最好表述成范围，而不是一个单一的浓度[74]。Bartoshuk 研究表明，在味觉功能测量方面味道的感知强度比阈值测量更有用，因其可识别较低浓度未达阈值的味觉感知或高浓度增味剂[75]。虽然我们的临床评价技术提高了可靠性和有效性，并且可用于描述与其他群体或对照组相比的癌症群体化学感应能力，但可能不能识别"生活体验"的化学感受感知。

现实生活中影响食物选择的化学感官知觉最相关的评估是由患者自己作出的。自我评估可以更好地描述和体会化学感知变化的种类和严重程度，并能提供食物摄入和进食乐趣对化学感知变化的影响。各种化学感知自我评估工具及其应用已有文献报道。Huldij 等报道了一项 108 例的癌症患者（30 例女性子宫内膜或子宫颈癌，52 例男性膀胱或前列腺癌，28 例淋巴瘤）的研究，通过问卷，评估了四种基本味道和 31 种食物的喜好和感受[42]。他们发现癌症治疗 7 周后，苦味日益变得不被喜欢，而对其他口味没有发生显著变化；受时间和肿瘤类型影响，受试者表现出了不同类型的食物喜好。

Hutton 等使用既往用于艾滋病相关恶病质的评分工具，对有化学感觉障碍主诉的晚期癌症患者进行评估[43]。这个工具的一个特点是，可以评价参与者与疾病发生时他们味觉和嗅觉是减弱、相同还是加剧，因此可使研究者观察有化学感觉加剧或失真主诉的患者。一个很特别的发现是，受试者们提到嗅觉灵敏度和对盐的感应增强了。在怀孕、偏头痛发作、多化学不耐受等的文献中几乎没有急性嗅觉功能异

常的报道[76]。因此晚期癌症患者化学感受感知的变化与衰老和其他疾病中观察到的化学感应灵敏度降低是不同的（例如阿尔茨海默氏病、肝病）[77]。

化疗引起的味觉和嗅觉变化会导致食物偏好的变化和对食物的反感，这很可能是引起食物摄入量和食物享受感减少的原因。研究表明接受化疗的患者当闻到食物气味，对气味高度敏感性会导致恶心和呕吐，这会导致缺乏食欲和形成讨厌食物的条件反射[66]。一些研究人员认为，如果食物或饮料是患者最喜欢的，或者对患者非常有营养，那么这种对食物的厌恶就特别有害[75, 78]，然而 Mattes 等认为，治疗后出现的食物厌恶的临床意义很有限[79]。Skolin 等指出，接受化疗的患儿和他们的父母都表示，味觉改变是食物摄取量减少的原因[73]。

Hutton 等研究表明，与无化学感受异常的晚期癌症患者相比，那些有多次和严重化学感受异常主诉的患者每天营养摄入量降低了近 900 千卡。虽然难以明确因果关系，但似乎感觉异常是癌症患者食物摄入改变的重要因素。

结论

食物摄入调控是一个复杂的过程，涉及下丘脑的多个系统、奖励中枢及感觉传入。这些系统协同工作，使健康人通过适当水平的食物摄入量得以维持能量平衡。这些系统或它们之间相互作用的任何变动均可能会导致体重减轻或体重增加。癌症患者脂肪和肌肉的动员、厌食信号和促进食欲信号的不均衡尚未研究清楚，亦未能绘制能量稳态的复杂图像。此外，大多数癌症患者出现化学感受异常，通过破坏食物相关的奖励机制阻碍了进食的动机和意愿。总之，关于癌症患者食物摄入的多个问题均很复杂和难以处理，因此，需要多种方式有效地阻止或逆转癌症引起的厌食症。尽管化学感应对食物喜好、奖励机制和生活质量的影响很大，但癌症患者化学感应变化和姑息治疗的研究却很有限。未来，应整合食欲、奖励机制

和感受系统对癌症引起的厌食症开展研究和姑息性治疗。

（周文丽 译 闵婕 校）

参考文献

1. Hutton JL, Martin L, Field CJ, et al. Dietary patterns in patients with advanced cancer: implications for anorexia-cachexia therapy. *Am J Clin Nutr* **84**(5):1163–1170, 2006.

2. Cone RD. The central melanocortin system and energy homeostasis. *Trends Endocrinol Metab* **10**(6):211–216, 1999.

3. Elmquist JK. Anatomic basis of leptin action in the hypothalamus. *Front Horm Res* **26**:21–41, 2000.

4. Schwartz MW, Woods SC, Porte D, Jr., Seeley RJ, Baskin DG. Central nervous system control of food intake. *Nature* **404**(6778):661–671, 2000.

5. Sleeman MW, Anderson KD, Lambert PD, Yancopoulos GD, Wiegand SJ. The ciliary neurotrophic factor and its receptor, CNTFR alpha. *Pharm Acta Helv* **74**(2–3):265–272, 2000.

6. Williams G, Harrold JA, Cutler DJ. The hypothalamus and the regulation of energy homeostasis: lifting the lid on a black box. *Proc Nutr Soc* **59**(3):385–396, 2000.

7. Woods SC, Schwartz MW, Baskin DG, Seeley RJ. Food intake and the regulation of body weight. *Annu Rev Psychol* **51**:255–277, 2000.

8. Schwartz MW, Figlewicz DP, Baskin DG, Woods SC, Porte D, Jr. Insulin in the brain: a hormonal regulator of energy balance. *Endocr Rev* **13**(3):387–414, 1992.

9. Ahima RS, Flier JS. Leptin. *Annu Rev Physiol* **62**:413–437, 2000.

10. Friedman JM, Halaas JL. Leptin and the regulation of body weight in mammals. *Nature* **395**(6704):763–770, 1998.

11. Cabanac M, Richard D. The nature of the ponderostat: Hervey's hypothesis revived. *Appetite* **26**(1):45–54, 1996.

12. Dallman MF, Akana SF, Strack AM, Hanson ES, Sebastian RJ. The neural network that regulates energy balance is responsive to glucocorticoids and insulin and also regulates HPA axis responsivity at a site proximal to CRF neurons. *Ann N Y Acad Sci* **771**:730–742, 1995.

13. Kojima M, Hosoda H, Date Y, Nakazato M, Matsuo H, Kangawa K. Ghrelin is a growth-hormone-releasing acylated peptide from stomach. *Nature* **402**(6762):656–660, 1999.

14. Nakazato M, Murakami N, Date Y, et al. A role for ghrelin in the central regulation of feeding. *Nature* **409**(6817):194–198, 2001.

15. Tschöp M, Smiley DL, Heiman ML. Ghrelin induces adiposity in rodents. *Nature* **407**(6806):908–913, 2000.

16. Turrin NP, Ilyin SE, Gayle DA, et al. Interleukin-1beta system in anorectic catabolic tumor-bearing rats. *Curr Opin Clin Nutr Metab Care* **7**(4):419–426, 2004.

17. Tracey KJ, Morgello S, Koplin B, et al. Metabolic effects of cachectin/tumor necrosis factor are modified by site of production: cachectin/tumor necrosis factor-secreting tumor in skeletal muscle induces chronic cachexia, while implantation in brain induces predominantly acute anorexia. *J Clin Invest* **86**(6):2014–2024, 1990.

18. Chance WT, Xiao C, Dayal R, Sheriff S. Alteration of NPY and Y1 receptor in dorsomedial and ventromedial areas of hypothalamus in anorectic tumor-bearing rats. *Peptides* **28**(2):295–301, 2007.

19. Ramos EJ, Suzuki S, Meguid MM, et al. Changes in hypothalamic neuropeptide Y and monoaminergic system in tumor-bearing rats: pre- and post-tumor resection and at death. *Surgery* **136**(2):270–276, 2004.

20. Marks DL, Ling N, Cone RD. Role of the central melanocortin system in cachexia. *Cancer Res* **61**(4):1432–1438, 2001.

21. Marks DL, Butler AA, Turner R, Brookhart G, Cone RD. Differential role of melanocortin receptor subtypes in cachexia. *Endocrinology* **144**(4):1513–1523, 2003.

22. Whitaker KW, Reyes TM. Central blockade of melanocortin receptors attenuates the metabolic and locomotor responses to peripheral interleukin-1beta administration. *Neuropharmacology* **54**(3):509–520, 2008.

23. Chen C, Jiang W, Tucci F, et al. Discovery of 1-[2-[(1S)-(3-dimethylaminopropionyl)amino-2-methylpropyl]-4-methylphenyl] -4-[(2R)-methyl-3-(4-chlorophenyl)-propionyl]piperazine as an orally active antagonist of the melanocortin-4 receptor for the potential treatment of cachexia. *J Med Chem* **50**(22): 5249–5252, 2007.

24. Wang W, Andersson M, Iresjö BM, Lönnroth C, Lundholm K. Effects of ghrelin on anorexia in tumor-bearing mice with eicosanoid-related cachexia. *Int J Oncol* **28**(6):1393–1400, 2006.

25. DeBoer MD, Zhu XX, Levasseur P, et al. Ghrelin treatment causes increased food intake and retention of lean body mass in a rat model of cancer cachexia. *Endocrinology* **148**(6):3004–3012, 2007.

26. Kelley AE, Baldo BA, Pratt WE. A proposed hypothalamic-thalamic-striatal axis for the integration of energy balance, arousal, and food reward. *J Comp Neurol* **493**(1):72–85, 2005.

27. Berridge KC. Motivation concepts in behavioral neuroscience. *Physiol Behav* **81**(2):179–209, 2004.

28. Brisbois TD, Hutton JL, Baracos VE, Wismer WV. Taste and smell abnormalities as an independent cause of failure of food intake in patients with advanced cancer – an argument for the application of sensory science. *J Palliat Care* **22**(2):111–114, 2006.

29. Gardner EL. Addictive potential of cannabinoids: the underlying neurobiology. *Chem Phys Lipids* **121**(1–2): 267–290, 2002.

30. Cota D, Tschöp MH, Horvath TL, Levine AS. Cannabinoids, opioids and eating behavior: the molecular face of hedonism? *Brain Res Rev* **51**(1):85–107, 2006.

31. Spanagel R, Weiss F. The dopamine hypothesis of reward: past and current status. *Trends Neurosci* **22**(11):521–527, 1999.

32. Epstein LH, Leddy JJ. Food reinforcement. *Appetite* **46**(1):22–25, 2006.

33. van den Bos R, de Ridder D. Evolved to satisfy our immediate needs: self-control and the rewarding properties of food. *Appetite* **47**(1):24–29, 2006.

34. Manzanares J, Corchero J, Romero J, Fernández-Ruiz JJ, Ramos JA, Fuentes JA. Pharmacological and biochemical interactions between opioids and cannabinoids. *Trends Pharmacol Sci* **20**(7):287–294, 1999.

35. Kirkham TC. Endocannabinoids in the regulation of appetite and body weight. *Behav Pharmacol* **16**(5–6): 297–313, 2005.

36. Lupica CR, Riegel AC, Hoffman AF. Marijuana and cannabinoid regulation of brain reward circuits. *Br J Pharmacol* **143**(2):227–234, 2004.

37. Tanda G, Pontieri FE, Di Chiara G. Cannabinoid and heroin activation of mesolimbic dopamine transmission by a common mu1 opioid receptor mechanism. *Science* **276**(5321):2048–2050, 1997.

38. Rolls ET. Taste, olfactory, and food texture processing in the brain, and the control of food intake. *Physiol Behav* **85**(1):45–56, 2005.

39. Cooper SJ. Endocannabinoids and food consumption: comparisons with benzodiazepine and opioid palatability-dependent appetite. *Eur J Pharmacol* **500**(1–3):37–49, 2004.

40. Wang GJ, Volkow ND, Telang F, et al. Exposure to appetitive food stimuli markedly activates the human brain. *Neuroimage* **21**(4):1790–1797, 2004.

41. Kelley AE, Bakshi VP, Haber SN, Steininger TL, Will MJ, Zhang M. Opioid modulation of taste hedonics within the ventral striatum. *Physiol Behav* **76**(3):365–377, 2002.

42. Huldij A, Giesbers A, Klein Poelhuis EH, Hart AA, Hulshof KF, Bruning PF. Alterations in taste appreciation in cancer patients during treatment. *Cancer Nurs* **9**(1):38–42, 1986.

43. Hutton JL, Baracos VE, Wismer WV. Chemosensory dysfunction is a primary factor in the evolution of declining nutritional status and quality of life in patients with advanced cancer. *J Pain Symptom Manage* **33**(2):156–165, 2007.

44. Schiffman SS. Intensification of sensory properties of foods for the elderly. *J Nutr* **130**(4S Suppl):927S–930S, 2000.

45. Schiffman SS. Taste and smell losses in normal aging and disease. *JAMA* **278**(16):1357–1362, 1997.

46. Williams CM, Rogers PJ, Kirkham TC. Hyperphagia in pre-fed rats following oral delta9-THC. *Physiol Behav* **65**(2):343–346, 1998.

47. Fride E, Bregman T, Kirkham TC. Endocannabinoids and food intake: newborn suckling and appetite regulation in adulthood. *Exp Biol Med (Maywood)* **230**(4):225–234, 2005.

48. Jarrett MM, Limebeer CL, Parker LA. Effect of Delta9-tetrahydrocannabinol on sucrose palatability as measured by the taste reactivity test. *Physiol Behav* **86**(4):475–479, 2005.

49. Mattes RD, Engelman K, Shaw LM, Elsohly MA. Cannabinoids and appetite stimulation. *Pharmacol Biochem Behav* **49**(1):187–195, 1994.

50. Foltin RW, Fischman MW, Byrne MF. Effects of smoked marijuana on food intake and body weight of humans living in a residential laboratory. *Appetite* **11**(1):1–14, 1988.

51. Greenberg I, Kuehnle J, Mendelson JH, Bernstein JG. Effects of marihuana use on body weight and caloric intake in humans. *Psychopharmacology (Berl)* **49**(1): 79–84, 1976.

52. Beal JE, Olson R, Laubenstein L, et al. Dronabinol as a treatment for anorexia associated with weight loss in patients with AIDS. *J Pain Symptom Manage* **10**(2):89–97, 1995.

53. Nelson K, Walsh D, Deeter P, Sheehan F. A phase II study of delta-9-tetrahydrocannabinol for appetite stimulation in cancer-associated anorexia. *J Palliat Care* **10**(1):14–18, 1994.

54. Jatoi A, Windschitl HE, Loprinzi CL, et al. Dronabinol versus megestrol acetate versus combination therapy for cancer-associated anorexia: a North Central Cancer Treatment Group study. *J Clin Oncol* **20**(2): 567–573, 2002.

55. Strasser F, Luftner D, Possinger K, et al. Comparison of orally administered cannabis extract and delta-9-tetrahydrocannabinol in treating patients with cancer-related anorexia-cachexia syndrome: a multicenter, phase III, randomized, double-blind, placebo-controlled clinical trial from the Cannabis-In-Cachexia-Study-Group. *J Clin Oncol* **24**(21):3394–3400, 2006.

56. Regelson W, Butler JR, Schulz J. Delta-9-tetrahydrocannabinol as an effective antidepressant and appetite-stimulating agent in advanced cancer patients. In: Braude MC, Szara SI, National Institute on Drug Abuse, eds. *Pharmacology of marihuana: a monograph of the National Institute on Drug Abuse.* New York: Raven Press, 1976:163–173.

57. Small DM, Prescott J. Odor/taste integration and the perception of flavor. *Exp Brain Res* **166**(3–4):345–357, 2005.

58. Jones LM, Fontanini A, Katz DB. Gustatory processing: a dynamic systems approach. *Curr Opin Neurobiol* **16**(4):420–428, 2006.

59. Hatt H. Molecular and cellular basis of human olfaction. *Chem Biodivers* **1**(12):1857–1869, 2004.

60. Doty RL. *Handbook of Olfaction and Gustation*, 2nd ed. New York: Marcel Dekker, 2003.

61. Rolls BJ. Do chemosensory changes influence food intake in the elderly? *Physiol Behav* **66**(2):193–197, 1999.

62. Schiffman SS. Sensory enhancement of foods for the elderly with monosodium glutamate and flavors. *Food Rev Int* **14**(2–3):321–333, 1998.

63. Ravasco P. Aspects of taste and compliance in patients with cancer. *Eur J Oncol Nurs* **9**(Suppl 2):S84–S91, 2005.

64. Sherry VW. Taste alterations among patients with cancer. *Clin J Oncol Nurs* **6**(2):73–77, 2002.

65. Grant M, Kravits K. Symptoms and their impact on nutrition. *Semin Oncol Nurs* **16**(2):113–121, 2000.

66. Comeau TB, Epstein JB, Migas C. Taste and smell dysfunction in patients receiving chemotherapy: a review of current knowledge. *Support Care Cancer* **9**(8):575–580, 2001.

67. Dewys WD, Begg C, Lavin PT, et al. Prognostic effect of weight loss prior to chemotherapy in cancer patients. Eastern Cooperative Oncology Group. *Am J Med* **69**(4):491–497, 1980.

68. Trant AS, Serin J, Douglass HO. Is taste related to anorexia in cancer patients? *Am J Clin Nutr* **36**(1):45–58, 1982.

69. Logemann JA, Smith CH, Pauloski BR, et al. Effects of xerostomia on perception and performance of swallow function. *Head Neck* **23**(4):317–321, 2001.

70. Ruo Redda MG, Allis S. Radiotherapy-induced taste impairment. *Cancer Treat Rev* **32**(7):541–547, 2006.

71. Wickham RS, Rehwaldt M, Kefer C, et al. Taste changes experienced by patients receiving chemotherapy. *Oncol Nurs Forum* **26**(4):697–706, 1999.

72. Berteretche MV, Dalix AM, d'Ornano AM, Bellisle F, Khayat D, Faurion A. Decreased taste sensitivity in cancer patients under chemotherapy. *Support Care Cancer* **12**(8):571–576, 2004.

73. Skolin I, Wahlin YB, Broman DA, Koivisto Hursti UK, Vikström Larsson M, Hernell O. Altered food intake and taste perception in children with cancer after start of chemotherapy: perspectives of children, parents and nurses. *Support Care Cancer* **14**(4):369–378, 2006.

74. Lawless HT, Heymann H. *Sensory Evaluation of Food: Principles and Practices*. New York: Chapman & Hall, 1998.

75. Bartoshuk LM. Chemosensory alterations and cancer therapies. *NCI Monogr* **9**:179–184, 1990.

76. Miller CS. Multiple chemical intolerance, 2nd ed. In: Doty RL, ed. *Handbook of Olfaction and Gustation*. New York: Marcel Dekker, 2003:871–908. Neurological disease and therapy; vol. 32.

77. Mattes RD. Nutritional implications of taste and smell. In: Doty RL, ed. *Handbook of Olfaction and Gustation*, 2nd ed. New York: Marcel Dekker, 2003:1446–1481. Neurological disease and therapy; vol. 32.

78. Karlin D. Anorexia and taste abnormalities in cancer patients. *Med Times* **111**(1):71–78, 1983.

79. Mattes RD, Curran WJ, Jr., Powlis W, Whittington R. A descriptive study of learned food aversions in radiotherapy patients. *Physiol Behav* **50**(6):1103–1109, 1991.

第14章 睡眠和睡眠障碍：临床科学

Lianqi Liu and Sonia Ancoli-Israel

睡眠障碍在癌症患者中很常见[1]，但却经常被忽视[2]。大多数关于癌症患者睡眠的研究只针对失眠，其他种类的睡眠障碍与癌症的关系，例如睡眠障碍性呼吸[3]、周期性肢体运动[4]等，则很少被研究。关于其他类型睡眠障碍的系统性研究通常是在普通人群中，如昼夜节律障碍和不安腿综合征等，极少有针对癌症患者的。

为了理解睡眠障碍与癌症的关系，我们首先必须了解各种类型的睡眠障碍。癌症患者中，最常见的睡眠障碍包括失眠，睡眠相关呼吸障碍，睡眠相关运动障碍和昼夜节律障碍。在这一章中，我们首先对这些睡眠相关问题做简要介绍，再详细讨论癌症患者睡眠障碍的预防、可能的产生原因、治疗及未来研究治疗的方向。

常见的睡眠障碍类型

失眠

失眠是指入睡困难或入睡后易醒，满足以下两个特点：①尽管有充足的时间和机会睡眠也会发生失眠；②导致日常功能障碍，如巨大的压力、疲劳或者社交、职业等其他方面的功能障碍。根据睡眠困难症状的持续时间，失眠可分为两种类型：急性（短期，暂时）失眠，持续时间短，通常持续数天到数周，不通过治疗或者仅接受短期治疗即可明显改善；慢性失眠，至少持续1个月以上，通常伴有其他疾病，并且对日常生活功能有严重影响。这些日常生活功能障碍包括疲劳、记忆障碍、注意力不集中、警觉性下降、功能障碍加重、生活质量下降，未来精神疾病风险增大及健康费用增加等[5]。

睡眠相关呼吸障碍

睡眠相关呼吸障碍特征是以睡眠中反复发作并持续10秒钟或以上的呼吸暂停为特征，这类呼吸中断可以是完全性（呼吸暂停）及不完全性（低通气）。呼吸紊乱指数（呼吸暂停-低通气指数，AHI），是指睡眠中每小时呼吸中断的次数，代表睡眠相关呼吸障碍的严重程度。该指数大于或等于10就可认为是临床有意义的和病理性的。

睡眠呼吸暂停可以是阻塞性、中枢性或混合性。阻塞性呼吸暂停可由上呼吸道塌陷导致阻塞引起。阻塞性睡眠呼吸暂停的患者尽管努力却难以呼吸，经常导致窒息和气喘声及响亮的鼾声，常常不受同住者欢迎。相反，中枢性呼吸暂停是由于大脑不能正常调节中枢神经系统从而导致呼吸暂停。患有中枢性呼吸暂停的人甚至不会尝试呼吸，而只是停止呼吸，直到呼吸暂停状况结束。混合性呼吸暂停则上述两种原因兼而有之，通常以中枢性呼吸暂停开始，最终导致阻塞性呼吸暂停。呼吸暂停可发生在睡眠的任何阶段，但主要倾向发生于第1、2阶段，或者快速动眼睡眠阶段（rapid-eye-movement，REM），并且在该阶段发生的呼吸暂停持续时间更长、发作更严重。睡眠时仰卧位会加重体位性呼吸暂停，很可能与仰卧位舌头向口咽后方牵拉，阻塞气流有关。

每次呼吸暂停发作都会干扰和中断睡眠。

值得注意的是，睡眠呼吸障碍的患者不会记得夜间曾醒来，很可能是因为每次觉醒太短暂。睡眠片段化、低氧相关性睡眠呼吸障碍都会导致低氧血症，日间睡眠过多，认知及记忆功能受损等后果。有睡眠呼吸暂停的患者是高血压病、心血管疾病的高危人群。

睡眠相关性运动障碍

睡眠期周期性肢体运动（periodic limb movements in sleep, PLMS）和不安腿综合征是成人睡眠相关性运动障碍中最常见的两种类型。PLMS的特征是睡眠中不自主的肢体抽搐或踢腿，通常发生于下肢。这种肢体运动是重复的，典型的发作可持续 0.5～5.0 秒之间，每 20～40 秒重复发作。PLMS 经常与觉醒有关。PLMS 指数是指睡眠中每小时中导致觉醒的肢体抽动的次数，代表了病情的严重程度。PLMS 指数在 5 或 5 以上就可以认为临床有意义。PLMS 的诊断只能通过整晚的睡眠研究得出。

除了引起失眠，PLMS 还能完全破坏睡眠，从而导致日间的疲劳和困倦等（例如日间极度嗜睡）。在有睡眠障碍性呼吸存在时，对 PLMS 引起的觉醒通常被忘记。因此 PLMS 患者常常不知道他们的睡眠质量很差。有些患者会同时有其他睡眠障碍，例如睡眠障碍性呼吸、REM 睡眠行为障碍。

不安腿综合征的特征是下肢在静止、清醒状态时出现的难以忍受的爬动或蠕动感，有时还会伴有疼痛，导致下肢无法自主控制的运动。这些症状严重影响患者入睡或者醒后再次入睡，同时显著影响睡眠质量和时间。很多不安腿综合征患者同时伴有 PLMS，从而导致睡眠更差。不安腿综合征的诊断要点是具有不能在安静放松的环境下保持双腿静止不动的病史。

昼夜节律性睡眠障碍

昼夜节律是所有哺乳动物重要的生物调节因子。激素分泌、体温、睡眠觉醒周期，都是许多生理系统在 24 小时周期内常规波动的例子。有研究表明，人类的睡眠周期是由下列因素联合调节：①中枢神经系统中位于视交叉上核神经元的调节内源性起搏器；②各种外源性和环境刺激（zeitgebers），如一定量的光照，食物摄入量和觉醒时间。

睡眠时相延迟综合征、睡眠时相前移综合征是最常见的两种昼夜节律睡眠障碍。睡眠时相延迟综合征的特征是很晚的习惯性睡眠觉醒时间，而睡眠时相前移综合征的特征是习惯性提前睡眠觉醒时间。延迟和提前往往是指比常规入睡时间、觉醒时间延迟或提前两个小时以上。受睡眠时相延迟综合征影响的人会主诉在公认的钟点入睡困难、起床困难，通常喜欢从凌晨 1 点或凌晨 2 点睡觉。睡眠时相前移综合征的患者则主诉会在下午或傍晚困倦，而早上又太早醒来（例如半夜）。睡眠时相延迟综合征在青少年中最为常见，睡眠时相前移综合征在老年人中最为常见，但无论哪种都可以分布于任何年龄组中。

癌症患者中的睡眠障碍

发病率

根据报告，在新近诊断或接受治疗的癌症患者中[1]，有 30%～75% 的人有睡眠障碍，是普通人群发病率的两倍[6]。在 1979 年的一项研究中，Derogatis 等[7] 发现在癌症患者常用的精神类药物中，安眠药的处方比例占 48%。在同一研究中，医生发现，在 814 张安眠药的处方中，85% 为了助眠，而 14% 是用于医疗操作，1% 因为恶心和呕吐，1% 因为心理压力，0% 是因为疼痛或"其他"。相似的研究在 10 年后被 Stiefel 等重复[8]，发现在超过 200 名癌症患者的大约 400 张处方中，44% 为安眠药。这项研究中患者病例在诊断和疾病严重程度方面涵盖范围广泛，诊断时间从 1 到 204 个月不等（平均 23 个月）。这些研究中，安眠药处方数量大，说明睡眠困难是癌症患者中存在的一个重要问题。

调查表明，癌症患者的主诉包括入睡困难、睡眠维持困难，以及夜间频繁觉醒难以保持睡眠，可发生于治疗前[9]和治疗过程中[10]。Anderson 等[11]统计了 354 例癌症患者，72 例抑郁症患者和 290 例健康志愿者，发现癌症患者中 62% 存在中度至重度睡眠障碍，而只有 30% 的志愿者和 53% 的抑郁症患者有相似主诉。针对晚期癌症患者睡眠障碍的研究相对较少，但最近的一个研究发现 123 名晚期患者中有 30% 睡眠少于 5 小时，提示存在严重的睡眠问题。

另有一些发病率研究调查样本较大。Eng-strom 等[10]组织了一个针对 150 例肺癌或乳腺癌患者的睡眠专项电话调查，这些患者疾病分期、治疗方法各异。受访者中，44% 在过去的 1 个月有睡眠问题，但只有 17% 就这个问题求助于医生。在调查的第二阶段，20 名癌症患者接受了调查，45% 的人自诉在近 1 个月有睡眠问题；其中一半的人认为睡眠问题是中度、严重甚至无法忍受的。超过 90% 的患者中最常见的症状是夜间频繁醒来。大约 85% 患者睡眠比正常时间少，75% 的人在醒来后难以再次入睡，39% 在非正常时段如上午和下午需要小睡。

在 Davidson 等[12]组织的一项大样本调查中，纳入了 982 例不同类型、处于不同治疗阶段的癌症患者，31% 的患者有失眠，28% 患者有日间嗜睡，41% 患者有不安腿症状。研究结果表明，不同的癌症类型中，睡眠问题发病率各不相同。肺癌患者有最高或次高的睡眠障碍，而乳腺癌患者失眠或乏力发病率较高。在另一项调查中[13]，失眠在癌症患者中的发病率与在抑郁症患者中一样高。Savard 等[4]通过对 300 名女性乳腺癌患者的研究，发现 19% 符合失眠诊断标准；而其中 95% 有慢性失眠。此外，研究发现，33% 患者的失眠在乳腺癌诊断后发病，在 58% 的患者报告癌症引起或加重睡眠问题。

上述研究数据有助于识别癌症患者的睡眠障碍类型，可以看出，睡眠障碍，特别是失眠，是这些患者中存在的主要问题。

客观睡眠检测
多导睡眠图

多导睡眠图是记录睡眠的金标准，指在夜间睡眠时测量记录脑电波、眼球运动、肌紧张等数据，并且通常包括呼吸、心率和腿部活动。虽然多导睡眠图操作是无创的，但需要用到电极和引线，过程繁琐复杂，特别是在癌症患者疲劳或疼痛时显得尤其不便。因此，只有少数研究采用多导睡眠图来研究记录癌症患者的睡眠情况。

Silberfarb 等[14]比较了肺癌患者、乳腺癌患者与患有失眠的正常人群及健康志愿者的多导睡眠图记录后发现，与预期的一样，失眠患者的睡眠总时间最短，其次是肺癌患者。虽然肺癌患者比乳腺癌患者或正常对照组患者有更多的卧床时间，他们却并没有睡得更多，因为睡眠效率（实际睡眠时间与卧床时间百分比）更低，睡眠潜伏期（入睡的时间）更长，并且比乳腺癌患者或正常人群夜间醒来的时间更多。

在同一项研究中，在癌症患者中并未发现伴有睡眠呼吸障碍，但在癌症患者中 PLMS 发生率较对照组和失眠患者组高。研究表明，36% 的女性乳腺癌患者同时伴有 PLMS[15]。PLMS 是可治疗的，因此进一步探索 PLMS 作为癌症患者睡眠障碍诱因的研究具有重要的意义。

Savard 等[16,17]采用多导睡眠图在乳腺癌幸存者中进行了一项认知行为干预疗法的随机研究，发现在伴有失眠的患者中，潮热与睡眠障碍相关；发生潮热症状的夜晚睡眠情况更糟，可表现为觉醒时间增加、第 2 阶段睡眠比例降低及 REM 潜伏期延长。然而，这项研究中没有对照组，因此很难确定睡眠问题是否继发于潮热或乳腺癌的其他方面。

腕动计

由于多导睡眠图记录过程繁琐复杂，许多研究人员已采用腕动计来研究睡眠 - 觉醒模式[18]。腕动计体积与一块较大的手表差不多，戴在非惯用手的手腕，通过运动敏感型加速传感器来记录活动情况[18]。根据活动情况，运用特定计算程序来估算睡眠和觉醒的时间。根据腕动计和脑电图的关联性研究提示这具有很高的可信度。

Miaskowski 和 lee[19] 在 24 例接受骨转移癌放射治疗的患者中，研究超过 48 小时的腕动计记录情况。与腕动计记录相应，随着放疗的进行，睡眠障碍的主诉增多。睡眠效率下降、夜间频繁排尿成为夜间醒来的原因，而并非疼痛加重。Payne[20] 等最近的试验研究结果表明，与健康对照组相比，腕动计记录乳腺癌患者睡眠时间明显缩短。

我们在 82 名化疗前和化疗中的女性乳腺癌患者中进行了一项睡眠研究[21]，同时收集客观数据（腕动计睡眠记录）和主观数据（患者睡眠质量报告）。受试者在化疗前报告有睡眠困难；化疗前，女性夜晚入眠时间平均占比 77%（平均 6.1 小时），夜晚觉醒时间占比 23%（平均 1.9 小时）。睡眠中断平均持续 32.4 分钟，阵发性觉醒时间平均持续 6.3 分钟。化疗期间，夜晚入眠时间占比从 77% 下降到 74%。

本研究还表明，睡眠不好与疲劳、抑郁症状和患者功能状态相关[21]。但其间是否存在因果关系，目前尚无法确定。然而，研究者发现在化疗过程中对睡眠障碍进行预处理会导致更加疲劳、更严重的抑郁症状和更差的生活质量[22]。

以上数据表明，睡眠障碍可能是由于化疗以外的因素引起的，例如癌症本身或癌症相关的症状。

癌症患者睡眠障碍的可能原因

一般因素

导致癌症患者睡眠障碍的发生有多种因素。应用 speilman 三因素模型[23]，Savard 和 morin[2] 总结了癌症失眠相关因素，分为三类：①导致失眠的个人诱发因素增加，如易醒、女性、高龄，以及有失眠个人史或家族史；②可触发睡眠障碍的促发因素，如癌症本身、癌症相关情绪的影响、机体功能性损耗及癌症相关治疗、疼痛、谵妄；③导致持续性睡眠障碍的永久因素，如不良睡眠行为和对睡眠的错误态度。下面将讨论其中的一些问题。

疾病相关性诱发因素

多数关于癌症睡眠问题的研究都在乳腺癌患者中进行的。由于多种原因，乳腺癌妇女可能比其他癌症人群更容易失眠，主要是包括由于乳腺癌治疗引起突然绝经导致的潮热发作频率及严重程度的增加。其他可能的因素包括乳腺癌诊断后造成抑郁及焦虑和疲劳程度的增加。在一项对 300 例乳腺癌患者失眠的危险因素、临床特点的研究中，Savard 等[4] 发现与失眠相关的高危因素包括病假、失业、患者为寡妇、既往行乳房肿瘤切除术、化疗中，以及确诊时病情相对较轻。

据研究，焦虑、抑郁、思维混乱和不良的功能状态与晚期癌症患者的睡眠障碍有关。在一项对 982 例不同类型癌症患者的大样本调查中，Davidson 等[12] 发现失眠相关危险因素包括疲劳、年龄、不安腿、应用镇静催眠药、情绪低落或易变、噩梦多梦、过度焦虑及最近的癌症手术。

放疗和化疗都可能引起睡眠障碍。然而正如上述一些研究表明，睡眠干扰在治疗前往往已经存在，提示癌症本身也可导致睡眠质量降低。Cimprich[9] 在尚未接受治疗的乳腺癌患者中，开展了睡眠质量、疲劳和忧虑相关的自评性研究，失眠与焦虑有关，并且是最常见的症状，88% 患者有睡眠障碍。自我评价中疲乏和睡眠障碍发生率很高，与失眠有关，甚至在治疗开始前就已经存在。即使在焦虑和愤怒程度较低的患者中，失眠和疲劳的发生率仍然很高。以往我们通常认为，治疗前的睡眠困难仅仅是由于诊断出可能威胁生命的疾病从而导致焦虑和压力增加，而这一研究结论恰恰与此相反。

生理和心理诱发因素

疼痛和精神障碍（如抑郁和焦虑）同样被认为是导致癌症患者睡眠质量差和疲劳的可能因素[24]，这些因素可能共同作用导致睡眠困难。Engstrom 等[10] 认为，疼痛可能是夜间醒来的原因，但是心理困扰却影响了再次入睡。Lewin 和 Dahl[25] 指出，在不同医疗条件下，疼痛管理在许多方面与睡眠质量相关。他们认为，因为睡眠有利于组织的恢复和修复，可能会令人暂时减轻痛苦，睡眠不佳会导致疼痛治疗难度增大。这样一来，疼痛和睡眠不佳可能会形成恶性循环。然而，令人惊讶的是，很少有研究支持疼痛影响睡眠这一结论。Silberfarb 等[14] 比较了 32 例癌症患者（15 例乳腺癌，17 例肺癌）和 32 例年龄、性别相匹配的正常志愿者及 32 例失眠症患者，发现只有乳腺癌患者主诉睡前疼痛；尽管如此，他们的睡眠质量仍没有受到严重影响。同时，失眠或肺癌患者的睡眠质量差与疼痛无相关性。

癌性疼痛通常用阿片类药物治疗，其常见的副作用是镇静，然而阿片类药物的使用与睡眠之间的关系还尚未得到充分证实。有限的研究数据显示，阿片类药物可减少睡眠中的 REM 睡眠和慢波睡眠[26]，提示阿片类药物可能加重慢性癌痛患者的睡眠障碍，而并非通过镇静作用来改善睡眠。此外，阿片类药物最严重的不良反应是呼吸抑制，可能加重睡眠呼吸障碍患者的低氧血症，导致更多的睡眠中断。

睡眠障碍和癌症患者的抑郁症状之间的关系也没有得到充分研究。众所周知，失眠往往与抑郁共同发病，而睡眠障碍是癌症患者抑郁症状的一个高危因素。失眠在癌症患者中和抑郁症患者中发病率一样高，但有研究表明，抑郁症和睡眠障碍可存在于任何癌症治疗开始之前[9,21]。这些研究提示睡眠问题可能独立于这些心理和生理因素而存在。

现在我们还不了解睡眠中断仅仅是继发于疼痛，还是与疼痛同时存在，或者继发于针对疼痛、焦虑及抑郁的药物治疗。此外，我们还需要更多研究来找出这些问题的答案。

生物节律

对癌症患者生物节律的研究越来越受到关注。虽然在正常人群和各种疾患者群中昼夜节律和睡眠已经被广泛研究，但这些因素与癌症的联系还所知很少[27]。然而，有研究开始表明癌症患者中睡眠障碍与昼夜节律紊乱之间有很

强的相关性。在对动物和人类的研究中发现，癌症本身可能是生物节律紊乱的后果[28]。生物节律紊乱与癌症、癌细胞有丝分裂的自身特性、癌症的治疗方法和时间，以及癌症患者的生活质量都有相关性。

上文所述的腕动计是一种方便、有效的昼夜活动节律测量仪器。Mormont 等[29] 在转移性结直肠癌患者化疗前的连续 3 天，用腕动计记录了静息 - 活动周期的昼夜节律，并且检测记录血清皮质醇、白细胞及中性粒细胞数值。随访 2 年后，活动节律明显（即有更多的下床活动时间）的患者相比活动节律不明显的患者有五倍高的生存率，同时也有更好的生活质量、更轻的疲劳主诉。活动和血白细胞的昼夜节律共同提示预后。作者认为，静息 - 活动周期可以用于判断癌症患者的生存期和治疗发言。

我们实验室也利用腕动计来记录乳腺癌患者的昼夜活动节律和睡眠—觉醒情况，发现昼夜节律在化疗前很稳定，但并不与化疗同步。这种不同步与疲劳、日间光照不足和生活质量降低有关[30, 31]。

昼夜节律可以影响组织和细胞及睡眠 - 觉醒活动。特定类型的肿瘤在一天中的特定时间出现有丝分裂（细胞分裂）。某些情况下，肿瘤细胞的有丝分裂似乎与患者的节奏不协调。换句话说，随着疾病进展，肿瘤及宿主（即患者）都显示出昼夜节律异常的迹象。这种节律可以用来开发新的治疗方法，如生物钟疗法。

生物钟疗法是指在特定的时间应用治疗药物以尽可能减少副作用并最大限度提高疗效。抗癌药物的毒性和抗肿瘤活性都有时间依赖性，因此该方法可行。癌症患者中生物钟疗法已得到广泛研究，Levi 及团队[32] 已经证明，生物钟疗法相比正常治疗更有效，并且毒性更低、副作用更少。其他患者获益包括生活质量提高和住院天数减少[33]。

炎症标志物

炎症目前被认为是导致肿瘤进展的重要因素。细胞因子是由炎性白细胞和一些非白细胞

分泌的无抗体的多肽，有细胞间的介质功能。细胞因子可同时受到感染性介质和癌细胞的诱导。癌症患者的血液、腹水、胸腔积液和尿液中均发现细胞因子水平升高。最新数据表明，癌症患者的细胞因子水平升高和患者周期参数相关[34]。因为细胞因子通常在癌症患者中升高，他们也可能参与癌症相关的睡眠障碍的发生。临床和动物实验研究表明，癌症相关症状如睡眠障碍、昼夜节律模式、疼痛、疲劳、认知功能障碍和情感症状，可能有共同的细胞因子为基础的神经免疫机制[35]。

某些炎性细胞因子如干扰素（IFN)-α、白细胞介素（IL)-2 和肿瘤坏死因子（TNF)-α，用于治疗特定类型的癌症患者。全身应用的细胞因子往往会导致全身性炎症反应综合征的发展，包括嗜睡、虚弱、乏力、精神萎靡、注意力不集中、疲劳、厌食、发热及睡眠改变等症状[35]。Kelley 等[36]统称这些非特异性改变为"病态行为"。病态行为对生物体本身是中枢神经系统的一种保护性反应。外周神经系统产生的细胞因子可以通过转运机制影响中枢神经系统，可通过血脑屏障和迷走神经刺激进入脑组织。它们可通过热调节激素前列腺素 E2 的释放及刺激下丘脑促肾上腺皮质激素的合成和释放，影响皮肤和身体的温度，进而影响睡眠[36, 37]。

一些癌症患者身上出现的日间嗜睡和睡眠时间延长可能与 IL-1 和 TNF-α 促进非 REM 睡眠的效应[37]有关。在转移性癌症患者中，已发现血清细胞因子、血清皮质醇节律与 24 小时静息 - 活动节律及肿瘤相关症状有显著的相关性[34]。这表明细胞因子通过调节下丘脑 - 垂体 - 肾上腺轴或昼夜轴来介导一系列信号系统发挥作用[34]，从而影响睡眠觉醒周期，导致睡眠障碍。

目前已发现一些细胞因子与睡眠障碍直接相关。日间过度嗜睡与血浆中细胞因子升高有关，睡眠不足导致促炎细胞因子水平升高，包括 IL-6。另一方面，良好的睡眠或睡眠不足后的日间小睡可以降低 IL-6[38]的分泌。

我们实验室的数据表明，在乳腺癌患者化疗期间，炎症标志物如血管内皮生长因子（VEGF）和可溶性细胞间黏附分子 -1（sICAM-1）均明显升高[39]，并且 VEGF 升高与治疗期间睡眠质量变差有关[40]。Savard 等[41]应用不同的方法研究乳腺癌患者失眠和免疫系统的关系，初步数据表明，认知行为治疗失眠治疗成功后，患者 IFN-γ 立即分泌迅速增多；在随访中，各项免疫指标也均有增高。这些结果提示，失眠和免疫调节有关，改善失眠症状可能增强免疫系统的功能。

睡眠障碍可能是细胞因子对大脑直接影响的结果，或是继发于其他细胞因子引起的病态行为，如疲劳、发热和昼夜节律紊乱。细胞因子已在癌症患者有大量研究，但我们仍需进一步努力。了解睡眠障碍和其他相关症状的机制，可能为这些症状带来新的治疗方法。

癌症患者睡眠障碍的治疗

药物治疗

在一般人群和癌症患者中，药物干预都是治疗睡眠障碍最常用的方法。然而，专门针对癌症患者药物干预的研究很少。两个最新的研究认为在伴有睡眠障碍的癌症患者中，并没有足够的证据推荐药物干预[6, 42]。最近美国国立卫生院（NIH）的科学大会在失眠方面得出结论，新的短效苯二氮䓬类受体激动剂在失眠的治疗中有效，并且相关不良反应的发生率和严重程度比过去的传统用药、长效苯二氮䓬类药物轻得多。然而，他们还得出结论，所有抗抑郁药、抗组胺药（H1 受体拮抗剂）和抗精神病药都有潜在的显著不良影响，需引起人们对风险收益率的关注。因此，它们在治疗慢性失眠方面并不能作为正式推荐。临床医生需要评估药物的相对有效性和副作用情况，研究人员也需要进一步评估药物治疗对癌症患者的睡眠障碍的影响[6]。

非药物治疗

许多非药物治疗如认知行为疗法，在其他

有睡眠障碍的健康人群中开发测试。这些治疗的目标指向与失眠相关的持续存在的因素。多项随机对照临床试验表明，在一般人群中失眠的认知行为治疗有效，并且可能比药物治疗更有效[44]。NIH 会议对失眠的总结是[43]，在短期治疗慢性失眠中认知行为疗法与处方药一样有效，与药物治疗带来的作用相对比，患者从认知行为疗法中的受益可能会持续到治疗结束。

现有的研究数据表明，非药物干预可能带来潜在的患者受益，提示这些干预措施应被纳入即将开展的关于癌症患者睡眠障碍的临床试验中。在两篇已发表的研究中，检验了认知行为疗法对癌症患者失眠的效果。Quesnel 等[45]用分组认知行为疗法治疗乳腺癌患者，发现治疗后患者的睡眠效率、总睡眠时间、情绪、生活质量和认知都有显著提高。Savard 等[17]对伴有失眠的乳腺癌患者进行随机等待控制研究认知行为干预，结果表明认知行为疗法在减少睡眠障碍、降低抑郁和焦虑水平方面有效，并且可以提高患者生活质量。随访时保持了治疗效果。

联合疗法

药物和非药物的联合疗法已在非癌症人群中得到研究[46]，并且已被证明比单纯的药物或单纯非药物疗法具有更好的短期改善效应。如 Teobald[47]所述，用联合疗法治疗患有失眠的癌症患者，不仅会对失眠本身，同时也对相关的症状包括疼痛、疲劳和心理困扰等有积极的影响。虽然单独的认知行为治疗比单独药物干预会产生更好的长期收益[46]，但因为经过培训的相关从业人员过少[48]并不经常作为临床药物治疗的辅助手段。尽管如此，大多认知行为治疗策略可以方便、有效地整合到癌症常规护理中去[2]。

结论与未来研究方向

由于多种原因，睡眠障碍在癌症患者中很常见。我们需要更多的描述性研究来确定癌症患者睡眠和睡眠障碍治疗前的水平。睡眠障碍

很可能与其他症状（如疼痛、疲劳、抑郁、不安的昼夜节律及认知功能障碍）具有共同的、以细胞因子作为基础的神经免疫机制。细胞因子很可能在肿瘤患者睡眠障碍中有重要的作用，我们需要更多研究来了解中枢神经系统中细胞因子作用于其受体的神经科学基础，以及细胞内信号转导通路激活的细胞因子与受体的相互作用。我们也需要进一步的动物实验和临床试验来明确这些症状的细胞和分子机制，尤其是细胞因子在其中的作用。

药物治疗是癌症患者睡眠障碍中最常见的干预手段，由于药物治疗可快速产生效应，同时认知行为疗法具有持久性，联合认知行为治疗和药物治疗可能对患者更有利。癌症患者中，非药物治疗和联合治疗需要进一步开发和检验。癌症睡眠障碍研究的长远目标应该是在治疗过程中发现可能改善患者生活质量的方法，甚至改善治疗本身。

（贾佳 译　朱眉 校）

参考文献

1. Ancoli-Israel S, Moore P, Jones V. The relationship between fatigue and sleep in cancer patients: a review. *Eur J Cancer Care (Engl)* **10**(4):245–255, 2001.

2. Savard J, Morin CM. Insomnia in the context of cancer: a review of a neglected problem. *J Clin Oncol* **19**(3):895–908, 2001.

3. Nesse W, Hoekema A, Stegenga B, van der Hoeven JH, de Bont LG, Roodenburg JL. Prevalence of obstructive sleep apnoea following head and neck cancer treatment: a cross-sectional study. *Oral Oncol* **42**(1): 108–114, 2006.

4. Savard J, Simard S, Blanchet J, Ivers H, Morin CM. Prevalence, clinical characteristics, and risk factors for insomnia in the context of breast cancer. *Sleep* **24**(5): 583–590, 2001.

5. Ancoli-Israel S. The impact and prevalence of chronic insomnia and other sleep disturbances associated with chronic illness. *Am J Manag Care* **12**(8 Suppl): S221–S229, 2006.

6. Berger AM, Parker KP, Young-McCaughan S, et al. Sleep wake disturbances in people with cancer and their caregivers: state of the science. *Oncol Nurs Forum* **32**(6):E98–126, 2005.

7. Derogatis LR, Feldstein M, Morrow G, et al. A survey of psychotropic drug prescriptions in an oncology population. *Cancer* **44**:1919–1929, 1979.

8. Stiefel FC, Kornblith AB, Holland JC. Changes in the prescription patterns of psychotropic drugs over a 10-year period. *Cancer* **65**:1048–1053, 1990.

9. Cimprich B. Pretreatment symptom distress in women newly diagnosed with breast cancer. *Cancer Nurs* **22**:185–194, 1999.

10. Engstrom CA, Strohl RA, Rose L, Lewandowski L, Stefanek ME. Sleep alterations in cancer patients. *Cancer Nurs* **22**:143–148, 1999.

11. Anderson KO, Getto CJ, Mendoza TR, et al. Fatigue and sleep disturbance in patients with cancer, patients with clinical depression, and community-dwelling adults. *J Pain Symptom Manage* **25**(4):307–318, 2003.

12. Davidson JR, MacLean AW, Brundage MD, Schulze K. Sleep disturbance in cancer patients. *Soc Sci Med* **54**(9):1309–1321, 2002.

13. Holland JC, Plumb M. A comparative study of depressive symptoms in patients with advanced cancer. *Proc Am Assoc Cancer Res* **18**:201, 1977.

14. Silberfarb PM, Hauri PJ, Oxman TE, Schnurr PP. Assessment of sleep in patients with lung cancer and breast cancer. *J Clin Oncol* **11**(5):997–1004, 1993.

15. Ancoli-Israel S. Sleep and fatigue in cancer patients. In: Kryger MH, Roth T, Dement WC, eds. *Principles and Practice of Sleep Medicine*. Philadelphia: W.B. Saunders, 2005:1218–1224.

16. Savard J, Davidson JR, Ivers H, et al. The association between nocturnal hot flashes and sleep in breast cancer survivors. *J Pain Symptom Manage* **27**(6):513–522, 2004.

17. Savard J, Simard S, Ivers H, Morin CM. Randomized study on the efficacy of cognitive-behavioral therapy for insomnia secondary to breast cancer, part I: sleep and psychological effects. *J Clin Oncol* **23**(25):6083–6096, 2005.

18. Ancoli-Israel S, Cole R, Alessi CA, Chambers M, Moorcroft WH, Pollak C. The role of actigraphy in the study of sleep and circadian rhythms. *Sleep* **26**(3):342–392, 2003.

19. Miaskowski C, Lee KA. Pain, fatigue and sleep disturbances in oncology outpatients receiving radiation therapy for bone metastasis: a pilot study. *J Pain Symptom Manage* **17**(5):320–332, 1999.

20. Payne JK, Piper B, Rabinowitz I, Zimmerman B. Biomarkers, fatigue, sleep, and depressive symptoms in women with breast cancer: a pilot study. *Oncol Nurs Forum* **33**(4):775–783, 2006.

21. Ancoli-Israel S, Liu L, Marler M, et al. Fatigue, sleep and circadian rhythms prior to chemotherapy for breast cancer. *Support Care Cancer* **14**(3):201–209, 2006.

22. Liu L, Fiorentino L, Natarajan L, et al. Pre-treatment symptom cluster in breast cancer patients is associated with worse sleep, fatigue and depression during chemotherapy. *Psychooncology*: e-pub ahead of print, 2008.

23. Speilman AJ, Glovinsky PB. Case studies in insomnia. In: Hauri PJ, ed. *The Varied Nature of Insomnia*. New York: Plenum Press, 1991:1–15.

24. Hu D, Silberfarb PM. Management of sleep problems in cancer patients. *Oncology* **5**:23–27, 1991.

25. Lewin DS, Dahl RE. Importance of sleep in the management of pediatric pain. *J Dev Behav Pediatr* **20**(4):244–252, 1999.

26. Dimsdale JE, Norman D, DeJardin D, Wallace MS. The effect of opioids on sleep architecture. *J Clin Sleep Med* **3**(1):33–36, 2007.

27. Lee K, Cho M, Miaskowski C, Dodd M. Impaired sleep and rhythms in persons with cancer. *Sleep Med Rev* **8**(3):199–212, 2004.

28. Moser M, Schaumberger K, Schernhammer E, Stevens RG. Cancer and rhythm. *Cancer Causes Control* **17**(4):483–487, 2006.

29. Mormont MC, Waterhouse J, Bleuzen P, et al. Marked 24-h rest/activity rhythms are associated with better quality of life, better response and longer survival in patients with metastatic colorectal cancer and good performance status. *Clin Cancer Res* **6**:3038–3045, 2000.

30. Liu L, Marler M, Parker BA, et al. The relationship between fatigue and light exposure during chemotherapy. *Support Care Cancer* **13**(12):1010–1017, 2005.

31. Mercadante S, Girelli D, Casuccio A. Sleep disorders in advanced cancer patients: prevalence and factors associated. *Support Care Cancer* **12**(5):355–359, 2004.

32. Lévi F. Chronotherapeutics: the relevance of timing in cancer therapy. *Cancer Causes Control* **17**(4):611–621, 2006.

33. Wood PA, Hrushesky WJM. Circadian rhythms and cancer chemotherapy. *Crit Rev Eukaryot Gene Expr* **6**:299–343, 1996.

34. Rich T, Innominato PF, Boerner J, et al. Elevated serum cytokines correlated with altered behavior, serum cortisol rhythm, and dampened 24-hour rest-activity patterns in patients with metastatic colorectal cancer. *Clin Cancer Res* **11**(5):1757–1764, 2005.

35. Lee BN, Dantzer R, Langley KE, et al. A cytokine-based neuroimmunologic mechanism of cancer-related symptoms. *Neuroimmunomodulation* **11**(5):279–292, 2004.

36. Kelley KW, Bluthé RM, Dantzer R, et al. Cytokine-induced sickness behavior. *Brain Behav Immun* **17**:S112–S118, 2003.

37. Vena C, Parker K, Cunningham M, Clark J, McMillan S. Sleep-wake disturbances in people with cancer part I: an overview of sleep, sleep regulation, and effects of disease and treatment. *Oncol Nurs Forum* **31**(4):735–746, 2004.

38. Vgontzas AN, Pejovic S, Zoumakis E, et al. Daytime napping after a night of sleep loss decreases sleepiness, improves performance, and causes beneficial changes in cortisol and interleukin-6 secretion. *Am J Physiol Endocrinol Metab* **292**(1):E253–E261, 2007.

39. Mills PJ, Parker BA, Jones V, et al. The effects of standard anthracycline-based chemotherapy on soluble ICAM-1 and vascular endothelial growth factor levels in breast cancer. *Clin Cancer Res* **10**(15):4998–5003, 2004.

40. Mills PJ, Parker BA, Dimsdale JE, Sadler GR, Ancoli-Israel S. The relationship between fatigue, quality of life and inflammation during anthracycline-based chemotherapy in breast cancer. *Biol Psychol* **69**(1):85–96, 2005.

41. Savard J, Simard S, Ivers H, Morin CM. Randomized study on the efficacy of cognitive-behavioral therapy for insomnia secondary to breast cancer, part II: immunologic effects. *J Clin Oncol* **23**(25):6097–6106, 2005.

42. Clark J, Cunningham M, McMillan S, Vena C, Parker K. Sleep-wake disturbances in people with cancer part II: evaluating the evidence for clinical decision making. *Oncol Nurs Forum* **31**(4):747–771, 2004.

43. National Institutes of Health. National Institutes of Health State of the Science Conference statement on manifestations and management of chronic insomnia in adults, June 13–15, 2005. *Sleep* **28**(9):1049–1058, 2005.

44. Bastien CH, Morin CM, Ouellet MC, Blais FC, Bouchard S. Cognitive-behavioral therapy for insomnia: comparison of individual therapy, group therapy, and telephone consultations. *J Consult Clin Psychol* **72**(4):653–659, 2004.

45. Quesnel C, Savard J, Simard S, Ivers H, Morin CM. Efficacy of cognitive-behavioral therapy for insomnia in women treated for nonmetastatic breast cancer. *J Consult Clin Psychol* **71**(1):189–200, 2003.

46. Morin CM, Colecchi C, Stone J, Sood R, Brink D. Behavioral and pharmacological therapies for late life insomnia. *JAMA* **281**(11):991–999, 1999.

47. Theobald DE. Cancer pain, fatigue, distress, and insomnia in cancer patients. *Clin Cornerstone* **6**(Suppl 1D):S15–S21, 2004.

48. Cohrs S, Rodenbeck A, Guan Z, et al. Sleep-promoting properties of quetiapine in healthy subjects. *Psychopharmacology (Berl)* **174**(3):421–429, 2004.

第 15 章

睡眠和睡眠障碍：基础科学

Mark R. Opp and Luca Imeri

睡眠像吃饭和呼吸一样，是一个基本的生物学过程，对生命非常重要。充足的睡眠对身心健康必不可少，然而，睡眠对大脑和身体的真正作用仍存在诸多疑问。第 14 章对癌症与睡眠中断和睡眠障碍之间的关系进行了讨论。本章的重点在于探讨癌症相关睡眠障碍的作用机制，特别是可能在病理过程中易受影响的因素。

睡眠分为两个阶段，快速眼动（rapid-eye-movement，REM）睡眠和非快速眼动（non-REM，NREM）睡眠。在人类睡眠和睡眠障碍医学研究中，NREM 睡眠进一步细分为三个阶段，通常认为这三个阶段的睡眠深度是平行连续的：N1 期是觉醒后的浅睡眠期；在 N2 期，有 2 个典型的脑电图（EEG）特征，即梭形波和 K 复合波；N3 期被称为慢波睡眠，脑电图以高振幅、低频率为主。临床前研究中普遍发现，在动物实验中区分两个睡眠阶段就足够了，即 REM 和 NREM。

健康的睡眠周期是由觉醒至 NREM 睡眠再到 REM 睡眠这样有序的过渡循环构成的。健康成年人夜间睡眠过程中会有 4～6 次 NREM 睡眠到 REM 睡眠的循环，每次循环大概持续 80～110 分钟，而啮齿类动物循环次数更多，每次循环持续约 8～10 分钟。

觉醒阶段的差异与多种明确的生理参数变化有关。无论睡眠研究对象是人或是动物，最常记录的生理参数包括脑电图和以下一项或多项：肌紧张（肌电图）、眼球运动（眼电图）、呼吸、躯体运动、体温或大脑温度。人类睡眠研究使用多个表面电极来记录脑电图，而动物实验研究一般采用手术植入电极。对于大部分动物实验研究来说，记录脑电图和肌电图或躯体运动能够为确定睡眠或觉醒期提供足够充分的信息。

睡眠 - 觉醒调控机制

参与调控睡眠 - 觉醒行为的系统分布于整个大脑，与之相关的神经元含有多种神经递质。除神经递质外，多肽和激素也可作用于控制觉醒脑区的神经元上的受体。由于睡眠 - 觉醒行为的调控机制是非常复杂的，对该调控机制的详细探讨超出本章范围。感兴趣的读者可参考近期的几篇综述[1, 2]，以下大部分内容都源于这些文章。

在本节中，我们将对参与调控睡眠 - 觉醒行为的部分神经解剖区域和神经递质系统进行简单介绍，着重讨论免疫调控的作用。

觉醒

脑干胺能神经元

蓝斑的去甲肾上腺素神经元和中缝背核及其他中缝核的 5- 羟色胺能神经元可直接促进觉醒。在觉醒期这些胺能神经元的放电率最高，在 NREM 睡眠期下降，而在 REM 期几乎停止。去甲肾上腺素和 5- 羟色胺的释放与神经元放电同步变化。去甲肾上腺素和 5- 羟色胺能神经元，因其活动方式被称为 REM- 沉寂（REM-off）神经元，他们广泛地投射至整个中枢神经系统（CNS），特别是大脑皮层、海马、丘脑和下丘脑／基底前脑。脑干胺能神经元可抑制位于脑干的胆碱和胆碱受体神经元，而这些神经元参与 REM 睡眠的发生。在基底前脑，胆碱神经元可被去甲肾上腺素兴奋，而被 5- 羟色胺抑制。如下所述，位于蓝斑和中缝背核的 γ- 氨基丁酸（GABA）能神经元也可能抑制胺能神经元。

虽然实验研究和临床观察中都表明 5- 羟色胺可直接促进觉醒，但它对于觉醒后的睡眠似乎也是必不可少的。实验中发现脑内 5- 羟色胺的缺失能够引起失眠，目前研究人员认为 5- 羟色胺可能刺激了尚未发现的睡眠相关因子的合成和（或）释放。由于 5- 羟色胺作用于下丘脑视前区／基底前脑，它可能对于 NREM 睡眠是十分必要的。

通过观察大鼠体内 5- 羟色胺的激活效应，发现 5- 羟色胺在睡眠调控中起到双重作用。5- 羟色胺系统的活性可能因 5- 羟色氨酸（5- 羟色胺的前体）的摄入而增加，当给大鼠或小鼠注入 5- 羟色氨酸后，首先会促进他们的觉醒，之后会延长 NREM 睡眠。

实验研究和临床观察都提示多巴胺能促进觉醒。多巴胺主要由黑质和腹侧被盖区神经元合成。虽然多巴胺神经元的放电率在睡眠 - 觉醒周期的各个阶段一般是相似的，但近年来发现在中脑导水管周围灰质的腹侧区，多巴胺神经元在觉醒期是活跃的。这些神经元可以解释多巴胺促进觉醒的作用。最近，在腹侧被盖区也发现了 REM 期活跃（REM-active）的多巴胺神经元。

组胺和下丘脑分泌素（也被称为食欲素）能够促进觉醒。位于结节乳头核的组胺神经元广泛投射至几乎全部的中枢神经系统。组胺神经元在觉醒期放电，在 REM 睡眠期沉寂。作为组胺拮抗剂的药物（抗组胺药）能够缓解失眠，增加困意和延长睡眠时间。位于下丘脑后部的下丘脑分泌素神经元对于保持觉醒是必不可少的。在动物实验中发现，下丘脑分泌素的缺失或下丘脑分泌素受体的突变能够导致嗜睡

症状，同样，在嗜睡的患者死后的大脑组织中发现下丘脑分泌素神经元发生了退化。

脑干胆碱能神经核

参与调控觉醒的脑干胆碱能神经元位于背外侧被盖核和脚桥被盖核。除了 REM 睡眠期活跃的神经元外，背外侧被盖核和脚桥被盖核也含有在觉醒期和 REM 睡眠期都活跃的神经元。这些神经元被称为 REM- 发放（REM-on）神经元，他们主要投射于下丘脑及中继核和丘脑的髓板内核和中线核。在觉醒期和 REM 睡眠期，乙酰胆碱释放增加，导致丘脑神经元的去极化，从而维持皮质的去同步化和活化。在 NREM 睡眠期，乙酰胆碱释放减少，丘脑神经元的放电模式调整为锋电位脉冲和超极化交替变化。丘脑的这种模式能够维持皮质的同步化。下面进一步还会提到，背外侧被盖核和脚桥被盖核还存在 GABA 能神经元，在 REM 睡眠期能够抑制蓝斑和中缝背核的胺能神经元。

NREM 睡眠

促进 NREM 睡眠的系统包括位于低位脑干和高位前脑的神经元，他们能够抑制促进觉醒的神经元。孤束核和下丘脑视前区前部的神经元在 NREM 睡眠期放电率较高。孤束核受损后会缩短 NREM 睡眠，而该区域的电刺激能诱导产生 NREM 睡眠。这些神经元投射至前脑，在该区域可刺激其他促进睡眠系统的活动。视前区受损可导致失眠，而该区域的刺激也能诱发睡眠。很多视前区神经元在 NREM 睡眠期的放电率高于觉醒期，与此毗邻的基底前脑也含有这类神经元。由于下丘脑视前区和基底前脑也含有觉醒期更活跃的神经元，由此看来这些区域对睡眠 - 觉醒行为的调控作用十分复杂。

基底前脑中的睡眠活跃神经元通常含有抑制性神经递质 GABA，然而基底前脑也含有胆碱能神经元。基底前脑睡眠期活跃的 GABA 能神经元可被蓝斑神经元释放的去甲肾上腺素所抑制。一些基底前脑的 GABA 能神经元投

射至大脑皮层，直接促进脑电图慢波活动，而其他的 GABA 能神经元可能抑制促进觉醒的胆碱能神经元的活动。还有部分 GABA 能神经元投射至促觉醒的下丘脑分泌素、组胺和去甲肾上腺素能神经元，抑制它们的活动。

REM 睡眠

REM 睡眠的特点是大脑皮层的激活和周围神经的抑制，因此被 Jouvet 把这个阶段的睡眠称为"矛盾的睡眠"。在 REM 睡眠期，脑干胆碱能系统是活跃的，而且大脑皮层也被激活。同时，周围神经的抑制表现为肌张力的丧失。在脑桥被盖的某些神经元可抑制肌张力，在延髓网状结构投射至脊髓的其他神经元也参与该抑制作用。

背外侧被盖核和脚桥被盖核的胆碱能神经元在 REM 睡眠期是活跃的（REM-on 神经元），而他们在觉醒期和 NREM 睡眠期的放电率很低。REM-on 神经元主要投射至脑桥网状结构，特别是语言中枢部分，该区域含有可被乙酰胆碱激活的胆碱能神经元。胆碱能受体神经元（部分释放谷氨酸）投射回胆碱能神经元（促进其放电），也投射至负责 REM 睡眠期阶段性和持续性活动的大脑结构中。在 REM 睡眠期，脑桥网状结构释放乙酰胆碱增加的生理过程，在实验中可通过局部注入促进胆碱能受体激活的药物（拟胆碱能药物）来模拟。将拟胆碱药物注入脑桥网状结构可诱导出类似 REM 睡眠的状态，而注入胆碱能拮抗剂可抑制 REM 睡眠。背外侧被盖核或脚桥被盖核的胆碱能神经元受损后可抑制 REM 睡眠。最近研究提出，脑桥网状结构内的背外侧核下部（又称围 LCα 核），可能对于 REM 睡眠的产生特别重要。

背外侧被盖核和脚桥被盖核也含有 GABA 能神经元，可抑制位于蓝斑促进觉醒的去甲肾上腺素能神经元，而此神经元在 REM 睡眠期间必须是沉寂的。甘氨酸是另一种抑制性递质，存在于脑干和脊髓神经元中，能够抑制运动神经元，因此对于 REM 睡眠期的肌肉弛缓起着重要作用。

免疫调控和睡眠调控

由于血脑屏障的保护，大脑一度被认为是一个免疫豁免的场所。我们现在认识到许多免疫调节系统——配体、受体、内源性受体拮抗剂和结合蛋白——存在于正常健康的大脑中。在没有病理学的情况下，免疫调控因子中与正常生理过程相关的一类分子被称为细胞因子。大脑中的细胞因子作用于多种系统，有助于调节健康的睡眠，还有可能参与病理情况下睡眠的变化。

回顾历史

过去认为睡眠是通过体液调节机制调控的（即睡眠相关因子），而现在更多的认为免疫调控因子在睡眠调控中具有重要作用。古时候流行一种观念认为"蒸汽"诱导睡眠，而且这种观念持续了上千年。19 世纪后期"疲劳因子"重新受到关注，日本的 Ishimori[3] 及法国的 Legendre 和 Piéron[4] 在 20 世纪初期开始着手于从睡眠剥夺的狗中提取脑脊液进行研究。他们将提取出的脑脊液注入已休息充足的受体狗中，产生了类似麻醉样的深度睡眠状态。在这些研究中，Ishimori 提出，"在睡眠剥夺的动物大脑中含有一种强效催眠的物质，该物质在正常睡眠的动物大脑中不能检测到，这就解释了产生正常睡眠的原因：一种特殊的物质在觉醒期间不断产生，然后引起困倦的状态，最后导致自然睡眠。"

Ishimori、Legendre 和 Piéron 的工作在很多年一直未被关注。20 世纪 60 年代，John Pappenheimer 在哈佛的研究重新激发了业界对于体液因素与睡眠研究的兴趣，这些研究对我们目前关于睡眠和免疫系统之间相互作用的认识影响最为深刻[5]。Pappenheimer 等发现将从睡眠剥夺的山羊提取的脑脊液注入大鼠体内后能诱导产生睡眠，Pappenheimer 为探索这个未知的物质花了 15 年时间，称其为 S 因子，经过提取、纯化、找寻特征，最终确定为胞壁肽。胞壁肽可诱导淋巴细胞活化因子／内源性致热原的合成和分泌，现在被认为是促炎细胞因子 IL-1。胞壁肽可诱导 IL-1 的合成，促使研究者尝试去探索 IL-1 是否具有催眠特性。发表在 1983 年和 1984 年的摘要和文章提出，IL-1 经侧脑室注入家兔和大鼠体内，可延长 NREM 睡眠，抑制 REM 睡眠，并改变脑电图的特征[6-8]。

细胞因子和睡眠

自 20 世纪 80 年代初，细胞因子、趋化因子（激活和动员体内免疫细胞的小分子）及生长因子与睡眠 - 觉醒之间的关系已开始被研究。然而，我们对细胞因子在睡眠调控中作用的认识大部分来源于对三种细胞因子的研究：IL-1β（后来称为 IL-1），肿瘤坏死因子 TNF-α（后来称为 TNF），以及 IL-6。电生理、生化和分子遗传学的研究数据表明，IL-1 和 TNF 在调控自发的、生理性的 NREM 睡眠中有一定作用，而 IL-6 可能是慢性病理性 NREM 睡眠的调控因子。IL-1、TNF 和 IL-6 在睡眠 - 觉醒行为调控中的作用已经得到了广泛研究[9-11]。

虽然电生理研究表明，IL-1 和 TNF 通过直接作用及受体介导作用于大脑中的神经元来调控睡眠，然而大部分关于细胞因子调节睡眠的研究采用的是生化或分子遗传学的方法。通过中枢或外周给药方式将 IL-1 和 TNF 注入实验动物体内能够延长 NREM 睡眠时间。实验中能有效延长 NREM 睡眠时间的 IL-1 或 TNF 的剂量通常也能够缩短 REM 睡眠。实验鼠脑内 IL-1、TNF mRNA 和蛋白水平的昼夜变化规律与睡眠 - 觉醒行为的变化相一致，同样，在猫脑脊液检测到的 IL-1 的活性也随睡眠 - 觉醒活动而变化，而且人血浆中 IL-1 的浓度在睡眠开始时达到高峰[11]。敲除 IL-1 和 TNF 受体基因的小鼠，与对照组基因完整的小鼠相比，NREM 睡眠时间明显减少。

增加内源性 IL-1 或 TNF 能够延长 NREM 睡眠。例如，在长期觉醒（睡眠剥夺）的过程中或者环境温度轻度升高时，IL-1 和 TNF 产生增多；反之，当 IL-1 或 TNF 受体被拮抗时，通过睡眠剥夺或环境温度变化诱发的 NREM 睡眠时间延长的效应则被阻断。

最近的临床和临床前研究表明，IL-6 可能是某些以白天过度睡眠为特征的病理过程的调控因子，例如失眠、嗜睡症、睡眠呼吸暂停和肥胖[12-15]。在动物实验研究中发现，IL-6 虽然不能改变家兔的睡眠，但当物种特异的 IL-6 注入大鼠体内，其 NREM 睡眠延长。与 IL-1 或 TNF 的作用不同，IL-6 通过侧脑室注入大鼠体内并不改变 REM 睡眠。与拮抗 IL-1 或 TNF 后的结果不同，用单克隆或多克隆抗体拮抗 IL-6 的作用同样不会改变大鼠睡眠的任何阶段[16]。除了大鼠的研究，IL-6 缺失（基因敲除）的小鼠研究也表明，敲除 IL-6 的小鼠体温和 NREM、REM 睡眠的节律是正常的，而且 NREM 睡眠时间在敲除 IL-6 的小鼠与对照组 C57BL/6J 小鼠相比没有区别[17]。总体来看，从人体、大鼠和小鼠的这些数据表明，IL-6 可能不参与调控生理性睡眠，但在 IL-6 升高的情况下睡眠可能受到影响。

IL-1、TNF 和 IL-6，这三种与睡眠 - 觉醒行为研究最为广泛的细胞因子都是促炎细胞因子。抗炎细胞因子能够对抗很多促炎细胞因子的作用，通常通过干扰信号传导或转录过程直接抑制蛋白的合成来发挥作用。因此，促炎细胞因子和抗炎细胞因子对睡眠 - 觉醒行为发挥相反的作用合情合理。研究发现：将两种抗炎细胞因子 IL-4、IL-10 注入大鼠和家兔体内可缩短其 NREM 睡眠时间[18-20]。此外，相对于基因完整的对照组小鼠，在光暗周期中的黑暗期，缺乏功能性 IL-10 基因的小鼠 NREM 睡眠时间延长[21]，推测是由于 IL-10 抑制 IL-1 的合成所引起。

其他内源性系统能够在细胞因子产生对机体有害行为之前拮抗其作用。例如，增加 IL-1 产生的刺激同时也增加 IL-1 受体拮抗剂（IL-1RA）的产生。IL-1 受体拮抗剂与 IL-1 Ⅰ 型受体的结合力与 IL-1 几乎相同，从而可限制 IL-1 的作用。将 IL-1 受体拮抗剂注入家兔体内后可暂时缩短 NREM 睡眠[22]。通过糖皮质激素产生作用的下丘脑 - 垂体 - 肾上腺皮质轴（HPA），能够抑制大脑中多种细胞因子的合成。下丘脑-垂体-肾上腺皮质轴的组成成分，如促肾上腺皮质激素释放激素（CRH），注入实验动物体内后能够延长觉醒时间和缩短自发性 NREM 睡眠时间。此外，CRH 可拮抗 IL-1 对睡眠和体温调节的作用。

不同的大鼠品系分泌的 CRH 水平不同，对 IL-1 的反应也不相同。例如，Fischer344 大鼠分泌 CRH 水平较高，在 CRH 分泌高峰时对 IL-1 的反应要比 CRH 分泌不足的 Lewis 大鼠明显的多。IL-1 作用于 Lewis 大鼠后 NREM 睡眠快速增长，而同样剂量的 IL-1 作用于 Fischer344 大鼠出现觉醒时间延长，而后 NREM 睡眠延长。这些差异与 CRH 分泌不同有关，将 Fischer344 大鼠用 CRH 受体拮抗剂 α-hCRH 预处理后，在正常情况下 IL-1 促使觉醒的作用就被阻断了[23]。

由于 HPA 轴通过皮质类固醇作用负反馈抑制大脑中细胞因子的合成，在啮齿类动物中细胞因子的 mRNA 和蛋白水平与 HPA 轴的活性相反。当 HPA 轴活性高时，动物脑组织的细胞因子 mRNA 和蛋白含量较低。因此，调节 HPA 轴的活性能够影响啮齿动物大脑组织中细胞因子 mRNA 和蛋白的表达[24, 25]。HPA 轴活性与啮齿动物细胞因子 mRNA 和蛋白的关系对生理性睡眠的调节起重要作用。正常情况下在黑暗时期大鼠体内 HPA 轴活性表达最高，而且大部分动物是觉醒的，当在黑暗期之前通过侧脑室注入 CRH 受体拮抗剂后，HPA 轴活性降低，而出现 NREM 睡眠延长及脑组织中 IL-1 mRNA 水平增加。而预先侧脑室注入 IL-1 抗体后，该反应则被阻断[23]。

免疫调节因子与睡眠调控机制间的相互作用

如上所述，机体内有多种细胞因子参与睡眠调控。大脑细胞因子网络是非常复杂的，细胞因子对其他细胞因子、各种神经内分泌肽和神经递质系统都发挥一定作用。在该部分我们集中讨论 IL-1 的作用，因为大多数关于细胞因

子调控睡眠机制的研究（特别是那些关于细胞因子对神经元和神经递质直接作用的研究）都是采用的 IL-1。细胞因子对 REM 睡眠的作用关注较少；因此，我们将重点讨论与 NREM 睡眠调控之间的相互作用。

有关 IL-1 影响 NREM 睡眠机制的研究已有很多[11]。自 20 世纪 90 年代中期以来收集的证据表明，IL-1 与 5- 羟色胺系统（含 5- 羟色胺的胞体和轴突末梢）的相互作用对于 IL-1 完全显现对 NREM 睡眠的影响是至关重要的。关于 IL-1 与 GABA 和胆碱能系统的相互作用对睡眠调节也有所研究。

除了对神经元直接作用，IL-1 还可能通过对生长激素释放激素（GHRH）、前列腺素 [如 PGD2、腺苷和一氧化氮（NO）] 的作用介导延长 NREM 睡眠。这些分子在睡眠调控中的作用及如何介导 IL-1 对睡眠调控的作用超出本章的范围；具体可参考 Obal 等的研究[26]。简单来说：① IL-1 刺激 GHRH、PGD2、NO 和腺苷的产生；② GHRH, PGD2 和腺苷可延长 NREM 睡眠；③这些分子的拮抗剂能够缩短 NREM 睡眠，并且抑制 IL-1 诱导的延长 NREM 睡眠效应。GHRH 是一种生长激素促分泌素，其中大部分是在 NREM 睡眠期间释放的。GHRH 可促进实验动物和人的 NREM 睡眠；反之，抑制 GHRH 可缩短 NREM 睡眠。GHRH 系统缺失的小鼠和大鼠 NREM 睡眠时间明显减少。

腺苷与睡眠 - 觉醒行为调控间的关系也受到了相当多的关注。腺苷在大脑代谢中起关键作用。在长时间的清醒状态下，大脑中的腺苷水平逐渐升高。腺苷可增强视前区和基底前脑的 GABA 能神经元活动而促进 NREM 睡眠。另一方面，腺苷可抑制维持觉醒的胺能神经元及参与皮质激活的胆碱能神经元活动。由于可拮抗腺苷与受体的结合，咖啡因及其他甲基黄嘌呤可刺激产生清醒和警觉性。

IL-1 与 5- 羟色胺和其他大脑胺类系统间的相互作用

如前面所提到的，5- 羟色胺目前被认为可

促进觉醒，以及通过刺激睡眠因子的合成或释放诱导产生 NREM 睡眠[27]。IL-1 影响 5- 羟色胺系统的方式表明这些相互作用在调节 NREM 睡眠方面发挥一定作用。IL-1 可能通过两个不同的区域介导作用于 5- 羟色胺系统：①在中缝背核，IL-1 抑制促进觉醒的 5- 羟色胺细胞体；②在下丘脑视前区 / 基底前脑（在该区域 5- 羟色胺对于促进觉醒是必不可少的），IL-1 可增加轴突末梢 5- 羟色胺的释放。

IL-1 经显微注射至中缝背核能够延长 NREM 睡眠及抑制该区域 5- 羟色胺神经元放电率[28]。由于中缝背核的 5- 羟色胺能神经元是促进觉醒的神经元，他们被抑制后有助于 IL-1 诱导产生的 NREM 睡眠延长。最近研究表明，IL-1 介导的中缝背核 5- 羟色胺能神经元被抑制，可能是由于 IL-1 诱导 GABA 抑制性突触后电位增强引起的[29]。IL-1 的作用可以理解为生理性 GABA 抑制作用的增强，这对于中缝背核 5- 羟色胺能神经元的状态依赖放电方式的形成是至关重要的。证实 IL-1 可加强 GABA 抑制作用的数据将在下一节中进行介绍。

在下丘脑视前区 / 基底前脑，IL-1 刺激轴突末梢 5- 羟色胺的释放。5- 羟色胺对于 IL-1 作用于 NREM 睡眠至关重要；通过 PCPA（抑制色氨酸形成 5- 羟色胺过程中的一种限速酶 - 色氨酸羟化酶）消耗 5- 羟色胺[30]，或阻断 5- 羟色胺受体[31]，能够阻碍 IL-1 诱导的 NREM 睡眠延长。只有在下丘脑视前区 / 基底前脑局部注入 5- 羟色氨酸增加 5- 羟色胺活性，可使因 PCPA 导致失眠的猫恢复生理性睡眠。在视前区 / 基底前脑，5- 羟色胺对于 NREM 睡眠可能是必不可少的，因为它能使负责皮质激活的胆碱能神经元超极化并抑制其作用。此外，在觉醒期延长的第一阶段后，5- 羟色胺的激活在延长 NREM 睡眠的同时，也促进了 IL-1 mRNA 在下丘脑中的表达。IL-1 mRNA 和蛋白表达受 HPA 轴的抑制，而 HPA 轴的活性受 5- 羟色胺系统激活的刺激[32]。

概括来说，除了其他机制，IL-1 可能通过两种相反而互补的方式作用于 2 种层面的 5- 羟色胺系统来延长 NREM 睡眠：在脑干 IL-1 抑制 5- 羟色胺细胞体，而在对于 NREM 睡眠至关重要的下丘脑视前区 / 基底前脑，则选择性刺激轴突末梢 5- 羟色胺的释放。

除了 5- 羟色胺系统，IL-1 还能激活其他大脑胺能系统，包括去甲肾上腺素、组胺、多巴胺系统[33]。这些系统的激活介导了 IL-1 对多种中枢神经系统的作用；在睡眠方面，如上所述这些胺能系统可促进觉醒。因此，IL-1 诱导的 NREM 睡眠延长可能不是因为大脑胺能系统的激活，而可能与此无关。可以进一步假设，IL-1 诱导的大脑胺能系统的激活可以抵消 IL-1 的作用，从而有助于维持平衡。在这个假设基础上，IL-1 诱导的大脑胺能系统的激活，可能与 IL-1 诱导的 HPA 轴的激活发挥同样的作用。

IL-1 与 GABA 和胆碱能系统的相互作用

已有数据表明 IL-1 能够增加 GABA 能系统活性，而抑制胆碱能系统活性。IL-1 在多个层面增强 GABA 的抑制作用。在突触前，IL-1 增加下丘脑视前区和前部 GABA 的释放。IL-1 可增加下丘脑神经元亚群胞浆 Ca^{2+} 浓度，其中大部分是 GABA 能神经元。在突触后，IL-1 通过作用于 GABA 受体增加小鼠皮层突触体 Cl- 的摄入。如上所述，IL-1 也能增强在海马神经元和中缝背核 5- 羟色胺能神经元的 GABA 抑制性突触后电位[34]。在表达 GABA 受体的大鼠海马神经元和非洲爪蟾蜍卵母细胞中，IL-1 增加了 GABA 受体在细胞表面的分布。在非洲爪蟾蜍卵母细胞模型中，GABA 受体的募集是由于 IL-1 诱导产生 IL-1 I 型受体（IL-1RI）依赖的 PI3K/Akt 通路的激活。此外，在电压钳制的卵母细胞中，IL-1 促使 GABA 引起的 Cl- 电流延迟增强，该效应可被 IL-1RA 所抑制[35]。也有人提出 IL-1 对视上核神经元的抑制作用是由局部 GABA 中间神经元的激活所介导的[36]。总之，这些数据表明，IL-1 可增强 GABA 诱导的超极化和抑制作用。由于 GABA 能神经元在抑制可促进觉醒和皮层激活的神经系统方面发挥着至关重要的作用，IL-1 诱导的 GABA 效应增强至少可以部分解释该细胞因子抑制觉醒的作用。

IL-1 在体内可抑制海马神经元乙酰胆碱的释放[37]，在体外培养的垂体细胞中可抑制乙酰胆碱的合成[38]。在神经元 - 胶质细胞共培养体系和大鼠皮层中，IL-1 也可通过增加乙酰胆碱酯酶的活性和 mRNA 的表达来增加乙酰胆碱的降解[39]。最近研究表明，IL-1 可抑制背外侧被盖核和脚桥被盖核胆碱能神经元的放电率[40]。由于胆碱能系统在调节 REM 睡眠及丘脑和皮层去同步化中发挥重要作用，IL-1 抑制胆碱能系统的作用至少可以部分解释实验动物摄入IL-1 后观察到的 REM 睡眠缩短现象。

除了延长 NREM 睡眠时间外，IL-1 也可增加脑电图慢频率波，也叫 δ 波。脑电图 δ 波是一种睡眠深度的可靠指标；他们也代表一种衡量睡眠动力的指标，因此，在夜间第一次到最后一次 NREM 睡眠期间它们的振幅逐渐下降[41]。IL-1 对胆碱能系统的作用也有助于增强 δ 波。

结论

大量的研究表明，细胞因子特别是 IL-1 和TNF，参与正常生理性睡眠的调控。因此，睡眠活动的变化可能是由于免疫应答过程中大脑细胞因子网络变化所致。如本章所简要描述的，细胞因子可能直接改变睡眠 - 觉醒行为，也可能通过这些免疫调节因子对不同神经递质、肽类和激素的作用间接改变睡眠 - 觉醒行为。

关于细胞因子在免疫过程中调控健康和异常睡眠机制的认识，大多来自于将细胞因子直接注入实验动物或健康志愿者体内的急性的研究，这种急性操作产生的反应有助于解析这些系统发挥功能的机制和通路。然而，这种急性研究不足以反映临床中遇到的慢性疾病的情况。

如第 14 章所述，肿瘤患者睡眠紊乱的发生是普通人群的两倍。导致肿瘤患者睡眠障碍的因素很多，这就需要更多的临床和临床前研究来进一步了解这些患者睡眠紊乱的病因。这将有助于为肿瘤患者的睡眠紊乱开发出新的治疗方法。考虑到睡眠对身心健康的重要性，提高肿瘤患者夜间睡眠质量可能会改善他们白天的生活质量。

（李倩 译　杜瀛瀛 校）

参考文献

1. Jones BE. From waking to sleeping: neuronal and chemical substrates. *Trends Pharmacol Sci* **26**(11): 578–586, 2005.

2. Pace-Schott EF, Hobson JA. The neurobiology of sleep: genetics, cellular physiology and subcortical networks. *Nature Rev Neurosci* **3**(8):591–605, 2002.

3. Ishimori K. True cause of sleep: a hypnogenic substance as evidenced in the brain of sleep-deprived animals. *Tokyo Igakkai Zasshi* **23**:429–459, 1909.

4. Legendre R, Piéron H. Le problème des facteurs du sommeil: résultats d'injections vasculaires et intracérébrales de liquides insomniques. *C R Seances Soc Biol Fil* **68**:1077–1079, 1910.

5. Krueger JM, Karnovsky ML. Sleep as a neuroimmune phenomenon: a brief historical perspective. *Adv Neuroimmunol* **5**:5–12, 1995.

6. Krueger JM, Dinarello CA, Chedid L. Promotion of slow-wave sleep (SWS) by a purified interleukin-1 (IL-1) preparation [abstract]. *Fed Proc* **42**:356, 1983.

7. Krueger JM, Walter J, Dinarello CA, Wolff SM, Chedid L. Sleep-promoting effects of endogenous pyrogen (interleukin-1). *Am J Physiol* **246**:R994–R999, 1984.

8. Tobler I, Borbély AA, Schwyzer M, Fontana A. Interleukin-1 derived from astrocytes enhances slow wave activity in sleep EEG of the rat. *Eur J Pharmacol* **104**:191–192, 1984.

9. Krueger JM, Obal FJ, Fang J, Kubota T, Taishi P. The role of cytokines in physiological sleep regulation. *Ann N Y Acad Sci* **933**:211–221, 2001.

10. Opp MR, Toth LA. Neural-immune interactions in the regulation of sleep. *Front Biosci* **8**:d768–d779, 2003.

11. Opp MR. Cytokines and sleep. *Sleep Med Rev* **9**(5):355–364, 2005.

12. Alberti A, Sarchielli P, Gallinella E, et al. Plasma cytokine levels in patients with obstructive sleep apnea syndrome: a preliminary study. *J Sleep Res* **12**(4):305–311, 2003.

13. Okun ML, Giese S, Lin L, Einen M, Mignot E, Coussons-Read ME. Exploring the cytokine and endocrine involvement in narcolepsy. *Brain Behav Immun* **18**(4):326–332, 2004.

14. Burgos I, Richter L, Klein T, et al. Increased nocturnal interleukin-6 excretion in patients with primary insomnia: a pilot study. *Brain Behav Immun* **20**:246–253, 2006.

15. Vgontzas AN, Papanicolaou DA, Bixler EO, Chrousos

GP. Elevation of plasma cytokines in disorders of excessive daytime sleepiness: role of sleep disturbance and obesity. *J Clin Endocrinol Metab* **82**:1313–1316, 1997.

16. Hogan D, Morrow JD, Smith EM, Opp MR. Interleukin-6 alters sleep of rats. *J Neuroimmunol* **137**(1–2):59–66, 2003.

17. Morrow JD, Opp MR. Sleep-wake behavior and responses of interleukin-6-deficient mice to sleep deprivation. *Brain Behav Immun* **19**(1):28–39, 2005.

18. Opp MR, Smith EM, Hughes TK, Jr. IL-10 (cytokine synthesis inhibitory factor) acts in the central nervous system of rats to reduce sleep. *J Neuroimmunol* **60**:165–168, 1995.

19. Kushikata T, Fang J, Wang Y, Krueger JM. Interleukin-4 inhibits spontaneous sleep in rabbits. *Am J Physiol* **275**:R1185–R1191, 1998.

20. Kushikata T, Fang J, Krueger JM. Interleukin-10 inhibits spontaneous sleep in rabbits. *J Interferon Cytokine Res* **19**:1025–1030, 1999.

21. Toth LA, Opp MR. Cytokine- and microbially-induced sleep responses of interleukin-10 deficient mice. *Am J Physiol* **280**:R1806–R1814, 2001.

22. Opp MR, Krueger JM. Interleukin 1-receptor antagonist blocks interleukin 1-induced sleep and fever. *Am J Physiol* **260**:R453–R457, 1991.

23. Chang FC, Opp MR. Corticotropin-releasing hormone (CRH) as a regulator of waking. *Neurosci Biobehav Rev* **25**(5):445–453, 2001.

24. Goujon E, Parnet P, Layé S, Combe C, Dantzer R. Adrenalectomy enhances pro-inflammatory cytokines gene expression, in the spleen, pituitary and brain of mice in response to lipopolysaccharide. *Mol Brain Res* **36**:53–62, 1996.

25. Mustafa M, Mustafa A, Nyberg F, Mangat H, Elhassan A, Adem R. Hypophysectomy enhances interleukin-1b, tumor necrosis factor-a, and interleukin-10 mRNA expression in the rat brain. *J Interferon Cytokine Res* **19**(6):583–587, 1999.

26. Obal F, Jr., Alt J, Taishi P, Gardi J, Krueger JM. Sleep in mice with nonfunctional growth hormone-releasing hormone receptors. *Am J Physiol Regul Integr Comp Physiol* **284**(1):R131–R139, 2003.

27. Jouvet M. Sleep and serotonin: an unfinished story. *Neuropsychopharmacology* **21**:24s–27s, 1999.

28. Brambilla D, Franciosi S, Opp MR, Imeri L. Interleukin-1 inhibits firing of serotonergic neurons in the dorsal raphe nucleus and enhances GABAergic inhibitory post-synaptic potentials. *Eur J Neurosci* **26**(7):1862–1869, 2007.

29. Brambilla D, Opp MR, Imeri L. Interleukin-1 enhances GABAergic inhibitory post-synaptic potentials in dorsal raphe serotonergic neurons

[abstract]. *Sleep* **28**(Abstract Supplement):A1, 2005.

30. Imeri L, Bianchi S, Mancia M. Muramyl dipeptide and IL-1 effects on sleep and brain temperature after inhibition of serotonin synthesis. *Am J Physiol Regul Integr Comp Physiol* **273**(5):R1663–R1668, 1997.

31. Imeri L, Mancia M, Opp MR. Blockade of 5-HT$_2$ receptors alters interleukin-1-induced changes in rat sleep. *Neuroscience* **92**:745–749, 1999.

32. Gemma C, Imeri L, Opp MR. Serotonergic activation stimulates the pituitary-adrenal axis and alters interleukin-1 mRNA expression in rat brain. *Psychoneuroendocrinology* **28**(7):875–884, 2003.

33. Imeri L, De Simoni MG. Immune alterations in neurotransmission. In: Lydic R, Baghdoyan HA, eds. *Handbook of Behavioral State Control: Cellular and Molecular Mechanisms.* Boca Raton: CRC Press, 1999:659–674.

34. Brambilla D, Chapman D, Greene R. Adenosine mediation of presynaptic feedback inhibition of glutamate release. *Neuron* **46**(2):275–283, 2005.

35. Serantes R, Arnalich F, Figueroa M, et al. Interleukin-1beta enhances GABAA receptor cell-surface expression by a phosphatidylinositol 3-kinase/Akt pathway: relevance to sepsis-associated encephalopathy. *J Biol Chem* **281**(21):14632–14643, 2006.

36. Li Z, Inenaga K, Yamashita H. GABAergic inputs modulate effects of interleukin-1b on supraoptic neurones in vitro. *Neuroreport* **5**:181–183, 1993.

37. Rada P, Mark GP, Vitek MP, et al. Interleukin-1b decreases acetylcholine measured by microdialysis in the hippocampus of freely moving rats. *Brain Res* **550**:287–290, 1991.

38. Carmeliet P, Van Damme J, Denef C. Interleukin-1 beta inhibits acetylcholine synthesis in the pituitary corticotropic cell line AtT20. *Brain Res* **491**(1):199–203, 1989.

39. Li Y, Liu L, Kang J, Sheng JG, Mrak RE, Griffin WST. Neuronal-glial interactions mediated by interleukin-1 enhance neuronal acetylcholinesterase activity and mRNA expression. *J Neurosci* **20**:1–149, 2000.

40. Brambilla D, Franciosi S, Opp MR, Imeri L. Interleukin-1 inhibits firing rate of pharmacologically identified cholinergic neurons of the laterodorsal tegmental nucleus recorded in vitro [abstract]. 18th Congress of the European Sleep Research Society, Innsbruck, Austria, September 12–16, 2006. *J Sleep Res* **15**(Suppl 1):235, 2006.

41. Borbély AA. A two process model of sleep regulation. *Hum Neurobiol* **1**:195–204, 1982.

第**16**章 蛋白质和症状

Bang-Ning Lee and James M. Reuben

严重的多发性症状对肿瘤患者和家人的生活质量会产生深刻的影响，同时对癌症患者的管理者们也是一个巨大的挑战。临床干预不足的症状所产生的负面影响会造成有效的根治性治疗的中断或终止。而共同存在的症状之间的关联很可能反映了一个普遍的共同机制。

有些自我报告的症状与某些细胞因子关系密切。在动物和人体试验中，外源性注入细胞因子会引起一系列的症状和体征[1]。促炎细胞因子在引发癌症相关症状的病理生理学中发挥关键作用的概念，不仅在癌症研究中得到证实，也体现在实验和临床研究的几个方面。炎症是目前公认的肿瘤进展的一个重要组成部分，因为许多癌症产生于感染，慢性刺激和炎症的部位，并且肿瘤细胞还利用了一些与人体先天免疫系统相同的信号分子进行它的侵袭、迁移和转移[2]。

本章主要讨论炎症在癌症和其他慢性疾病症状发生过程中所起的作用，并揭示近年来新出现的用于治疗癌症及其症状的治疗方法。

蛋白质、细胞因子和趋化因子

蛋白质

蛋白质，是生物体生存必不可少的成分，是由特定基因编码的、特定序列的氨基酸组成的大分子有机化合物。蛋白质参与所有的细胞功能，以保证细胞存活。一些蛋白质是催化生化反应的酶。一些具有结构或机械功能，其他的则作为结合信号分子的膜受体。这些蛋白质在细胞质的效应域具有酶活性，参与细胞的信号传导和转导。其他膜蛋白则包含内部通道，允许分子进出细胞。许多离子通道蛋白质特异性地选择特定的离子。配体转运蛋白质结合特定的生物小分子，并将其运送到生物体中的离散位置。当其配体在靶组织中以高浓度存在时，这些蛋白质具有高的亲和性，但当配体以低浓度存在时，它们就释放配体。

细胞因子

细胞因子是一组被广泛用于细胞与细胞通讯的蛋白质信号分子，例如激素和神经递质。细胞因子介导的炎症反应是生存所必需的，能刺激急性反应、应激反应及下丘脑 - 垂体 - 肾上腺（HPA）轴和交感神经系统所介导的病态行为。

促炎细胞因子主要是由免疫系统所产生的蛋白质。它们的细胞信号传导的效果是由以下三个主要促分裂原活化蛋白（MAP）激酶通路所介导的：p38 通路、SAPK/JNK 通路和 ERK 通路[3]。这些激酶通过磷酸化作用诱导或抑制细胞凋亡、细胞生长和细胞增殖。它们可激活各种转录因子，包括核因子 κB（NF-κB）[4] 和转录信号转导和活化因子（STAT）[5]。促炎细胞因子也能有效调节脑功能。例如，应激激素可以通过诱导细胞因子白细胞介素（IL）-1、IL-6、IL-8、IL-18 和肿瘤坏死因子（TNF-α）的表达，以及通过产生 C- 反应蛋白，或是通过激活促肾上腺皮质激素释放激素（CRH）促进炎症反应。炎症反应可以优先诱导 2 型 T 细胞辅助（Th2）

细胞因子 IL-4、IL-5 和 IL-13 的产生，同时抑制产生过剩的 1 型 T 细胞辅助（Th1）促炎细胞因子 IL-2、干扰素（IFN）-γ 和 TNF-α、防止对生物体的有害影响。

趋化因子

趋化因子，或趋化细胞因子，是由细胞分泌的可诱导应答细胞定向趋化的小细胞因子或蛋白质。趋化因子控制体内许多细胞，包括肿瘤细胞的迁移。某些趋化因子是促炎性的，可以在免疫反应中被诱发，而另一些则在维持体内平衡中发挥作用。根据保守半胱氨酸结构域的间隔，趋化因子可以被分成四组，即 CXC、CC、C 和 CX$_3$C。每一个有核细胞都可以产生趋化因子；它们可以在响应刺激时产生，或持续地在某些特异的组织里表达。

细胞因子和趋化因子对症状和疾病的影响

细胞因子在产生癌症相关症状中的作用

乏力、胃肠道症状、恶病质、厌食、气短和心理困扰虽然是少数几个症状，但是却显著增加了本来已是癌症患者的痛苦。常见的癌症相关症状包括厌食、认知功能障碍、抑郁症、呼吸困难、疲劳、荷尔蒙失调、中性粒细胞减少、疼痛、周围神经病变和性功能障碍[6]。癌症患者可能同时出现多种症状。例如，疼痛、疲劳、抑郁和睡眠障碍经常共同出现[7,8]。此外，患者报告的症状中有一些是相当严重的。癌症患者所经历的很多症状和动物实验中由感染性或炎症性介质或由某些促炎细胞因子所引起的症状十分相似，这表明癌症相关症状之间可能共享共同的、以细胞因子为基础的神经免疫机制。

细胞因子和脑功能

含有细胞因子的免疫治疗被广泛应用于慢性白血病、肾细胞癌和黑色素瘤。在接受细胞因子治疗的患者中，超过 50% 的患者有认知障碍[9]。IL-2 和 TNF-α 可以产生剂量依赖性毒性，如注意力下降、口头记忆障碍、运动协调受损和额叶执行功能障碍[10]。TNF-α 对大脑的其他不利影响还表现在：头痛、厌食、类似中风的症状（如一过性遗忘），以及脱髓鞘等。IL-1 及其受体被发现在大脑的许多区域，特别是海马区。IL-1 可以抑制钙流入海马神经元，这也许可以解释记忆障碍患者多与 IL-1 相关的毒性有关[10]。

细胞因子和疲劳

在骨髓增生异常综合征患者和治疗前的急性白血病患者中，IL-1 受体拮抗剂（IL-1RA）、TNF-α、IL-6、IL-8 和表皮生长因子（EGF）在血清中浓度的变化与疲劳和生活质量的下降密切相关[11]。在患有慢性疲劳综合征的患者中，干扰素诱导蛋白水平普遍升高，这与病毒感染有关，例如患者感染了 Epstein-Barr 病毒，人类疱疹病毒 -6 或巨细胞病毒等[12]。同样，在外周血中细胞因子浓度的波动与癌症所引起的疲劳相关[13]。在乳腺癌患者中，有疲劳症状的幸存者血清中 IL-1RA、TNF-α 受体 p75 和新蝶呤的浓度比没有疲劳症状的幸存者显著升高[14]。与癌症相关的疲劳也与贫血，低血清白蛋白，及异常血红蛋白水平有关[15]。在晚期癌症患者中，IL-1、IL-6 和 TNF-α 的血清浓度很高，特别是那些有厌食症 / 恶病质综合征的晚期患者[16]。

细胞因子和神经性疼痛

在神经末梢周围产生的促炎细胞因子在化疗所引起的周围神经病变中可能起了一定作用，因为暴露在化疗药物中的组织释放了大量的细胞因子。长春新碱和粒细胞 - 巨噬细胞集落刺激因子（GM-CSF）合用，会显著地增加治疗所引起的疼痛和神经损伤的严重程度和大小[17,18]。化疗药顺铂[19,20]和紫杉醇[21,22]也会增加 IFN-γ、TNF-α 和 IL-1β 等促炎细胞因子的释放。与紫杉醇和顺铂不同，长春新碱不诱导释放这些细胞因子，而是上调 GM-CSF 和下调 TNF-α 受体[23]。然而，所有三种化疗药物均可直接激活 NF-κB 信号传导通路。这种机制就为 NF-κB 与疼痛的产生提供了一个链接，因为在神经组织里，NF-κB 也被 N- 甲基 -D- 天冬氨酸和 P 物质受体所激活。而这些都是参与皮肤痛觉过敏中的关键脊髓神经递质[24]。

细胞因子在异基因造血干细胞移植中的作用

急性髓细胞白血病是造血克隆紊乱从而引起原粒细胞的累积而不能正常分化。治疗本病通常包括大剂量化疗诱导缓解，然后进行异基因造血干细胞移植。然而，移植前大剂量化疗造成的组织损伤和异基因移植引起的异体反应会生产各种促炎细胞因子，包括 IL-1β 和 TNF-α。在最近的一项研究中表明，急性髓性白血病在治疗过程中极易产生以下症状：躯体症状（疼痛，恶心，疲劳），情感症状（抑郁，焦虑）和认知症状（解决问题能力，记忆力和注意力的缺失）。因为许多与癌症相关的症状可能都是由于常见的生物诱导机制，我们推测炎性细胞因子浓度的改变与相关症状的产生有关。了解这些关系在症状管理中就显得至关重要。

为了检验这一假设，我们进行了纵向研究，以确定在治疗急性髓细胞白血病进行异基因造血干细胞移植时，血浆细胞因子、皮质醇与症状严重程度之间是否存在相关性[25]。我们获取了46 例急性髓性白血病患者四氟达拉滨（40mg/m²）和白消安（130mg/m²）治疗前和治疗后的外周血。四氟达拉滨和白消安用药时间是：骨髓移植前，骨髓移植后每周一次直到移植后 60 天。细胞因子（IL-1β、IL-6、IL-8、IL-10、IL-12 和 TNF-α）的血浆浓度使用微量样本多指标流式蛋白定量技术进行检测。自我报告症状分级为 0～10 级，以 10 级为最坏的可能得分，使用 M.D. 安德森症状评估量表（MDASI）对 13 个患者进行了评估。

平均 MDASI 症状评分大于 3 的是疼痛、疲劳、嗜睡（躯体症状）、苦恼、悲伤感（情感症状）和睡眠障碍。白血病患者治疗前 IL-1β 和 IL-6 的血浆浓度都显著升高于对照组。分析移植后细胞因子谱的主要成分，可归纳为两个簇，

一个包括 IL-1β、IL-12 和 TNF-α（第 1 簇，其峰值在移植后 42 天），另一个包括 IL-6、IL-8 和 IL-10（第 2 簇，其峰值在移植后 10～14 天）。此外，累计最高的症状评分正好与第 2 簇的细胞因子的峰值相吻合，也导致了大部分症状严重程度的变化。在这 13 例有 MDASI 症状评分的患者中，4 例发生急性移植物抗宿主病的患者第 1 簇细胞因子呈时间依赖性升高。这些数据表明，IL-6、IL-8 和 IL-10 与化疗引起的组织损伤及开始出现自述症状有关，而 IL-1β、IL-12 和 TNF-α 则可能与同种反应性和急性移植物抗宿主病的发展相关联。

趋化因子在血管生成中的作用及炎症反应

细胞因子和趋化因子通过直接和间接方式控制血管生成。病理性血管生成与生理血管生成通常与炎性细胞浸润相关联。趋化因子的主要作用是在体内平衡或是炎症状态下，介导生理和病理状态的白细胞流动[26]。和细胞因子一样，它们是免疫细胞分化的必需成分，也是形成先天免疫和适应性免疫之间联系的一个关键组成部分。某些炎症过程中诱导的趋化因子和细胞因子形成的微环境可以促进血管生成，而其他一些则是血管生成的有效抑制剂。

许多报告表明，趋化因子受体在许多癌症中的表达不是随机的。CXCR4 和 CCR7 很可能是最重要的趋化因子受体，在许多癌症中，它们的表达会使病情更加凶险而且预后很差。例如，Laverdiere 和 Gorlick[27] 等人发现，CXCR4 表达和骨肉瘤的转移密切相关。Wang 等 [28] 发现，CCR7 的表达和头颈部鳞状细胞癌的转移相关联。Diaz[29] 描述了一种名为 WHIM 的综合征（疣、低丙球蛋白血症、感染和白细胞减少症），是由于 CXCR4 突变导致信号通路上的缺陷引起的。

趋化因子在变态反应和哮喘中的作用

趋化因子是强力的白细胞趋化剂、细胞激活因子、组胺释放因子和稳态免疫调节剂，因此它们在哮喘气道炎症的发病机制里特别重要。

哮喘反应的特征是，免疫球蛋白 E（IgE）、细胞因子和趋化因子的产生急剧升高，黏液分泌过多，气道阻塞，嗜酸粒细胞增多，以及气道对致痉剂的过度反应。此外，血液中 CD4$^+$ 细胞、Th2 细胞和嗜酸性粒细胞的多少与哮喘的严重程度密切相关，这表明这些细胞在哮喘的病理生理学中起着不可或缺的作用。Th2 细胞通过分泌一系列的细胞因子（IL-4、IL-5 和 IL-13），激活炎症或自身效应通路诱发哮喘。特别是在哮喘患者肺里产生的高浓度 IL-4 和 IL-13，被认为是哮喘的许多临床特点的主要调节因素。

细胞因子在类风湿关节炎中的作用

促炎细胞因子 TNF-α、IL-1、IL-6、GM-CSF 和趋化因子 IL-8，大量存在于类风湿关节炎患者的病变部位。这种现象被代偿性增生的抗炎细胞因子 IL-10、转化生长因子 -β、细胞因子抑制剂 IL-1RA 和 TNF-α 的可溶性受体所补偿。此外，在类风湿关节的细胞培养物中自发产生的 TNF-α，已被证明是 IL-1 的主要调节剂。TNF-α 在类风湿关节炎中的关键作用为抗 TNF-α 疗法在长期患有类风湿性关节炎患者的临床治疗提供了理论基础[30]。在几个临床试验中，使用嵌合型 TNF-α 抗体表现出显著的临床益处，支持 TNF-α 在类风湿关节炎中起着至关重要作用这一假说[30]。

细胞因子在肠道炎症疾病中的作用

炎性肠病（溃疡性结肠炎和克罗恩病）已被研究半个多世纪，但是其发病和治疗尚未被完全阐明。最近，免疫学的新进展为更完整的理解炎性肠病提供了一个潜在机制。黏膜免疫系统是肠道炎症和创伤的中央效应区域，细胞因子在其中发挥了重要的调节炎症的作用。在正常情况下，肠黏膜处于稳态的炎症状态，由促炎细胞因子（IFN-γ、IL-1、IL-6、IL-12 和 TNF-α）和抗炎细胞因子（IL-4、IL-10 和 IL-11）之间的平衡来调节。炎性肠病是由于免疫细胞对肠黏膜内菌群的过激反应产生的。虽然克罗恩病的细胞因子分布（主要的 Th1 细胞因子）不同于溃疡性结肠炎（主要是 Th2 细胞因子），T 淋巴细胞在炎性肠病的发展和维护中是主要的参与者。在炎症已经形成后，促炎细胞因子和调节细胞因子之间的平衡决定了肠黏膜的损伤程度和病理表现。靶向抗白细胞黏附、Th1 细胞极化、T 细胞活化、TNF-α 或 NF-κB 的生物疗法被认为是治疗炎症性肠病的潜在方法[31]。

转录因子，促炎细胞因子和症状

在一般情况下，慢性炎症易致癌症形成和发展。普遍认为趋化因子有助于这一过程。NF-κB，通过调节先天和适应性免疫反应，在各类癌症，如白血病、淋巴瘤、乳腺癌和结肠直肠癌中，始终处于活化状态[32]。许多触发因子，包括细菌和病毒，可直接激活 NF-κB，而 NF-κB 的激活反过来又会激活许多炎性细胞因子，趋化因子，免疫受体和细胞表面黏附分子的表达。在图 16.1 的 A 示意图中，我们可以看到 NF-κB 在炎症细胞内的激活路径，加速了恶性转变和癌症的进展[33]。

最近的研究表明，NF-κB 可以被各种应激条件所激活，包括物理胁迫、氧化胁迫及暴露于某些化学品，另外，NF-κB 也可以调节应激反应。特别是 NF-κB- 依赖机制产生的 IL-1β 和 TNF-α，可以直接激活 NF-κB 通路，从而建立一个正反馈环路[34]。此外，NF-κB 还可以激活参与炎症发病机制的许多酶编码基因的表达，包括诱导型一氧化氮合酶和诱导型环氧合酶（COX）-2[35]。COX-2 可以使前列腺素形成（磷脂酶 A2 启动级联），另外，由脑微血管产生的花生四烯酸的代谢活性产物，在免疫刺激发生时，包括病态行为、发烧或 HPA 轴活动增加时，对启动神经元响应和神经生理学的成果方面起了关键作用[36]。因此，活化的 NF-κB 把炎性细胞因子的表达和癌症相关症状的产生潜在地联系在一起。

转录因子介导的细胞因子信号传导

一组细胞质转录因子，STATs，被发现可以

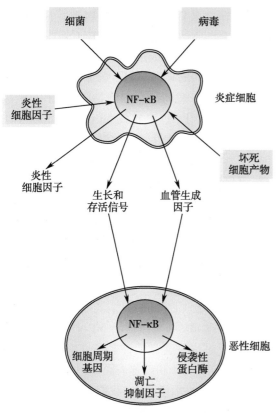

图 16.1　NF-κB 激活和炎症细胞与恶性细胞之间的相互作用可促进恶性转化和进展。经允许引自 Macmillan Publishers Ltd: *Nature* 441（7092）: 431-436, copyright 2006.[33]

调节细胞对多种细胞因子和生长因子的反应性。最新研究已经揭示了炎性细胞因子（如 TNF-α、IFN-γ 和 IL-6）在细胞内的信号传导机制。STAT1、STAT3 和 NF-κB 参与炎性细胞因子信号传导到细胞核。NF-κB 和 STAT1 从炎性细胞（特别是巨噬细胞）诱发炎性调节因子；而 STAT3，根据细胞特异性和刺激特定性，既具有促炎又具有抗炎的作用[37]。NF-κB 和 STAT3 在肿瘤细胞中通过对靶基因的诱导，可促进细胞生长和细胞的存活。与此相反，STAT1，一般认为它通过 p53 途径促进细胞凋亡从而抑制细胞增殖，但它也可能由于其本身会加重组织损伤和炎症反应，从而促进炎症介导的肿瘤发展。抑制 NF-κB 和 STATs 为治疗各种恶性肿瘤和消除相关的主观症状提供另一种策略。

神经内分泌系统和肽类激素

脑垂体分泌的几种肽类激素对维持生理平衡起着重要作用。垂体前叶在下丘脑激素的影响下，合成和分泌重要的内分泌激素。特别是促肾上腺皮质激素，作用于肾上腺皮质以调节糖皮质激素和生长激素的分泌。垂体后叶会分泌抗利尿激素，也称为加压素，通过浓缩尿液和减少尿量在肾脏储水。加压素在脑和血管里还具有各种功能。一些神经肽除了被释放到血液中充当激素，还在神经系统中作为神经递质。

研究显示，神经肽在几种类型细胞（包括巨噬细胞、淋巴细胞和肥大细胞）中，是细胞因子产生的有效刺激剂。例如，P 物质能够刺激人体的单核细胞释放 IL-1、IL-6 和 TNF-α[38]。当一种肽类激素与细胞表面上的受体结合时，第二信使就会出现在细胞质中，引发细胞内响应。速激肽（包括物质 P）、神经激肽 A 和 B、hemokinin-1 和 endokinins 是一个家族的神经肽，通过三种跨膜 G 蛋白偶联速激肽受体。除了在外周和中枢神经系统中充当神经递质外，速激肽和它们的受体也表达于非神经元细胞，从而连接中枢神经系统和外周器官系统，包括呼吸、心血管、免疫、内分泌、胃肠道和泌尿生殖系统。表达速激肽受体的肿瘤，如星形细胞瘤、神经胶质瘤、神经母细胞瘤、胰腺癌和黑色素瘤，利用速激肽诱导的信号通路促进肿瘤细胞的增殖和存活，并释放细胞因子和可溶性介质，从而促进癌症相关症状的发展恶化。

交感神经系统和免疫系统

脑和免疫系统是两个体内自适应系统，通过两种通路联系起来。自主神经系统通过直接的神经内分泌提供交流，而神经内分泌激素则由垂体分泌。交感神经系统是自主神经系统的主要组成成分，支配所有的淋巴器官；儿茶酚胺是交感神经系统的最终产物，可以调节数个免疫参数。儿茶酚胺是一种生物胺，也是氨基酸酪氨酸的衍生化合物，其 50% 结合于血浆蛋白并在血液中循环。含儿茶酚胺最丰富的是肾上腺素、去甲肾上腺素和多巴胺。儿茶酚胺可以引起基本的生理变化，为人体的体力活动（战斗或逃跑反应）做准备，其中包括增加心跳和血压。与糖皮质激素类似，儿茶酚胺因为选择性地抑制 Th1 功能和促进 Th2 响应而被认为是免疫抑制剂。

　　大量数据表明，应激伴随外周血儿茶酚胺浓度的增加，抑制了细胞免疫的若干成分，尤其是自然杀伤细胞活性，这种活性主要由 CRH 介导的交感神经系统轴调控。儿茶酚胺对自然杀伤细胞活性的强力抑制作用可能是由于在淋巴细胞中自然杀伤细胞具有最大量的 β2- 肾上腺素受体（β2-AR）。与此相反，儿茶酚胺对巨噬细胞活动的影响似乎更为复杂，至今尚未阐明。除了去甲肾上腺素通过对肾上腺素受体的调节发挥作用（图 16.2），巨噬细胞的活性有可能是受局部的肽 / 感觉神经纤维分泌的 P 物质，或由肥大细胞分泌的组胺影响的[39]。P 物质和 CRH 的释放可能引发组胺的分泌，反过来引起急性炎症，血管扩张，或由于 H1 组胺受体受刺激而引起的神经源性炎症。儿茶酚胺的抗炎作用是通过对 β2-AR 的刺激，并依赖于 α-AR 在巨噬细胞和肥大细胞上的存在和表

达，以及其他的局部介质或细胞因子。通过对 α-AR 和 β2-AR 的刺激，儿茶酚胺刺激和抑制肥大细胞释放组胺，而组胺通过刺激 H2 组胺受体，抑制 TNF-α 和 IL-12 的产生[40]。儿茶酚胺介导的细胞免疫抑制会促进某些肿瘤的生长及癌症相关症状的发展恶化。

建立癌症相关症状发展的免疫神经通路假设模型

　　研究表明，IL-6 在各种类型的癌症中均明显升高，包括多发性骨髓瘤，慢性淋巴细胞白血病和恶性黑色素瘤[41]。为了研究免疫神经内分泌网络在癌症相关症状发展中的作用，我们提出了一个概念模型（图 16.3）。这个模型表明，IL-6 是许多症状被触发的驱动力，特别是疲乏、抑郁、睡眠干扰等。在图 16.3 中，除了激活 HPA 轴，IL-6 还可诱导产生 IL-1RA 和 TNF-α 的可溶性受体 1（sTNF-R1）[42]，进而分别阻断 IL-1β 和 TNF-α 的功能[43]。此外，IL-6 的增多可以增加 HPA 轴的活性，促进下丘脑释放更多的生长激素释放激素（即内源性促睡眠分子）[44] 和 CRH[45]。IL-1β 和 TNF-α 还可通过不依赖于 NF-κB 的途径诱导生长激素释放激素的分泌。

图 16.2　局部释放的介质对 TNF-α 和 IL-12 分泌和巨噬细胞活性的影响。Ag，抗原；α、α2 和 β2，肾上腺素受体；CRH，促肾上腺皮质激素释放激素；H1 和 H2，组胺受体；NE，去甲肾上腺素；NK，自然杀伤细胞；SP，P 物质。经允许引自 American Society for Pharmacology and Experimental Therapeutics：*Pharmacol Rev* 52：595-638，copyright 2000.[39]

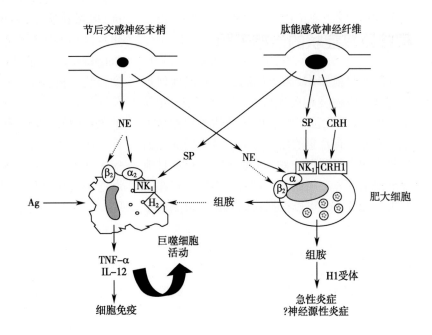

图 16.3 免疫神经内分泌网络在癌症相关症状的发展中的作用。ACTH，促肾上腺皮质激素；CRH，促肾上腺皮质激素释放激素；GHRH，生长激素释放激素；GR，糖皮质激素受体；HPA 轴：下丘脑 - 垂体 - 肾上腺轴；IκB，NF-κB 抑制剂

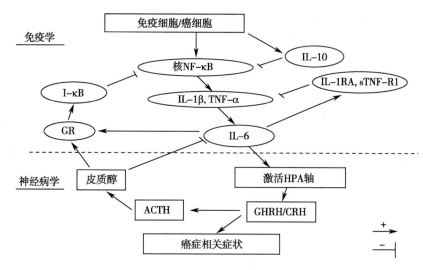

正反馈回路以一个依赖于抑制机制的非线性系统扩增为特征。例如，IL-1β 诱导产生 CRH，而 CRH 反过来会抑制 IL-1β 的生产。免疫神经通路在皮质醇结合到糖皮质激素受体时发挥作用，形成的复合体可以抑制转录因子 AP-1 和 NF-κB 的转录[46]。在所有类型细胞的细胞质中都可以发现 NF-κB，并通过被称为 NF-κB 抑制剂（IκB）的抑制蛋白诱导灭活。IκB 可以阻止 NF-κB 易位到细胞核及接下来的炎症细胞因子 IL-1β 和 TNF-α 的转录[47-49]。我们相信，这个模型可用于更好地理解癌症患者症状负担的发展。

癌症及其症状的治疗干预

基于目前知识，为了抑制或尽可能地保护生物体免于癌症相关症状的进一步恶化，靶向细胞因子、趋化因子和它们的受体进行治疗干预是有非常有希望的候选方案。未来的癌症治疗将采用多学科的方法，并把靶向治疗和目前标准的治疗方案相结合。目前许多分子正在研发中。这些分子可以根据它们的作用机制被分为以下几类。

抗肿瘤坏死因子制剂

阻断 TNF 的生物活性和抑制 TNF 的产生可能是有效的抗癌疗法。TNF-α 参与肿瘤的发生和发展，部分机制是诱导产生血管生成因子、趋化因子和基质金属蛋白酶。临床试验研究显示，胰腺癌[50]、肾癌[51]、乳腺癌[52]或前列腺癌[53]患者 TNF 循环血浓度异常升高。TNF 水平升高也与肿瘤分期、厌食 - 恶病质综合征严重程度和生存时间较短相关。然而，循环 TNF 并非总能在癌症患者中检测到，并且在不同患者、不同时间和不同病程中的表达都有变化。

一些抗 TNF 分子，特别是可溶性 TNF 受体融合蛋白，可以阻断或灭活 TNF，包括依那西普（ENBREL®；Amgen，千橡市，加利福尼亚州）和抗 TNF 单克隆抗体 - 英夫利昔单抗（Remicade®；Centocor，霍舍姆，宾夕法尼亚州），以及小分子药物例如沙利度胺（Thalomid®；Celgene，萨米特，新泽西州）及其衍生物（沙利度胺结构和功能上的类似物），代表另一种很有前途的，针对各种炎症、自身免疫和肿瘤的新型免疫调节剂。这些免疫调节化合物具有抗血管生成和 T 细胞共刺激的功能，被研发用于治疗多发性骨髓瘤、骨髓增生异常综合征、慢性淋巴细胞性白血病和一些实体瘤。临床试验发现，免疫调节剂似乎很少有因长期使用沙利度胺相关镇静和神经毒性作用。

通常情况下，免疫调节剂对炎性细胞因子分泌、T 细胞调节、血管生成和黏附分子表达都有影响。但是，每个免疫调节剂又具有独特的效力，这就可以为不同的疾病提供有选择性

的适用疗法。来那度胺，作为第二代免疫调节剂，已被用于治疗骨髓增生异常综合征和多发性骨髓瘤，据报道具有比沙利度胺更好的安全性而且没有致畸的副作用。来那度胺在临床上被用于治疗骨髓增生异常综合征[54]，多发性骨髓瘤[55]和慢性淋巴细胞白血病[56]。由于其副作用小，并且具有有效的抗炎和抗癌特性，来那度胺和其他免疫调节剂一起，预计将成为沙利度胺的重要替代品。

美国食品药品管理局（FDA）批准了蛋白酶体抑制剂硼替佐米（Velcade®；Millennium 制药公司，剑桥，马萨诸塞州）的使用，它的作用是通过抑制蛋白酶体里泛素化的 IκB 降解从而阻断 NF-κB 的活性，并且防止 NF-κB 易位至细胞核。硼替佐米不仅可以抑制骨髓瘤细胞的生长并诱导骨髓瘤细胞的死亡，它也能通过阻断骨髓瘤细胞表面黏附分子的产生而抑制生长和存活因子的生成，从而干扰骨髓瘤和骨髓细胞之间的相互作用[57]。其他通过抑制 TNF 信号传导并合成的抗肿瘤坏死因子疗法还包括 P38 MAP 激酶抑制剂 LY2228820（Eli Lilly，印第安纳波利斯，印第安纳州）、AMG-548（Amgen，千橡市，加利福尼亚州）、BIRB-796（Boehringer 制药公司，里奇菲尔德，康涅狄格州）、SCIO-469 和 SCIO-323（Scios，弗里蒙特，加利福尼亚州）及 VX-702（Vertex 制药，剑桥，马萨诸塞州）[58]。由于 P38 MAPK 是炎症期间被激活的多个信号通路的汇聚点，它被认为是潜在的靶目标来调控细胞因子的产生。

抗 IL-6 制剂

IL-6 是一种多功能的急性期蛋白，在许多类型癌症中明显升高[41]。IL-6 在造血、某些特定的血液系统恶性肿瘤细胞增殖和存活起着十分重要的作用，并且是一些实体瘤中的自分泌生长因子。IL-6 被认为是产生癌症相关症状的致病因子，包括恶病质、流感样症状和疲乏。抗 IL-6 的治疗可以缓解这些症状，并提高患者的生活质量。事实上，IL-6 单克隆抗体 CNTO 328（Centocor，马尔文，宾夕法尼亚），一种小鼠 - 人嵌合的抗 IL-6 抗体，正在进行治疗多发性骨髓瘤和肾细胞癌的临床二期测试。CNTO 328 的作用为：①增效硼替佐米介导激活 caspase-8 和 caspase-9，及其共用的下游效应因子 caspase-3；②衰减硼替佐米介导的抗凋亡热休克蛋白 70 的产生，与磷酸化的 STAT-1 的下调正相关；③抑制硼替佐米介导的髓细胞白血病 -1 的积累，这与磷酸化的 STAT-3 的下调有关[59]。

因为小鼠单克隆抗体经常会诱导人抗鼠抗体的产生，所以在临床上使用小鼠单克隆抗体到人体受到限制。人源化抗 IL-6 受体抗体，托珠单抗，由 Chugai 制药公司、日本东京和 F. Hoffmann-La Roche，瑞士巴塞尔（也称为 MRA，R-1569，人源化 PM-1，或在日本的 Actemra™）共同研发。托珠单抗最近在日本被批准用于临床治疗 Castleman 病，这是一种罕见的淋巴组织增生性疾病，与肿大的淋巴结产生高浓度 IL-6 有关[60, 61]。此疗法在临床中也用于治疗类风湿关节炎、克罗恩病、骨髓增生性疾病和系统性红斑狼疮[60, 61]。

抗趋化因子疗法

IL-8 是 8kDa 的趋化因子，具有血管内皮细胞趋化和增殖的活性[62]。IL-8 的高表达使肿瘤细胞具有高致瘤性、高血管生成性和高侵入性。IL-8 表达在转移性黑色素瘤[63]和非小细胞肺癌[64]中与血管生成正相关，是头颈部鳞状细胞癌[65]的预后指标。一种人源化抗 IL-8 抗体，ABXIL8（Abgenix，弗里蒙特，加州），用于治疗各种炎症和恶性疾病[66]。这个高亲和性抗体阻断 IL-8 与其受体的结合，抑制依赖 IL-8 的嗜中性粒细胞活化、迁移和脱粒[67]。最近一篇报道阐述了抗 IL-8（ABX-IL8）和抗 MUC18（ABX-MA1；Abgenix）的研发情况，研究表明，ABX-IL8 和 ABX-MA1 可以作为一种新方式单独地，或结合常规化疗或其他抗肿瘤剂治疗黑色素瘤[68]。阻断 IL-8 的治疗价值在癌症治疗中尚未完全了解。

CXCR4 是趋化因子受体，属于 7 个跨膜 G 蛋白偶联受体家族，SDF-1（CXCL12）是其内源性配体。CXCR4 涉及几种疾病，包括 HIV 感染和风湿性关节炎。它也参与癌症的进展，尤其是癌症的转移[69]。在临床前模型中，BKT140 衍生物（Biokine 治疗有限公司，雷霍沃特，以色列）显著降低了乳腺癌[70]和黑色素瘤细胞[71]的肺转移。通过靶向攻击其配体或受体来阻断 SDF-1/CXCR4 信号传导轴可以有效抑制癌症转移[72]。CTCE-9908（趋化因子治疗公司，温哥华，加拿大），是 SDF-1 和其受体拮抗剂的类似物，用于健康成人[73]时没有发现任何显著毒性，并且有潜力成为抑制癌细胞从原发肿瘤扩散和生长的新一代药物。另一个 CXCR4 拮抗剂，AMD3100（AnorMed，不列颠哥伦比亚省兰利，加拿大），对于前期接受化疗的患者，可以安全和有效地快速动员 CD34$^+$ 细胞[74]。

靶向多条信号通路的激酶抑制剂

在肿瘤细胞信号转导中涉及受体酪氨酸激酶，可触发多个细胞质激酶，如丝氨酸/苏氨酸激酶。肿瘤模型已经确定了几个独立的，关键的细胞信号传导通路，它们或是并行地，或是通过互连在一起，促进癌症的发展。在肿瘤发生中，有三个主要的信号通路，包括磷脂肌醇-3-激酶（PI3K）/AKT，蛋白激酶 C 家族和丝裂原活化蛋白激酶（MAPK）/Ras 信号级联反应，起到十分重要的作用。然而，特异或高度选择性阻断这些信号传导途径中的任何一个激酶，但在临床试验中治疗反应却很有限。当前，对于信号转导复杂性的认识，以及它们在癌症发展中的重要角色，若想改善激酶靶向抗癌药物的治疗效果，应该考虑同时在受体水平和（或）下游的丝氨酸/苏氨酸水平抑制几个关键激酶。临床前期和临床研究还提示，靶向血管内皮细胞分子和周细胞的治疗是重要的抗癌疗法。这些研究表明，最佳的抗癌疗法应涉及靶向肿瘤和支持性血管组织中的多种分子。

结论

由于细胞因子和趋化因子介导的持续感染

和慢性炎症引起免疫反应失调，进而形成癌症，这已在生物医学研究得到普遍认可。炎症被认为是诱发慢性疾病的主要原因，其主要的控制炎症相关基因表达的信号转导通路会激活转录因子 NF-κB。而 NF-κB 的活化是炎症反应的标志，经常在肿瘤中被检测到，并且有助于癌症相关症状的发展。

用于治疗癌症的新疗法层出不穷，但对于临床肿瘤学家和实验室癌症研究者来说，真正的挑战是如何确定合适的分子靶点、癌症类型及特定治疗病程分级的划定。除了传统的免疫调节剂，如由绿茶儿茶素为例的辅助疗法，以及对姜黄素咖喱和大豆异黄酮的研究，均显示出具有预防癌症的化疗特性。姜黄素在黑色素瘤细胞中通过抑制 IκB 激酶和 NF-κB 的活性[75]，具有抗增殖与促凋亡效应，该化合物已被用于临床试验中作为溃疡性结肠炎[76]和炎性肠疾病[77]的维持治疗。此外，姜黄素在前列腺癌、乳腺癌、肝癌和肺癌中均具有化疗增敏的作用。

最后，将抗炎药物与另一种治疗模式相结合，例如细胞毒性药物、细胞抑制或抗血管生成药物，可能会被证明是一种有效的治疗策略。对于一个给定的治疗方案，选择合适的患者群体，将涉及如何精确定位一组生物标记物，以反映在肿瘤组织中炎症的性质，使患者最有可能从这些治疗中受益，从而使疾病消退和症状负担减轻。

（高晖 译 张宏艳 校）

参考文献

1. Lee BN, Dantzer R, Langley KE, et al. A cytokine-based neuroimmunologic mechanism of cancer-related symptoms. *Neuroimmunomodulation* **11**(5):279–292, 2004.

2. Coussens LM, Werb Z. Inflammation and cancer. *Nature* **420**(6917):860–867, 2002.

3. Rivest S, Lacroix S, Vallières L, Nadeau S, Zhang J, Laflamme N. How the blood talks to the brain parenchyma and the paraventricular nucleus of the hypothalamus during systemic inflammatory and infectious stimuli. *Proc Soc Exp Biol Med* **223**(1):22–38, 2000.

4. Craig R, Larkin A, Mingo AM, et al. p38 MAPK and NF-kappa B collaborate to induce interleukin-6 gene expression and release: evidence for a cytoprotective

autocrine signaling pathway in a cardiac myocyte model system. *J Biol Chem* **275**(31):23814–23824, 2000.

5. Hierholzer C, Kalff JC, Bednarski B, et al. Rapid and simultaneous activation of Stat3 and production of interleukin 6 in resuscitated hemorrhagic shock. *Arch Orthop Trauma Surg* **119**:332–336, 1999.

6. Oncology Nursing Society. Welcome to CancerSymptoms.org. Available from: URL: www.cancersymptoms.org. Accessed Oct 29, 2008.

7. Cleeland CS. Cancer-related symptoms. *Semin Radiat Oncol* **10**(3):175–190, 2000.

8. Patrick DL, Ferketich SL, Frame PS, et al. National Institutes of Health State-of-the-Science Conference Statement: Symptom Management in Cancer: Pain, Depression, and Fatigue, July 15–17, 2002. *J Natl Cancer Inst Monogr* **32**:9–16, 2004.

9. Meyers CA, Abbruzzese JL. Cognitive functioning in cancer patients: effect of previous treatment. *Neurology* **42**:434–436, 1992.

10. Meyers CA, Valentine AD. Neurological and psychiatric adverse effects of immunological therapy. *CNS Drugs* **3**:56–68, 1995.

11. Valentine AD, Meyers CA. Neurobehavioral effects of interferon therapy. *Curr Psychiatry Rep* **7**:391–395, 2005.

12. Vojdani A, Lapp CW. Interferon-induced proteins are elevated in blood samples of patients with chemically or virally induced chronic fatigue syndrome. *Immunopharmacol Immunotoxicol* **21**:175–202, 1999.

13. Kurzrock R. The role of cytokines in cancer-related fatigue. *Cancer* **92**(6 Suppl):1684–1688, 2001.

14. Bower JE, Ganz PA, Aziz N, Fahey JL. Fatigue and proinflammatory cytokine activity in breast cancer survivors. *Psychosom Med* **64**(4):604–611, 2002.

15. Wang XS, Giralt SA, Mendoza TR, et al. Clinical factors associated with cancer-related fatigue in patients being treated for leukemia and non-Hodgkin's lymphoma. *J Clin Oncol* **20**:1319–1328, 2002.

16. Mantovani G, Macciò A, Lai P, Massa E, Ghiani M, Santona MC. Cytokine involvement in cancer anorexia/cachexia: role of megestrol acetate and medroxyprogesterone acetate on cytokine downregulation and improvement of clinical symptoms. *Crit Rev Oncog* **9**:99–106, 1998.

17. Rowinsky EK, Chaudhry V, Forastiere AA, et al. Phase I and pharmacologic study of paclitaxel and cisplatin with granulocyte colony-stimulating factor: neuromuscular toxicity is dose-limiting. *J Clin Oncol* **11**:2010–2020, 1993.

18. Weintraub M, Adde MA, Venzon DJ, et al. Severe atypical neuropathy associated with administration of hematopoietic colony-stimulating factors and vincristine. *J Clin Oncol* **14**:935–940, 1996.

19. Basu S, Sodhi A. Increased release of interleukin-1 and tumor necrosis factor by interleukin-2-induced lymphokine-activated killer cells in the presence of cisplatin and FK-565. *Immunol Cell Biol* **70**:15–24, 1992.

20. Gan XH, Jewett A, Bonavida B. Activation of human peripheral blood-derived monocytes by cis-diamminedichloroplatinum: enhanced tumoricidal activity and secretion of tumor necrosis factor-alpha. *Nat Immun* **11**:144–155, 1992.

21. O'Brien JM, Jr., Wewers MD, Moore SA, Allen JN. Taxol and colchicine increase LPS-induced pro-IL-1 beta production, but do not increase IL-1 beta secretion: a role for microtubules in the regulation of IL-1 beta production. *J Immunol* **154**(8):4113–4122, 1995.

22. Zaks-Zilberman M, Zaks TZ, Vogel SN. Induction of proinflammatory and chemokine genes by lipopolysaccharide and paclitaxel (Taxol) in murine and human breast cancer cell lines. *Cytokine* **15**(3):156–165, 2001.

23. Ogura K, Ohta S, Ohmori T, et al. Vinca alkaloids induce granulocyte-macrophage colony stimulating factor in human peripheral blood mononuclear cells. *Anticancer Res* **20**:2383–2388, 2000.

24. Dougherty PM, Palecek J, Palecková V, Sorkin LS, Willis WD. The role of NMDA and non-NMDA excitatory amino acid receptors in the excitation of primate spinothalamic tract neurons by mechanical, thermal, chemical, and electrical stimuli. *J Neurosci* **12**:3025–3041, 1992.

25. Lee BN, Andersson B, Cohen MZ, et al. Relationship between plasma cytokine levels and self-reported symptoms in AML patients pre- and post-transplantation with allogeneic peripheral blood stem cells [abstract]. American Society of Hematology 45th Annual Meeting and Exposition, *San Diego CA*, December 6–9, 2003. *Blood* **102**(11):966A, 2003. Abstract 3600.

26. Zlotnik A. Chemokines and cancer. *Int J Cancer* **119**:2026–2029, 2006.

27. Laverdiere C, Gorlick R. CXCR4 expression in osteosarcoma cell lines and tumor samples: evidence for expression by tumor cells. *Clin Cancer Res* **12**(17):5254, 2006.

28. Wang J, Xi L, Gooding W, Godfrey TE, Ferris RL. Chemokine receptors 6 and 7 identify a metastatic expression pattern in squamous cell carcinoma of the head and neck. *Adv Otorhinolaryngol* **62**:121–133, 2005.

29. Diaz GA. CXCR4 mutations in WHIM syndrome: a misguided immune system? *Immunol Rev* **203**:235–243, 2005.

30. Feldmann M. What is the mechanism of action of anti-tumour necrosis factor-alpha antibody in rheumatoid arthritis? *Int Arch Allergy Immunol* **111**:362–365, 1996.

31. Ardizzone S, Bianchi Porro G. Biologic therapy for

inflammatory bowel disease. *Drugs* **65**:2253–2286, 2005.

32. Karin M, Cao Y, Greten FR, Li ZW. NF-kB in cancer: from innocent bystander to major culprit. *Nature Rev Cancer* **2**(4):301–310, 2002.

33. Karin M. Nuclear factor-kappaB in cancer development and progression. *Nature* **441**:431–436, 2006.

34. Yamamoto Y, Gaynor RB. Therapeutic potential of inhibition of the NF-kB pathway in the treatment of inflammation and cancer. *J Clin Invest* **107**(2):134–142, 2001.

35. Surh YJ, Chun KS, Cha HH, et al. Molecular mechanisms underlying chemopreventive activities of anti-inflammatory phytochemicals: down-regulation of COX-2 and iNOS through suppression of NF-kappa B activation. *Mutation Res* **480–481**:243–268, 2001.

36. Rivest S. What is the cellular source of prostaglandins in the brain in response to systemic inflammation? Facts and controversies. *Molec Psychiatry* **4**:500–507, 1999.

37. O'Shea JJ, Murray PJ. Cytokine signaling modules in inflammatory responses. *Immunity* **28**(4):477–487, 2008.

38. Lotz M, Vaughan JH, Carson DA. Effect of neuropeptides on production of inflammatory cytokines by human monocytes. *Science* **241**:1218–1221, 1988.

39. Elenkov IJ, Wilder RL, Chrousos GP, Vizi ES. The sympathetic nerve – an integrative interface between two supersystems: the brain and the immune system. *Pharmacol Rev* **52**:595–638, 2000.

40. Elenkov IJ, Webster E, Papanicolaou DA, Fleisher TA, Chrousos GP, Wilder RL. Histamine potently suppresses human IL-12 and stimulates IL-10 production via H2 receptors. *J Immunol* **161**:2586–2593, 1998.

41. Trikha M, Corringham R, Klein B, Rossi JF. Targeted anti-interleukin-6 monoclonal antibody therapy for cancer: a review of the rationale and clinical evidence. *Clin Cancer Res* **9**:4653–4665, 2003.

42. Tilg H, Trehu E, Atkins MB, Dinarello CA, Mier JW. Interleukin-6 (IL-6) as an anti-inflammatory cytokine: induction of circulating IL-1 receptor antagonist and soluble tumor necrosis factor receptor p55. *Blood* **83**(1):113–118, 1994.

43. Schindler R, Mancilla J, Endres S, Ghorbani R, Clark SC, Dinarello CA. Correlations and interactions in the production of interleukin-6 (IL- 6), IL-1, and tumor necrosis factor (TNF) in human blood mononuclear cells: IL-6 suppresses IL-1 and TNF. *Blood* **75**(1):40–47, 1990.

44. Korth C, Mullington J, Schreiber W, Pollmächer T. Influence of endotoxin on daytime sleep in humans. *Infect Immun* **64**:1110–1115, 1996.

45. Born J, Späth-Schwalbe E, Schwakenhofer H, Kern W, Fehm HL. Influences of corticotropin-releasing hormone, adrenocorticotropin, and cortisol on sleep in normal man. *J Clin Endocrinol Metab* **68**(5):904–911, 1989.

46. Cidlowski JA, Bellingham DL, Powell-Oliver FE, Lubahn DB, Sar M. Novel antipeptide antibodies to the human glucocorticoid receptor: recognition of multiple receptor forms in vitro and distinct localization of cytoplasmic and nuclear receptors. *Mol Endocrinol* **4**:1427–1437, 1990.

47. Auphan N, DiDonato JA, Rosette C, Helmberg A, Karin M. Immunosuppression by glucocorticoids: inhibition of NF-kappaB activity through induction of I kappa B synthesis. *Science* **270**:286–290, 1995.

48. Ramdas J, Harmon J. Glucocorticoid-induced apoptosis and regulation of NF-kappaB activity in human leukemic T cells. *Endocrinology* **139**:3813–3821, 1998.

49. Scheinman R, Cogswell P, Lofquist A, Baldwin A. Role of transcriptional activation of I kappaB in mediation of immunosuppression by glucocorticoids. *Science* **270**:283–286, 1995.

50. Karayiannakis AJ, Syrigos KN, Polychronidis A, Pitiakoudis M, Bounovas A, Simopoulos K. Serum levels of tumor necrosis factor-alpha and nutritional status in pancreatic cancer patients. *Anticancer Res* **21**:1355–1358, 2001.

51. Yoshida N, Ikemoto S, Narita K, et al. Interleukin-6, tumour necrosis factor alpha and interleukin-1beta in patients with renal cell carcinoma. *Br J Cancer* **86**:1396–1400, 2002.

52. Bozcuk H, Uslu G, Samur M, et al. Tumour necrosis factor-alpha, interleukin-6, and fasting serum insulin correlate with clinical outcome in metastatic breast cancer patients treated with chemotherapy. *Cytokine* **27**:58–65, 2004.

53. Michalaki V, Syrigos KN, Charles P, Waxman J. Serum levels of IL-6 and TNF-alpha correlate with clinicopathological features and patient survival in patients with prostate cancer. *Br J Cancer* **90**:2312–2316, 2004.

54. List A, Kurtin S, Roe DJ, et al. Efficacy of lenalidomide in myelodysplastic syndromes. *N Engl J Med* **352**(6):549–557, 2005.

55. Richardson PG, Blood E, Mitsiades CS, et al. A randomized phase 2 study of lenalidomide therapy for patients with relapsed or relapsed and refractory multiple myeloma. *Blood* **108**(10):3458–3464, 2006.

56. Ferrajoli A, Lee BN, Schlette EJ, et al. Lenalidomide induces complete and partial remissions in patients with relapsed and refractory chronic lymphocytic leukemia. *Blood* **111**(11):5291–5297, 2008.

57. Field-Smith A, Morgan GJ, Davies FE. Bortezomib (Velcade®) in the treatment of multiple myeloma. *Ther Clin Risk Manag* **2**(3):271–279, 2006.

58. Dominguez C, Powers DA, Tamayo N. p38 MAP kinase inhibitors: many are made, but few are chosen. *Curr Opin Drug Discov Devel* **8**(4):421–430, 2005.

59. Voorhees PM, Chen Q, Kuhn DJ, et al. Inhibition of interleukin-6 signaling with CNTO 328 enhances the activity of bortezomib in preclinical models of multiple myeloma. *Clin Cancer Res* **13**(21):6469–6478, 2007.

60. Paul-Pletzer K. Tocilizumab: blockade of interleukin-6 signaling pathway as a therapeutic strategy for inflammatory disorders. *Drugs Today (Barc)* **42**: 559–576, 2006.

61. Nishimoto N. Clinical studies in patients with Castleman's disease, Crohn's disease, and rheumatoid arthritis in Japan. *Clin Rev Allergy Immunol* **28**: 221–230, 2005.

62. Baggiolini M, Dewald B, Moser B. Interleukin-8 and related chemotactic cytokines – CXC and CC chemokines. *Adv Immunol* **55**:97–179, 1994.

63. Singh RK, Varney ML, Bucana CD, Johansson SL. Expression of interleukin-8 in primary and metastatic malignant melanoma of the skin. *Melanoma Res* **9**:383–387, 1999.

64. Masuya D, Huang CL, Liu D, et al. The intratumoral expression of vascular endothelial growth factor and interleukin-8 associated with angiogenesis in nonsmall cell lung carcinoma patients. *Cancer* **92**(10):2628–2638, 2001.

65. Eisma RJ, Spiro JD, Kreutzer DL. Role of angiogenic factors: coexpression of interleukin-8 and vascular endothelial growth factor in patients with head and neck squamous carcinoma. *Laryngoscope* **109**(5):687–693, 1999.

66. Huang S, Mills L, Mian B, et al. Fully humanized neutralizing antibodies to interleukin-8 (ABX-IL8) inhibit angiogenesis, tumor growth, and metastasis of human melanoma. *Am J Pathol* **161**:125–134, 2002.

67. Yang XD, Corvalan JR, Wang P, Roy CM, Davis CG. Fully human anti-interleukin-8 monoclonal antibodies: potential therapeutics for the treatment of inflammatory disease states. *J Leukoc Biol* **66**:401–410, 1999.

68. Melnikova VO, Bar-Eli M. Bioimmunotherapy for melanoma using fully human antibodies targeting MCAM/MUC18 and IL-8. *Pigment Cell Res* **19**:395–405, 2006.

69. Harvey JR, Mellor P, Eldaly H, Lennard TW, Kirby JA, Ali S. Inhibition of CXCR4-mediated breast cancer metastasis: a potential role for heparinoids? *Clin Cancer Res* **13**:1562–1570, 2007.

70. Tamamura H, Hori A, Kanzaki N. T140 analogs as CXCR4 antagonists identified as anti-metastatic agents in the treatment of breast cancer. *FEBS Lett* **550**:79–83, 2003.

71. Takenaga M, Tamamura H, Hiramatsu K. A single treatment with microcapsules containing a CXCR4 antagonist suppresses pulmonary metastasis of murine melanoma. *Biochem Biophys Res Commun* **320**:226–232, 2004.

72. Liang Z, Yoon Y, Votaw J, Goodman MM, Williams L, Shim H. Silencing of CXCR4 blocks breast cancer metastasis. *Cancer Res* **65**:967–971, 2005.

73. Kim SY, Lee CH, Midura BV, et al. Inhibition of the CXCR4/CXCL12 chemokine pathway reduces the development of murine pulmonary metastases. *Clin Exp Metastasis* **25**(3):201–211, 2008.

74. Devine SM, Flomenberg N, Vesole DH, et al. Rapid mobilization of CD34+ cells following administration of the CXCR4 antagonist AMD3100 to patients with multiple myeloma and non-Hodgkin's lymphoma. *J Clin Oncol* **22**:1095–1102, 2004.

75. Siwak DR, Shishodia S, Aggarwal BB, Kurzrock R. Curcumin-induced antiproliferative and proapoptotic effects in melanoma cells are associated with suppression of Ikappa B kinase and nuclear factor kappaB activity and are independent of the B-Raf/mitogen-activated/extracellular signal-regulated protein kinase pathway and the Akt pathway. *Cancer* **104**(4):879–890, 2005.

76. Hanai H, Iida T, Takeuchi K, et al. Curcumin maintenance therapy for ulcerative colitis: randomized, multicenter, double-blind, placebo-controlled trial. *Clin Gastroenterol Hepatol* **4**(12):1502–1506, 2006.

77. Holt PR, Katz S, Kirshoff R. Curcumin therapy in inflammatory bowel disease: a pilot study. *Dig Dis Sci* **50**:2191–2193, 2005.

Qiuling Shi and Charles S. Cleeland

在癌症患者中，即使疾病的严重程度和治疗方式类似，与疾病和(或)治疗相关的症状也有所不同。研究证明，年龄、性别、种族/民族、情绪状态和其他环境因素都可以影响个体的症状体验。然而，个体间还有很多的差异是这些因素无法解释的，因此遗传特征可能与这些差异有关。基因的变异和由它们编码的蛋白质表达的差异，影响了个体在症状与疾病发生及严重程度方面的倾向性。作为一个复杂的过程，与癌症相关的症状的发展受多种遗传变异影响，每一个变异都给患者带来小的对症状的易感性差异。

确定癌症相关症状和常见遗传变异之间关联的潜在益处表现在多个方面。首先，对患者的遗传变异与特定症状易感性关系的研究，可以揭示症状发生发展的生物学机制或控制途径。其次，确定与特定症状高度相关的基因型，可以帮助临床医生鉴别哪些是有症状负担的高危患者，哪些患者可以从预防性治疗中获益。再次，使用基因型来评估个体对特定治疗的敏感性，可以使临床医生有针对性地通过生物学机制来管理多种症状，而不是单从经验上治疗个人症状(如通过刺激治疗疲劳，应用阿片类药物治疗疼痛)。以这种个体化的方式控制甚至预防症状，会使成千上万的癌症患者和幸存者获益。

有关基因对癌症相关症状影响的研究已在动物和人类中同时开展。基因敲除和转基因动物模型使研究人员能够探索影响症状发展和治疗反应的生物通路靶基因的功能和变异。蛋白

质组学能够确定新的蛋白质，在药物研究中提示新的通路和靶标。动物模型研究可发现症状相关基因，而遗传多态性的分子流行病学研究则用于评估患者对各种症状的易感性和治疗的敏感性。其中，连锁分析可以确定可能与家族样本中的特定表型相关的候选基因组区域，而关联研究可以确定患者的遗传多态性的风险，以加强对多种症状的预防和治疗能力(图17.1)。

本章我们将讨论与癌症患者症状发生、发展和管理相关的遗传变异。我们提出"症状表型"这一新概念，用来描述一个患者的多重可观察症状的特征。还将介绍用于识别常见遗传变异与癌症相关症状之间关联的基因型标志，并总结评估这些关联的三种分子流行病学方法。最后，我们将讨论常见癌症和治疗相关症状的遗传变异，这些症状包括疼痛、镇痛反应、抑郁症、疲劳、睡眠障碍和认知障碍。

表型和基因型

症状表型

生物体表型是指由生物体基因型及其所处环境共同决定，任何可观察到的、有机体的结构、功能或行为。最初，行为分子介质的研究人员利用"行为表型"的概念来描述人类的认知发育延迟和智力低下(如唐氏综合征和脆性X综合征[1])，以及动物抑郁、厌食、痛觉过敏、认知能力受损等病态行为模型[2]。癌症患者症状的发生和分子机制与动物模型的"病态行为"

图 17.1 基因 - 症状关系的研究方法。基因敲除和转基因动物模型使研究人员能够探索影响症状发展和治疗反应的生物通路靶基因的功能和变异。蛋白质组学能够确定新的蛋白质，在药物研究中提示新的通路和靶标。连锁分析可以确定可能与家族样本中的特定表型相关的候选基因组区域，而关联研究可以确定患者的遗传多态性的风险，以加强对多种症状的预防和治疗能力

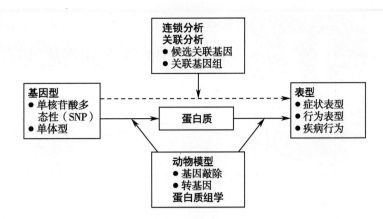

的发生和分子机制存在相似性[3]，鉴于此，我们建议用"症状表型"的概念来描述癌症患者由共同分子机制引起的同时存在的多种症状。

在基因 - 症状关联的研究中，症状通常被单独评估和治疗，或单独归类为身体症状（如疼痛）、认知症状（如记忆力减退）或情感症状（如焦虑和抑郁）。相反，症状表型是把癌症相关症状作为一个整体来描述。作为一个新概念，症状表型的描述和应用方法仍在研究中。其中要考虑的一个因素是需要评估多种症状（如症状负担）的影响，并以一种有临床意义的方式解释这种影响，特别是在患者的表型不能预先判定时。症状负担可以通过患者报告结局（patient-reported outcomes，PROs）量表成功地测量[4]。在研究基因变异和症状之间的联系时，PROs评分通常是以连续数据形式存在，可用阈值将其转化为分类数据。然而，由于症状表型需要考虑到患者能够体验的所有症状的效应，在临床研究和实践中，根据患者多个症状的评分，常采用聚类分析的方法把患者归类为整体症状高或低的群体。

聚类分析是一种简单的、描述性的统计方法，它能识别出一系列相似个体之间最小的组内差异和最大的组间变异。聚类分析允许研究者将研究对象分类，并在此基础上进一步分析，而无需事先了解分类值或所需的组数。许多聚类算法，包括分层、划分、密度和双向聚类算法，都可用于研究遗传变异与症状发展之间的关联[5]。根据患者的症状负担将他们分组并

选择合适的算法进行聚类分析是一个有争议的问题，而要获得准确和可复制的症状表型，明确的聚类分析实施和报告指南必不可少。

确定症状表型，另一个需要考虑的因素是由于疾病的进展和（或）对治疗的反应，癌症患者的症状通常会随着时间的推移而变化。但为了获得可复制的遗传学标志物和基因 - 症状关系，并在临床应用，确定表型的方法必须能够描述症状随时间变化的纵向特征。截至目前，关于如何在基因 - 症状关联性研究中描述纵向的症状负担尚没有推荐意见。

图 17.2 中展示的群组分类曲线模型[6]是解决上述问题（癌症相关症状的多样性与疾病和治疗的纵向性质）的一种尝试。图中所示的发展轨迹表明，个别患者症状易感性的差异可能是患者的遗传背景和环境相互作用的结果。使用群组建模来对患者纵向症状进行分类的前提是患者间症状随时间变化具有异质性，但不需要对症状轨迹的形态提出假设。此外，把纵向的 PRO 数据以组为单位建模，得到与常用疾病表型数据（如，疾病的有 / 无）类似的表型分组数据，从而使研究人员能够在遗传关联研究中应用成熟的统计分析方法分析并解读基因 - 症状表型关联的临床相关性。

基因型

人类都是遗传多样性的，即使是同卵双生子。人类基因组计划已经确定了数百万种基因变异，包括单核苷酸多态性（SNPs）、拷贝数

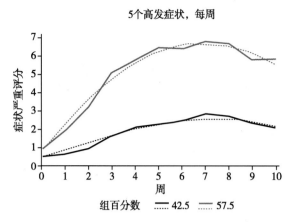

5个高发症状，每周

组百分数 ━━━ 42.5 ⋯⋯ 57.5

图 17.2 纵向症状表型。采用群组分类模型对进行同步放化疗或放疗的癌症患者纵向症状的表型的研究。共 182 例头颈部癌或乳腺癌患者随访 10 周，采用安德森症状量表（MDASI）每周测量一次，0~10 数字评分法。治疗结束时，最常见的 5 个症状是疲劳、疼痛、睡眠不足、食欲缺乏和嗜睡。根据对这些症状的纵向测量数据，按症状发展轨迹不同将患者分为两组。78 例（43%）在治疗过程中没有或只有轻度症状负担的患者分配到一个组；其余 104 例（57%）在治疗开始时无症状但随着治疗进程症状逐渐加重的患者被分配到第二组

变异、遗传学和可变数串联重复。这些遗传变异，特别是 SNPs，已被用作生物学标志来定位与疾病相关的基因并预测个体对环境因素的易感性和对药物的反应。

SNPs 占了 DNA 序列中变异的大约 90%，是最常用的分析个体基因组背景与疾病表型关系的遗传标志。SNPs 是基因 DNA 序列中单个核苷酸（A、T、C 或 G）的变异。SNPs 分布在人类的整个 DNA 中，大约每 300 核苷酸中就有一个 SNPs。人类基因组中有大约 1 000 万个常见的 SNPs。三种主要 SNPs 类型包括替代（其中一个单一的核苷酸被取代）、删除（其中一个单一的核苷酸从核苷酸序列中删除）和插入（其中一个单一的核苷酸插入序列）。

SNPs 可以发生在整个基因组的任何区域，包括编码区、非编码区和基因间区。编码区域的 SNPs 通常被归类为非同义 SNPs 或同义 SNPs。在非同义 SNP 中，DNA 碱基的变化会导致多肽序列的改变。非同义的变化可能通过改变蛋白质的氨基酸序列而影响基因产物（mRNA 或蛋白质）的功能，或可能由于过早终止而产生非功能性蛋白质。由于其对蛋白质功能的影响，非同义 SNPs 已成为基因 - 疾病关联研究的主要候选标志物。例如，rs4680 是儿茶酚邻位甲基转移酶（catechol-O-methyltransferase，COMT）基因的一个非同义 SNPs，导致在 158 位置上由甲硫氨酸取代了缬氨酸，使 COMT 活性减少了 3~4 倍，因此增加了个体对疼痛的敏感性[7]。在癌症相关疼痛研究中，rs4680 已证明与痛觉[8]、吗啡的疗效和副作用[9]、抑郁和焦虑[10]有关，被认为是症状研究中的候选基因标志之一。

同义 SNPs 产生相同的多肽序列，因此很少影响其产生的蛋白质的功能。虽然同义 SNPs 引起的功能改变很少，但已经证明其可以影响蛋白质的折叠和 mRNA 的剪接与稳定性，这些改变与疾病的发生有关[11]。例如，his62his（rs4633）和 leu136leu（rs4818）是 COMT 基因的两个不同的同义 SNPs，可以通过改变 mRNA 结构增加或减少蛋白的表达[12]，而这些都与疼痛敏感性有关[8]。

非编码区的 SNPs 发生在内含子或基因间隔区，可能影响基因剪接、转录因子结合和非编码的 RNA 序列。例如，SNP C-889T（rs1800587）位于白细胞介素（IL）-1α 的启动子区，在功能上不改变 IL-1α 蛋白，但可以通过影响可以裂解 IL-1α 前体的蛋白酶的酶促效应，减少 mRNA 的表达和血清中的蛋白水平[13]。

分析某个基因区域中的多个 SNPs，比分析单个基因标志可以提供更多的有关基因 - 疾病关联性的信息。从理论上讲，识别与某种疾病相关的遗传标志需要有关个体的完整 DNA 序列中所有基因变异的信息。然而，全基因组测序的高昂成本使得这种方法行不通。相反，单体型是一组在同一染色体上的 SNPs，通常是共同遗传的，可以通过遗传变异的模式来识别，目前已被作为识别潜在的疾病相关的遗传标志[14]。一个单体型中的遗传变异，主要是 SNPs，在统计学上相互关联，这意味着可以用已知的 SNPs 来预测其附近的 SNPs，因此只需要检测部分

SNPs 便足以识别在特定染色体区域的单体型。此类信息性 SNPs 称为标签 SNPs，代表在特定区域甚至整个基因组中的遗传变异特征。通过消除 SNPs 提供的冗余信息，研究人员可以通过标签 SNPs 研究基因标志，而不必在感兴趣的染色体区域中对每个 SNPs 进行基因分型。

在有关基因 - 疾病关联研究中，标签 SNPs 通常是利用一个密集的 SNPs 网络中的数据来筛选的，这些 SNPs 一般通过一个相对较小的实验小组来鉴别。美国国家环境健康科学研究所的环境基因组项目是标志 SNPs 的主要数据来源之一，其目标是在由 95 个来自不同种族的个体组成的小组中，对超过 600 个的环境反应基因进行 SNPs 基因分型[15]。有了这些数据，可以使用单倍域依赖性和单倍域独立性方法来识别标签 SNPs。单倍域依赖性的方法需要对单体型区域有明确的定义，允许 SNPs 是高度相关的，但不包括尚未被发现的区域[16, 17]。此外，由于单倍域在不同人群中是不同的，从一个样本集获得的单体型数据区推论到另一个样本集可能会很困难[18]。单倍域独立性的方法比单倍域依赖性的方法更常用，它是通过利用 SNPs 之间的相关性（即 SNPs 的连锁不平衡特性）以确定涵盖整个研究区域的信息最丰富的 SNPs[19, 20]。

用于推究标签 SNPs 的各种软件包可在网上获得。每个包都包含至少一种这里所提出的方法。研究人员可以选择一个或多个软件包，以获得有最大可能性去完成其具体研究目的的标签 SNP 集。

研究人类基因相关症状的方法

许多创新技术被用来确定癌症相关症状的常见生物学机制。随着分子技术的进步，如高通量基因分型技术，使得评估不同群体的遗传变异成为可能。遗传标志与心理和生理测量相结合，可用于评估个人和群体的症状风险。连锁分析和关联分析是识别人类相关基因表型的两种主要方法（图 17.1）。

连锁分析

连锁分析是识别基因相关疾病的第一步，用于研究表型和相关基因在染色体上的位置之间的潜在关联。在同一染色体上彼此靠近的基因标志往往被一起遗传；因此，如果一个患者继承了特定的遗传标志和某种特定的疾病，那么与疾病相关的基因就很可能在同一染色体的遗传标志附近被发现。对数优势计分（LOD）值是估计遗传连锁的主要统计方法，LOD 值≥3 表明两个遗传标志很可能被一起遗传。

虽然该方法主要关注家族遗传模式，但普通基因 - 疾病关联研究连锁分析也可以用来确定潜在候选基因在染色体上的位置。例如原发性红斑肢痛症，这是一种以四肢末梢烧灼样疼痛为特点的病痛，伴有皮肤发红和皮温升高，Yang 等[21]通过连锁分析认为它与染色体 2q 上一段 5.98cM 的基因区有关。这个区域包含编码 Nav1.7 的 α- 亚单位的 SCN9A 基因，该亚单位属于电压门控钠通道，在伤害感受神经元中强烈表达。在许多疼痛患者中均发现了 SCN9A 基因的两个突变：T2573A 和 T2543C，提示 T2573A 和 T2543C 可能是患者易患疼痛的候选标志基因。

关联分析

关联分析的主要目的是通过与无表型的患者相比，确定某一特定的 DNA 多态性是否更频繁地出现在有目标表型的患者身上，从而识别出预防和治疗常见疾病的易感性基因标志。关联分析通常在无血缘关系的患者中使用病例对照或队列研究设计进行研究。这一方法可以是假设驱动的，如候选基因关联研究，或是无假设驱动的，如全基因组关联研究。

候选基因研究

假设驱动候选基因研究所调查的基因，可能涉及的生物学途径包括调节疾病发展和对治疗的反应。选择假设有修饰靶向基因表型功能的基因标志是成功完成候选基因关联研究的关键。研究人员可以从以下几个方面选择候选的遗传标志：①既往报告的基因变异库，涉及可能享有相同生物学途径的表型；②通过连锁分析确定的位于特定染色体区域的基因；③已知的能改变蛋白质活性的基因变异；④有显著统计学意义的与症状表型相关的基因变异，或在全基因组关联研究中确定的与这种变异的高度连锁的基因。

鉴定与疾病相关的 SNP 或单体型，部分取决于被测试的基因标志的数量。测试一小部分以已知生物通路为重点的 SNPs，可提高研究[22]的统计功效；然而，由于大多数的常见疾病都是由多种基因所致，所以测试有限的 SNPs 可能也会导致关联弱化或者关联无法复制[8,23,24]。从理论上讲，标签 SNPs 可以代表整个目的基因的所有变异，因此，在候选基因中的基因分型标签 SNPs 可能部分地解决这个问题。当关联研究涉及三个或更多的 SNPs 时，还应考虑多重比较的问题。多重比较是一个统计学问题，一般发生在三个或更多的假说需要同时检验时，这可能导致不正确的拒绝无效假设（假阳性）。控制多重比较的最简单和最常用的方法是使用 Bonferroni 校正，在这种情况下，临界 P 值（通常为 0.05）需要除以被测试的 SNPs 数（例如，如果测试了 100 个 SNPs，则 P 值将设置为 0.000 5）。然而，由于 Bonferroni 校正是一种保守的方法，当涉及数以百计的遗传标志时，需要大样本才能获得一个统计意义上的关联。

全基因组关联研究

候选基因关联研究的目标是有关的小型候选区域，而整个基因组范围的关联研究（genome-wide association study，GWAS）分析的是特定基因组中的遗传变异，以确定具体基因和常见疾病之间的关联。由于是对整个基因组进行分析，GWAS 可以只研究表型的遗传学，而不必对潜在机制或候选基因提出假说。一个设计良好的 GWAS 可以识别以前未知的遗传标志，这可能提示基因 - 疾病关联的新的生物学途径[25,26]。GWASs 已经发现了一些普通的基因 - 疾病关联，例如自闭症、2 型糖尿病、前列腺癌、乳腺癌和结直肠癌[27]。

在 GWAS 中，由于大约 100 万个 SNPs 被同时测试，所以相对于传统的流行病学或候选基因关联研究，多重比较是一个更突出的问题。为了避免假阳性使用 Bonferroni 校正方法，此时"全基因组"有统计学意义的 P 值通常是大约 5×10^{-8}，因此需要数以千计的患者来检测基因 - 疾病的关联性。此外，由于在 GWAS 中发现的与疾病相关的 SNPs 可能位于未知的染色体区域；或者这些 SNPs 可能仅仅是一组更大的 SNPs 的一部分，它们高度相关并且涉及在一定距离上的有功能的 SNPs，所以，这些 SNPs 可能不能直接揭示特定表型的潜在生物学机制。这种 SNPs 应被认为是定位标志，其中与将来关联研究中候选基因在同一个区域的 SNPs，可以作为疾病病因学和研发新药靶标的标志物。

与癌症相关症状有关的遗传变异

通过候选基因关联研究评估癌症相关症状相关的遗传倾向研究，从具体症状有关的生物学途径中筛选出遗传标志物，这些途径包括炎症、神经传导、药物代谢和运输途径。表 17.1 总结了这些生物学途径中的与癌症患者疾病相关或治疗相关的症状的遗传变异。

炎症

癌症患者表现出许多症状，与动物因免疫应答的炎症反应引起的病态行为相似。病态行为可由促炎细胞因子诱导，这些细胞因子包括 IL-1、肿瘤坏死因子（TNF）α、干扰素 α 和 IL-2，一般给药途径包括皮下、静脉或腹腔内[36]。细胞因子可能与癌症相关症状的发生机制有关。Bower 等[37] 发现，在接受放疗的乳腺癌或前列腺癌患者中，c- 反应蛋白和 IL-1 受体拮抗剂（IL-1RA）这两个炎症标志物的血清水平与患者的疲劳呈正相关。在对急性髓系白血病或骨髓增生异常综合征患者的研究中，Wang 等[38] 发现，在异体造血干细胞移植的白细胞计数最低点，全身炎症细胞因子（主要是 IL-6）的释放与

表 17.1　与癌症患者疾病或治疗相关的症状相关的遗传变异

基因	多态性	疼痛表型	研究人群	研究者
COMT	Rs4680	吗啡用量	癌症患者	Rakvag 等 [29]
	SNPs 内含子 1 单倍体	阿片药物副作用	癌症患者	Ross 等 [30]
	SNPs11 单倍体	阿片药物剂量	癌症患者	Rakvag 等 [29]
OPRM1	s1799971	疼痛严重程度，吗啡用量	癌症患者	Klepstad 等 [31]
IL-6	rs1800795	使用阿片药物的疼痛缓解程度	肺癌患者	Reyes-Gibby 等 [32]
IL-8	rs4073	疼痛严重程度	高加索肺癌患者	Reyes-Gibby 等 [32]
TNF-α	rs1800629	疼痛严重程度	肺癌患者	Reyes-Gibby 等 [32]
ABCB1	rs1045642 rs2032582	使用吗啡的疼痛缓解程度	癌症患者	Campa 等 [34]，Klepstad 等 [35]

缩略语：COMT, catechol-O-methyltransferase, 儿茶酚邻位甲基转移酶；SNPs, single nucleotide polymorphisms, 单核苷酸多态性；OPRM1, μ-opioid receptor, μ- 阿片受体；IL, interleukin, 白细胞介素；TNF, tumor necrosis factor, 肿瘤坏死因子；ABCB1, adenosine triphosphate-binding cassette family member B1, 腺苷三磷酸结合盒家族成员

治疗相关的多症状负担增加有关。这些发现表明，患者炎症细胞因子水平的遗传变异增加可能与特定的癌症相关症状有关。

白细胞介素 -1

IL-1 参与活化 T 细胞，诱导黏附分子表达。IL-1 给药的大鼠可以导致触摸痛和痛觉过敏 [39]，提高大鼠对压力环境刺激的反应能力 [40]。两个多肽（IL-1α 和 IL-1β）和竞争抑制剂 IL-1RA 决定 IL-1 的活性。编码 IL-1α、IL-1β 和 IL-1RA 的基因排列在染色体 2q13-q24 上一个紧密连锁的区域。多态性的 *IL-1α C889T（rs1800587）*[41]、*IL-1β C3954T（rs1143634）*[42]、*IL-1β C-511T（rs16944）*[43] 和 *IL-1RA* 基因的 86 碱基对重复序列（可变数串联重复多态性）[44] 均具有调控 IL-1 产生的生物相关性。虽然这些多态性与癌症相关的症状无关，但 IL-1β-511TC 和 TT 基因型与接受 5- 氟尿嘧啶联合顺铂化疗的患者的较高毒性有显著相关性 [45]，也与乳腺癌幸存者（33 例患者和 14 例对照）的疲劳感显著相关 [46]。在腰痛患者中，*IL-1β 3954T* 等位基因与较长的疼痛持续时间和更高的疼痛强度有关，而 *IL-1RA 1812A* 则与多种疼痛表型有关，包括更频繁的疼痛发生、更长的疼痛持续时间和对日常活动

的限制 [47]。*IL-1RA* 基因中的 86 碱基对重复序列与妇科术后较高的吗啡消耗有关 [48]。

白细胞介素 -6

IL-6 在伤害感受生理学和疼痛的病理生理学中扮演着多重角色。Bianchi 等 [49] 发现 *IL-6* 基因敲除小鼠表现出对吗啡的镇痛反应减少，对吗啡镇痛作用的耐受性更快。在癌症患者和老年患者 [53] 中，高血浆水平的 IL-6 与创伤后应激障碍的发展 [50]、疼痛 [38] 和抑郁症 [51, 52] 有关。在动物模型中，重组 IL-6 中枢给药后的大鼠增加了非快速动眼睡眠 [54]，并且外周 IL-6 水平升高与老年小鼠长期认知障碍有关 [55]。在健康人群中，*IL-6* 基因启动子区 *SNP G-174C（rs1800795）* 的等位基因 C 与血浆 IL-6 低水平表达显著相关 [56]。在肺癌患者中，携带 -174C 等位基因纯合子的患者疼痛达到缓解所需的阿片剂量是杂合子或纯合子 G 等位基因患者的 4.7 倍以上 [32]。在接受干扰素 -α 和利巴韦林联合治疗丙型肝炎时，携带 G 等位基因纯合子的患者抑郁症的症状明显少于等位基因杂合子的患者 [57]。据报道，青少年类风湿关节炎患者中携带 G 等位基因纯合子的比杂合子携带者有更严重的疼痛 [58]。在坐骨神经痛患者中，发现

携带有 4 个 SNPs（*A-596G*、*G-572C*、*G-174C* 和 *T+15A*）的 *GGGA* 型单体可预测背部或腿部疼痛持续时间[59]。

肿瘤坏死因子 -α

TNF-α 在手术、感染和创伤后炎症反应起主要作用。TNF-α 表达与神经病理性疼痛模型中的触摸痛或痛觉过敏相关[39, 60]。在注射卡拉胶引起炎症性疼痛的小鼠中，注射部位 *TNF-α mRNA* 的表达增加[61]。在 *TNF-α* 基因启动子区，已经证实 *G-308A*（*rs3093544*）的多态性等位基因 A 与高启动子活性和 *TNF-α* 表达增加相关[62]。且这个等位基因与白种人非小细胞肺癌患者的疼痛严重程度有关[32]。但 *TNF-α* 多态性与疼痛以外的症状的关系在不同人群中并不一致。例如，携带 *G-308A* 的 *GG* 基因型的老年白种人发生严重抑郁的风险更大[63]，而亚洲患者则相反[64]。

白细胞介素 -8

作为炎症反应的主要介质，IL-8 可以吸引中性粒细胞和巨噬细胞，表现出广泛的促炎作用[65]。在 23 例腰椎间盘突出伴神经根病的手术患者中，IL-8 mRNA 表达与背部伸展导致根痛的发展和持续时间有关[66]。IL-8 基因的启动子区域有一个共同的 SNP，*T-251A*（*rs4073*），A 等位基因已经证实与脂多糖刺激的全血中 IL-8 产生的增加[67]和白种人肺癌患者[33]中严重疼痛有关。

其他细胞因子

其他细胞因子基因，如 *IL-10*、*TGF-β* 和 *IFN*，已证实与一些癌症的发展和预后有关。具有足够样本和症状表型一致的设计良好的研究可以确定这些细胞因子的基因多态性与癌症相关症状之间的关联。

神经传导

症状是外界刺激和神经系统之间相互作用的结果。当有刺激发生时，感觉神经元释放神经递质，神经递质与突触后受体结合并激活传导途径。一些神经递质和受体，如血清素、某些儿茶酚胺、γ- 丁酸（GABA），有助于大脑和脊髓内的感觉传递。调节这些蛋白质表达和活性的基因可以解释个体在症状感知上的差异，从而成为症状控制治疗的潜在目标。

儿茶酚邻位甲基转移酶

儿茶酚邻位甲基转移酶（catechol-*O*-methyltransferase，COMT）介导儿茶酚胺神经递质的失活，这些神经递质包括多巴胺、肾上腺素和去甲肾上腺素。COMT 活性降低可增加患者对疼痛的敏感性和疼痛持续时间的总和。Diatchenko 等[8]发现，携带 4 个 COMT SNPs（*rs6269*、*rs4818*、*rs4680* 和 *rs4633*）的单体型与发生肌源性颞下颌关节紊乱症的风险有很大相关性，这是一种常见的肌肉骨骼疼痛。这种单体也被发现可以通过改变 mRNA 二级结构来调节蛋白质的表达[12]。除疼痛以外，人们也研究了 COMT 基因多态性在其他症状中的可能作用。Babovic 等[68]发现，COMT 基因缺失的纯合子小鼠在空间学习和工作记忆方面有改善，而杂合子小鼠有认知障碍。在人类中，*Val158Met* 的多态性已被发现可导致多种认知障碍表型，包括年龄相关的执行认知能力下降[69]、精神病患者的认知恶化[70]、初发精神分裂症患者的认知稳定性和聚合能力[71]和对抗精神病药的认知反应[72]。然而，荟萃分析显示，COMT *Val158/108Met* 的基因多态性与认知功能即使有关联，其强度也非常小[73]。COMT 基因也可能参与抗抑郁药物治疗的反应。Val158Met 的基因多态性可能与对某些治疗的反应性增加有关，这些治疗包括睡眠剥夺加光疗[74]、帕罗西汀[75, 76]和电休克治疗[76]。尽管它们在癌症相关症状方面的作用尚未完全清楚，COMT 基因的多态性特别是 Val158Met 的多态性，仍然是多种癌症症状潜在的候选基因变异。

阿片受体

阿片受体是吗啡和类似阿片类药物起镇痛

作用所必需的特定受体[77]。三种阿片受体（μ、δ和κ）在中枢和周围神经系统[78]及在各种循环免疫细胞中广泛表达[79]。μ-阿片受体是吗啡和其他阿片类镇痛药的主要结合位点[80]。A118G 是 μ 阿片受体基因（OPRM1）中研究最多的 SNPs，它在 40 位上引起了从天冬酰胺到天门冬氨酸的氨基酸交换[81]。这种核苷酸移位减少了在脑 S2 区的 μ 阿片受体信号传递的功效，而 S2 区是编码疼痛强度的疼痛基质的一个重要组成部分[82]（见第 18 章）。相对于未携带具有 G 等位基因的患者，携带 G 等位基因的患者对疼痛敏感度高[83]且对阿片类镇痛药的反应较差[84]，因此，携带 G 等位基因的纯合子癌症患者需要更高剂量的吗啡来实现疼痛控制[31]。这些发现在除一项之外的研究中都获得了重复[85]，此研究发现在携带 G 等位基因的患者中，鞘内注射芬太尼治疗分娩疼痛可以提高吗啡的镇痛效果，这意味着特定 SNPs 的作用可能因阿片类药物种类、给药途径和疼痛病因的不同而有所差异。少数研究探讨了阿片受体在疼痛以外症状中的作用。在抑郁症动物模型中，κ-阿片受体特异性拮抗剂 norbinaltorphimine 已被发现有抗抑郁的行为效应[86]。癌症患者的 μ 阿片受体也被发现与急性坐骨神经痛对情绪的短期影响有关[10]。

5- 羟色胺转运体

5- 羟色胺转运体（5- 羟色胺，5-HTT）影响单胺类神经递质介导的行为（包括焦虑、抑郁症）、强迫症状及对疼痛刺激的反应。5- 羟色胺转运体基因（5-HTT）的蛋白质产物引起 5- 羟色胺从突触间隙的再摄取，调节 5- 羟色胺的传递[87]。在 5-HTT 基因连锁多态区（5-HTTLPR；rs25531），启动子区域存在一个由 20～23 碱基对单元重复 14～16 次组成的区域，这被称为 44 碱基对插入 / 删除的多态性[88]。5-HTTLPR 的短重复序列（14 次重复）等位基因造成转录活性降低，导致神经元 5- 羟色胺再摄取减少[89]，并与高水平的焦虑相关行为有关[88]，增高抑郁症易感性[90]，增强瑞芬太尼的镇痛作用[91]。一项对 11 例患有抑郁症的进展期癌症患者的研究表

明，短重复序列等位基因与抑郁症和焦虑症有较高的相关性[92]。5- 羟色胺转运体基因的另一个多态性区域 STin2 位于第二内含子内，通常包含 16～17 碱基对序列的 10～12 次重复，与非癌症患者关节疼痛的严重程度相关[93]。

药物运输和代谢

药物疗效受多种因素影响，个体间差异较大。参与运输和代谢的蛋白多态性可能导致个体间对症状控制药物反应的差异。目前药物基因研究主要集中在阿片类药物和非甾体抗炎药。许多药物转运体、药物代谢酶和阿片受体的基因多态性已被确定可以改变癌症患者的镇痛效果。

渗透性糖蛋白

渗透性糖蛋白（permeability glycoprotein，P-gp）介导几种阿片肽的跨膜转运，可以导致非肽类阿片药物如吗啡[94~96]跨过血脑屏障从大脑流出。P-gp 由腺苷三磷酸结合盒家族成员 B1（ABCB1）基因编码[97]。在 ABCB1 基因的外显子 26 区域有一个常见的 SNPs，即 C3435T。携带 T 等位基因纯合子患者十二指肠 P-gp 表达和地高辛血浆浓度比 CC 基因型患者低 2 倍[98]。C3435T 影响多种阿片类药物的疗效，在服用多种阿片类药物止痛的 C3435T 患者中，阿片每日剂量以基因剂量依赖的方式显著降低[99]。Campa 等[34]发现，在接受阿片类药物的癌症患者中，与 C/C 等位基因纯合子患者相比，T/T 等位基因纯合子患者缓解更加显著，而 T/C 杂合子基因患者的疼痛缓解程度与 C/C 纯合子患者没有明显差异。同样，Coller 等[100]发现，在阿片依赖患者中，T 等位基因与较低的美沙酮日需求剂量之间存在关联。Park 等[101]发现，在韩国患者中，与 1236CC、2677GG 和 3435CC 基因型患者相比，1236TT、2677TT 和 3435TT 基因型患者在接受静脉注射芬太尼脊髓麻醉时更易产生毒副作用，特别是早期和深度呼吸抑制。Kim 等[102]发现，在接受化疗的卵巢癌患者中，G2677T/A 多态性表现为 T/A 等位基因的患者发生 3、4 级

血液学和胃肠毒性的风险更高。Qian 等[103] 发现，在日本患者中，携带 *129T-2677A-3435C* 的单体型与情绪障碍有关。

细胞色素 P450 酶

在人类，细胞色素 P450（cytochrome P450，CYP）酶是 I 期药物代谢酶，担负 75% 的药物代谢[104]。对特定的药物，CYP 同位异构体的多态性导致了镇痛药物效果和副作用的个体差异[105, 106]。例如，CYP2D6 酶的多态性决定着由可待因 O- 去甲基化为吗啡的过程，从而控制吗啡产生的速率。迄今为止，已发现超过 100 种 *CYP2D6* 的等位基因变异体。以这些多态性为基础，按照不同的酶活性把患者分为四组：低代谢型，酶活性完全缺失；中间代谢型，酶活性降低；高代谢型，酶活性正常；超快代谢型，酶活性增强[107]。对低代谢型患者，可待因不能被活化为吗啡，因此是一种无效的镇痛药[108]。此外，在胃癌术后最初的 48 小时内，携带 *CYP2D6*10* 纯合子的患者曲马多的消耗量明显高于无 *CYP2D6*10* 的患者[109]。关于其他 P450 酶的基因多态性也有报道。在对 245 名接受美沙酮维持治疗的患者进行的一项研究中，Crettol 等[110] 发现，*CYP2B6*6/*6* 携带者呈现出更高的（S）-美沙酮血浆浓度水平。Pilotto 等[111] 对 78 例非甾体抗炎药诱发的上消化道出血患者的研究发现，与 *CYP2C9*1/*1* 基因型的对照组相比，*CYP2C9*3* 等位基因患者出血风险显著增高。

尿嘧啶核苷二磷酸葡萄糖醛酸转移酶

尿嘧啶核苷二磷酸葡萄糖醛酸转移酶（Uridine diphosphate glucuronosyltransferase，UGT）是一个 II 期酶，催化葡醛酸结合反应，使糖极性化合物增加并促进其代谢消除。阿片类药物、对乙酰氨基酚和众多的非甾体抗炎均经 UGTs 葡萄糖醛酸化[112]。*UGT2B7* 基因编码的 UGT2B7 是一个负责吗啡葡萄糖醛酸化的重要肝酶，*UGT2B7* 的 SNP *G-840A* 位于该基因的启动子区域[113]。*G-840A* 与其他 5 个启动子 SNP 紧密连锁，包括 *A-1248G*、*T-1241C*、*T-1054C*、*A-268G* 和 *T-102C*，与肝酶基因的起始位点相关[114]。最近的一项关于镰状细胞病患者的研究报告指出，*840G* 等位基因（*GG* 和 *GA* 基因型）与吗啡葡萄糖醛酸化减少明显相关，由此引起肝脏对吗啡清除能力的变异[115]。

结论

基因分析方法为研究癌症患者症状发展的潜在的生物学机制提供了新机遇。然而，迄今为止，研究发现的基因和遗传变异的数量有限，所以对癌症相关症状的基因调控的性质和范围尚未完全了解。对疼痛等症状的遗传学研究，由于不同的遗传 - 环境交互作用方式，如不同性别、不同 SNPs/ 单倍型和不同的症状表型而变得复杂[116]。此外，由于样本量小、候选基因数量有限及各种治疗方法的局限性，关于遗传变异和治疗功效的研究也非常有限。在今后的研究中，应使用一致的和有临床意义的症状表型，使对基因图谱的解释更具普适性，从而使遗传因素与癌症相关症状之间的关联更有可复制性。最后，全基因组研究可被用来识别更多的新的候选基因，因为这种研究可以扫描整个基因组数百万的 SNPs，而无需假设可能与癌症症状相关的特定生物学途径。

（陈方国 译　李倩 校）

参考文献

1. Einfeld S, Hall W. Behavior phenotype of the fragile X syndrome. *Am J Med Genet* **43**(1–2):56–60, 1992.

2. Miller AH. Cytokines and sickness behavior: implications for cancer care and control. *Brain Behav Immun* **17**(Suppl 1):S132–S134, 2003.

3. Lee BN, Dantzer R, Langley KE, et al. A cytokine-based neuroimmunologic mechanism of cancer-related symptoms. *Neuroimmunomodulation* **11**(5):279–292, 2004.

4. Cleeland CS. Symptom burden: multiple symptoms and their impact as patient-reported outcomes. *J Natl Cancer Inst Monogr* **37**:16–21, 2007.

5. Clatworthy J, Buick D, Hankins M, Weinman J, Horne R. The use and reporting of cluster analysis in health psychology: a review. *Br J Health Psychol* **10**(Pt 3):329–358, 2005.

6. Nagin DS, Tremblay RE. Analyzing developmental trajectories of distinct but related behaviors: a group-based method. *Psychol Methods* **6**(1):18–34, 2001.

7. Zubieta JK, Heitzeg MM, Smith YR, et al. COMT val158met genotype affects mu-opioid neurotransmitter responses to a pain stressor. *Science* **299**(5610):1240–1243, 2003.

8. Diatchenko L, Slade GD, Nackley AG, et al. Genetic basis for individual variations in pain perception and the development of a chronic pain condition. *Hum Mol Genet* **14**(1):135–143, 2005.

9. Rakvåg TT, Ross JR, Sato H, Skorpen F, Kaasa S, Klepstad P. Genetic variation in the catechol-O-methyltransferase (COMT) gene and morphine requirements in cancer patients with pain. *Mol Pain* **4**:64, 2008.

10. Max MB, Wu T, Atlas SJ, et al. A clinical genetic method to identify mechanisms by which pain causes depression and anxiety. *Mol Pain* **2**:14, 2006.

11. Hunt R, Sauna ZE, Ambudkar SV, Gottesman MM, Kimchi-Sarfaty C. Silent (synonymous) SNPs: should we care about them? *Methods Mol Biol* **578**:23–39, 2009.

12. Nackley AG, Shabalina SA, Tchivileva IE, et al. Human catechol-O-methyltransferase haplotypes modulate protein expression by altering mRNA secondary structure. *Science* **314**(5807):1930–1933, 2006.

13. Kawaguchi Y, Tochimoto A, Hara M, et al. Contribution of single nucleotide polymorphisms of the IL1A gene to the cleavage of precursor IL-1alpha and its transcription activity. *Immunogenetics* **59**(6):441–448, 2007.

14. Gabriel SB, Schaffner SF, Nguyen H, et al. The structure of haplotype blocks in the human genome. *Science* **296**(5576):2225–2229, 2002.

15. National Institute of Environmental Health Sciences. Environmental Genome Project: NIEHS SNPs. Available from: URL: http://egp.gs.washington.edu/. Accessed Mar 21, 2010.

16. Johnson GC, Esposito L, Barratt BJ, et al. Haplotype tagging for the identification of common disease genes. *Nat Genet* **29**(2):233–237, 2001.

17. Stram DO, Haiman CA, Hirschhorn JN, et al. Choosing haplotype-tagging SNPS based on unphased genotype data using a preliminary sample of unrelated subjects with an example from the Multiethnic Cohort Study. *Hum Hered* **55**(1):27–36, 2003.

18. Wall JD, Pritchard JK. Haplotype blocks and linkage disequilibrium in the human genome. *Nat Rev Genet* **4**(8):587–597, 2003.

19. Chapman JM, Cooper JD, Todd JA, Clayton DG. Detecting disease associations due to linkage disequilibrium using haplotype tags: a class of tests and the determinants of statistical power. *Hum Hered* **56**(1–3):18–31, 2003.

20. Carlson CS, Eberle MA, Rieder MJ, Yi Q, Kruglyak L, Nickerson DA. Selecting a maximally informative set of single-nucleotide polymorphisms for association analyses using linkage disequilibrium. *Am J Hum Genet* **74**(1):106–120, 2004.

21. Yang Y, Wang Y, Li S, et al. Mutations in SCN9A, encoding a sodium channel alpha subunit, in patients with primary erythermalgia. *J Med Genet* **41**(3):171–174, 2004.

22. Max MB. Assessing pain candidate gene studies. *Pain* **109**(1–2):1–3, 2004.

23. Armero P, Muriel C, Santos J, Sànchez-Montero FJ, Rodríguez RE, González-Sarmiento R. COMT (Val158Met) polymorphism is not associated to neuropathic pain in a Spanish population. *Eur J Pain* **9**(3):229–232, 2005.

24. Kim H, Lee H, Rowan J, Brahim J, Dionne RA. Genetic polymorphisms in monoamine neurotransmitter systems show only weak association with acute post-surgical pain in humans. *Mol Pain* **2**:24, 2006.

25. Hoggart CJ, Clark TG, De Iorio M, Whittaker JC, Balding DJ. Genome-wide significance for dense SNP and resequencing data. *Genet Epidemiol* **32**(2):179–185, 2008.

26. McCarthy MI, Abecasis GR, Cardon LR, et al. Genome-wide association studies for complex traits: consensus, uncertainty and challenges. *Nat Rev Genet* **9**(5):356–369, 2008.

27. Hindorff LA, Sethupathy P, Junkins HA, et al. Potential etiologic and functional implications of genome-wide association loci for human diseases and traits. *Proc Natl Acad Sci U S A* **106**(23):9362–9367, 2009.

28. Xu Z, Taylor JA. SNPinfo: integrating GWAS and candidate gene information into functional SNP selection for genetic association studies. *Nucleic Acids Res* **37**(Web Server issue):W600–W605, 2009.

29. Rakvåg TT, Klepstad P, Báár C, et al. The Val158Met polymorphism of the human catechol-O-methyltransferase (COMT) gene may influence morphine requirements in cancer pain patients. *Pain* **116**(1–2):73–78, 2005.

30. Ross JR, Riley J, Taegetmeyer AB, et al. Genetic variation and response to morphine in cancer patients: catechol-O-methyltransferase and multidrug resistance-1 gene polymorphisms are associated with central side effects. *Cancer* **112**(6):1390–1403, 2008.

31. Klepstad P, Rakvåg TT, Kaasa S, et al. The 118 A > G polymorphism in the human mu-opioid receptor gene may increase morphine requirements in patients with pain caused by malignant disease. *Acta Anaesthesiol Scand* **48**(10):1232–1239, 2004.

32. Reyes-Gibby CC, El Osta B, Spitz MR, et al. The influence of tumor necrosis factor-alpha -308 G/A and IL-6-174 G/C on pain and analgesia response in lung cancer patients receiving supportive care.

Cancer Epidemiol Biomarkers Prev **17**(11):3262–3267, 2008.

33. Reyes-Gibby CC, Spitz M, Wu X, et al. Cytokine genes and pain severity in lung cancer: exploring the influence of TNF-alpha-308 G/A IL6-174G/C and IL8-251T/A. *Cancer Epidemiol Biomarkers Prev* **16**(12):2745–2751, 2007.

34. Campa D, Gioia A, Tomei A, Poli P, Barale R. Association of ABCB1/MDR1 and OPRM1 gene polymorphisms with morphine pain relief. *Clin Pharmacol Ther* **83**(4):559–566, 2008.

35. Klepstad P, Dale O, Skorpen F, Borchgrevink PC, Kaasa S. Genetic variability and clinical efficacy of morphine. *Acta Anaesthesiol Scand* **49**(7):902–908, 2005.

36. Dantzer R, Kelley KW. Twenty years of research on cytokine-induced sickness behavior. *Brain Behav Immun* **21**(2):153–160, 2007.

37. Bower JE, Ganz PA, Tao ML, et al. Inflammatory biomarkers and fatigue during radiation therapy for breast and prostate cancer. *Clin Cancer Res* **15**(17):5534–5540, 2009.

38. Wang XS, Shi Q, Williams LA, et al. Serum interleukin-6 predicts the development of multiple symptoms at nadir of allogeneic hematopoietic stem cell transplantation. *Cancer* **113**(8):2102–2109, 2008.

39. Reeve AJ, Patel S, Fox A, Walker K, Urban L. Intrathecally administered endotoxin or cytokines produce allodynia, hyperalgesia and changes in spinal cord neuronal responses to nociceptive stimuli in the rat. *Eur J Pain* **4**(3):247–257, 2000.

40. Song C, Horrobin DF, Leonard BE. The comparison of changes in behavior, neurochemistry, endocrine, and immune functions after different routes, doses and durations of administrations of IL-1beta in rats. *Pharmacopsychiatry* **39**(3):88–99, 2006.

41. Dominici R, Cattaneo M, Malferrari G, et al. Cloning and functional analysis of the allelic polymorphism in the transcription regulatory region of interleukin-1 alpha. *Immunogenetics* **54**(2):82–86, 2002.

42. Pociot F, Mølvig J, Wogensen L, Worsaae H, Nerup J. A TaqI polymorphism in the human interleukin-1 beta (IL-1 beta) gene correlates with IL-1 beta secretion in vitro. *Eur J Clin Invest* **22**(6):396–402, 1992.

43. di Giovine FS, Takhsh E, Blakemore AI, Duff GW. Single base polymorphism at -511 in the human interleukin-1 beta gene (IL1 beta). *Hum Mol Genet* **1**(6):450, 1992.

44. Tarlow JK, Blakemore AI, Lennard A, et al. Polymorphism in human IL-1 receptor antagonist gene intron 2 is caused by variable numbers of an 86-bp tandem repeat. *Hum Genet* **91**(4):403–404, 1993.

45. Sakamoto K, Oka M, Yoshino S, et al. Relation between cytokine promoter gene polymorphism and toxicity of 5-fluorouracil plus cisplatin chemotherapy. *Oncol Rep* **16**(2):381–387, 2006.

46. Collado-Hidalgo A, Bower JE, Ganz PA, Irwin MR, Cole SW. Cytokine gene polymorphisms and fatigue in breast cancer survivors: early findings. *Brain Behav Immun* **22**(8):1197–1200, 2008.

47. Solovieva S, Leino-Arjas P, Saarela J, Luoma K, Raininko R, Riihimäki H. Possible association of interleukin 1 gene locus polymorphisms with low back pain. *Pain* **109**(1–2):8–19, 2004.

48. Bessler H, Shavit Y, Mayburd E, Smirnov G, Beilin B. Postoperative pain, morphine consumption, and genetic polymorphism of IL-1beta and IL-1 receptor antagonist. *Neurosci Lett* **404**(1–2):154–158, 2006.

49. Bianchi M, Maggi R, Pimpinelli F, et al. Presence of a reduced opioid response in interleukin-6 knock out mice. *Eur J Neurosci* **11**(5):1501–1507, 1999.

50. Boufidou F, Lambrinoudaki I, Argeitis J, et al. CSF and plasma cytokines at delivery and postpartum mood disturbances. *J Affect Disord* **115**(1–2):287–292, 2009.

51. Lutgendorf SK, Weinrib AZ, Penedo F, et al. Interleukin-6, cortisol, and depressive symptoms in ovarian cancer patients. *J Clin Oncol* **26**(29):4820–4827, 2008.

52. Jacobson CM, Rosenfeld B, Pessin H, Breitbart W. Depression and IL-6 blood plasma concentrations in advanced cancer patients. *Psychosomatics* **49**(1):64–66, 2008.

53. Bremmer MA, Beekman AT, Deeg DJ, et al. Inflammatory markers in late-life depression: results from a population-based study. *J Affect Disord* **106**(3):249–255, 2008.

54. Hogan D, Morrow JD, Smith EM, Opp MR. Interleukin-6 alters sleep of rats. *J Neuroimmunol* **137**(1–2):59–66, 2003.

55. Dugan LL, Ali SS, Shekhtman G, et al. IL-6 mediated degeneration of forebrain GABAergic interneurons and cognitive impairment in aged mice through activation of neuronal NADPH oxidase. *PLoS One* *4(5)*:e5518, 2009.

56. Fishman D, Faulds G, Jeffery R, et al. The effect of novel polymorphisms in the interleukin-6 (IL-6) gene on IL-6 transcription and plasma IL-6 levels, and an association with systemic-onset juvenile chronic arthritis. *J Clin Invest* **102**(7):1369–1376, 1998.

57. Bull SJ, Huezo-Diaz P, Binder EB, et al. Functional polymorphisms in the interleukin-6 and serotonin transporter genes, and depression and fatigue induced by interferon-alpha and ribavirin treatment. *Mol Psychiatry* **14**(12):1095–1104, 2009.

58. Oen K, Malleson PN, Cabral DA, et al. Cytokine genotypes correlate with pain and radiologically defined joint damage in patients with juvenile rheumatoid arthritis. *Rheumatology (Oxford)* **44**(9):1115–1121, 2005.

59. Karppinen J, Daavittila I, Noponen N, et al. Is the interleukin-6 haplotype a prognostic factor for sciatica? *Eur J Pain* **12**(8):1018–1025, 2008.

60. Sommer C, Petrausch S, Lindenlaub T, Toyka KV. Neutralizing antibodies to interleukin 1-receptor reduce pain associated behavior in mice with experimental neuropathy. *Neurosci Lett* **270**(1):25–28, 1999.

61. Utreras E, Futatsugi A, Rudrabhatla P, et al. Tumor necrosis factor-alpha regulates cyclin-dependent kinase 5 activity during pain signaling through transcriptional activation of p35. *J Biol Chem* **284**(4):2275–2284, 2009.

62. Wilson AG, Symons JA, McDowell TL, McDevitt HO, Duff GW. Effects of a polymorphism in the human tumor necrosis factor alpha promoter on transcriptional activation. *Proc Natl Acad Sci U S A* **94**(7):3195–3199, 1997.

63. Cerri AP, Arosio B, Viazzoli C, Confalonieri R, Vergani C, Annoni G. The -308 (G/A) single nucleotide polymorphism in the TNF-alpha gene and the risk of major depression in the elderly. *Int J Geriatr Psychiatry* **25**(3):219–223, 2010.

64. Jun TY, Pae CU, Chae JH, et al. Tumor necrosis factor-beta gene polymorphism may not be associated with major depressive disorder in the Korean population. *Psychiatry Clin Neurosci* **57**(1):31–35, 2003.

65. Matsushima K, Baldwin ET, Mukaida N. Interleukin-8 and MCAF: novel leukocyte recruitment and activating cytokines. *Chem Immunol* **51**:236–265, 1992.

66. Ahn SH, Cho YW, Ahn MW, Jang SH, Sohn YK, Kim HS. mRNA expression of cytokines and chemokines in herniated lumbar intervertebral discs. *Spine (Phila Pa 1976)* 27(9):911–917, 2002.

67. Hull J, Thomson A, Kwiatkowski D. Association of respiratory syncytial virus bronchiolitis with the interleukin 8 gene region in UK families. *Thorax* **55**(12):1023–1027, 2000.

68. Babovic D, O'Tuathaigh CM, O'Connor AM, et al. Phenotypic characterization of cognition and social behavior in mice with heterozygous versus homozygous deletion of catechol-O-methyltransferase. *Neuroscience* **155**(4):1021–1029, 2008.

69. Sambataro F, Reed JD, Murty VP, et al. Catechol-O-methyltransferase valine(158)methionine polymorphism modulates brain networks underlying working memory across adulthood. *Biol Psychiatry* **66**(6):540–548, 2009.

70. Mata I, Arranz MJ, Staddon S, Lopez-Ilundain JM, Tabares-Seisdedos R, Murray RM. The high-activity Val allele of the catechol-O-methyltransferase gene predicts greater cognitive deterioration in patients with psychosis. *Psychiatr Genet* **16**(5):213–216, 2006.

71. Han DH, Kee BS, Min KJ, et al. Effects of catechol-O-methyltransferase Val158Met polymorphism on the cognitive stability and aggression in the first-onset schizophrenic patients. *Neuroreport* **17**(1):95–99, 2006.

72. Weickert TW, Goldberg TE, Mishara A, et al. Catechol-O-methyltransferase val108/158met genotype predicts working memory response to antipsychotic medications. *Biol Psychiatry* **56**(9): 677–682, 2004.

73. Barnett JH, Scoriels L, Munafò MR. Meta-analysis of the cognitive effects of the catechol-O-methyltransferase gene Val158/108Met polymorphism. *Biol Psychiatry* **64**(2):137–144, 2008.

74. Benedetti F, Barbini B, Bernasconi A, et al. Acute antidepressant response to sleep deprivation combined with light therapy is influenced by the catechol-O-methyltransferase Val(108/158)Met polymorphism. *J Affect Disord* **121**(1–2):68–72, 2010.

75. Benedetti F, Colombo C, Pirovano A, Marino E, Smeraldi E. The catechol-O-methyltransferase Val(108/158)Met polymorphism affects antidepressant response to paroxetine in a naturalistic setting. *Psychopharmacology (Berl)* **203**(1):155–160, 2009.

76. Anttila S, Huuhka K, Huuhka M, et al. Catechol-O-methyltransferase (COMT) polymorphisms predict treatment response in electroconvulsive therapy. *Pharmacogenomics J* **8**(2):113–116, 2008.

77. Pert CB, Snyder SH. Opiate receptor: demonstration in nervous tissue. *Science* **179**(77):1011–1014, 1973.

78. Stein C. Peripheral mechanisms of opioid analgesia. *Anesth Analg* **76**(1):182–191, 1993.

79. Bidlack JM, Khimich M, Parkhill AL, Sumagin S, Sun B, Tipton CM. Opioid receptors and signaling on cells from the immune system. *J Neuroimmune Pharmacol* **1**(3):260–269, 2006.

80. McQuay H. Opioids in pain management. *Lancet* **353**(9171):2229–2232, 1999.

81. Bond C, LaForge KS, Tian M, et al. Single-nucleotide polymorphism in the human mu opioid receptor gene alters beta-endorphin binding and activity: possible implications for opiate addiction. *Proc Natl Acad Sci U S A* **95**(16):9608–9613, 1998.

82. Oertel BG, Kettner M, Scholich K, et al. A common human μ-opioid receptor genetic variant diminishes the receptor signaling efficacy in brain regions processing the sensory information of pain. *J Biol Chem* **284**(10):6530–6535, 2009.

83. Sia AT, Lim Y, Lim EC, et al. A118G single nucleotide polymorphism of human mu-opioid receptor gene influences pain perception and patient-controlled intravenous morphine consumption after intrathecal morphine for postcesarean analgesia. *Anesthesiology* **109**(3):520–526, 2008.

84. Chou WY, Wang CH, Liu PH, Liu CC, Tseng CC, Jawan B. Human opioid receptor A118G polymorphism affects intravenous patient-controlled analgesia morphine consumption after total

abdominal hysterectomy. *Anesthesiology* **105**(2):334–337, 2006.

85. Landau R, Kern C, Columb MO, Smiley RM, Blouin JL. Genetic variability of the mu-opioid receptor influences intrathecal fentanyl analgesia requirements in laboring women. *Pain* **139**(1):5–14, 2008.

86. Zhang H, Shi YG, Woods JH, Watson SJ, Ko MC. Central kappa-opioid receptor-mediated antidepressant-like effects of nor-Binaltorphimine: behavioral and BDNF mRNA expression studies. *Eur J Pharmacol* **570**(1–3):89–96, 2007.

87. Blakely RD, De Felice LJ, Hartzell HC. Molecular physiology of norepinephrine and serotonin transporters. *J Exp Biol* **196**:263–281, 1994.

88. Lesch KP, Bengel D, Heils A, et al. Association of anxiety-related traits with a polymorphism in the serotonin transporter gene regulatory region. *Science* **274**(5292):1527–1531, 1996.

89. Heils A, Teufel A, Petri S, et al. Allelic variation of human serotonin transporter gene expression. *J Neurochem* **66**(6):2621–2624, 1996.

90. Caspi A, Sugden K, Moffitt TE, et al. Influence of life stress on depression: moderation by a polymorphism in the 5-HTT gene. *Science* **301**(5631):386–389, 2003.

91. Kosek E, Jensen KB, Lonsdorf TB, Schalling M, Ingvar M. Genetic variation in the serotonin transporter gene (5-HTTLPR, rs25531) influences the analgesic response to the short acting opioid Remifentanil in humans. *Mol Pain* **5**:37, 2009.

92. Schillani G, Capozzo MA, Aguglia E, et al. 5-HTTLPR polymorphism of serotonin transporter and effects of sertraline in terminally ill cancer patients: report of eleven cases. *Tumori* **94**(4):563–567, 2008.

93. Herken H, Erdal E, Mutlu N, et al. Possible association of temporomandibular joint pain and dysfunction with a polymorphism in the serotonin transporter gene. *Am J Orthod Dentofacial Orthop* **120**(3):308–313, 2001.

94. King M, Su W, Chang A, Zuckerman A, Pasternak GW. Transport of opioids from the brain to the periphery by P-glycoprotein: peripheral actions of central drugs. *Nat Neurosci* **4**(3):268–274, 2001.

95. Schinkel AH, Wagenaar E, van Deemter L, Mol CA, Borst P. Absence of the mdr1a P-Glycoprotein in mice affects tissue distribution and pharmacokinetics of dexamethasone, digoxin, and cyclosporin A. *J Clin Invest* **96**(4):1698–1705, 1995.

96. Thompson SJ, Koszdin K, Bernards CM. Opiate-induced analgesia is increased and prolonged in mice lacking P-glycoprotein. *Anesthesiology* **92**(5):1392–1399, 2000.

97. Higgins CF. ABC transporters: physiology, structure and mechanism: an overview. *Res Microbiol* **152**(3–4):205–210, 2001.

98. Hoffmeyer S, Burk O, von Richter O, et al. Functional polymorphisms of the human multidrug-resistance gene: multiple sequence variations and correlation of one allele with P-glycoprotein expression and activity in vivo. *Proc Natl Acad Sci U S A* **97**(7):3473–3478, 2000.

99. Lötsch J, von Hentig N, Freynhagen R, et al. Cross-sectional analysis of the influence of currently known pharmacogenetic modulators on opioid therapy in outpatient pain centers. *Pharmacogenet Genomics* **19**(6):429–436, 2009.

100. Coller JK, Barratt DT, Dahlen K, Loennechen MH, Somogyi AA. ABCB1 genetic variability and methadone dosage requirements in opioid-dependent individuals. *Clin Pharmacol Ther* **80**(6):682–690, 2006.

101. Park HJ, Shinn HK, Ryu SH, Lee HS, Park CS, Kang JH. Genetic polymorphisms in the ABCB1 gene and the effects of fentanyl in Koreans. *Clin Pharmacol Ther* **81**(4):539–546, 2007.

102. Kim HS, Kim MK, Chung HH, et al. Genetic polymorphisms affecting clinical outcomes in epithelial ovarian cancer patients treated with taxanes and platinum compounds: a Korean population-based study. *Gynecol Oncol* **113**(2):264–269, 2009.

103. Qian W, Homma M, Itagaki F, et al. MDR1 gene polymorphism in Japanese patients with schizophrenia and mood disorders including depression. *Biol Pharm Bull* **29**(12):2446–2450, 2006.

104. Guengerich FP. Cytochrome p450 and chemical toxicology. *Chem Res Toxicol* **21**(1):70–83, 2008.

105. Stamer UM, Musshoff F, Kobilay M, Madea B, Hoeft A, Stuber F. Concentrations of tramadol and O-desmethyltramadol enantiomers in different CYP2D6 genotypes. *Clin Pharmacol Ther* **82**(1):41–47, 2007.

106. Zanger UM, Klein K, Saussele T, Blievernicht J, Hofmann MH, Schwab M. Polymorphic CYP2B6: molecular mechanisms and emerging clinical significance. *Pharmacogenomics* **8**(7):743–759, 2007.

107. de Leon J, Susce MT, Murray-Carmichael E. The AmpliChip CYP450 genotyping test: integrating a new clinical tool. *Mol Diagn Ther* **10**(3):135–151, 2006.

108. Desmeules J, Gascon MP, Dayer P, Magistris M. Impact of environmental and genetic factors on codeine analgesia. *Eur J Clin Pharmacol* **41**(1):23–26, 1991.

109. Wang G, Zhang H, He F, Fang X. Effect of the CYP2D6*10 C188T polymorphism on postoperative tramadol analgesia in a Chinese population. *Eur J Clin Pharmacol* **62**(11):927–931, 2006.

110. Crettol S, Déglon JJ, Besson J, et al. ABCB1 and cytochrome P450 genotypes and phenotypes: influence on methadone plasma levels and response to treatment. *Clin Pharmacol Ther* **80**(6):668–681, 2006.

111. Pilotto A, Seripa D, Franceschi M, et al. Genetic susceptibility to nonsteroidal anti-inflammatory drug-related gastroduodenal bleeding: role of cytochrome P450 2C9 polymorphisms. *Gastroenterology* **133**(2):465–471, 2007.

112. Armstrong SC, Cozza KL. Pharmacokinetic drug interactions of morphine, codeine, and their derivatives: theory and clinical reality, part I. *Psychosomatics* **44**(2):167–171, 2003.

113. Holthe M, Rakvåg TN, Klepstad P, et al. Sequence variations in the UDP-glucuronosyltransferase 2B7 (UGT2B7) gene: identification of 10 novel single nucleotide polymorphisms (SNPs) and analysis of their relevance to morphine glucuronidation in cancer patients. *Pharmacogenomics J* **3**(1):17–26, 2003.

114. Duguay Y, Báár C, Skorpen F, Guillemette C. A novel functional polymorphism in the uridine diphosphate-glucuronosyltransferase 2B7 promoter with significant impact on promoter activity. *Clin Pharmacol Ther* **75**(3):223–233, 2004.

115. Darbari DS, van Schaik RH, Capparelli EV, Rana S, McCarter R, van den Anker J. UGT2B7 promoter variant -840G>A contributes to the variability in hepatic clearance of morphine in patients with sickle cell disease. *Am J Hematol* **83**(3):200–202, 2008.

116. Mogil JS. Are we getting anywhere in human pain genetics? *Pain* **146**(3):231–232, 2009.

第18章 症状学功能成像

T. Dorina Papageorgiou, Javier O. Valenzuela, and Edward F. Jackson

　　大脑是一个可以汇集周边信息，并将其转化为感知的器官，其功能包括感知疾病本身和治疗手段引起的各种症状。本书的主要目的是通过汇集各学科的研究成果，帮助我们理解癌症患者出现相关症状的原因。最近，功能成像技术取得了很多突破，如脑电图（EEG）、正电子发射断层扫描（PET）和功能磁共振成像（fMRI），它们可以帮助我们发现症状表达在大脑中的定位。有关疼痛功能成像方面的大量文献，以及日益增多的关于呼吸困难（气短）、恶心、食欲缺乏、睡眠障碍、疲乏等其他癌症相关症状的研究，渐渐帮助我们理解大脑在电生理、血流动力学和代谢水平方面的变化。这些功能成像技术革新了基础研究及转化研究，并直接应用于临床医疗工作。

　　癌症相关症状成像的独特之处在于癌症是一个动态的过程。首先，肿瘤不是突然形成的，而是慢慢进展的，这使我们能在肿瘤的病程中检测出其症状。其次，许多癌症治疗方法具有细胞毒性作用，这使治疗前毫无临床表现的患者在治疗后治疗相关毒副症状快速出现。最后，用于控制疾病和治疗相关症状的药物（例如止痛剂，激素和止吐药），其剂量随着疾病进展而不断改变。这些特征为使用非侵入性的技术用脑成像进行症状发展和管理方面的纵向研究提供了可能性。所以说，功能性神经影像学正在帮助我们识别涉及癌症症状发展和表达的脑网络。

　　最近研究结果开始聚焦于为什么不同的症状可以定位于相似的皮层和皮层下结构，这些症状包括疼痛、呼吸急促和恶心等。不同症状间共同的神经解剖基质可能有助于解释为何疼痛等症状很少孤立存在，以及为何症状群会出现在大脑水平。这些潜在的功能相似性可以成为探索现有的或新的干预措施的途径，这些干预措施包括靶向药物、神经修复和深部脑刺激技术。而这些措施的目的是调节中枢神经系统，特别是在某些症状中共享的皮层和皮层下通路，同时减弱不同症状的表现。

　　本章的目标是探索皮层和皮层下在癌症相关症状产生过程中的控制调节模式，以研究是否不同的症状可以基于相似的功能网络。关于癌症患者的躯体症状的解剖区域和功能机制，我们将回顾现阶段的相关知识，以调研不同症状空间模式的相似性，并展望未来癌症相关症状功能成像的发展。

功能成像技术

　　脑图谱技术可以大致分为电生理和代谢/血流动力学两类。电生理技术包括EEG、脑磁图和经颅磁刺激。代谢和血流动力学技术包括PET、单光子发射计算机断层扫描、近红外光谱和fMRI。本章中，我们主要关注EEG、PET及fMRI。

　　脑电图是一种通过位于头皮上电极测量只有几微伏的脑电信号的检测手段。特定脑电模式的频率及分布变化可以提供两个基本参数：①幅度，代表信号强度；②频率，代表信号速度。以频率进行区分，且稳定可靠的脑电图模式有三种基本类型：①α波由大约8～12Hz的大而规律的波形组成，当醒着和放松（即不处于认知过程）时可以观察到。②β波是脑电波改变为约18～30Hz较低电压的波形，当人处于警戒状态时会出现；当β波的活动变化为约30～70秒的较高频率时，此时称为γ波，其与大脑整合各种刺激能力相关联。③θ波频率在4～8Hz，可在成像、快速眼动（REM）睡眠、思考问题和集中注意时观察到。尽管EEG提供了来自皮层区域极好的信号时间分辨率（毫秒而不是秒），但难以识别皮层下区域的变化。因此，EEG已经部分地与诸如fMRI的成像技术相整合。

PET扫描使用的是跟踪生化和生理过程的核素成像技术。在PET扫描过程中，短寿命的放射性核素被注射到患者的血流中，并通过释放正电子衰变。示踪剂化合物会在代谢活跃的组织[使用放射性核素18F-氟脱氧葡萄糖（FDG）时]或血流量/体积大的组织（使用 ^{15}O-H$_2$的情况下）中浓聚。正电子衰变，发射出两个相反方向的γ射线；这些射线被检测器感测到，并且计算机生成描绘代谢活跃或血流量/体积区域的三维功能图像。

fMRI比PET应用的更广泛。最常见的fMRI技术依靠于血氧水平依赖性（blood-oxygen-level-dependent，BOLD）信号强度调制来评估继发于神经元激活的血流动力学反应；即它反映了某一特定区域突触处理的下游反应，而不是它的峰值输出信号[1]。BOLD信号由氧合血红蛋白与去氧血红蛋白的比例来调节，因此也依赖于脑血流量和容积[2, 3]。与PET相比，fMRI的优势在于它不需要放射性同位素注射，具有更好的空间分辨率（毫米）和时间分辨率（与PET的几十秒相比只需几秒钟）。更重要的是，fMRI即使是在一个成像过程中，亦可在从单一个体获得多个非侵入性扫描结果。

尽管PET和fMRI采集数据的方式存在差异，但是这两种成像工具反映的大脑与行为的关系结果类似[4-6]。

第一层的脊髓丘脑皮层通路作为症状中央传入的高速通路

当症状反应在皮层和皮层下结构时，可以被认为是内感受性信息，即皮层表现为受体接收到来自身体所有器官和组织的信息流。与此相反，感受外界刺激的信息来自身体外部，机体通过视觉、听觉和嗅觉受体来感知[7]。最近的理论认为内感受和情感也是身体感觉的中枢神经组成成分[7-9]。在这个模型中，小直径（Aδ型和C型）神经纤维主要是一种使身体所有组织受神经支配的传入纤维，通过脊髓丘脑皮层通路将外周信息传达至特定的皮层结构，在那里它们被处理和翻译为反映疾病的生理状态和主观感受，即所谓的"症状"（图18.1）。

正如Craig（基于动物研究）讨论中所言，当内稳态失衡时，选择性的Aδ型和C型初级传入纤维根据特定的生理参数表达特定的受体。这些参数如人体体温、机械应力、局部代谢、细胞完整性、寄生虫和过敏原引起的皮肤完整性改变及肥大细胞和免疫细胞的功能状态。Aδ型和C型初级传入纤维将这些信息单突触传递给脊髓和三叉神经背角的一级神经元[7, 8]。这些一级神经元首先投射到胸腰段脊髓的自主神经元细胞柱，形成脊髓中交感神经反应的"反馈环"。然后其上行至延髓和中脑的主要稳态整合部位，包括儿茶酚胺神经元细胞柱和臂旁核。臂旁核也是孤束核的靶标。孤束核发出副交感神经和舌咽神经投射至臂旁核以传递味觉和内脏刺激的神经冲动。臂旁核是主要的脑干内稳态整合部位，也是躯体神经反射第二回路的核心部位，旨在调节心血管、呼吸、能量、渗透压等基本稳态功能。中脑上部的臂旁核、边缘层和孤束核神经元发出纤维投射到中脑[导水管周围灰质（periaqueductal gray，PAG）]、间脑（下丘脑）和端脑（杏仁核）的稳态控制中心，来驱动边缘系统、初级（S1）和次级（S2）躯体感觉皮层，以及涉及目标导向自主行为反应的运动皮层。

在人类，投射至脑干核团的边缘层神经元

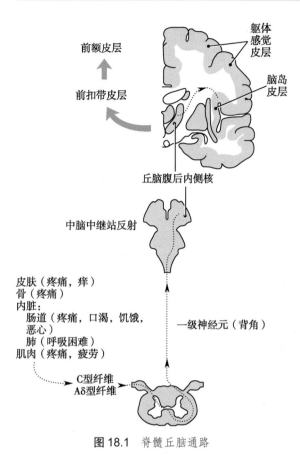

图18.1 脊髓丘脑通路

能与控制内部稳态感觉与外部的动机性行为相关，这两者即是情绪反应的基本组成部分。

上述的脊髓丘脑皮层通路为感觉的整合提供了全面的解剖基础。对机体有害的稳态失衡可以通过小直径纤维上的特异性受体检测到，并且通过边缘层神经元迅速传递到中脑，紧接着是边缘系统、躯体感觉和运动区域，目标是为了生存而恢复必要的稳态功能。下一节将描述癌症患者常见症状，如疼痛、气短（呼吸困难）、恶心、食欲缺乏、疲乏和睡眠不安等，如何与脊髓丘脑皮层通路相互关联。

症状的大脑空间模式

功能性脑成像研究提供了一个重要的观察窗口，用以观察症状发作时，以及如止痛剂等药物对症治疗后皮层和皮层下大脑空间投射。这些研究表明，在多于一种症状（即症状群）的表现过程中，不同的症状可以激活类似的大脑区域和网络。但据我们所知，目前还没有关于癌症症状的脑功能研究。我们将着重于健康受试者与表现癌症患者相似症状的患者人群的影像学检查。

症状表现研究
疼痛

我们所了解的关于症状功能成像的大部分内容仅在过去的二十年中得以发展，并且是基于对健康受试者的疼痛及各种疼痛患者的研究。Melzack 和 Casey 早期的研究[18] 疼痛体验的概念分类有作为潜在行为需求的功能：①感官鉴别（即"哪里受伤？"）；②有效的动机（即"威胁有多大？"）；③认知评估（即"为了摆脱威胁需要做些什么？"），这表明疼痛的主管皮层可能包括分别处理这些需求的区域。然而，正如上面所讨论的，Craig[7] 提出了一个更加全面的观点，认为疼痛是一种感觉和动机方面的稳态情绪。这个概念模型在临床疼痛中尤其适用，它表明疼痛依赖于体内平衡的丧失，而不是组织损伤，并且表明在 Melzack 和 Casey[18] 提

提供了第一级信息整合的解剖基础，用于将引起症状的稳态失衡信息传递给大脑。通过观察得到这一依据：若在边缘层神经元纤维上升层面脊髓切断，则不仅疼痛感减轻，痒感、温感及感官感觉同样也受到影响[10]。丘脑将脊髓、中脑与脑岛连接，信息传递的下一级即是从边缘层和孤束核发出的纤维投射至丘脑。PET 和 fMRI 研究表明，针对形形色色的内感受性刺激，如分级冷却、冷异常性疼痛、瘙痒、触觉、热痛、慢性疼痛、饥饿和呼吸困难，脑岛都会被反应性激活[7]。另外，前脑岛病变会破坏这些感觉和其他稳态功能[11-15]。

边缘层神经元传入关于身体生理状态的信息，脑岛和前扣带回皮层（anterior cingulate cortex，ACC）体现了其大部分的边缘系统表达。PET 研究揭示了在催眠条件下，不适的热痛[16] 及体现急迫性热压力的热烤痛错觉[17] 会使 ACC 反应性激活。因此，脑岛和 ACC 的功

出的行为需求理论中存在重叠的可能性。

实验诱导急性疼痛。包括癌症相关疼痛的疼痛经历可以暂时分类为急性、慢性或爆发性疼痛。Portenoy 和 Conn[19] 给出了癌症中颞叶皮层疼痛综合征相关性的详尽列表。尽管我们知道在癌症急性疼痛综合征中没有神经影像学研究，但大量实验诱导的急性疼痛刺激如皮肤损伤、激光加热、冷热敏感、辣椒素、电击和热损伤的皮层和皮层下相关性的功能成像研究已经完成[20-25]。实验诱导的健康成人急性疼痛研究表明，最常见的激活区域是脑干核、丘脑、ACC、脑岛、S1 和 S2 皮层、前额叶皮层（PFC）。

急性疼痛激活的脑干核团包括 PAG、延髓腹内侧延髓、楔形核、腹侧被覆区、臂旁核、蓝髓核和红核。这些核的双侧激活可以同时促进和抑制疼痛反应[26]。在对疼痛的认知调控反应中，丘脑也被激活，特别是热痛后与感觉辨别方面相关的腹外侧区域。此外，由于与 PAG 和网状结构的下游作用，网状丘脑也参与抑制性疼痛途径。因此，丘脑对痛苦刺激的反应是疼痛处理中涉及的辨别性和注意力网络的一部分。

ACC 的膝部、中部和后部是与疼痛的情感动机维度关联最频繁的疼痛区域。Apkarian 等[25] 指出 ACC 分别在 81% 的 fMRI、94% 的 PET 和 100% 的 EEG 疼痛研究中激活。尽管功能上有差异，但在急性疼痛应用期间，脑岛和 S2 皮层激活增加：脑岛的激活是由负面情绪发生，例如厌恶条件作用[27]；而 S2 的激活，尤其是疼痛外感受器和内感受器信息系统的重叠区域布罗德曼区（BA）3a，参与处理疼痛刺激的注意力处理过程，并且已经通过 PET[28] 和偶极模型脑电活动[29] 观察得到。中度疼痛刺激激活 S1 皮层，但是刺激不能超过中度疼痛这一阈值。这可能是一种补偿机制，即更大的刺激增加了注意力，从而增加对认知区域的招募。因此，S1 激活可以通过感知干扰的方法来调节，这种方法通过改变对疼痛强度的感知，而不是改变疼痛本身的不适感。激活的高级认知区域，例如前额叶皮层和顶叶（主要在右半球），是疼痛刺激或调节情况下疼痛的认知评估组分[30]。

躯体与内脏痛。伤害性疼痛进一步分为躯体和内脏痛，尽管一些功能成像研究已经研究了躯体疼痛的皮层处理过程，但是这些大多数是基于实验而非临床研究。目前，躯体疼痛的功能成像文献多于内脏疼痛[20, 21, 23-25, 27, 31]。

如上所述，外周伤害性刺激的定位处理是通过脊髓背角的 I 级神经元完成的，通过脊髓丘脑侧束将传入信息投射至两个丘脑核：①丘脑腹后内侧核，反过来又将这信息传递到岛叶皮层；②丘脑背内侧核的腹部、尾部，其投射至 ACC。然而，内脏输入信息在孤束核和臂旁核内传递，然后再到达脑岛的无颗粒皮层（前脑岛或 AI）。由于躯体和内脏疼痛之间的信息传递的解剖学差异，前者精确地局限于起始部位，而后者辐散，被错认为来源于一个更大的区域，甚至可能在一个位置被强化。一个关于内脏痛的"牵涉"性疼痛的常见例子是，胰腺癌的疼痛常位于肩部、腹部和背部，内脏痛的特点是由于内脏的传入神经传至脊神经元，而这些神经元同样接受来自躯体的传入神经，这种现象被称为内脏躯体的脊柱汇合。

躯体和内脏痛的另一个差异是躯体感觉激活负责外部感觉和空间定向的皮层区域，而内脏感觉主要收集涉及内脏接收的皮层区域（图 18.2）[7]。因此，内脏感觉似乎主要激活与不愉快相关的边缘/边缘区域，例如前扣带皮层和 AI。在食管扩张期间（内脏痛）观察到前扣带皮层头部的活跃度增加，而背部子区域的激活与胸部的躯体痛相联系[32]。此外，在直肠感觉（内脏痛）期间前扣带皮层后部的激活减少，但在刺激足部或腰部（躯体感觉）时增加[26]。最近的研究表明，消极的情绪刺激或认知方面，如注意力，可以调节皮层的内脏感觉，尤其是在岛叶和前扣带皮层，虽然岛叶皮层是一个不均匀的区域，但它在内脏痛和躯体痛的过程中都被激活。AI 与认知、情感、自主反应相关，在内脏感觉中常被激活。

神经性疼痛。临床上神经病变引起的癌性疼痛，已在第 5 章经详细讨论。它可能来自肿瘤本身对神经产生压迫变形或结构破坏；或由治疗引起的，如放疗或手术治疗。疼痛本身是正常痛觉处理的改变，因为通常的无害刺激（如热、冷或触摸）会演变成疼痛。神经病变诱发的癌性疼痛的病因包括：大量中央和外周神经损害或功能障碍，如化疗引起的神经毒性。有趣的是，虽然神经病变通过多个病理生理机制引起癌性疼痛，但患者会表现出相似的症状，包括自发性疼痛（持续性或阵发性疼痛），

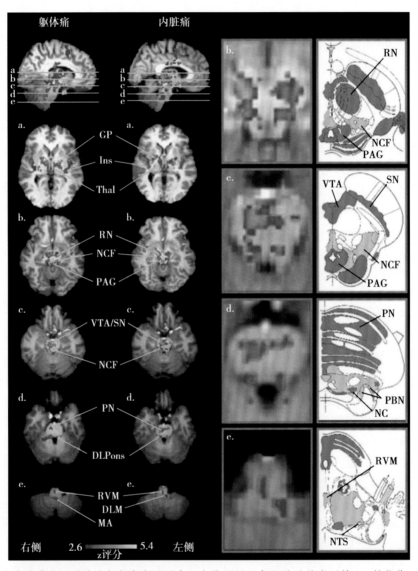

图 18.2　躯体和内脏痛激活通路的相似点和不同点。矢状面显示每组脑干的激活情况，轴位像（a～e）对应矢状面所示的平面，在全脑疼痛成像研究中普遍激活的脑区明显被激活：包括双侧丘脑（Thal）和后部岛叶（Ins）。两组双侧苍白球（GP）均可见激活，激活的脑干核包括红核（RN）、楔形核（NCF）、中脑导水管周围灰质（PAG）、腹侧被盖区［VTA，延伸到外侧黑质（SN）］和双侧背外侧桥脑（DLPons）。桥脑核（PN）的双侧激活发生在内脏痛组，但在躯体痛组只限于桥脑核的右侧。延髓腹内侧髓质区（RVM）的激活也见于两组。左侧背外侧延髓（DLM）的激活仅在内脏痛组中出现。内脏痛组中的轴位像已放大并与同一层面的解剖图谱对应。上图经 Duvernoy（1995）授权修改。来源：Reprinted from the Journal of Neuroscience, vol. 25, Dunckley P, Wise RG, Fairhurst M, et al. A comparison of visceral and somatic pain processing in the human brainstem using functional magnetic resonance imaging, Pages 7333-7341, Copyright 2005, with permission from the Society for Neuroscience.

诱发的疼痛如痛觉超敏（热、冷、动态 / 静态刺激）或痛觉过敏（热、冷、点状刺激）[33]。

神经性疼痛在皮层加工的大部分信息集中于痛觉过敏[34-41]。痛觉过敏是指通常不会引起疼痛感的刺激所引起的疼痛，该症状的特征在于实际刺激强度与感知刺激强度之间的分离。痛觉过敏是由于从脊髓到大脑的疼痛传递途径受损，特别是对内侧丘脑和边缘区域的传入，这两区域主要编码疼痛的情感刺激成分[42]。

这些区域中，研究最多的是 ACC、AI、S1 和 S2 皮层。Peyron 等的 2 项研究[35, 36]表明，对比刺激神经性疼痛患者的异常侧与正常侧，异常侧的脑岛后部和 S2 皮层活跃度增加。类似的一项临床痛觉过敏研究也表明了脑岛后部活跃度增加可能表明对于刺激的感知强度[40]。Witting 等[41]报道了痛觉过敏患者的同侧半球中的 AI 皮层被唤醒刺激激活，然而 Petrovic 等的研究报道痛觉过敏患者中脑岛激活缺失[43]。痛觉过敏研究中 AI 激活的差异很可能是由于患者神经病原学异质性，这种异质性由于不同途径的脱分化和重组导致。据报道，在辣椒素诱导和动态机械痛觉过敏过程中，ACC 也激活。然而，作为一个疼痛感知和注意力处理的整合性部位，ACC 中部的激活在各个研究中都不同。Peyron 等[36]的研究发现，在痛觉过敏刺激期间，同侧的 ACC 中部激活增强。而之前的研究[35]没有报道 ACC 中部的变化，而是 ACC 同侧前部和下部（BA24/32）的激活减弱。同样，在下肢单神经病变患者的研究中，ACC 中部的激活与感觉疼痛强度之间的相关性显示，ACC 中部不是这些患者"痛觉过敏基质"的一部分[40, 43]。

在神经病变诱导的癌症疼痛研究中观察到的 S1 激活增加，表明 S1 将其接受信号的领域延伸到生理学躯体组织外的视觉、听觉、语言和感觉运动系统。Peyron 等[35]的研究报道，侧髓梗塞的痛觉过敏患者对于非有害冷刺激，双侧 S2 激活增加，延伸到相邻的下顶叶区（BA39/40）。然而，当相同的刺激应用到未受影响的一侧时，对侧顶叶区域被激活。先前在健康受试者的疼痛实验中[34]，皮层激活从 S2 延伸到相邻顶

叶骨区域（BA39/40）的结果类似。Petrovic 等[43]研究认为，疼痛研究中的 S1 或 S2 激活可能是对疼痛的运动意图或准备的结果，这可能反过来增加运动皮层的激活。然而，当注意力集中在痛苦的刺激上时，不知道 S1 或 S2 中动作反应如何或者是否与剧烈的疼痛相互作用。

总之，功能成像研究表明，健康受试者和中枢或周围神经病的患者中伤害性神经与神经病理性疼痛机制不同。这种机制差异反映了刺激强度与感觉疼痛强度可能相关的事实。而在痛觉过敏中，它们由于传入通路的皮层和皮层下重组而分离，导致疼痛相关区域的异常激活。

呼吸困难（气短）

呼吸短促或极度渴望空气在临床上称为呼吸困难。呼吸困难是晚期癌症的主要症状之一，可能是由于疾病或放射治疗引起的肺组织损伤、小脑中的局灶性肿瘤，或各种化疗药物（如白消安、环磷酰胺或甲氨蝶呤）的肺毒性。呼吸困难也可能由癌症引起或与治疗相关的贫血引起，都会减少肺内的氧气供应。像癌痛一样，呼吸困难是一种主观的体验，因此，难以有效地控制。

我们知道，目前没有使用皮层成像方法来检查癌症相关的呼吸困难的研究。先天性中枢性低通气综合征（congenital central hypoventilation syndrome, CCHS）是一种自主神经系统相关疾病，其特征在于血压改变和通气减少，作为对高碳酸血症和缺氧的反应。在健康人[44-50]和 CCHS 患者[51-53]做了一项研究，即在实验室中诱发呼吸不足，观察他们渴望空气时的皮层变化。因为呼吸困难是感觉缺失导致的反应性呼吸运动障碍，大多数呼吸困难的影像学研究显示 S1 和辅助运动区（SMA）的激活，而 S2 和初级运动区域则较少激活。同样，额叶和 PFC 区域的活跃性增加表明它们是主动参与的，如警戒 / 关注，似乎为维持自主呼吸提供了补偿机制。通过激活相关皮层实现呼吸肌的随意运动控制，这又反过来激活运动皮层、丘脑、基底节和小脑。

尽管在皮层运动功能和补偿方面有这些相似之处，在皮层下水平，实验室诱导的和CCHS诱导的呼吸困难显示出一些差异。在CCHS患者中观察到丘脑和下丘脑区域的激活减少，而在实验室诱导的呼吸困难中观察到这些区域的激活增加。同样地，诱导CCHS患者呼吸困难时观察到ACC区域活跃性降低，导致对脑岛的投射异常。然而，在实验室诱导的呼吸困难中观察到ACC和AI区域被激活。因此，实验室诱导的呼吸困难，而不是CCHS引起的呼吸困难，似乎有共同的疼痛诱导的皮层和皮层下脑区活动模式。

恶心和呕吐

恶心和呕吐（nausea and vomiting，NV）的生理机制之一是呕吐反射。因其在知觉、视觉和嗅觉对身体的刺激作用下预先对摄入的毒素（如化疗药）进行排出，故这一反射对生存来说虽不是必不可少的但是是有利的。然而，检查NV的皮层和皮层下显像的困难之处在于，在狭窄的影像成像系统操作空间内呕吐可能会导致窒息，尤其是在仰卧位时。因此，医学伦理委员会是不会赞同这种研究的。此外，以单一范式进行NV的脑部表现检查虽不是不可能但也会很困难。因为恶心和呕吐都应该是被成像，而不是成像这两种反射间的相互作用。由于NV成像的这些困难，只有Miller等的研究[54]使用无创磁源成像研究了通过前庭和药物诱导恶心的脑显像。仅在恶心状态下能检测到额下回的激活，而不是在各个控制阶段均能检测到。这个结果尚需进一步研究，因为，它可能揭示了一个新的抗恶心药物的皮层靶点。

另一组成像研究的重点是在圆形视觉下刺激前庭系统，这也可以帮助我们了解皮层和皮层下恶心的发生机制。由于前庭和视觉传入之间的感觉冲突，前庭激动可诱发晕动病[55]。在一项PET圆形切片扫描的研究中报道，双侧内部顶枕叶的空间模式增加，与此同时双侧前庭神经区的失活[56]。另一项PET研究抑制了受试者闭眼时的视觉运动，并报告丘脑和前庭区脑代谢增加，而枕叶（BA17/18/19）失活[57]。这些研究表明，NV一种潜在的机制可能是视觉、前庭神经系统和本体感受性皮层系统之间的感觉冲突。

研究NV的脑机制的一个起点是确定恶心和呕吐之间的时间反应的滞后性，以及它与神经索上激活的相关性。这样一个成像范例的挑战在于，刺激必须只出现一次，以确定与恶心起始状态相关而非呕吐状态的皮层反应。尽管如此，如果我们要确定化疗诱导的恶心、呕吐的脑显像，以及以抗恶心药物干预的神经元底物作为长期目标，那么这些类型的成像研究非常重要。

饥饿、饱腹感和食欲

在食欲和味觉研究（展示和摄入愉快的或不愉快的食物作为刺激）中最常见被激活的皮层区域是脑岛，特别是AI，延伸到前额叶和部分OFC[58-63]。岛叶皮层是一个多模式整合中心，是连接下丘脑、边缘系统的其他区域和OFC的神经元回路的重要枢纽，并且对与进食行为的情绪状态相关的自主神经系统激活作出反应。特别是OFC，除了被视觉信息激活外，还由于其在评估食物的奖励价值中的作用而被确定为次要味觉皮层。当达到饱腹时，食物的奖励值就降为零[64]。不同OFC脑区参与摄食及嗅觉（右侧尾部OFC），以及评估食物味觉的愉悦性和不愉悦性（分别为前内侧和前外侧OFC）。此外，已有研究表明，在同时感觉到令人愉快和令人不快的气味时，ACC也被激活，而ACC前部的激活程度与令人愉快气味的主观感受相关[64,65]。

Liu等[66]发现，葡萄糖摄入后SMA的激活增强。这提示感觉机制、内脏机制与食欲、味觉、嗅觉相关的功能应答相互整合。然而，这项研究还报道了在葡萄糖摄入后，负责进食行为和血糖浓度调节的下丘脑结构中BOLD信号减少。这些研究结果表明，控制人类进食和饱腹感的皮层结构及功能是相当复杂的。目前，这些较高级的认知功能和停止进食交互信号之间的联系仍是未知。

疲乏

癌症患者最常报告的症状—癌症疲乏的皮层和皮层下机制尚未探索。然而，可以从健康个体和多发性硬化症（multiple sclerosis，MS）或慢性疲乏综合征（chronic fatigue syndrome，CFS）患者的研究中做出一些推论，例如外周或中枢神经系统引起的肌无力。

健康个体的锻炼疲乏 fMRI 研究显示初始时广泛网络激活增强，包括双侧 S1、SMA、PFC 和扣带皮层，随后降低至基线水平[67]。BOLD 信号的初始增加可能意味着更大的自发努力来维持所需的肌肉能量输出，随后的减少可能表明支配疲乏肌肉的脊髓运动神经元受到更大的抑制作用。另一项健康受试者的 fMRI 研究显示，与疲乏的手相比，非疲乏手在运动期间对侧 S1 激活的减少更大[68]。该组后来的结果表明，尽管在 S1 中激活减少的更多，但在进行视觉暗示运动任务时，SMA、小脑和初级视觉（V1）皮层中的激活也有减少[69]。这些研究表明，疲乏锻炼不仅涉及运动相关的脑区，而且涉及更高级的认知神经解剖的脑区。

MS 相关疲乏患者的 ^{18}F-FDG PET 研究显示，外侧和内侧 PFC，前运动皮层，SMA 和延髓壳核向尾状核外侧部分的葡萄糖代谢降低[70]。这表明皮层 - 皮层下信号通路的破坏。这项研究还表明，与 MS 非疲乏组比较，MS 疲乏组中疲乏的严重程度与小脑蚓部及 ACC 功能活动增强呈正相关。Filippi 等[71]通过简单的运动任务检查了 MS 疲乏患者的皮层功能，发现外侧裂（S2 皮层区域）的对侧上部脑区、顶内沟、扣带运动皮层和 SMA 的 BOLD 信号增加。后来的 fMRI 研究显示，与可逆性疲乏相比，干扰素 β-1a 治疗后无可逆性疲乏的 MS 患者中 S2，小脑和顶叶面积的募集活动增加[72]。PASD 听觉系列加法任务（Paced Auditory Serial Addition Task，PASAT）是一项需要受试者集中注意的任务，更新的一项研究[73]通过 PASAT 诱发 MS 患者的认知疲乏，并且在受试前后让受试者进入这一运动模式。与健康对照相比，PASAT 组获

得的功能数据显示双侧扣带回，左侧 S1（BA3）和右侧上中线额回的选择性增加，其中空间模式和 BOLD 的信号强度减弱。另一项研究使用改进版符号数字模式测试，对 MS 患者进行了 4 次认知疲乏的研究。结果显示额叶、顶叶、基底节和枕叶区的空间模式信号增加[74]。

与运动相关的疲乏研究表明，作为 SMA 对脑干和颈髓下行投射的结果，运动通路的募集可能是因为 MS 疲乏患者存在受损的对侧皮层脊髓束。小脑参与运动想象，学习和计划。小脑活动增加也可能表明，MS 疲乏个体执行简单的运动任务会导致更大意志努力，这可能作为 SMA 活动减少的补偿机制。认知相关的疲乏导致高阶认知区域的空间模式和 BOLD 信号强度增加。然而，这可能表明血流负荷或代谢增加，而不是代偿机制。因为高阶认知区域的活动仍较强。

CFS 的特点是持续或复发的身体和认知疲乏。因此，调查 CFS 的脑机制可能有助于我们形成与癌症疲乏的皮层处理有关的假设。结构性成像显示 CFS 患者额叶白质高信号与自我报告的体力下降之间存在显著相关性。使用视觉运动任务进行的 CFS 功能成像研究显示，颞上回、视皮层、枕下皮层和小脑山坡（与扫视的执行有关的区域）的脑血流减少[75, 76]。然而，当对 CFS 患者进行听觉任务测试时，发现在 ACC、背外侧 PFC、中颞叶和上颞叶，以及在顶、中、上、后和下顶叶中空间模式增加[77-79]。

当 CFS 患者没有经历任何疲倦任务并在休息期间进行成像时，在 PFC、ACC、后扣带回皮层及外侧和内侧颞叶和楔骨 / 楔前叶区域观察到脑血流量减少[80-82]。对在听觉任务期间 CFS 的皮层激活模式的初步观察，发现 ACC 和额叶 / 前额叶激活增加。这可能意味着在休息期间这些区域的低代谢引发了补偿机制。此外，de Lange 等[83]的一项报告表明认知行为疗法后的神经发生改变。特别是认知行为治疗后，前额（BA46/9）灰质体积适度增加。这表明逆转疲乏相关脑萎缩的行为康复有着较为有效的可行性。

综上所述，MS 相关性和 CFS 相关性疲乏似乎是额叶，躯体运动皮层，基底节和小脑的异常皮层和皮层下处理的结果。作为疲乏状态下作出更大努力的结果，MS 或 CFS 患者的皮层处理的特征在于皮层区域广泛的募集活动。

睡眠障碍

睡眠障碍是癌症和癌症治疗过程中的常见症状（见第 14 章和第 15 章）。在功能性神经影像学进展之前，由于 EEG 难以提供关于皮层下功能的信息，对正常和病理生理状态下的睡眠研究难以进展。尽管如此，脑电图多导睡眠监测还是发现了快速动眼睡眠（REM）/ 睡眠的第五阶段。这大大推进了我们对睡眠 / 觉醒周期调控相关皮层机制的深入理解。

睡眠障碍的成年人的 REM 的特点是，皮层和皮层下活动增加。因为 β 波与日间的清醒有关，所以这种情况与在觉醒期观察到的类似。进行 fMRI 睡眠研究的主要挑战是受试者必须睡在 fMRI 扫描环境中，而不管在采集图像数据时 MR 扫描仪产生的相当大的噪声。Lovblad 等首次进行 fMRI 睡眠研究[84]，该研究使用无声 MR 成像序列在 REM 睡眠期间对 5 名受试者进行成像，该序列记录了数小时内脑部活动并同时进行 EEG 采集。报告显示与非快速动眼睡眠（NREM）相比，视觉皮层活动增加，外侧 PFC 活动减少。功能性成像 REM 睡眠研究显示边缘和枕部空间模式增加，这表明 REM 睡眠的现象学特性与梦的视觉和情感体验有关。另一方面，PET 和 EEG 研究显示与清醒相比，NREM 睡眠（也称为慢波睡眠 1～4 阶段）时的丘脑、额叶、OFC 和顶叶皮层、脑干和通常涉及运动、认知和情绪加工的基底神经节显著失活[85-91]。

原发性失眠是最常见的睡眠障碍症状之一，不归因于医疗或精神病症，被定义为发起和（或）维持睡眠的困难。涉及原发性失眠的神经认知模型的皮层和皮层下区域包括：①上行网状激活系统（ARAS，唤醒和动机的中心），其投射至分别与睡眠及唤醒状态相关的脑干胆碱能和胺能区域；②丘脑，其不仅在非快速眼动睡眠期间，而且在健康受试者从清醒状态到 REM 的过渡期间失活[92]（但是，原发性失眠的患者从清醒状态转变为 REM 睡眠的过程中，没有观察到丘脑激活的状态的改变。这可能提示患者入睡和睡眠维持困难和（或）浅睡眠感知[93]）；③ NREM 期间基底神经节失去活性，这表明由于它们与丘脑、脑桥和脑干等边缘区域的连接，对非干扰性睡眠时的自主运动，认知和情绪产生抑制作用（然而，尾状核激活增加可能导致丘脑相互激动，进而引起过度兴奋，从而导致失眠）；④额叶皮层，我们观察到其在 NREM 睡眠期间失活。失眠患者的额叶代谢特征是在睡眠开始前局部脑血流量增加；然而，在这些情况下，担心和默想可能会干扰入睡，因为在预期焦虑期间，背外侧 PFC 激活增加。

这些研究结果表明两种皮层和皮层下机制参与了原发性失眠的神经病理学：①唤醒网络，涉及与情感和运动功能相关的区域，如 ARAS、丘脑 - 下丘脑和基底节；②与高级认知结构相关的区域网络，如额叶 /OFC 皮层。今后的工作需要确定改变这些网络激活的干预措施的效果，以减轻癌症患者的睡眠障碍。

镇痛的研究

通过确定药物开发相关的新的药动学和药效学参数，功能成像研究可以促进转化研究[31, 94-96]。有限的关于镇痛药物在脊髓以上水平的作用机制的知识，主要都是基于从健康成人获得的皮层和皮层下处理的数据。据我们所知，目前还没有关于癌症患者镇痛药的皮层效应的研究。在本节中，我们将通过功能性神经影像学检查来评估在健康成人分别在有和无疼痛的情况下，止痛在脑激活过程中的中枢作用。

内源性阿片系统似乎不仅影响镇痛网络，还影响其他皮层和皮层下环路，如情绪、记忆 / 注意力和学习等，从而可以调节慢性疼痛和其他疾病，如抑郁、焦虑和成瘾行为。死后放射自显影和 PET 研究表明，内侧丘脑、尾状核、ACC

和 PAG 的 μ 阿片受体的密度最高,其刺激后可激活胆碱能、肾上腺素能和多巴胺能系统[97]。它的功能也受性别,基因的单核苷酸多态性(例如,*COMT* 基因上的单核苷酸多态性),疼痛综合征(例如神经性疼痛)及调节阿片类中枢敏化系统的长期镇痛治疗的影响。这一领域的进展最终将标准化功能成像试验,以用于疼痛药物治疗的早期阶段评估。

我们的功能成像研究综述考察了镇痛药物对大脑激活和失活的影响,结果如下:①在存在疼痛刺激的情况下给予阿片类药物、丘脑、脑岛和后扣带回的激活减少[98-103],这提示疼痛刺激过程中给予阿片类药物的效果对伤害性加工具有选择性和特异性,因此主要涉及与疼痛加工有关的大脑区域;②颞区激活减少,这表明 μ 阿片类物质参与听觉刺激的有效体验;③在没有疼痛刺激的情况下,在服用阿片类镇痛药的情况下 OFC 激活增加[104-107]。中间和内侧的 OFC 区已经牵涉到积极奖励,成瘾和注意力的过程中,这表明除了与痛苦经历本身相关的区域以外,μ- 阿片受体激动剂的镇痛机制可能还与其他区域的激活有关。

讨论和未来的方向

功能性神经影像在许多方面已经彻底改变了认知神经科学的研究,并且正在慢慢成为临床研究中一个重要的研究工具。虽然我们知道还没有癌症患者症状方面的功能成像研究,但是其他患者和健康受试者当前的成像结果提供了关于在各种病症中症状激活的大脑区域的重要信息。有趣的是,这些研究表明,不同的症状似乎是由类似的空间模式的激活导致的。例如,关于疼痛和呼吸困难的神经影像学研究已经表明脑部区域如 ACC、OFC、脑岛和体感区域参与了这些症状的处理(图 18.3)。这些结果表明,这些脑空间模式的选择性可能会出现在不同症状的表达中。但是,我们对这些症状的功能性联系的理解还有待探索。

在症状产生的脑空间模式的基础上,我们提出了两类症状:①快速引发的疼痛、呼吸困难、恶心、呕吐等阶段性症状;②状态症状,如疲乏,睡眠障碍,其表现随时间而发生。由于疲乏和睡眠障碍的功能成像数据量非常有限,提出状态症状的概念模型还为时过早。然而,

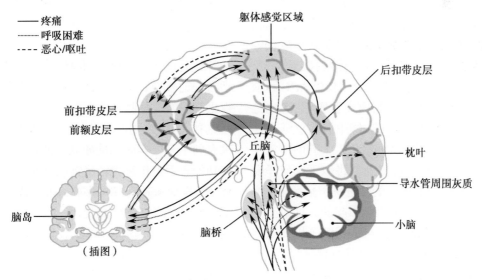

图 18.3　疼痛、呼吸困难和恶心 / 呕吐的常见通路。功能成像模式识别下,阶段性症状(如疼痛、呼吸困难和恶心 / 呕吐)的皮层和皮层下处理机制的示意图。由于脑岛不能在正中矢状面定位,因此在脑的冠状面(插图)中描绘。对文献的初步回顾表明,阶段性症状似乎激活与图中相似的大脑区域,如前扣带皮层、眶额叶皮层(未显示)和脑岛

在大量关于疼痛和一些关于呼吸困难的功能成像研究的基础上，我们提出了一个阶段性症状皮层处理的概念模型。

阶段性症状似乎以控制和交互过程的层次结构为特征。下位处理指的是体感和躯体运动功能。当传入的刺激（如疼痛感）进入意识时，下位处理过程发生。反过来，反映在高级控制的意识认知调节或覆盖低阶处理以控制行为。Mesulam[108] 指出，自觉意识似乎与本能反应模式有关。反应模式反映了学习行为的进化模式，从而将感觉与行动联系起来。在症状内感的情况下，当施加疼痛刺激时，疼痛感通过局部疼痛传入纤维传播到背角的 I 层神经元，然后交替，通过脊髓前外侧白质部分的长纤维，上升到大脑。这些信号将伤害性信号传达给大脑皮层，首先传递到丘脑，然后将信息传递到扣带回、脑岛、体感皮层及顶叶内更多的后部位置，最后传递到 PFC。随后，像 PFC 这样的高级结构诱导产生的抗刺激反应，通过长下降纤维投射到各种脑干核团，然后投射到脊髓灰质。因此，症状的感觉和知觉是意识认知的反映，通过一组皮层和皮层下神经元基质反映出来。

因此，我们提出在脑水平的阶段性症状中有下列共同因素作为意识觉醒的高阶和低阶处理（图 18.3）：①由较低水平的感觉神经元输入触发的疼痛，呼吸困难和恶心/呕吐症状似乎被更高阶的中枢调节，其目标是抑制这些反应；②疼痛和呼吸困难的有效感知由 ACC 和脑岛的高阶认知和边缘空间模式表现，后者也是晕动病的神经生物学基础；③中脑的感觉上行通路已能很好地识别从脊髓传入大脑的疼痛神经基递质，但是这些同样的通路似乎也与呼吸困难和运动疾病的神经处理有关；④上行通路的抑制是由下行通路的上调引起的。这似乎是在 PFC 区域产生的，并且可能反映了机体从疼痛、呼吸困难或恶心中"逃脱"的自愿行为。

我们在癌症相关症状进行成像分析能力仍受到限制。一个主要因素是我们对疾病和（或）其治疗引起的复杂病理机制理解不充分。这些复杂病理改变可产生高度可变的脑空间模式。然而，尽管症状病理生理学存在异质性，但存在一个统一的概念，即大多数癌症诱发的病理状况本质上是炎症性的，无论它们是由肿瘤、其治疗还是两者兼有之。未来研究的目标是研究炎症因子（如白细胞介素 IL-6、IL-1β）对癌症的反应及其对脑空间模式的治疗效果。这将提供有关有单一或多重症状癌症患者的皮层和皮层下处理的信息。例如，Harrison 等[109] 研究了外周炎症诱发的病态行为（行为和生理变化，如动力下降、精神运动迟滞、发热、认知和情感变化）对认知障碍的影响，并报道了双侧 PFC 和顶内沟活动模式，以及对炎症刺激作出反应时脑干，丘脑、杏仁核、扣带回和 AI 中的 BOLD 信号增加。

另一个亟待改善的关键领域是研究由症状引起的神经元反应模式的方法学。检查症状的神经元反应模式研究结果的不一致性可能部分得到解释：使用各种研究范式；难以准确识别感兴趣区域内的子区域；纳入患者人群的异质性，如在疼痛成像研究中纳入有疼痛症状的患者。最终，一个解决网络识别的强大方法是通过集成两种或更多神经成像技术来增加空间和时间分辨率。例如，fMRI 或 PET 技术与电生理学记录（如 EEG 或脑磁图）的融合。因为它们具有互补特性，所以联合后允许突触电流在空间和时间上的非侵入性定位[110-112]。因此，对于神经元反应与其相关的血流动力学或代谢活动之间的耦合，多模式成像方法将帮助我们获得更精确的定量测量数据。

将 fMRI 整合到临床实践中的动力一直以来有助于开发实时功能磁共振成像（rt-fMRI），该功能最近被作为神经反馈工具的适用性进行评估，其目标是诱导可塑性，从而进行神经修复。与传统的 fMRI 相比，它可以产生与时间相关的静态激活图，rt-fMRI 动态提取所需信息，使其在图像采集过程中随时可用。最重要的是，这种技术可以根据每个患者的特殊问题定制治疗方案，反过来，反馈信号可以通过学习优化策略进行调节。现有的 rt-fMRI 实现的重点是基于①局部法，也就是学习通过时间序列的波动来调节某些大脑区域的激活水平[113-117]；②通过使用分布式的大脑状态分类模式来实现数据中的多变量关系[118-121]。第二种基于学习的 rt-fmri 方法比第一种策略有几个优点，即无需对功能定位和个体表现策略进行预先假设。即支持向量机算法直接从志愿者那里学习，因此不需要患者进行认知辅导。相比之下，局部法在很大程度上依赖于辅导，最终增加了患者的培训时间并提高了疗效。尽管如此，deCharms 等最近的研究[114] 将 rt-fMRI 神经信息反馈应用于治疗中，并论证了其实用性令人信服。当受过慢性疼痛训练的患者故意降低头侧 ACC 的活动时，甚至是在完成研究之后，疼痛感知也会相应减少。

结论

如本书其他部分所述，动物和人类研究表明，由于肿瘤或其治疗手段，各种癌症症状可能归因于共同的生物学机制，例如炎症。确定形成大脑下游的途径和机制是必要的，但是这并不能解释在脊髓水平以上发生的信号网络。因此，为了最终预防、诊断和治疗癌症患者的症状负担，我们必须确定中枢神经系统水平的症状发生机制，尤其是异常激活或抑制的皮层和皮层下通路。

为了进一步探索和更好地理解与癌症症状相关的人类大脑功能，今后在以下几个方面的研究取得进展较为重要：①通过进一步开发映射技术来整合空间和时间的神经动力学，这将有助于我们检测局部尺度的神经网络（如突触传递、轴突运输和神经元）和更大规模的神经网络（如柱、体素集）；②对每个症状的大脑网络进行识别，它的特征是在一个症状的表达中，存在与某一特殊的功能相关的解剖学基础；③ fMRI 的时间特性（由血流动力学滞后引起的血流动力学反应）的重新设计。这种模式是最流行的成像技术，因为它具有无创性，优异的空间分辨率和在单一成像过程中获取多次扫描的能力。

（张玉松 译 王玮 李强 校）

参考文献

1. Logothetis NK, Pauls J, Augath M, Trinath T, Oeltermann A. Neurophysiological investigation of the basis of the fMRI signal. *Nature* **412**(6843): 150–157, 2001.

2. Ogawa S, Menon RS, Tank DW, et al. Functional brain mapping by blood oxygenation level-dependent contrast magnetic resonance imaging: a comparison of signal characteristics with a biophysical model. *Biophys J* **64**(3):803–812, 1993.

3. Drake CT, Iadecola C. The role of neuronal signaling in controlling cerebral blood flow. *Brain Lang* **102**(2):141–152, 2007.

4. Ogawa S, Tank DW, Menon R, et al. Intrinsic signal changes accompanying sensory stimulation: functional brain mapping with magnetic resonance imaging. *Proc Natl Acad Sci U S A* **89**(13):5951–5955, 1992.

5. Bandettini PA, Jesmanowicz A, Wong EC, Hyde JS. Processing strategies for time-course data sets in functional MRI of the human brain. *Magn Reson Med* **30**(2):161–173, 1993.

6. DeYoe EA, Felleman DJ, Van Essen DC, McClendon E. Multiple processing streams in occipitotemporal visual cortex. *Nature* **371**(6493):151–154, 1994.

7. Craig AD. How do you feel? Interoception: the sense of the physiological condition of the body. *Nat Rev Neurosci* **3**(8):655–666, 2002.

8. Craig AD. Interoception: the sense of the physiological condition of the body. *Curr Opin Neurobiol* **13**(4): 500–505, 2003.

9. Damasio A. Feelings of emotion and the self. *Ann N Y Acad Sci* **1001**:253–261, 2003.

10. Craig AD. The functional anatomy of lamina I and its role in post-stroke central pain. In: Sandkühler J, Bromm B, Gebhart GF, eds. *Nervous System Plasticity and Chronic Pain.* Amsterdam: Elsevier, 2000:137–151. *Progress in Brain Research*; vol. 129.

11. Greenspan JD, Winfield JA. Reversible pain and tactile deficits associated with a cerebral tumor compressing the posterior insula and parietal operculum. *Pain* **50**(1):29–39, 1992.

12. Schmahmann JD, Leifer D. Parietal pseudothalamic pain syndrome: clinical features and anatomic correlates. *Arch Neurol* **49**(10):1032–1037, 1992.

13. Bassetti C, Bogousslavsky J, Regli F. Sensory syndromes in parietal stroke. *Neurology* **43**(10): 1942–1949, 1993.

14. Freund HJ. Somatosensory and motor disturbances in patients with parietal lobe lesions. *Adv Neurol* **93**:179–193, 2003.

15. Diserens K, Vuadens P, Michel P, et al. Acute autonomic dysfunction contralateral to acute strokes: a prospective study of 100 consecutive cases. *Eur J*

Neurol **13**(11):1245–1250, 2006.

16. Rainville P, Duncan GH, Price DD, Carrier B, Bushnell MC. Pain affect encoded in human anterior cingulate but not somatosensory cortex. *Science* **277**(5328):968–971, 1997.

17. Craig AD, Reiman EM, Evans A, Bushnell MC. Functional imaging of an illusion of pain. *Nature* **384**(6606):258–260, 1996.

18. Melzack R, Casey KL. Sensory, motivational, and central control determinants of pain: a new conceptual model. In: Kenshalo DR, ed. *The Skin Senses: Proceedings of the First International Symposium on the Skin Senses*. Springfield IL: Thomas, 1968.

19. Portenoy RK, Conn M. Cancer pain syndromes. In: Bruera E, Portenoy RK, eds. *Cancer Pain: Assessment and Management*. Cambridge UK: Cambridge University Press, 2003:89–108.

20. Casey KL. Forebrain mechanisms of nociception and pain: analysis through imaging. *Proc Natl Acad Sci U S A* **96**(14):7668–7674, 1999.

21. Treede RD, Kenshalo DR, Gracely RH, Jones AK. The cortical representation of pain. *Pain* **79**(2–3):105–111, 1999.

22. Peyron R, Laurent B, García-Larrea L. Functional imaging of brain responses to pain: a review and meta-analysis (2000). *Neurophysiol Clin* **30**(5): 263–288, 2000.

23. Rainville P. Brain mechanisms of pain affect and pain modulation. *Curr Opin Neurobiol* **12**(2):195–204, 2002.

24. Porro CA. Functional imaging and pain: behavior, perception, and modulation. *Neuroscientist* **9**(5): 354–369, 2003.

25. Apkarian AV, Bushnell MC, Treede RD, Zubieta JK. Human brain mechanisms of pain perception and regulation in health and disease. *Eur J Pain* **9**(4): 463–484, 2005.

26. Dunckley P, Wise RG, Aziz Q, et al. Cortical processing of visceral and somatic stimulation: differentiating pain intensity from unpleasantness. *Neuroscience* **133**(2):533–542, 2005.

27. Peyron R, García-Larrea L, Grégoire MC, et al. Parietal and cingulate processes in central pain: a combined positron emission tomography (PET) and functional magnetic resonance imaging (fMRI) study of an unusual case. *Pain* **84**(1):77–87, 2000.

28. Casey KL, Minoshima S, Berger KL, Koeppe RA, Morrow TJ, Frey KA. Positron emission tomographic analysis of cerebral structures activated specifically by repetitive noxious heat stimuli. *J Neurophysiol* **71**(2):802–807, 1994.

29. Tarkka IM, Treede RD. Equivalent electrical source analysis of pain-related somatosensory evoked potentials elicited by a CO2 laser. *J Clin Neurophysiol* **10**(4):513–519, 1993.

30. Price DD. Psychological and neural mechanisms of the affective dimension of pain. *Science* **288**(5472):1769–1772, 2000.

31. Borsook D, Becerra LR. Breaking down the barriers: fMRI applications in pain, analgesia and analgesics. *Mol Pain* **2**:30, 2006.

32. Strigo IA, Duncan GH, Boivin M, Bushnell MC. Differentiation of visceral and cutaneous pain in the human brain. *J Neurophysiol* **89**(6):3294–3303, 2003.

33. Baron R. Mechanisms of disease: neuropathic pain: a clinical perspective. *Nat Clin Pract Neurol* **2**(2): 95–106, 2006.

34. Hsieh JC, Belfrage M, Stone-Elander S, Hansson P, Ingvar M. Central representation of chronic ongoing neuropathic pain studied by positron emission tomography. *Pain* **63**(2):225–236, 1995.

35. Peyron R, García-Larrea L, Grégoire MC, et al. Allodynia after lateral-medullary (Wallenberg) infarct: a PET study. *Brain* **121**(Pt 2):345–356, 1998.

36. Peyron R, Schneider F, Faillenot I, et al. An fMRI study of cortical representation of mechanical allodynia in patients with neuropathic pain. *Neurology* **63**(10):1838–1846, 2004.

37. Maihöfner C, Handwerker HO. Differential coding of hyperalgesia in the human brain: a functional MRI study. *Neuroimage* **28**(4):996–1006, 2005.

38. Maihöfner C, Handwerker HO, Birklein F. Functional imaging of allodynia in complex regional pain syndrome. *Neurology* **66**(5):711–717, 2006.

39. Ushida T, Ikemoto T, Taniguchi S, et al. Virtual pain stimulation of allodynia patients activates cortical representation of pain and emotions: a functional MRI study. *Brain Topogr* **18**(1):27–35, 2005.

40. Schweinhardt P, Glynn C, Brooks J, et al. An fMRI study of cerebral processing of brush-evoked allodynia in neuropathic pain patients. *Neuroimage* **32**(1): 256–265, 2006.

41. Witting N, Kupers RC, Svensson P, Jensen TS. A PET activation study of brush-evoked allodynia in patients with nerve injury pain. *Pain* **120**(1–2):145–154, 2006.

42. Hunt SP, Mantyh PW. The molecular dynamics of pain control. *Nat Rev Neurosci* **2**(2):83–91, 2001.

43. Petrovic P, Ingvar M, Stone-Elander S, Petersson KM, Hansson P. A PET activation study of dynamic mechanical allodynia in patients with mononeuropathy. *Pain* **83**(3):459–470, 1999.

44. Colebatch JG, Deiber MP, Passingham RE, Friston KJ, Frackowiak RS. Regional cerebral blood flow during voluntary arm and hand movements in human subjects. *J Neurophysiol* **65**(6):1392–1401, 1991.

45. Corfield DR, Fink GR, Ramsay SC, et al. Evidence for limbic system activation during CO2-stimulated breathing in man. *J Physiol* **488**(Pt 1):77–84, 1995.

46. Brannan S, Liotti M, Egan G, et al. Neuroimaging of cerebral activations and deactivations associated with hypercapnia and hunger for air. *Proc Natl Acad Sci U S A* **98**(4):2029–2034, 2001.

47. Liotti M, Brannan S, Egan G, et al. Brain responses associated with consciousness of breathlessness (air hunger). *Proc Natl Acad Sci U S A* **98**(4):2035–2040, 2001.

48. Parsons LM, Egan G, Liotti M, et al. Neuroimaging evidence implicating cerebellum in the experience of hypercapnia and hunger for air. *Proc Natl Acad Sci U S A* **98**(4):2041–2046, 2001.

49. Peiffer C, Poline JB, Thivard L, Aubier M, Samson Y. Neural substrates for the perception of acutely induced dyspnea. *Am J Respir Crit Care Med* **163**(4):951–957, 2001.

50. Evans KC, Banzett RB, Adams L, McKay L, Frackowiak RS, Corfield DR. BOLD fMRI identifies limbic, paralimbic, and cerebellar activation during air hunger. *J Neurophysiol* **88**(3):1500–1511, 2002.

51. Macey KE, Macey PM, Woo MA, et al. fMRI signal changes in response to forced expiratory loading in congenital central hypoventilation syndrome. *J Appl Physiol* **97**(5):1897–1907, 2004.

52. Macey PM, Woo MA, Macey KE, et al. Hypoxia reveals posterior thalamic, cerebellar, midbrain, and limbic deficits in congenital central hypoventilation syndrome. *J Appl Physiol* **98**(3):958–969, 2005.

53. Woo MA, Macey PM, Macey KE, et al. FMRI responses to hyperoxia in congenital central hypoventilation syndrome. *Pediatr Res* **57**(4):510–518, 2005.

54. Miller AD, Rowley HA, Roberts TP, Kucharczyk J. Human cortical activity during vestibular- and drug-induced nausea detected using MSI. *Ann N Y Acad Sci* **781**:670–672, 1996.

55. Bles W, Bos JE, Kruit H. Motion sickness. *Curr Opin Neurol* **13**(1):19–25, 2000.

56. Brandt T, Bartenstein P, Janek A, Dieterich M. Reciprocal inhibitory visual-vestibular interaction: visual motion stimulation deactivates the parieto-insular vestibular cortex. *Brain* **121**(Pt 9):1749–1758, 1998.

57. Wenzel R, Bartenstein P, Dieterich M, et al. Deactivation of human visual cortex during involuntary ocular oscillations: a PET activation study. *Brain* **119**(Pt 1):101–110, 1996.

58. Tataranni PA, Gautier JF, Chen K, et al. Neuroanatomical correlates of hunger and satiation in humans using positron emission tomography. *Proc Natl Acad Sci U S A* **96**(8):4569–4574, 1999.

59. O'Doherty J, Rolls ET, Francis S, et al. Sensory-specific satiety-related olfactory activation of the human orbitofrontal cortex. *Neuroreport* **11**(4):893–897, 2000.

60. Araújo IE. [Taste representation in the human cortex and the central control of appetite]. *Rev Bras Psiquiatr* **25**(Suppl 2):25–28, 2003.

61. Wang GJ, Volkow ND, Telang F, et al. Exposure to appetitive food stimuli markedly activates the human brain. *Neuroimage* **21**(4):1790–1797, 2004.

62. Simmons WK, Martin A, Barsalou LW. Pictures of appetizing foods activate gustatory cortices for taste and reward. *Cereb Cortex* **15**(10):1602–1608, 2005.

63. Porubská K, Veit R, Preissl H, Fritsche A, Birbaumer N. Subjective feeling of appetite modulates brain activity: an fMRI study. *Neuroimage* **32**(3):1273–1280, 2006.

64. Rolls ET. Smell, taste, texture, and temperature multimodal representations in the brain, and their relevance to the control of appetite. *Nutr Rev* **62** (11 Pt 2):S193–S204, 2004.

65. Rolls ET. Sensory processing in the brain related to the control of food intake. *Proc Nutr Soc* **66**(1):96–112, 2007.

66. Liu Y, Gao JH, Liu HL, Fox PT. The temporal response of the brain after eating revealed by functional MRI. *Nature* **405**(6790):1058–1062, 2000.

67. Liu JZ, Dai TH, Sahgal V, Brown RW, Yue GH. Nonlinear cortical modulation of muscle fatigue: a functional MRI study. *Brain Res* **957**(2):320–329, 2002.

68. Benwell NM, Byrnes ML, Mastaglia FL, Thickbroom GW. Primary sensorimotor cortex activation with task-performance after fatiguing hand exercise. *Exp Brain Res* **167**(2):160–164, 2005.

69. Benwell NM, Mastaglia FL, Thickbroom GW. Reduced functional activation after fatiguing exercise is not confined to primary motor areas. *Exp Brain Res* **175**(4):575–583, 2006.

70. Roelcke U, Kappos L, Lechner-Scott J, et al. Reduced glucose metabolism in the frontal cortex and basal ganglia of multiple sclerosis patients with fatigue: a 18F-fluorodeoxyglucose positron emission tomography study. *Neurology* **48**(6):1566–1571, 1997.

71. Filippi M, Rocca MA, Colombo B, et al. Functional magnetic resonance imaging correlates of fatigue in multiple sclerosis. *Neuroimage* **15**(3):559–567, 2002.

72. Rocca MA, Agosta F, Colombo B, et al. fMRI changes in relapsing-remitting multiple sclerosis patients complaining of fatigue after IFNbeta-1a injection. *Hum Brain Mapp* **28**(5):373–382, 2007.

73. Tartaglia MC, Narayanan S, Arnold DL. Mental fatigue alters the pattern and increases the volume of cerebral activation required for a motor task in multiple sclerosis patients with fatigue. *Eur J Neurol* **15**(4):413–419, 2008.

74. Deluca J, Genova HM, Hillary FG, Wylie G. Neural correlates of cognitive fatigue in multiple sclerosis using functional MRI. *J Neurol Sci* **270**(1–2):28–39, 2008.

75. de Lange FP, Kalkman JS, Bleijenberg G, et al. Neural

correlates of the chronic fatigue syndrome: an fMRI study. *Brain* **127**(Pt 9):1948–1957, 2004.

76. Tanaka M, Sadato N, Okada T, et al. Reduced responsiveness is an essential feature of chronic fatigue syndrome: a fMRI study. *BMC Neurol* **6**:9, 2006.

77. Schmaling KB, Lewis DH, Fiedelak JI, Mahurin R, Buchwald DS. Single-photon emission computerized tomography and neurocognitive function in patients with chronic fatigue syndrome. *Psychosom Med* **65**(1):129–136, 2003.

78. Lange G, Steffener J, Cook DB, et al. Objective evidence of cognitive complaints in Chronic Fatigue Syndrome: a BOLD fMRI study of verbal working memory. *Neuroimage* **26**(2):513–524, 2005.

79. Cook DB, O'Connor PJ, Lange G, Steffener J. Functional neuroimaging correlates of mental fatigue induced by cognition among chronic fatigue syndrome patients and controls. *Neuroimage* **36**(1):108–122, 2007.

80. Lewis DH, Mayberg HS, Fischer ME, et al. Monozygotic twins discordant for chronic fatigue syndrome: regional cerebral blood flow SPECT. *Radiology* **219**(3):766–773, 2001.

81. Yamamoto S, Ouchi Y, Onoe H, et al. Reduction of serotonin transporters of patients with chronic fatigue syndrome. *Neuroreport* **15**(17):2571–2574, 2004.

82. Siessmeier T, Nix WA, Hardt J, Schreckenberger M, Egle UT, Bartenstein P. Observer independent analysis of cerebral glucose metabolism in patients with chronic fatigue syndrome. *J Neurol Neurosurg Psychiatry* **74**(7):922–928, 2003.

83. de Lange FP, Koers A, Kalkman JS, et al. Increase in prefrontal cortical volume following cognitive behavioural therapy in patients with chronic fatigue syndrome. *Brain* **131**(Pt 8):2172–2180, 2008.

84. Lövblad KO, Thomas R, Jakob PM, et al. Silent functional magnetic resonance imaging demonstrates focal activation in rapid eye movement sleep. *Neurology* **53**(9):2193–2195, 1999.

85. Buchsbaum MS, Gillin JC, Wu J, et al. Regional cerebral glucose metabolic rate in human sleep assessed by positron emission tomography. *Life Sci* **45**(15):1349–1356, 1989.

86. Maquet P, Péters JM, Aerts J, et al. Functional neuroanatomy of human rapid-eye-movement sleep and dreaming. *Nature* **383**(6596):163–166, 1996.

87. Maquet P, Dive D, Salmon E, et al. Cerebral glucose-utilization during stage-2 sleep in man. *Brain Res* **571**(1):149–153, 1992.

88. Madsen PL, Schmidt JF, Holm S, Vorstrup S, Lassen NA, Wildschiødtz G. Cerebral oxygen metabolism and cerebral blood flow in man during light sleep (stage 2). *Brain Res* **557**(1–2):217–220, 1991.

89. Nofzinger EA, Mintun MA, Wiseman M, Kupfer DJ, Moore RY. Forebrain activation in REM sleep: an FDG PET study. *Brain Res* **770**(1–2):192–201, 1997.

90. Braun AR, Balkin TJ, Wesensten NJ, et al. Dissociated pattern of activity in visual cortices and their projections during human rapid eye movement sleep. *Science* **279**(5347):91–95, 1998.

91. Braun AR, Balkin TJ, Wesenten NJ, et al. Regional cerebral blood flow throughout the sleep-wake cycle: an H2(15)O PET study. *Brain* **120**(Pt 7):1173–1197, 1997.

92. Drummond SP, Brown GG, Salamat JS, Gillin JC. Increasing task difficulty facilitates the cerebral compensatory response to total sleep deprivation. *Sleep* **27**(3):445–451, 2004.

93. Nofzinger EA. What can neuroimaging findings tell us about sleep disorders? *Sleep Med***5**(Suppl 1):S16–S22, 2004.

94. Borsook D, Ploghaus A, Becerra L. Utilizing brain imaging for analgesic drug development. *Curr Opin Investig Drugs* **3**(9):1342–1347, 2002.

95. Schweinhardt P, Bountra C, Tracey I. Pharmacological FMRI in the development of new analgesic compounds. *NMR Biomed* **19**(6):702–711, 2006.

96. Lawrence J, Mackey SC. Role of neuroimaging in analgesic drug development. *Drugs R D* **9**(5):323–334, 2008.

97. Henriksen G, Willoch F. Imaging of opioid receptors in the central nervous system. *Brain* **131**(Pt 5): 1171–1196, 2008.

98. Adler LJ, Gyulai FE, Diehl DJ, Mintun MA, Winter PM, Firestone LL. Regional brain activity changes associated with fentanyl analgesia elucidated by positron emission tomography. *Anesth Analg* **84**(1):120–126, 1997.

99. Wise RG, Rogers R, Painter D, et al. Combining fMRI with a pharmacokinetic model to determine which brain areas activated by painful stimulation are specifically modulated by remifentanil. *Neuroimage* **16**(4):999–1014, 2002.

100. Becerra L, Harter K, Gonzalez RG, Borsook D. Functional magnetic resonance imaging measures of the effects of morphine on central nervous system circuitry in opioid-naive healthy volunteers. *Anesth Analg* **103**(1):208–216, table, 2006.

101. Papageorgiou TD. Blood-oxygen-level-dependent (BOLD) signal changes in total cortex and subcortex, pain, reward, and vigilance regions during mechanical pressure pain after morphine administration. *The University of Texas Health Science Center School of Public Health*, 2006.

102. Sprenger T, Valet M, Boecker H, et al. Opioidergic activation in the medial pain system after heat pain. *Pain* **122**(1–2):63–67, 2006.

103. Wagner KJ, Sprenger T, Kochs EF, Tölle TR, Valet M, Willoch F. Imaging human cerebral pain modulation by dose-dependent opioid analgesia: a positron emission tomography activation study using

remifentanil. *Anesthesiology* **106**(3):548–556, 2007.

104. Firestone LL, Gyulai F, Mintun M, Adler LJ, Urso K, Winter PM. Human brain activity response to fentanyl imaged by positron emission tomography. *Anesth Analg* **82**(6):1247–1251, 1996.

105. Wagner KJ, Willoch F, Kochs EF, et al. Dose-dependent regional cerebral blood flow changes during remifentanil infusion in humans: a positron emission tomography study. *Anesthesiology* **94**(5):732–739, 2001.

106. Iannetti GD, Zambreanu L, Wise RG, et al. Pharmacological modulation of pain-related brain activity during normal and central sensitization states in humans. *Proc Natl Acad Sci U S A* **102**(50):18195–18200, 2005.

107. Leppä M, Korvenoja A, Carlson S, et al. Acute opioid effects on human brain as revealed by functional magnetic resonance imaging. *Neuroimage* **31**(2):661–669, 2006.

108. Mesulam MM. From sensation to cognition. *Brain* **121**(Pt 6):1013–1052, 1998.

109. Harrison NA, Brydon L, Walker C, et al. Neural origins of human sickness in interoceptive responses to inflammation. *Biol Psychiatry* **66**(5):415–422, 2009.

110. Rosa MJ, Kilner J, Blankenburg F, Josephs O, Penny W. Estimating the transfer function from neuronal activity to BOLD using simultaneous EEG-fMRI. *Neuroimage* **49**(2):1496–1509, 2010.

111. Muzik O, Chugani DC, Zou G, et al. Multimodality data integration in epilepsy. *Int J Biomed Imaging* 2007:13963, 2007.

112. Iannetti GD, Niazy RK, Wise RG, et al. Simultaneous recording of laser-evoked brain potentials and continuous, high-field functional magnetic resonance imaging in humans. *Neuroimage* **28**(3):708–719, 2005.

113. deCharms RC, Christoff K, Glover GH, Pauly JM, Whitfield S, Gabrieli JD. Learned regulation of spatially localized brain activation using real-time fMRI. *Neuroimage* **21**(1):436–443, 2004.

114. deCharms RC, Maeda F, Glover GH, et al. Control over brain activation and pain learned by using real-time functional MRI. *Proc Natl Acad Sci U S A* **102**(51):18626–18631, 2005.

115. Posse S, Fitzgerald D, Gao K, et al. Real-time fMRI of temporolimbic regions detects amygdala activation during single-trial self-induced sadness. *Neuroimage* **18**(3):760–768, 2003.

116. Weiskopf N, Veit R, Erb M, et al. Physiological self-regulation of regional brain activity using real-time functional magnetic resonance imaging (fMRI): methodology and exemplary data. *Neuroimage* **19**(3):577–586, 2003.

117. Yoo SS, Jolesz FA. Functional MRI for neurofeedback: feasibility study on a hand motor task. *Neuroreport* **13**(11):1377–1381, 2002.

118. LaConte S, Strother S, Cherkassky V, Anderson J, Hu X. Support vector machines for temporal classification of block design fMRI data. *Neuroimage* **26**(2):317–329, 2005.

119. LaConte SM, Peltier SJ, Hu XP. Real-time fMRI using brain-state classification. *Hum Brain Mapp* **28**(10):1033–1044, 2007.

120. Papageorgiou T, Curtis WA, McHenry M, LaConte SM. Neurofeedback of two motor functions using supervised learning-based real-time functional magnetic resonance imaging. *Conf Proc IEEE Eng Med Biol Soc* **1**:5377–5380, 2009.

121. Papageorgiou TD, McHenry M, Lisinski JM, White JP, LaConte SM. Speech rate control using supervised learning-based real-time fMRI. *Neuroimage* **47**(1):S39–S41, 2009.

第**19**章 高剂量治疗和移植术后症状负荷：如何平衡

Sergio A. Giralt and Loretta A. Williams

高剂量治疗（化疗伴/不伴放射治疗）后序贯自体或异体造血干细胞移植（hematopoietic stem cell transplantation，HSCT）能改善多种恶性和非恶性血液系统疾病的总生存和无病生存[1]，但治疗获益是以明显的并发症和偶发的死亡为代价的。

高剂量后序贯 HSCT 治疗 3～4 周（急性期）的研究显示，多数患者有多种躯体、情感和认知症状[2-7]。急性期常见的躯体症状包括恶心呕吐、腹泻、食欲减退、口干、失眠、虚弱和疲乏[2,4,6,7]，认知症状包括神志不清、不能集中注意力和记忆问题[5,8]。大量研究显示，某些症状会持续存在，甚至持续至移植后数月或数年，如疲乏、疼痛、睡眠紊乱、认知功能异常、眼疾、口干、味觉变化、咳嗽、气促、抑郁、焦虑和性功能障碍[9-11]。

本章将阐述高剂量治疗序贯 HSCT 治疗时引起的各种症状、症状发生机制及可减轻症状负担的干预措施。虽然 HSCT 能克服细胞减灭治疗带来的造血毒性，使得患者可以接受更高剂量的治疗，但是药物的其他毒性和 HSC 本身也给患者带来显著的负担。如何平衡治愈性治疗和治疗引起的症状是医务工作者需要面对的挑战。医务人员如果能正确识别症状负担并明确其发生机制，就可以更有效地减少治疗带来的负担，为更多患者提供更安全的治疗。

造血干细胞移植的基本概念

人造血干细胞移植最早始于 20 世纪 50 年代末—60 年代初，用于治疗终末期白血病、放射暴露或放射疾病或者两者共同引起的严重骨髓衰竭。治疗之初，几乎所有患者死于原发病的合并症、移植失败、移植物抗宿主病（graft-versus-host disease，GVHD）或感染[12,13]。1968 年，首例异基因 HSCT 成功，这是一例异体捐献的骨髓干细胞治疗重症免疫联合缺陷病的尝试[14]。20 世纪 70 年代，西雅图弗雷德 - 哈金森癌症研究中心的 E. Donnall Thomas 博士和同事报告了异基因 HSCT 对难治性白血病的治愈潜能，自此，异基因 HSCT 治疗了成百上千患有以往被认为是不治之症的患者[15]。

早期认为，异基因移植的治愈作用主要与高剂量治疗有关，而不涉及植入的供者细胞，并曾认为供者细胞只是在一段时间内促进造血恢复。因此"剂量强度意味治愈"的观点导致了自体 HSCT 的发展[16]。自体 HSCT 是一种患者在细胞减灭治疗后移植自己的干细胞的治疗方式，它克服了化疗和放疗带来的造血毒性，使患者能耐受高剂量治疗。不过现已明确，异基因 HSCT 的成功还依赖供体免疫对宿主恶性肿瘤的杀伤作用，这种现象称作移植物抗肿瘤效应，这种作用解释了相同预处理后异基因 HSCT 的复发率明显低于自体 HSCT 的原因，因为自体 HSCT 没有移植物抗肿瘤效应[15,17,18]。

尽管如此，剂量强度对多种造血系统肿瘤和实体瘤的治疗作用在体内外研究均已得到证实，以自体 HSCT 作为支持治疗的高剂量治疗能改变多种良恶性疾病的自然病程。自体 HSCT 仍是北美地区和世界范围内最常使用的移植方式（图 19.1）[15]。

HSCT 主要包括如下内容（图 19.2）：

- 受者
- 供者（自体移植时供者和受者为同一人）
- 预处理方案
- 干细胞输注
- 异基因移植时预防 GVHD（包括 HSCT 后免疫抑制）
- HSCT 后支持治疗

上述内容与患者生存和疾病结果相关，也与 HSCT 的并发症相关，其中包括 HSCT 后症状负担。HSCT 过程中的症状负担可采用 M.D. Anderson 症状评估量表（M.D. Anderson Symptom Inventory，MDASI）[19] 或其他已得到校正的症状评估量表进行评估。

移植相关毒性和症状

高剂量化疗和放疗对恒定细胞分裂和细胞繁殖的正常组织会产生严重的损害，因此血液系统和胃肠道系统受高剂量治疗影响最大。所有患者均会经历全血细胞减少和一定程度的口腔咽喉疼痛、恶心呕吐、腹泻等胃肠症状。尽管所有患者的全血细胞减少程度相似，但胃肠症状的严重程度却不相同。

移植后症状的严重性和发生模式

Anderson 等[2] 对正在进行自体 HSCT 的 90 例多发性骨髓瘤和非霍奇金淋巴瘤患者的前瞻性研究显示，自体 HSCT 后最常见的中重度症状是食欲缺乏、疲乏和睡眠紊乱（图 19.3），在白细胞（WBC）最低点时症状最严重，并且移植后 30 天仍有很大一部分患者持续经历中重度症状[2,20]。Campagnaro 等[21] 的研究中仅观察了实施自体 HSCT 的多发性骨髓瘤患者，得到了与 Anderson 的研究相似的结果（图 19.4），自体 HSCT 后最严重的症状包括疲乏、虚弱和食欲缺乏。

Wang 等[22] 观察了 30 例异体 HSCT 患者（图 19.5），发现患者也会经历与自体 HSCT 相

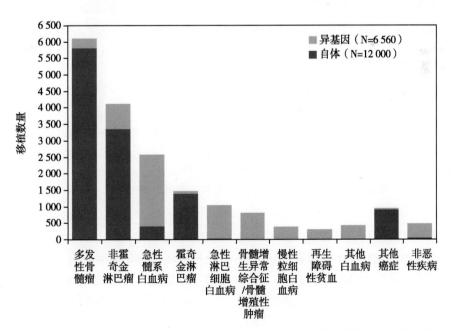

图 19.1　北美造血干细胞移植适应证，2006（HSCT）。2006 年，北美 HSCT 最常见适应证是多发性骨髓瘤和淋巴瘤，约占所有 HSCTs 的 63%，多发性骨髓瘤是自体移植最常见适应证，急性髓系白血病是异基因移植最常见适应证。引自：Pasquini MC, Wang Z. Current uses and outcomes of hematopoietic stem cell transplantation: Part I - CIBMTR Summary Slides, 2009. *CIBMTR Newsletter [serial online]* 15（1）：7-11, 2009.

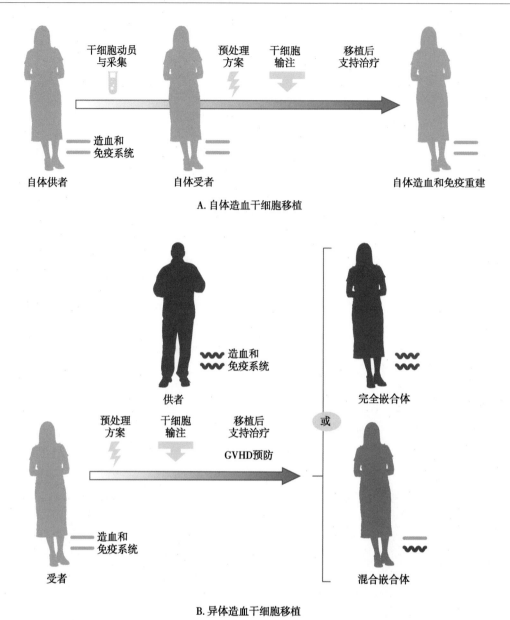

图 19.2　造血干细胞移植的主要构成。GVHD，移植物抗宿主病

似的症状，最严重的症状包括疲乏、困倦和疼痛，同样是在 WBC 最低点时症状最重。其中 26 例患者 HSCT 后发生 GVHD，如图 19.6 所示，明确 GVHD 诊断后（0 天）部分症状的严重程度迅速减轻，可能是糖皮质激素治疗的作用，但有些症状无变化甚至加重[23]。

几项关于自体或异体 HSCT 患者的研究，在 HSCT 急性期之前和之间检查了患者的神经心理功能[8, 24, 25]，为明确在 HSCT 治疗前接受颅脑放疗或鞘内化疗治疗中枢神经系统疾病是否与神经认知功能受损有关，但得出的结果却相互矛盾[8, 24]。HSCT 后认知功能异常特别是记忆能力下降会逐渐加重，但具体发生时间是几周内或几月内却不清楚[8, 25]。最近有研究探讨了客观测量的认知评分和患者报告的认知症状之间的区别。尽管患者的认知主诉常与其他症状相关联，如疲乏、抑郁、焦虑和不良健康状态，却与认知表现无显著关联，除非患者觉

图 19.3　多发性骨髓瘤或非霍奇金淋巴瘤自体移植患者的症状负担与白细胞计数。HSCT，造血干细胞移植；MDASI，M.D. 安德森症状评估量表；WBC，白细胞计数。引自：Anderson KO，Giralt SA，Neumann JL，et al. Symptom assessment following autologous transplantation：relation of symptom severity to laboratory measures [abstract]. American Society of Hematology 45th Annual Meeting and Exposition，San Diego CA，12/2003. *Blood* 102（11）：987A，2003. Abstract 3672.

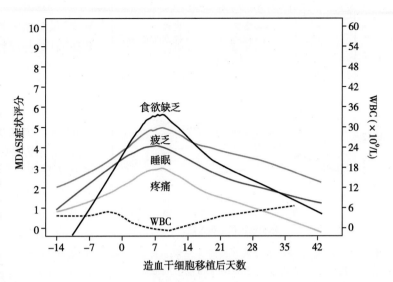

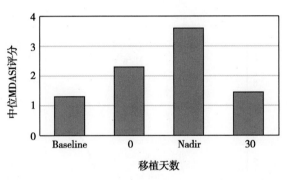

图 19.4　多发性骨髓瘤自体造血干细胞移植患者的症状负担。MDASI，M.D. Anderson 症状评估量表。引自：Campagnaro E，Saliba R，Giralt S，et al. *CANCER* 112（7）. Copyright c 2008 American Cancer Society，Inc. Reprinted with permission of Wiley-Liss，Inc.

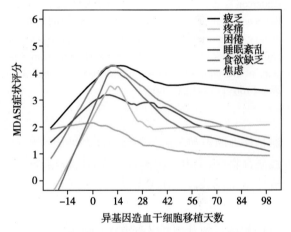

图 19.5　急性髓系白血病或高危骨髓增生异常综合征患者异基因造血干细胞移植的症状负担。HSCT，造血干细胞移植；MDASI，M.D. Anderson 症状评估量表。引自：Wang XS，Cleeland CS，Williams LA，et al. Longitudinal assessment of inflammatory cytokines and symptom severity during 100 days of allogeneic BMT for AML/MDS patients[abstract]. American Society of Hematology 47th Annual Meeting，Atlanta GA. *Blood* 106（11）：221B，2005. Abstract 4569.

得人们对其认知缺陷的有所注意[26, 27]。异基因 HSCT 前后 3 个月内，呼吸困难和恶心症状与记忆能力和注意力集中能力受损相关[27]。

移植后症状发生机制：炎症因子理论

近期的研究集中于移植后症状发生发展的生物学机制，认为通过针对导致症状发生的生物学机制的靶向治疗可以改善 HSCT 的相关并发症和耐受性。无论是动物还是人类研究均有证据显示，炎症因子在 HSCT 后症状的发生发展中具有重要作用[28-33]。

炎症因子对 HSCT 相关毒性的作用最初是在研究异基因移植的急性 GVHD 时发现的，急性 GVHD 包含了由供体免疫系统介导的作用于受者组织的所有反应[34]，可能由预处理或感染引起的组织损伤启动。组织损伤导致抗原产生，这些肽类大分子引起免疫应答。抗原在抗

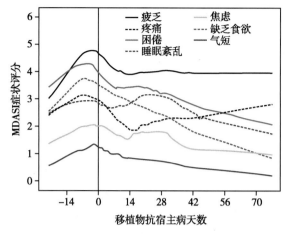

图 19.6 异基因造血干细胞移植的急性髓系白血病或高危骨髓增生异常综合征患者的移植物抗宿主病相关症状负担。GVHD，移植物抗宿主病；MDASI，M.D. Anderson 症状评估量表。引自：Giralt S，Cleeland CS，Reuben J，et al. Measuring multiple symptoms and inflammatory cytokines related to acute GVHD in AML/MDS patients under allogeneic BMT[abstract]. American Society of Hematology 47th Annual Meeting, Atlanta GA. *Blood* 106（11）: 412A, 2005.

原呈递细胞内加工后与细胞表面主要组织相容性复合物（人类淋巴细胞抗原或 HLA）结合，形成外来抗原肽段 -HLA 复合物，在适合的细胞因子环境下，具有特异性共刺激分子的 T 细胞能识别复合物并活化 T 细胞，T 细胞活化后克隆性增殖，通过诱导凋亡或炎症性损害介导组织损伤。

虽然炎症因子对异基因移植结果的作用仍未被完全理解，但其重要性在各种临床和实验研究中均已体现[35]，证据如下：

- 动物模型显示抑制肿瘤坏死因子（TNF）（一种促炎因子）能抑制 GVHD[36]。
- TNF 水平和移植相关并发症的相关性[37-39]。
- 动物模型证实了预处理方案对 TNF 水平的影响、TNF 水平与移植结果的相关性[37]。
- 抗 TNF 药物和抗白介素（IL）-2 药物能治疗和预防 GVHD[40-44]。

自体移植时的症状负担与实验室指标相关，尤其与 WBC 计数和细胞因子水平相关[20]，如图 19.3 所示，最高水平的症状负担与自体 HSCT 后

WBC 最低点相关，后来研究证实异基因 HSCT 时 WBC 计数与症状严重性也同样相关（图 19.7）[7]。

有研究尝试将血或组织中细胞因子水平与 GVHD 或自体 / 异体 HSCT 相关结果进行关联，得出的结论却不一致[23, 37, 38, 45-50]。不一致性可能源于分析方法的异质性、所研究的细胞因子半衰期短或是血中细胞因子水平并不能很好的代表靶组织细胞因子水平[23, 37, 38, 45, 46, 49, 50]。

尽管如此，不论是自体还是异基因 HSCT，症状负担与多种炎症因子水平间均存在明显相关性，IL-6（图 19.7 和图 19.8）尤为突出。这种相关性为实验室检验指标异常、炎症因子水平与 HSCT 后症状负担间的关系提供了理论

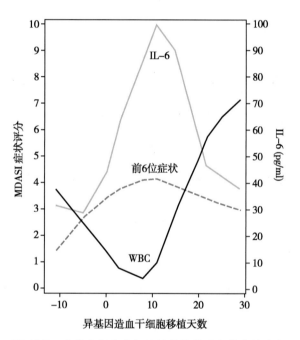

图 19.7 症状负担与白细胞计数的关系和异基因造血干细胞移植期间的 IL-6 水平，Lowess 曲线描述了异基因造血干细胞移植 30 天内预期多种症状的严重水平和白细胞计数（WBC），虚线代表患者报告的 6 个最严重症状的均值（疼痛、疲乏、睡眠障碍、口干、缺乏食欲和困倦）。HSC，造血干细胞移植；MDASI，M.D. Anderson 症状评估量表；IL-6，白介素 -6。引自：Serum interleukin-6 predicts the development of multiple symptoms at nadir of allogeneic hematopoietic stem cell transplantation. Wang XS，Shi Q，Williams LA，et al. *CANCER* 113（8）. Copyright c 2008 American Cancer Society, Inc. Reprinted with permission of Wiley-Liss, Inc.

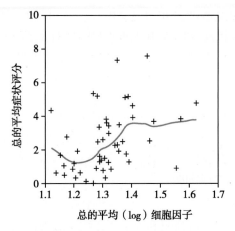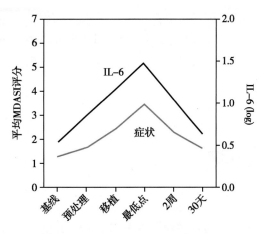

图 19.8　自体移植后白介素 -6 水平与症状负担的关系，左图为 Lowess 曲线，右图为线性曲线。MDASI，M.D. Anderson 症状评估量表；IL-6，白介素 6。引自：Wang XS，Giralt S，Mendoza TR，et al. Longitudinal assessment of inflammatory cytokines：symptom severity during autologous BMT [abstract]. American Society of Hematology 45th Annual Meeting and Exposition，San Diego CA. *Blood* 102（11）：488B，2003. Abstract 5681.

基础，也为靶向干预提供了可能性。因此，针对炎症因子及其信号途径的治疗可能是降低 HSCT 后的症状负担的合理方法。

移植后中重度症状发生的风险因素

对于接受高剂量治疗的患者来说，尽管预处理时使用的药物种类和剂量是发生移植后毒性和症状的最重要因素，但相同的预处理方案在不同患者可出现明显的程度不同的症状负担。明确最容易出现中重度 HSCT 后症状的患者人群，就可采取相应措施降低受累最严重患者症状的严重程度和发生频度。

方案相关因素

近年来，减低强度的预处理（reduced-intensity conditioning，RIC）方案已开始用于异基因 HSCT 以减少毒性，使更多患者有机会接受移植治疗，结果显示 RIC 最适合老年患者、有多种并发症患者和低疾病负荷患者[51, 52]。RIC 可降低医师评估的器官毒性和治疗方案相关的死亡率[53]。这可能是 RIC 方案对组织损害较小，导致在最初几周或几个月异基因 HSCT 治疗引发的促炎因子水平低于传统预处理[54]。RIC 患者中性粒细胞减少期的 C 反应蛋白水平低于传统预处理患者，也支持上述假说[48]。较少的器官毒性和促炎因子水平的下降意味着 RIC 方案可产生较少的症状负担。

少数研究直接比较了 RIC 与传统 HSCT 预处理方案时患者报告的症状负担。一项研究对比 RIC 序贯异基因 HSCT 和高剂量化疗序贯自体 HSCT 患者的健康相关生活质量[55]，在 HSCT 后的第 7 和 28 天，RIC 患者躯体症状的严重程度明显低于高剂量治疗患者。与高剂量治疗后自体 HSCT 患者相比，RIC 患者异基因移植后第一年经历的症状更轻微，这种差别主要由移植后 6 个月内症状严重程度较低所致，但 6 个月后自体 HSCT 患者总体症状减轻，而 RIC 患者症状的严重程度却有所增加。Bevans[56] 的研究中比较了 RIC 和传统预处理序贯异基因 HSCT 患者的健康相关生活质量，结果移植前和移植后第一年的几个时间点均未发现躯体功能差别，不过这项研究没有评估 HSCT 后 30 天内的症状负担，通常此时症状负担最高。

在 Wang[7] 的研究中，13 例患者接受 RIC 处理，17 例患者接受传统方案预处理，HSCT 后 30 天评估症状负担，两者无区别，不过这项研究中接受 RIC 的患者均是不适合传统方案的患者。Bevans[3] 的研究显示，接受传统清髓预处理方案的患者报告的 HSCT 治疗前的症状困扰较少，而接受 RIC 方案前患者报告中重度症状的可能性更高。HSCT 治疗期间 RIC 患者经历的严重症状更多与疾病相关，而传统预处理患者自我报告的严重症状则更多与方案相关。总之，RIC 方案对症状负担的影响还需要进一步研究。

患者相关因素

Campagnaro[21] 的研究中纳入了 64 例接受自体 HSCT 的多发性骨髓瘤患者，结果显示基线症状负担可预测最低点时的症状负担（$P = 0.02$），年龄、疾病状态和并发症对 HSCT 后症状负担并无显著影响，HSCT 期间的症状负担并不影响 HSCT 后 3 年内的生存。HSCT 后 30 天内的症状可分成 4 组：多数患者报告严重程度低于基线水平的症状；多数患者报告严重程度超过基线水平的症状；部分患者报告症状加重而其他患者报告症状改善；基本上无症状。主要由高剂量治疗引起的症状，如上消化道毒性在 HSCT 后 30 天内加重；而情感症状，如痛苦和悲伤，则会减轻。

大量非 HLA 编码的遗传学单核苷酸多态性（SNPs）能调节免疫介导和非免疫介导的生物学过程，影响 HSCT 的结果[57]。遗传学多态性研究中与炎症因子和其受体有关的研究最多[57-65]。细胞因子基因调节顺序的多态性可能会改变细胞因子产量，影响受体表达程度、药物代谢或是对感染的反应[65]。有关异基因 HSCT 中细胞因子基因多态性作用的重要证据见表 19.1，不过这些多态性如何影响症状负担并不明确，但可以解释同样预处理方案序贯 HSCT 后症状负担的不同。

减少移植后症状负担

现有治疗策略

恢复白细胞计数

无论是自体还是异体 HSCT，症状负担的改善与造血恢复和 WBC 计数恢复密切相关[2, 66]，不过异基因 HSCT 的部分症状，如疲乏和虚弱，在中性粒细胞计数恢复后仍持续存在[66]。自体 HSCT 后促进中性粒细胞恢复的策略，如造血生长因子和非格司亭动员的外周血干细胞，均会显著降低并发症、花费和健康资源的消耗[67, 68]。因此，可以假设缩短中性粒细胞减少的持续时间会明显减轻 HSCT 后的症状负担，但这个假说仍需进一步检验。

止吐药

化疗诱导的中重度恶心呕吐明显干扰患者功能状态并加重其他症状。研究显示，$5\text{-}HT_3$ 受体拮抗剂（昂丹司琼、格拉司琼和托烷司琼）联合地塞米松一定程度上能完全控制恶心。有 15%～50% 的患者可完全缓解，是否完全缓解与预处理方案、疾病类型和 $5\text{-}HT_3$ 受体拮抗剂类型有关。总体而言，对于中到重度恶心的完全缓解率始终没有呕吐的完全缓解率高，中重

表 19.1　异基因移植时研究最多的细胞因子基因多态性

细胞因子基因多态性	机制	对移植结果的影响
IL-6-174	增加 IL-6 产生	增加急慢性 GVHD
IFN-γ	体外减少 IFN-γ 产生	增加急性 GVHD
IL-1α-889		改善无关供者移植生存
IL-2-330 G/T	上调 TNF-α 产生	增加急性 GVHD；严重毒性并发症
IL-10-1064（12-15）	减少 IL-10 产生	增加急性 GVHD
IL-1RA VNTR	下调 IL-1	增加慢性 GVHD

IL，白介素；GVHD，移植物抗宿主病；IFN，干扰素；TNF，肿瘤坏死因子；IL-1RA VNTR，白介素 -1 受体拮抗剂可变数目串联重复序列

度恶心对于患者而言一直是未很好解决的问题，也是 HSCT 后中重度症状的主要构成因素[69]。

治疗口腔黏膜炎

黏膜损害导致口腔炎、黏膜炎和腹泻，是 HSCT 后症状负担的主要原因。HSCT 期间的口腔和食管黏膜炎常常很严重，需要静脉阿片类药物镇痛。黏膜炎干扰吞咽，导致脱水、体重减轻、住院时间延长，甚至需要静脉营养治疗[70]。

Spielberger 等[71] 报告了一项Ⅲ期随机研究结果，研究中在高剂量化放疗前后应用重组成纤维细胞生长因子（帕利夫明），以减少自体 HSCT 后口腔炎的发生率和严重程度，结果帕利夫明组患者 3/4 级口腔炎发生率和持续时间明显少于对照组[71, 72]。帕利夫明明显减少 4 级口腔炎发生率、患者报告的口腔和咽喉痛及阿片类药物的使用。两组应用癌症治疗常规功能评估量表（FACT）测量，接受治疗的患者比对照组报告有更好的躯体和功能状态[71]。而且，帕利夫明治疗产生的费用可由因不良反应和相关住院花费的减少（但无显著性差异）所抵消[73]。其他小型研究也证实帕利夫明能有效减少自体 HSCT 前美法仑预处理引起的口腔炎[74, 75]。

另有几项研究报告了接受异基因 HSCT 治疗时使用帕利夫明同样能减少口腔炎发生率、严重程度和持续时间[76-78]。需要关注的是帕利夫明可能会降低移植物抗肿瘤效应，不过在一项小型、双盲、安慰剂对照的异基因 HSCT 时使用帕利夫明的研究显示，帕利夫明对移植成功率、急性 GVHD 和生存并无显著影响[76]。异基因 HSCT 时使用帕利夫明的安全性需要进一步研究。

口腔冷冻治疗（冰屑）也能明显减低口腔炎的严重程度，减少对阿片类止痛药的需要，减少应用高剂量美法仑后静脉营养的使用[79, 80]。但这些研究都没有涉及口腔炎减少对总的症状负担的影响。一项多中心研究显示，采用冷冻治疗并不能减少为了预防急性 GVHD 使用甲氨蝶呤所致的黏膜炎的发生率、严重性和持续时间[81]。

两项小型随机研究显示，低剂量激光治疗（LLLT）能减少自体或异体 HSCT 患者口腔炎和口腔疼痛的严重性[82, 83]，研究未进一步明确口腔炎减少对总的症状负担的影响。LLLT 需要特殊仪器和经过训练的人员操作，运用于 HSCT 的最优剂量和方案仍不明确。

运动

几项随机对照试验研究了运动对 HSCT 后躯体功能和症状的作用，结果显示，包括运动、放松和心理教育的计划能改善异基因 HSCT 后的躯体功能评分[84]，减轻黏膜炎、胃肠道症状、认知功能异常和功能性症状[85]，但干预措施对情感症状无改善。自体 HSCT 过程中或其后进行有氧运动，如骑自行车或走路都能改善躯体功能评分，减少腹泻和疼痛的严重程度[86-88]。住院期间，自体 HSCT 患者治疗住院期间进行有氧运动有助于稳定患者对预处理的疲乏程度，而不运动的患者疲乏程度增加[87]；出院后自体 HSCT 患者进行有氧运动也能减低疲乏程度[88]。

展望

虽然在减低 HSCT 后症状负担方面我们已取得很多成绩，但明显干扰患者健康状况的中重度症状仍普遍存在，需要更多靶向症状发生共同途径或机制的治疗策略，这是未来研究中最重要的目标。正如本章所述，症状发生的共同途径可能就是促炎因子，自体和异基因移植中观察到的症状负担和炎症因子水平存在明显相关性[29]，这为实验室检验指标异常、促炎因子和 HSCT 后症状负担间的关联提供了理论基础。靶向促炎因子和其分子途径是减少 HSCT 后症状负担的合理治疗方法，不过这种方法对 HSCT 所有结果的影响仍需探索。

结论

随着高剂量治疗序贯 HSCT 作为治愈性策略用于各种血液系统恶性疾病治疗的增加，改善治疗耐受性已成为研究重点。明确 HSCT 后某些患者高症状负担的生物学基础有助于为所有患者开发靶向干预措施，对有风险患者进行个体化治疗。终极目标是以最少的治疗代价获取最有效的治疗结果。

（王春红 译 陈方国 校）

参考文献

1. Eapen M, Rocha V. Principles and analysis of hematopoietic stem cell transplantation outcomes: the physician's perspective. *Lifetime Data Anal* **14**(4):379–388, 2008.

2. Anderson KO, Giralt SA, Neumann JL, et al. Symptom assessment following autologous transplantation: relation of symptom severity to laboratory measures [abstract]. American Society of Hematology 45th Annual Meeting and Exposition, San Diego CA, 12/2003. *Blood* **102**(11):987A, 2003. Abstract 3672.

3. Bevans MF, Mitchell SA, Marden S. The symptom experience in the first 100 days following allogeneic hematopoietic stem cell transplantation (HSCT). *Support Care Cancer* **16**(11):1243–1254, 2008.

4. Danaher EH, Ferrans C, Verlen E, et al. Fatigue and physical activity in patients undergoing hematopoietic stem cell transplant. *Oncol Nurs Forum* **33**(3):614–624, 2006.

5. Fann JR, Alfano CM, Burington BE, Roth-Roemer S, Katon WJ, Syrjala KL. Clinical presentation of delirium in patients undergoing hematopoietic stem cell transplantation. *Cancer* **103**(4):810–820, 2005.

6. Larsen J, Nordström G, Ljungman P, Gardulf A. Symptom occurrence, symptom intensity, and symptom distress in patients undergoing high-dose chemotherapy with stem-cell transplantation. *Cancer Nurs* **27**(1):55–64, 2004.

7. Wang XS, Shi Q, Williams LA, et al. Serum interleukin-6 predicts the development of multiple symptoms at nadir of allogeneic hematopoietic stem cell transplantation. *Cancer* **113**(8):2102–2109, 2008.

8. Ahles TA, Tope DM, Furstenberg C, Hann D, Mills L. Psychologic and neuropsychologic impact of autologous bone marrow transplantation. *J Clin Oncol* **14**(5):1457–1462, 1996.

9. Andrykowski MA, Bishop MM, Hahn EA, et al. Long-term health-related quality of life, growth, and spiritual well-being after hematopoietic stem-cell transplantation. *J Clin Oncol* **23**(3):599–608, 2005.

10. Edman L, Larsen J, Hägglund H, Gardulf A. Health-related quality of life, symptom distress and sense of coherence in adult survivors of allogeneic stem-cell transplantation. *Eur J Cancer Care (Engl)* **10**(2):124–130, 2001.

11. Kopp M, Holzner B, Meraner V, et al. Quality of life in adult hematopoietic cell transplant patients at least 5 yr after treatment: a comparison with healthy controls. *Eur J Haematol* **74**(4):304–308, 2005.

12. Thomas ED, Storb R, Clift RA, et al. Bone-marrow transplantation (second of two parts). *N Engl J Med* **292**(17):895–902, 1975.

13. Bortin MM. A compendium of reported human bone marrow transplants. *Transplantation* **9**(6):571–587, 1970.

14. Gatti RA, Meuwissen HJ, Allen HD, Hong R, Good RA. Immunological reconstitution of sex-linked lymphopenic immunological deficiency. *Lancet* **2**(7583):1366–1369, 1968.

15. Pasquini MC, Wang Z. Current uses and outcomes of hematopoietic stem cell transplantation: Part I – CIBMTR Summary Slides, 2009. *CIBMTR Newsletter* [serial online] **15**(1):7–11, 2009.

16. Fefer A, Buckner CD, Thomas ED, et al. Cure of hematologic neoplasia with transplantation of marrow from identical twins. *N Engl J Med* **297**(3):146–148, 1977.

17. Horowitz MM, Gale RP, Sondel PM, et al. Graft-versus-leukemia reactions after bone marrow transplantation. *Blood* **75**(3):555–562, 1990.

18. Weiden PL, Flournoy N, Thomas ED, et al. Antileukemic effect of graft-versus-host disease in human recipients of allogeneic-marrow grafts. *N Engl J Med* **300**(19):1068–1073, 1979.

19. Cleeland CS, Mendoza TR, Wang XS, et al. Assessing symptom distress in cancer patients: the M. D. Anderson Symptom Inventory. *Cancer* **89**(7):1634–1646, 2000.

20. Wang XS, Giralt S, Mendoza TR, et al. Longitudinal assessment of inflammatory cytokines: symptom severity during autologous BMT [abstract]. American Society of Hematology 45th Annual Meeting and Exposition, San Diego CA. *Blood* **102**(11):488B, 2003. Abstract 5681.

21. Campagnaro E, Saliba R, Giralt S, et al. Symptom burden after autologous stem cell transplantation for multiple myeloma. *Cancer* **112**(7):1617–1624, 2008.

22. Wang XS, Cleeland CS, Williams LA, et al. Longitudinal assessment of inflammatory cytokines and symptom severity during 100 days of allogeneic BMT for AML/MDS patients [abstract]. American Society of Hematology 47th Annual Meeting, Atlanta GA. *Blood* **106**(11):221B, 2005. Abstract 4569.

23. Giralt S, Cleeland CS, Reuben J, et al. Measuring multiple symptoms and inflammatory cytokines related to acute GVHD in AML/MDS patients under allogeneic BMT [abstract]. American Society of Hematology 47th Annual Meeting, Atlanta GA. *Blood* **106**(11):412A, 2005.

24. Andrykowski MA, Schmitt FA, Gregg ME, Brady MJ, Lamb DG, Henslee-Downey PJ. Neuropsychologic impairment in adult bone marrow transplant

candidates. *Cancer* **70**(9):2288–2297, 1992.

25. Meyers CA, Weitzner M, Byrne K, Valentine A, Champlin RE, Przepiorka D. Evaluation of the neurobehavioral functioning of patients before, during, and after bone marrow transplantation. *J Clin Oncol* **12**(4):820–826, 1994.

26. Jacobs SR, Jacobsen PB, Booth-Jones M, Wagner LI, Anasetti C. Evaluation of the functional assessment of cancer therapy cognitive scale with hematopoietic stem cell transplant patients. *J Pain Symptom Manage* **33**(1):13–23, 2007.

27. Schulz-Kindermann F, Mehnert A, Scherwath A, et al. Cognitive function in the acute course of allogeneic hematopoietic stem cell transplantation for hematological malignancies. *Bone Marrow Transplant* **39**(12):789–799, 2007.

28. Cleeland CS, Bennett GJ, Dantzer R, et al. Are the symptoms of cancer and cancer treatment due to a shared biologic mechanism? *Cancer* **97**(11):2919–2925, 2003.

29. Dantzer R, Capuron L, Irwin MR, et al. Identification and treatment of symptoms associated with inflammation in medically ill patients. *Psychoneuroendocrinology* **33**(1):18–29, 2008.

30. Hart BL. Biological basis of the behavior of sick animals. *Neurosci Biobehav Rev* **12**(2):123–137, 1988.

31. Kelley KW, Bluthé RM, Dantzer R, et al. Cytokine-induced sickness behavior. *Brain Behav Immun* 17(Suppl 1):S112–S118, 2003.

32. Kent S, Bluthé RM, Kelley KW, Dantzer R. Sickness behavior as a new target for drug development. *Trends Pharmacol Sci* **13**(1):24–28, 1992.

33. Lee BN, Dantzer R, Langley KE, et al. A cytokine-based neuroimmunologic mechanism of cancer-related symptoms. *Neuroimmunomodulation* **11**(5):279–292, 2004.

34. Dickinson AM, Sviland L, Hamilton PJ, et al. Cytokine involvement in predicting clinical graft-versus-host disease in allogeneic bone marrow transplant recipients. *Bone Marrow Transplant* **13**(1):65–70, 1994.

35. Ferrara JL, Deeg HJ. Graft-versus-host disease. *N Engl J Med* **324**(10):667–674, 1991.

36. Piguet PF, Grau GE, Allet B, Vassalli P. Tumor necrosis factor/cachectin is an effector of skin and gut lesions of the acute phase of graft-vs.-host disease. *J Exp Med* **166**(5):1280–1289, 1987.

37. Holler E, Kolb HJ, Hintermeier-Knabe R, et al. Role of tumor necrosis factor alpha in acute graft-versus-host disease and complications following allogeneic bone marrow transplantation. *Transplant Proc* **25**(1 Pt 2): 1234–1236, 1993.

38. Holler E, Kolb HJ, Möller A, et al. Increased serum levels of tumor necrosis factor alpha precede major complications of bone marrow transplantation. *Blood* **75**(4):1011–1016, 1990.

39. Xun CQ, Thompson JS, Jennings CD, Brown SA, Widmer MB. Effect of total body irradiation, busulfan-cyclophosphamide, or cyclophosphamide conditioning on inflammatory cytokine release and development of acute and chronic graft-versus-host disease in H-2-incompatible transplanted SCID mice. *Blood* **83**(8):2360–2367, 1994.

40. Couriel DR, Hicks K, Giralt S, Champlin RE. Role of tumor necrosis factor-alpha inhibition with infliximab in cancer therapy and hematopoietic stem cell transplantation. *Curr Opin Oncol* **12**(6):582–587, 2000.

41. Couriel D, Hicks K, Ippoliti C, et al. Infliximab for the treatment of graft-versus-host disease in allogeneic transplant recipients: an update [abstract]. American Society of Hematology 42nd Annual Meeting, San Francisco CA. *Blood* **96**(11):400A, 2000.

42. Holler E, Kolb HJ, Wilmanns W. Treatment of GVHD: TNF-antibodies and related antagonists. *Bone Marrow Transplant* **12**(Suppl 3):S29–S31, 1993.

43. Holler E, Kolb HJ, Mittermüller J, et al. Modulation of acute graft-versus-host-disease after allogeneic bone marrow transplantation by tumor necrosis factor alpha (TNF alpha) release in the course of pretransplant conditioning: role of conditioning regimens and prophylactic application of a monoclonal antibody neutralizing human TNF alpha (MAK 195F). *Blood* **86**(3):890–899, 1995.

44. Przepiorka D, Kernan NA, Ippoliti C, et al. Daclizumab, a humanized anti-interleukin-2 receptor alpha chain antibody, for treatment of acute graft-versus-host disease. *Blood* **95**(1):83–89, 2000.

45. Engelberts I, Stephens S, Francot GJ, van der Linden CJ, Buurman WA. Evidence for different effects of soluble TNF-receptors on various TNF measurements in human biological fluids. *Lancet* **338**(8765):515–516, 1991.

46. Rowbottom AW, Norton J, Riches PG, Hobbs JR, Powles RL, Sloane JP. Cytokine gene expression in skin and lymphoid organs in graft versus host disease. *J Clin Pathol* **46**(4):341–345, 1993.

47. Artz AS, Wickrema A, Dinner S, et al. Pretreatment C-reactive protein is a predictor for outcomes after reduced-intensity allogeneic hematopoietic cell transplantation. *Biol Blood Marrow Transplant* **14**(11):1209–1216, 2008.

48. Fuji S, Kim SW, Fukuda T, et al. Preengraftment serum C-reactive protein (CRP) value may predict acute graft-versus-host disease and nonrelapse mortality after allogeneic hematopoietic stem cell transplantation. *Biol Blood Marrow Transplant* **14**(5):510–517, 2008.

49. Boosalis MG, Gray D, Walker S, Sutliff S, Talwalker R, Mazumder A. The acute phase response in autologous bone marrow transplantation. *J Med* **23**(3–4):175–193, 1992.

50. Ferrà C, de Sanjosé S, Gallardo D, et al. IL-6 and IL-8 levels in plasma during hematopoietic progenitor transplantation. *Haematologica* **83**(12):1082–1087, 1998.

51. Baron F, Storb R. Allogeneic hematopoietic cell transplantation following nonmyeloablative conditioning as treatment for hematologic malignancies and inherited blood disorders. *Mol Ther* **13**(1):26–41, 2006.

52. Harousseau JL. The allogeneic dilemma. *Bone Marrow Transplant* **40**(12):1123–1128, 2007.

53. Diaconescu R, Flowers CR, Storer B, et al. Morbidity and mortality with nonmyeloablative compared with myeloablative conditioning before hematopoietic cell transplantation from HLA-matched related donors. *Blood* **104**(5):1550–1558, 2004.

54. Alousi A, de Lima M. Reduced-intensity conditioning allogeneic hematopoietic stem cell transplantation. *Clin Adv Hematol Oncol* **5**(7):560–570, 2007.

55. Díez-Campelo M, Pérez-Simón JA, González-Porras JR, et al. Quality of life assessment in patients undergoing reduced intensity conditioning allogeneic as compared to autologous transplantation: results of a prospective study. *Bone Marrow Transplant* **34**(8):729–738, 2004.

56. Bevans MF, Marden S, Leidy NK, et al. Health-related quality of life in patients receiving reduced-intensity conditioning allogeneic hematopoietic stem cell transplantation. *Bone Marrow Transplant* **38**(2):101–109, 2006.

57. Dickinson AM, Middleton PG. Beyond the HLA typing age: genetic polymorphisms predicting transplant outcome. *Blood Rev* **19**(6):333–340, 2005.

58. Bogunia-Kubik K, Polak M, Lange A. TNF polymorphisms are associated with toxic but not with aGVHD complications in the recipients of allogeneic sibling haematopoietic stem cell transplantation. *Bone Marrow Transplant* **32**(6):617–622, 2003.

59. Cavet J, Middleton PG, Segall M, Noreen H, Davies SM, Dickinson AM. Recipient tumor necrosis factor-alpha and interleukin-10 gene polymorphisms associate with early mortality and acute graft-versus-host disease severity in HLA-matched sibling bone marrow transplants. *Blood* **94**(11):3941–3946, 1999.

60. Cavet J, Dickinson AM, Norden J, Taylor PR, Jackson GH, Middleton PG. Interferon-gamma and interleukin-6 gene polymorphisms associate with graft-versus-host disease in HLA-matched sibling bone marrow transplantation. *Blood* **98**(5):1594–1600, 2001.

61. Cullup H, Dickinson AM, Cavet J, Jackson GH, Middleton PG. Polymorphisms of interleukin-1alpha constitute independent risk factors for chronic graft-versus-host disease after allogeneic bone marrow transplantation. *Br J Haematol* **122**(5):778–787, 2003.

62. MacMillan ML, Radloff GA, DeFor TE, Weisdorf DJ, Davies SM. Interleukin-1 genotype and outcome of unrelated donor bone marrow transplantation. *Br J Haematol* **121**(4):597–604, 2003.

63. Middleton PG, Taylor PR, Jackson G, Proctor SJ, Dickinson AM. Cytokine gene polymorphisms associating with severe acute graft-versus-host disease in HLA-identical sibling transplants. *Blood* **92**(10):3943–3948, 1998.

64. Socié G, Loiseau P, Tamouza R, et al. Both genetic and clinical factors predict the development of graft-versus-host disease after allogeneic hematopoietic stem cell transplantation. *Transplantation* **72**(4):699–706, 2001.

65. Rocha V, Porcher R, Filion A, et al. Association of pharmacogenes polymorphisms with toxicities and GvHD after HLA-identical sibling bone marrow transplantation [abstract]. American Society for Hematology 45th Annual Meeting and Exposition, San Diego CA. *Blood* **102**(11):241A–242A, 2003. Abstract 848.

66. Williams LA, Wang XS, Cleeland CS, Mobley G, Giralt S. Assessment of symptoms and symptom burden before and after engraftment during allogeneic blood or marrow transplant (BMT) [abstract]. American Society for Blood and Marrow Transplantation 2006 BMT Tandem Meeting, Honolulu HI. *Biol Blood Marrow Transplant* **12**(2 Suppl 1):135, 2006. Abstract 389.

67. Smith TJ, Hillner BE, Schmitz N, et al. Economic analysis of a randomized clinical trial to compare filgrastim-mobilized peripheral-blood progenitor-cell transplantation and autologous bone marrow transplantation in patients with Hodgkin's and non-Hodgkin's lymphoma. *J Clin Oncol* **15**(1):5–10, 1997.

68. Duncan N, Hewetson M, Powles R, Raje N, Mehta J. An economic evaluation of peripheral blood stem cell transplantation as an alternative to autologous bone marrow transplantation in multiple myeloma. *Bone Marrow Transplant* **18**(6):1175–1178, 1996.

69. Anderson KO, Giralt SA, Mendoza TR, et al. Symptom burden in patients undergoing autologous stem-cell transplantation. *Bone Marrow Transplant* **39**(12):759–766, 2007.

70. Murphy BA. Clinical and economic consequences of mucositis induced by chemotherapy and/or radiation therapy. *J Support Oncol* **5**(9 Suppl 4):13–21, 2007.

71. Spielberger R, Stiff P, Bensinger W, et al. Palifermin for oral mucositis after intensive therapy for hematologic cancers. *N Engl J Med* **351**(25):2590–2598, 2004.

72. Miller AB, Hoogstraten B, Staquet M, Winkler A. Reporting results of cancer treatment. *Cancer* **47**(1):207–214, 1981.

73. Elting LS, Shih YC, Stiff PJ, et al. Economic impact of palifermin on the costs of hospitalization for autologous hematopoietic stem-cell transplant: analysis of phase 3 trial results. *Biol Blood Marrow Transplant* **13**(7):806–813, 2007.

74. Kobbe G, Hieronimus N, Graef T, et al. Combined use of palifermin and pegfilgrastim significantly reduces toxicity of high-dose therapy and autologous blood stem cell transplantation in patients with multiple myeloma [abstract]. American Society of Hematology 48th Annual Meeting and Exposition, Orlando FL, Dec 9–12, 2006. *Blood* **108**(11):406B–407B, 2006. Abstract 5260.

75. Luthi F, Berwert L, Frossard V, et al. Prevention of oral mucositis with palifermin in patients treated with high-dose chemotherapy and autologous stem cell transplantation. A single center experience [abstract]. American Society of Hematology 48th Annual Meeting and Exposition, Orlando FL, Dec 9–12, 2006. *Blood* **108**(11):843A, 2006. Abstract 2974.

76. Blazar BR, Weisdorf DJ, DeFor T, et al. Phase 1/2 randomized, placebo-control trial of palifermin to prevent graft-versus-host disease (GVHD) after allogeneic hematopoietic stem cell transplantation (HSCT). *Blood* **108**(9):3216–3222, 2006.

77. Langner S, Staber P, Schub N, et al. Palifermin reduces incidence and severity of oral mucositis in allogeneic stem-cell transplant recipients. *Bone Marrow Transplant* **42**(4):275–279, 2008.

78. Nasilowska-Adamska B, Rzepecki P, Manko J, et al. The influence of palifermin (Kepivance) on oral mucositis and acute graft versus host disease in patients with hematological diseases undergoing hematopoietic stem cell transplant. *Bone Marrow Transplant* **40**(10):983–988, 2007.

79. Lilleby K, Garcia P, Gooley T, et al. A prospective, randomized study of cryotherapy during administration of high-dose melphalan to decrease the severity and duration of oral mucositis in patients with multiple myeloma undergoing autologous peripheral blood stem cell transplantation. *Bone Marrow Transplant* **37**(11):1031–1035, 2006.

80. Tartarone A, Matera R, Romano G, Vigliotti ML, Di Renzo N. Prevention of high-dose melphalan-induced mucositis by cryotherapy. *Leuk Lymphoma* **46**(4):633–634, 2005.

81. Gori E, Arpinati M, Bonifazi F, et al. Cryotherapy in the prevention of oral mucositis in patients receiving low-dose methotrexate following myeloablative allogeneic stem cell transplantation: a prospective randomized study of the Gruppo Italiano Trapianto di Midollo Osseo nurses group. *Bone Marrow Transplant* **39**(6):347–352, 2007.

82. Antunes HS, de Azevedo AM, da Silva Bouzas LF, et al. Low-power laser in the prevention of induced oral mucositis in bone marrow transplantation patients: a randomized trial. *Blood* **109**(5):2250–2255, 2007.

83. Schubert MM, Eduardo FP, Guthrie KA, et al. A phase III randomized double-blind placebo-controlled clinical trial to determine the efficacy of low level laser therapy for the prevention of oral mucositis in patients undergoing hematopoietic cell transplantation. *Support Care Cancer* **15**(10):1145–1154, 2007.

84. Jarden M, Baadsgaard MT, Hovgaard DJ, Boesen E, Adamsen L. A randomized trial on the effect of a multimodal intervention on physical capacity, functional performance and quality of life in adult patients undergoing allogeneic SCT. *Bone Marrow Transplant* **43**(9):725–737, 2009.

85. Jarden M, Nelausen K, Hovgaard D, Boesen E, Adamsen L. The effect of a multimodal intervention on treatment-related symptoms in patients undergoing hematopoietic stem cell transplantation: a randomized controlled trial. *J Pain Symptom Manage* **38**(2):174–190, 2009.

86. Dimeo F, Fetscher S, Lange W, Mertelsmann R, Keul J. Effects of aerobic exercise on the physical performance and incidence of treatment-related complications after high-dose chemotherapy. *Blood* **90**(9):3390–3394, 1997.

87. Dimeo FC, Stieglitz RD, Novelli-Fischer U, Fetscher S, Keul J. Effects of physical activity on the fatigue and psychologic status of cancer patients during chemotherapy. *Cancer* **85**(10):2273–2277, 1999.

88. Dimeo FC, Tilmann MH, Bertz H, Kanz L, Mertelsmann R, Keul J. Aerobic exercise in the rehabilitation of cancer patients after high dose chemotherapy and autologous peripheral stem cell transplantation. *Cancer* **79**(9):1717–1722, 1997.

第三部分 症状管理和研究的临床展望

第20章 促进协作组间的癌症症状学研究

Lynne I. Wagner and David Cella

肿瘤协作组始建于20世纪50年代，是美国国家癌症研究院（National Cancer Institute，NCI）支持下的国家临床试验网络，是美国国家癌症计划的组成部分。协作组成员包括公立和私立机构、研究人员、医师和卫生保健人员。该临床试验网络每年负责数百个有关各种癌症的预防与治疗，以及癌症症状管理领域的研究工作。自1983年建立以来，NCI资助的社区临床肿瘤学计划将社区肿瘤专业医师、初级保健医师和卫生保健提供者与肿瘤协作组和癌症学术研究中心联系起来。社区临床肿瘤项目（Community Clinical Oncology Program）的研究内容不断拓展，现已涵盖了症状管理和生活质量研究。相对而言，症状学研究是新兴学科，越来越受到协作组的重视。

本章将总结由癌症控制研究基金资助的协作组的主要成果，以及成功开展症状学研究的有利因素，包括协作组的组织结构、机构成员特征以及研究方案特点等。

协作组的概览

由NCI资助的协作组称为研究基地，主要负责开展和实施癌症预防控制方面的临床研究。肿瘤协作组共有8个由NCI资助的抗癌研究基地（表20.1）。每个协作组负责一项研究计划，包括癌症预防和控制研究，以及癌症症状管理研究。不同小组间的组织结构略有不同，譬如一些小组由一个委员会管理所有症状学研究，而在其他小组则是由多个委员会负责症状

学研究（例如儿童肿瘤协作组、护理研究组、癌症管理组、迟发作用委员会，均参与症状学研究计划）。表20.1列出了各协作组负责症状学研究的委员会。

肿瘤协作组间进行症状学研究的优势
保证专家和各类患者群体参与

协作组研究能保证各类医疗机构、计划负责人、临床医师和潜在的研究参与者都有机会参加研究。这种机制特别适合开展罕见类型癌症和通常在单中心内无法完成的研究。此外，少数族裔社区临床肿瘤学计划（Minority-based Community Clinical Oncology Programs）为医疗服务不足因而难以参加临床研究的癌症人群创造了机会。

协作组研究由课题带头人发起并执行。课题带头人通常都是各领域的领军人物，因此协作组的研究方案由经验丰富的研究小组协作制定，代表现阶段最先进的专业研究水平。虽然偶尔也有来自企业对药物供应分配的赞助支持，但来自各学术中心、社区诊所和医院的代表、统计专家、协作组工作人员及NCI可以提供一个均衡无偏倚的临床研究机制。因此，协作组研究通常都具有很高的科学诚信度。

联邦政府拨款

NCI主要通过资助基础设施建设来支持协作组活动。对某些协作组而言，如美国东部肿瘤协作组，其症状管理研究和生活质量研究均由NCI癌症预防分部资助，而其他协作组，如

表 20.1　2009 年由癌症控制研究基地资助的美国癌症协作组

协作组	症状研究委员会
癌症与白血病协作组 B（Cancer and Leukemia Group B，CALGB）	症状干预分会
	癌症控制和健康结果委员会
儿童肿瘤协作组（Children's Oncology Group，COG）	护理研究委员会
	癌症控制委员会
	迟发作用委员会
美国东部肿瘤协作组（Eastern Cooperative Oncology Group，ECOG）	症状管理委员会
	患者结局和生存委员会
妇科肿瘤协作组（Gynecologic Oncology Group，GOG）	癌症预防和控制委员会
	生活质量委员会
美国乳腺与肠道外科辅助治疗研究组（National Surgical Adjuvant Breast and Bowel Project，NSABP）	行为和健康结果委员会
中北部癌症治疗协作组（North Central Cancer Treatment Group，NCCTG）	癌症控制项目
肿瘤放射治疗协作组（Radiation Therapy Oncology Group，RTOG）	症状管理委员会
美国西南肿瘤协作组（Southwest Oncology Group，SWOG）	症状控制和生活质量委员会

肿瘤放射治疗组，症状管理研究由 NCI 癌症预防分部资助，生活质量研究则由癌症治疗评估计划资助。

课题负责人主要负责确定研究干预时所需费用的资助机制；但研究协作、招募参与者和数据管理等所需的费用由协作组提供。此外，NCI 通过为获奖的课题授予癌症管理奖励积分来向会员机构提供额外的症状研究支持。这样有助于经费真正用于试验招募。课题负责人能整合各种资源以利研究开展。

组间协作

2007 年在 NCI 癌症预防分部的指导下，症状管理和生活质量（Symptom Management and Quality of Life，SxQOL）组间委员会成立，目的是促进组间协作、减低临床研究计划的冗长拖沓。SxQOL 组间委员会主席由跨学科癌症专家担任，专家们有着丰富的在协作组内开展症状和生活质量研究的经验。组间委员会成员包括各个肿瘤协作组和 6 家社区临床肿瘤学计划研究基地的症状管理和生活质量委员会的主席。SxQOL 组间委员会每月召开一次电话会议，每年召开一次现场会议，对已提出的研究方案进行评判并排序，讨论症状管理和

生活质量研究领域应优先进行哪些临床研究。Minasian 等[1] 的报告总结了 NCI 在症状管理和健康相关生活质量方面的研究范围。

肿瘤协作组对症状研究的主要贡献
治疗进展

肿瘤协作组为大多数成人和儿童癌症的治疗进步做出了卓著贡献，很多癌症的治疗标准都是建立在协作组的临床研究结果之上[2,3]。美国东部肿瘤协作组 E3200 方案证实既往接受过治疗的结直肠癌患者采用贝伐单抗联合 FOLFOX4 方案治疗较单独使用贝伐单抗或 FOLFOX4 方案治疗能明显改善总生存期[4]。这是改变结直肠癌临床实践的研究结果，自此贝伐单抗与标准治疗联合广泛用于临床，以改善疾病结果。

症状管理进展

在癌症症状管理研究方面也有重要贡献。由癌症控制研究基地资助的 8 个肿瘤协作组均在一定范围内开展症状管理研究。协作组在过去 10 年里取得的重要成果如下：

- 中北部癌症治疗组（NCCTG）是开展症状管理临床研究最多的协作组之一，总共进

行了针对 13 种癌症和癌症治疗相关症状的超过 65 项有关症状控制的临床研究[5]。Von Gunten[6] 近期向 NCCTG 表示感谢，感谢 NCCTG 为协作组成功开展症状研究做了很好的示范。关键进展如下：①发现有效的非激素方法治疗潮热；②明确甲地孕酮能改善厌食 / 恶病质，并确定了最佳使用剂量；③明确口腔冷冻治疗可以预防黏膜炎；④发现临床实践中常规使用别嘌醇漱口预防 5-FU 引起的黏膜炎是无效的。

- 放射治疗肿瘤协作组（RTOG）完成的 9714 研究证实，继发骨转移疼痛的姑息性治疗时单次 8Gy 分割剂量与 10 次分割 30Gy 剂量治疗同样有效，因此改变了常规治疗方案[7]。

- 美国西南肿瘤协作组（SWOG）的贡献如下：①Ⅲ期试验研究治疗女性乳腺癌患者的绝经期症状，甲地孕酮 2 种剂量与安慰剂对比，结果显示在减轻血管舒缩功能紊乱方面 20mg 剂量优于 40mg 和安慰剂[8]；②总结了 SWOG 开展的包括症状干预在内的行为研究的成果和经验[9]。

- 儿童肿瘤协作组（COG）开展了协作组内首个行为干预研究。目前研究正在稳步进展（P Hinds，个人意见，2009）

- 临床社区肿瘤学项目（CCOP）自 1987—2004 年期间共开展了 130 项症状管理研究。关注的重点症状随时间迁移而不断变化，1987—1994 年期间疼痛、厌食 / 恶病质和胃炎 / 黏膜炎是研究最多的症状，1995—2000 年研究最多的症状是胃炎 / 黏膜炎、厌食 / 恶病质和恶心呕吐，2001—2004 年研究最多的是厌食 / 恶病质、疲劳、潮热和认知功能障碍[10]。

症状评估和患者自我报告症状的进展

在症状研究领域，症状评估的进展同样重要，是症状干预研究的重要补充，因为精确评估是评估症状治疗有效和定量抗癌治疗相关症状负担的先决条件。该领域取得的成果如下：

- 妇科肿瘤协作组（GOG）在评估腹部不适和神经毒性方面推动了评估科学的发展。GOG 的 172 试验证实在改善中位总生存期方面，进展期卵巢癌腹腔内（IP）化疗明显优于静脉（IV）化疗；但部分由于 IP 化疗的毒性，将其作为标准治疗没有被完全接受[11]。尽管腹部症状在卵巢癌很常见，在 GOG 进行 172 试验时，尚无测量工具从患者角度评估腹部不适。GOG 生活质量委员会专家建立了腹部不适评估量表，在癌症治疗的功能性评估 - 卵巢（FACT-O），腹部不适的估量共有 4 个条目，该量表的有效性在 GOG 的 172 名试验参与者中得到了证实[12]。FACT/GOG- 腹部不适量表从患者角度提供了有意义的症状评估，包括疾病相关症状的缓解、对治疗的不同反应（如 IV 与 IV/IP），IP 化疗引起的症状负担。

- 妇科肿瘤协作组的成果还包括：①与 GOG 的 177 名试验研究者合作，通过患者自我报告的结果评估外周神经病，验证了 FACT/GOG 神经毒性量表的作用，该量表含 4 个条目[13]；②从参与协作组Ⅱ期和Ⅲ期治疗试验患者的观点出发，通过病例证实评估症状负担和生活质量的重要性[14]；③明确症状管理试验中评估生活质量的作用，为方案设计提供指导，促进症状学研究的进步[10]。

- 美国东部肿瘤协作组（ECOG）进行了一项调查，纳入 3016 例成人乳腺癌、肺癌、结直肠癌和前列腺癌患者，明确最常见的癌症和癌症治疗相关症状（E2Z02），用以建立靶症状管理的实践模式。初始结果显示疲乏、睡眠紊乱和昏昏欲睡是最常见的中重度症状，且肺癌患者报告的症状负担最高[15]。这些结果被 ECOG 症状研究计划采纳，指导课题负责人关注患者认为最重要的症状。从患者角度判定症状的优先级可以确保一系列方案设计具有临床相关性，利于研究招募工作顺利开展。同时，明确这些症状的有效干预措施可以显著减少癌症负荷。

影响协作组间成功开展症状研究的因素

美国肿瘤协作组曾询问症状研究委员会负责人在协作组间成功进行症状管理研究最重要的 3～5 个因素是什么。委员会负责人共总结出了 12 个因素具体见表 20.2，共涉及三个方面：协作组组织结构因素、参与协作组医疗单位因素和方案相关因素。

协作组组织结构特点

协作组负责人的努力是成功开展症状研究计划的关键。特别是来自协作组主席和执行负责人对优先发展症状管理计划的支持是症状研究成功进行的关键因素，包括提供经济上的资助，提供与疾病研究委员会同等水平的各种资源给予症状研究项目等。协作组执行委员会应该包括专门的症状管理专家，负责症状概念的评估，确保对该领域的优先项目和科学内容进行公正的审查，以及快速推进概念评估和方案的实施（W. McCaskill-Stevens，个人意见，2009）；来自疾病委员会负责人的支持对症状研究也大有帮助，不仅通过支持症状研究试验，而且由于症状研究人员受邀加入疾病委员会的研究方案制定，有机会共同探讨协作研究。生物学统计中心的工作人员对及时制订计划和发展症状研究方案也非常重要。

美国乳腺与肠道外科辅助治疗研究组（NSABP）和 NCCTG，两个协作组为症状委员会主席所在的单位的工作人员提供了支持，对症状研究计划的快速发展起到了重要作用。这是因为研究计划的步骤极多，需要各个部门大量工作人员参与，有专设人员参与对研究计划始终处于正确发展轨迹、避免不必要的延迟具

表 20.2　成功开展症状管理研究的相关因素 [a]

	COG	ECOG	GOG	NCCTG	NSABP	RTOG	SWOG
协作组组织结构因素							
协作组领导支持	×	×			×		
委员会状态		×					
疾病委员会支持	×		×				×
学术单位基地指定工作人员				×	×		
来自各方的支持，包括医疗负责人、单位职工、生物统计中心工作人员			×		×		
参与协作组医疗单位因素							
参与单位对症状相关性反馈				×			×
可行性反馈				×			×
指定工作人员的责任划分（招募与监控）和对工作人员的经济支持		×	×				
积极好学的数据收集人员	×						
方案相关因素							
干预措施的经济支撑			×				×
简便，参与负担小	×			×		×	
解决尚无标准治疗的症状						×	

[a] 委员会领导人要求确定前 3～5 个因素

COG，儿童癌症组；ECOG，美国东部肿瘤协作组；GOG，妇科肿瘤协作组；NCCTG，北方中心癌症治疗组；NSABP，美国乳腺与肠道外科辅助治疗研究组；RTOG，肿瘤放射治疗协作组；SWOG，美国西南肿瘤协作组

有重要作用 (C.Loprinzi，个人意见，2009)。Von Gunten[6] 认为，领导能力或许是区分 NCCTG 和其领导机构 -Mayo 诊所，不同于其他协作组的最重要特征，是其 20 年来在症状控制研究领域始终保持成功的重要原因。

医疗单位作为协作组成员的特征

症状研究委员会的领导层认为在协作组内部成功开展症状研究的最重要因素之一是成员机构的专业工作人员，他们主要负责症状研究的启动、明确合格的可入组患者、监督研究进展和数据质量。当症状研究需要涉及多种类型癌症或是需要对参研患者症状严重程度进行监测时，上述工作就尤为重要，例如针对伴有中至重度疲乏的各种实体瘤患者的研究，就需要专业工作人员参与才能有效实施。具有常规筛查患者症状负担水平的系统就能更好地鉴定潜在的试验参与者。成功进行症状研究的另一因素是反馈机制，即机构成员对临床相关症状和症状管理概念可行性的有效反馈。每半年一次的 ECOG 和 RTOG 会议上，来自 CCOP 单位的首席研究员与癌症控制和症状研究的负责人会面，讨论将开展哪些临床相关症状研究，总结正在进行的症状研究，明确在 CCOP 网络内开展此类研究的可行性。

方案特征

症状研究委员会负责人认为研究方案的主要特征是成功开展症状试验的关键。临床相关症状的试验，如针对常见症状或干扰生活质量的症状，能更快地招募患者。评估药物或行为干预的症状管理试验，需要有资金资助用于药物供应分配或干预措施的实施。最可能获得成功的症状试验应具有的特征是干预措施简单易行、治疗作用评估方便和参研人员负担小。成功的课题方案应"适合社区实施"(D. Bruner，个人意见，2009)，不需要太复杂技术，因为复杂技术不便于社区医院参与。症状试验研究还应是前沿的，应对干预尚无标准治疗手段的症状进行评估。美国西南肿瘤协作组最近在线完

成了一项社区临床肿瘤学计划成员调查，以发现未来研究中需要关注的症状，指导研究方案制定 (C. Moinpour，个人意见，2009)。

课题案例：ECOG 如何制定症状研究计划

美国东部肿瘤协作组开展的症状管理临床研究计划是对上述影响因素的很好诠释。1999年 ECOG 执行总部确定了症状管理研究是今后的优先发展领域。ECOG 疼痛和症状管理分委会晋升为全委员会，并更名为症状管理委员会，ECOG 执行总部为症状研究计划更好地进行提供了各种资源支持，这些显示了领导层对症状研究领域的远见卓识。ECOG 领导层，包括社区临床肿瘤计划的负责人和 ECOG 疾病委员会主席，召开会议征求如何为症状管理研究注入不断发展的活力。症状管理委员会还接受建议确定哪些机构最适合开展症状管理研究并鼓励它们加入 ECOG。此外，ECOG 成员认为如果没有敬业的专业工作人员负责确认、招募及经患者知情同意，开展症状管理研究将十分困难。如表 20.2 所示，成功进行症状管理研究的一个关键因素就是必须有专业的工作人员为得到资助的症状研究试验负责招募患者。

为了形成更好的反馈机制，成立了 ECOG 症状管理协会便于将资金拨给致力于症状管理研究的单位。有意向加入协会的机构应向协会提出申请，经讨论决定后，与协会合作并获取相对应的发展所需的经济支持。现有 7 个单位和 7 个社区临床肿瘤学项目被选为协会成员，每个成员机构都会获取资助，主要用于支付症状管理研究中负责招募工作的护士所需 2 年薪资的大约 50%。症状管理协会与症状管理委员会共同推动研究工作开展，后者还需要关注学术活动。在 ECOG 执行委员会指导下二者密切合作，对开展哪方面工作和优先进行哪些研究共同做出决定。

症状管理委员会和症状管理协会认识到想要获得成功，所进行的研究必须是与临床密切相关的症状管理研究。协会要有专职负责人，由委员会征求抑郁、疲乏和疼痛领域的研究意

见并形成系列症状管理试验的基础。ECOG E4Z02 研究是一项"Ⅲ期随机安慰剂对照试验，拟明确左卡尼汀治疗癌症患者疲乏症状的有效性"，ECOG 和 NCI 癌症预防分部将这项研究选作重点项目。此外，癌症补充替代医学 NCI 办公室提供经济资助，支持左卡尼汀和安慰剂的供应和分发。与方案相关的多个因素决定了这项研究很快达到招募要求。研究中的靶症状，疲乏，是最常见的癌症相关症状，无论是对医生，还是患者，该研究都具有高度的临床相关性。对于实施者而言干预措施方便易行：左卡尼汀或安慰剂可由患者在家中每天 2 次服水制剂，共进行 4 周。而拒绝参与的比率很低，这说明左卡尼汀及其使用方式是患者可以接受的。研究中主要终点和次要终点的评估包括患者报告结局的评估，使用方法简单，参与者容易执行，不需要掌握新的技术，也不需要患者花费太多时间。亚组分析中进一步研究了血清中的促炎细胞因子，虽然增加了研究设计的复杂性，但其研究终点并不妨碍招募，反而产生了有趣的结果[16]。

最终，由 NCI 癌症预防分部支持的 ECOG 症状管理研究已经能够自给自足，可以通过给予症状试验癌症控制奖励招募患者，为机构提供必要的支持。

促进肿瘤协作组间症状研究的措施

肿瘤协作组采取了一系列措施促进组间症状研究，下面所列内容十分全面，但每个协作组并不需要参与所有活动。

保证症状研究成功进行的措施中组织策略居首，如上所述：

- 建立症状管理委员会以促进协作组间症状研究。
- 症状管理委员会通过联络人与疾病委员会保持联络，保证症状研究与疾病研究的良好协作，联络人在疾病研究方案设计之初就了解其内容，并能够提出相关症状研究作为疾病整体试验设计的内容。

- 通过委员会成员的交流，譬如每月的电话会议和电子邮件随时联系，保持向研究目标不断前进的动力。

其他用于优化症状研究的措施包括：

- 治疗试验设计早期，症状研究负责人就与疾病委员会建立协作关系。
- 研究之初即获得生物统计学和数据中心及护理委员会的支持，方便数据收集和监控研究进展。
- 与疾病委员会、统计中心和协作组领导层保持常规联络。
- 明确优先研究的症状后，邀请专家就此症状讲授目前最先进的研究，包括研究的不足与可能的干预措施。
- 从肿瘤内科、放疗科和公共健康科学学科招募负责人作为症状研究主席。
- 向临床和研究人员普及相关知识，保证生活质量和症状负担评估标准化。
- 症状试验完成后，研究结果会在重视临床治疗研究的场所展示，使其易见并鼓励症状研究的热情有增不减。

肿瘤协作组间成功开展症状研究面临的挑战

在协作组内成功完成症状管理和治疗性临床试验，以及开展患者报告结局的科学评估是一个复杂漫长的过程。综合性癌症中心和社区肿瘤诊所都会面临大量妨碍临床试验快速进展的障碍；肿瘤协作组不仅要面对上述障碍，还要不断拓展与外部机构的合作，这就进一步加剧了过程的复杂性，导致开展试验的时间延长。

为提高工作效率，曾有调查就协作组内部组织结构和研究实施过程中遇到的困难进行分析。Dilts 等[17,18]检查了癌症与白血病组 B（CALGB）和美国东部肿瘤协作组的研究执行过程。作者发现从最初的研究设想到最后方案，CALGB 需要 370 个程序，ECOG 需要 481 个程序；包括工作步骤、决策和反复论证。从初始研究概念形成到研究开展，中位耗时 CALGB 为 784 天，

ECOG 为 808 天。美国国家癌症政策论坛在 2008 年 7 月召开研讨会，总结了协作组开展Ⅲ期癌症试验所面临的挑战，并明确了解决问题的方法[19]。

组织结构挑战

协作组研究的一个重要属性就是可以邀请美国国内各个专业和机构的顶级专家进行研究设计。然而，优势亦为挑战，参与研究的各类人员（包括共同负责人、统计专家、研究管理人员）在试验进展和实施中达成共识需要一个过程。参与研究各方通过不断交流合作达成共识常常需要数周或数月，时间长短与试验设计的复杂性有关。各类机构（包括学术性医学中心和社区诊所）均可参与研究是积极因素，能确保各种非典型癌症人群参与研究，这在单个机构中是无法完成的。但同时它也是挑战，因为各个单位获取研究资源的能力和实施干预措施，特别是实施复杂技术措施的能力会有较大差异。例如认知功能正在成为症状研究热点。采用神经生理学评估认知功能时，需要神经生理学研究的专业工具和具有专业经验的工作人员，使用工具并且评分，调整环境和执行检查的整个过程需要几分钟到几小时。这对没有相应资源的单位在获取研究结果时会造成额外负担。对于症状的药物干预治疗，如何获取药物及将药物分发给上百个参研机构也是一种挑战（J. Walker，个人意见，2009）。

各个机构对常见癌症症状的标准治疗方案存在差异，如果不对这种差别进行调整会使研究变得异常困难。例如评价哌醋甲酯治疗癌症疲乏疗效的几项随机安慰剂对照试验，因没能满足招募要求最终试验被叫停。这是因为参研的很多机构已经采用哌醋甲酯作为标准治疗，因为存在将有疲乏症状的患者随机分入安慰剂组的风险，而不会将患者纳入研究。

实施过程中的挑战

开展试验实施过程中所需的时间跨度是另一项挑战。症状试验通常与协作组的治疗试验或是某个特定患者群体和治疗研究捆绑进行。而癌症治疗的不断进展可能会造成靶症状人群流失，这对症状试验的影响非常大。而且因为开发课题的时间跨度较大，有些研究刚刚做好招募准备，潜在适合参研的人群却可能会因时间而发生变化。例如 ECOG 的 E1Z01 研究拟对激素抵抗、未接受化疗的前列腺癌患者的疲乏症状进行干预。然而，就在方案准备过程中此类患者的标准治疗却发生了变化，使适合参研患者变得很少。

很多症状，如疲乏、疼痛和苦恼只能源于患者角度的描述。因此，症状研究需要收集患者报告的结果数据。成功的研究依赖收集数据的质量和尽量少的数据丢失，这样才能明确研究目标并进行预定的分析。中北部癌症治疗组报告，其患者报告结局的数据收集依从性非常好。根据 Loprinzi（个人意见，2009）的看法，NCCTG 的数据收集依从性可达 80%～90%，他认为如此高的依从性归因于对数据提交依从性的持续监控，并将患者报告结局数据的依从性作为评估成员机构是否能继续作为成员的考核标准。其他小组，包括 ECOG 和 COG（P. Hinds，个人意见，2009）认为患者报告结局数据的质量对开展症状研究是一种挑战。ECOG 建立的机制成功地改善了患者报告结局的数据质量，该机制包括主动在数据评估截止日期前通知各个参研机构，实时监控数据上交情况，一旦数据提交延迟就会及时通知机构。一项 ECOG 开展的女性乳腺癌患者生活质量研究（E1Z03）中，上述机制使得随机研究开展的 3 个月后的初步评估的依从性提高到 98%，24 个月时仍在 90% 以上。美国乳腺与肠道外科辅助治疗研究组还对一系列提高患者报告结局数据提交依从性的方法进行了检验[20]。

结论

过去 10 年里，协作组内部的症状研究变得越来越重要。由癌症控制研究基地资助的 8 个协作组通过为癌症相关症状治疗不断提供证据，以及改善临床症状评估,在症状管理领域做出了巨大贡献。尽管协作组内部开展症状研究工作仍有各种困难,但开展工作带来的获益远超过挑战。通过肿瘤协作组运作机制,在症状研究领域不断取得良好成绩,为症状治疗科学的进展带来希望,最终有助于减少癌症负荷。

致谢

在此诚挚的向 David Alberts、Deborah Bruner、Michael Fisch、Pamela Hinds、Stephanie Land、Charles Loprinzi、Worta McCaskill-Stevens、Carol Moinpour、Michele Naughton、Joan Walker 和 Lari Wenzel 教授表示感谢,感谢他们不吝分享各自在肿瘤协作委员会工作中积累的经验、成功和挑战。

(王春红 译 高伟健 校)

参考文献

1. Minasian LM, O'Mara AM, Reeve BB, et al. Health-related quality of life and symptom management research sponsored by the National Cancer Institute. *J Clin Oncol* **25**(32):5128–5132, 2007.

2. Herbst RS, Bajorin DF, Bleiberg H, et al. Clinical Cancer Advances 2005: major research advances in cancer treatment, prevention, and screening: a report from the American Society of Clinical Oncology. *J Clin Oncol* **24**(1):190–205, 2006.

3. Ozols RF, Herbst RS, Colson YL, et al. Clinical cancer advances 2006: major research advances in cancer treatment, prevention, and screening: a report from the American Society of Clinical Oncology. *J Clin Oncol* **25**(1):146–162, 2007.

4. Giantonio BJ, Catalano PJ, Meropol NJ, et al. Bevacizumab in combination with oxaliplatin, fluorouracil, and leucovorin (FOLFOX4) for previously treated metastatic colorectal cancer: results from the Eastern Cooperative Oncology Group Study E3200. *J Clin Oncol* **25**(12):1539–1544, 2007.

5. Loprinzi CL, Barton DL, Jatoi A, et al. Symptom control trials: a 20-year experience. *J Support Oncol* **5**(3):119–125, 128, 2007.

6. von Gunten CF. The right stuff to advance the science of comfort. *J Support Oncol* **5**(3):127–128, 2007.

7. Hartsell WF, Scott CB, Bruner DW, et al. Randomized trial of short- versus long-course radiotherapy for palliation of painful bone metastases. *J Natl Cancer Inst* **97**(11):798–804, 2005.

8. Goodwin JW, Green SJ, Moinpour CM, et al. Phase III randomized placebo-controlled trial of two doses of megestrol acetate as treatment for menopausal symptoms in women with breast cancer: Southwest Oncology Group Study 9626. *J Clin Oncol* **26**(10):1650–1656, 2008.

9. Gotay CC, Moinpour CM, Moody-Thomas S, et al. Behavioral science research in the cooperative group setting: the Southwest Oncology Group experience. *J Natl Cancer Inst* **92**(17):1381–1387, 2000.

10. Buchanan DR, O'Mara AM, Kelaghan JW, Minasian LM. Quality-of-life assessment in the symptom management trials of the National Cancer Institute-supported Community Clinical Oncology Program. *J Clin Oncol* **23**(3):591–598, 2005.

11. Walker JL, Armstrong DK, Huang HQ, et al. Intraperitoneal catheter outcomes in a phase III trial of intravenous versus intraperitoneal chemotherapy in optimal stage III ovarian and primary peritoneal cancer: a Gynecologic Oncology Group Study. *Gynecol Oncol* **100**(1):27–32, 2006.

12. Wenzel L, Huang HQ, Cella D, Walker JL, Armstrong DK. Validation of FACT/GOG-AD subscale for ovarian cancer-related abdominal discomfort: a Gynecologic Oncology Group study. *Gynecol Oncol* **110**(1):60–64, 2008.

13. Huang HQ, Brady MF, Cella D, Fleming G. Validation and reduction of FACT/GOG-Ntx subscale for platinum/paclitaxel-induced neurologic symptoms: a gynecologic oncology group study. *Int J Gynecol Cancer* **17**(2):387–393, 2007.

14. Wagner LI, Wenzel L, Shaw E, Cella D. Patient-reported outcomes in phase II cancer clinical trials: lessons learned and future directions. *J Clin Oncol* **25**(32):5058–5062, 2007.

15. Fisch M, Lee JW, Manola J, et al. Survey of disease and treatment-related symptoms in outpatients with invasive cancer of the breast, prostate, lung, or colon/rectum (E2Z02, the SOAPP study) [abstract]. American Society of Clinical Oncology 2009 Annual Meeting, Orlando FL, May 29–June 2, 2009. *J Clin Oncol* **27**(15 Suppl), 2009. Abstract 9619.

16. Rich TA, Fisch MJ, Manola J, et al. Analysis of cytokines in ECOG E4Z02: a phase III randomized study of l-carnitine supplementation for fatigue in patients with cancer [abstract]. American Society of Clinical Oncology 2009 Annual Meeting, Orlando FL, May 29–June 2, 2009. *J Clin Oncol* **27**(15 Suppl), 2009. Abstract 9635.

17. Dilts DM, Sandler AB, Baker M, et al. Processes to activate phase III clinical trials in a Cooperative Oncology Group: the Case of Cancer and Leukemia Group B. *J Clin Oncol* **24**(28):4553–4557, 2006.

18. Dilts DM, Sandler A, Cheng S, et al. Development of clinical trials in a cooperative group setting: the eastern cooperative oncology group. *Clin Cancer Res* **14**(11):3427–3433, 2008.

19. Patlak M, Nass SJ, Micheel C. *Multi-Center Phase III Clinical Trials and NCI Cooperative Groups: Workshop Summary*. Washington DC: National Academies Press, 2009.

20. Land SR, Ritter MW, Costantino JP, et al. Compliance with patient-reported outcomes in multicenter clinical trials: methodologic and practical approaches. *J Clin Oncol* **25**(32):5113–5120, 2007.

第21章 癌症患者症状管理的临床实践

Richard J. Lee and Michael J. Fisch

除了治疗恶性肿瘤，高质量癌症治疗还需要全面的症状管理。根据美国医学研究所（Institute of Medicine，IOM）[1] 的要求，对癌症临终患者，症状管理目标之一是预防或缓解所有可以避免的痛苦。但究竟什么是痛苦？Cassell 认为，痛苦不仅表现在躯体上，而且表现在人的完整性受到损害[3]。为了减少患者痛苦，临床医生必须全面了解患者。病人关于疾病的陈述包括个人史、家族史、日常生活、精神状况（图 21.1）。实际上，彻底了解患者的状况并帮助他们摆脱可

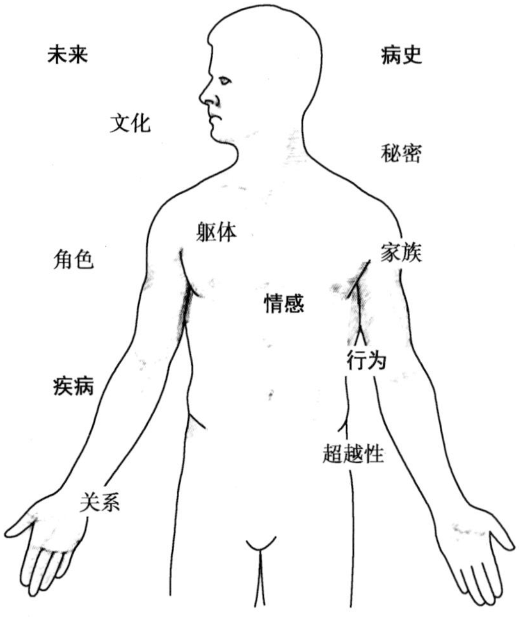

图 21.1 病人疾病叙述的组成部分[2]。来源：Kantarjian H，Koller CA，Wolff RA. The M. D. Anderson Manual of Medical Oncology. New York：McGraw-Hill，Medical Publications Division，2006. Reproduced with permission of the McGraw-Hill Companies，Inc.

避免的痛苦是终极目标。为了实现这个目标，临床医生必须理解痛苦的定义（包括那些可能被认为是不可避免的痛苦），知道如何识别和监测患者痛苦的变化，并能制定出预防和消除痛苦的计划。

前几章中，对癌症患者最常见症状的知识已做总结。然而，将基础科学和临床科学转化为常规症状管理仍然是一项挑战，这在医疗中很常见。减轻癌症患者可避免的痛苦更艰难，因为几乎没有开展良好、具有普遍意义、针对症状管理和功能障碍的具体干预措施的临床试验可供参考。这一章，将介绍实际工作中癌症症状管理的重点，通过临床案例，帮助临床医生理解和实现最佳症状管理。虽然其中一些观点已经为经验丰富的医生所熟知，但是我们希望通过对症状管理新旧方法的系统讨论，为读者提供多种可用于癌症症状管理的一些工具。

症状管理的相关证据缺乏

大部分症状研究都缺乏充分证据，包括诱发因素、病理生理损伤、典型临床表现及症状特异性诊断的临床结局。如果没有这些信息，即使临床专家也无法概括患者的症状，而且也无法制定促进适用临床推理使用的"疾病脚本"[4]。可惜，现有临床研究多明显侧重于恶性肿瘤的治疗，用于癌症患者症状管理方面的资金、调查人员和临床试验的数量明显偏低。用于症状治疗的药物开发还处于起步阶段，部分是因为人们对症状的生物学靶点还不清楚，而

且患者报告结局作为试验的主要终点（可使监管机构考虑用于特定症状的新药）仍存在争议。此外，当进行症状研究临床试验时，其干预措施通常涉及已被批准用于其他适应证的药物、难以重复和推广的行为干预措施或中西医结合领域的膳食补充剂和（或）中草药。

缺乏对症状生物学的理解仍然是关键问题，主要由于症状管理临床前模型缺失，及症状管理预试验研究的普遍缺乏。无论涉及的干预措施如何，有相当比例的随机化症状研究显示，受试者之间的疗效差异很小或根本不存在，而且很少有某种特殊干预措施的疗效优于其他干预措施和（或）安慰剂。如果没有对症状生物学（症状管理的基础）的深入理解，那么最可能从给定治疗中获益的目标患者将会十分有限。

方法学会对症状试验结果产生潜在的消极影响，包括患者队列异质性及患者症状评估和治疗方法的差异。某些试验的干预措施结果虽然是阳性，但却常常因为缺少合理对照组而受到批判。由于干预性试验中患者报告结局测量值受安慰剂效应和平均回归影响，因此安慰剂对照组在症状研究中至关重要，即使目的是探索新方法的有效性和可行性。

在症状管理领域，这些总体结果证据不充分，造成指导实践的基础很差。美国国立卫生研究院科学委员会（NIH State-of-the-Science Panel）称："尽管研究促进了对癌症原因的理解和治疗的进展，但是在管理疾病与治疗的副作用方面，仍处于滞后状态"[5]。

幸运的是，诸如姑息医学和整合医学等领域的进步，癌症患者症状管理获得了更多的关注。美国国家癌症研究所（National Cancer Institute，NCI）已经认识到这一日益增长的需求，现在该研究所将消除痛苦作为其总体研究目标的一部分。消除痛苦的行动在一定程度上由患者推动，他们要求改善医疗水平，解决生活质量和癌症治疗方面的问题。这些要求促进了生活质量和症状管理的研究，这些研究可能为指导癌症患者的症状管理提供新的证据。

建立医患关系

从希波克拉底誓言开始，医患关系就被认为是任何成功的治疗关系的关键，并且超越了仅仅是教科书对患者疾病的理解。William Osler先生是受人尊重的加拿大医生，他建立了住院医师制度，被称为"现代医学之父"。他曾评论道："更应该关心患者个体而不是疾病的特征…站在患者的立场上…亲切的话语，愉悦的问候，同情的表情——都是患者所需要的"[6]。随着癌症治疗的不断发展，治疗标准也在逐年更新，但是医患关系仍然是癌症治疗的一个基本要素。事实上，由于癌症治疗的复杂性和跨学科性质，医患关系甚至可以被认为是至关重要的。

随着对人体认识的不断增加，对医患关系理解也在不断深入。包括交流、信任、决策制定、建立治疗目标等在内的各种关键组成部分都有助于构建成功的医患关系。为了给临床医生提供一个与患者沟通互动的框架，我们提出了医生-患者-健康模型（图 21.2）。虽然这还不是一个完整的或唯一的模型，但它创造了一个可以用来思考医患关系的共识，并且可以根据每个临床医务人员的情况加以修改。

当患者向医务专业人员咨询健康意见时，医生-患者-健康模式启动。正如 Cassell[7] 所述，临床医生必须了解患者的健康问题或"病情"。为了了解患者的健康状况，临床医务人员需要有效的沟通，因为沟通是医患关系建立的基础。临床医务人员、患者和健康-疾病都根植于医患关系，而且通过这种关系，才能开启治愈过程。临床医务人员通过语言和非语言行为缓解患者的焦虑和恐惧，并为患者提供有希望的帮助。当临床医生以一种热情有效的方式和患者沟通时，患者离开办公室时的感受通常比开始访问时更好。成功的互动能给每一位参与者带来信任、理解和满意的重要结果。

症状评估

医患关系早期，一些癌症患者会避免谈论一些艰涩话题，包括症状，因为他们害怕会被

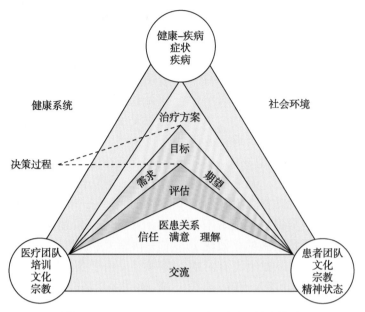

图 21.2　Lee Epner Walsh 医生 - 患者 - 健康模型

认为身体太虚弱或病情太严重而不能接受关键治疗。临床医生必须向患者保证，症状管理与合适的癌症治疗应该是同步的。作为医务人员的素养，面对患者症状时，无论好坏，医生均应给予适度反应。如果出现问题时医生就显露沮丧，那么一些患者为了避免让医生感到沮丧或失望，可能不会如实反映病情。

鉴于当前对症状生物学和管理的有限了解，如何进行精准的症状导向治疗呢？在多学科治疗背景下，进行综合性评估，明确患者、家属及造成其痛苦的来源。针对这些评估，制定合适的治疗计划，最重要的是随时对其进行重新评估。

癌症的多学科治疗方法使得临床医生可从多个渠道了解患者的痛苦。患者通常会向医护团队的不同成员分享不同类型信息。例如：患者可能向牧师咨询体重下降，或者向语言治疗师透露隐私问题。患者选择透露的信息可能会受到临床医生的性格或性别影响，就像受到医生白大衣上的专业标签的影响一样。无论患者选择向谁表达某些信息，这些信息都能够提供关于患者痛苦的有价值线索，有助于指导治疗。为达到这个目标，医护团队之间的沟通交流至关重要。

再评估

反复的综合性评估是成功的、甚至完美的癌症症状管理的基础，然而，这在纵向上很难操作。症状重新评估过程本身也是一种治疗手段，它可在一定程度上使患者感知到共鸣、同情及乐于帮助他们的意愿。

有效的症状评估工具，甚至可以在患者就诊前就可用于评估症状。然而，除了一些研究型、涉及症状处理的诊所，例如疼痛或姑息治疗中心，多项目筛查工具、症状调查及生活质量评估工具很少用于癌症患者的常规治疗中。一般来说，症状管理最有价值的起点是疼痛评估，即明确症状的严重程度、位置、发生时间、持续时间、诱因或缓解因素。评估其他症状通常遵循相似的模式。

临床医生可以使用评估工具打破与患者之间的"僵局"，并建立一种收集患者信息的方式；然而，这些工具仅仅是成功评估患者的一部分。沟通技巧是另一个重要组成部分，沉默是常被忽略的一种很有效的交流方式。沉默可以让患者用自己的语言描述他们正在经历的事情以及这些经历的影响和意义。例如，如果临床医生只询问患者背部是否有疼痛、刺痛或酸痛，患者可能会否认，但如果允许患者自己描述症状，患者可能会承认背部有"疲乏感"。由于患者不承认有疼痛症状，因此可能不会被介绍到相应机构接受合适的疼痛管理，或可能被认为没有资格参加疼痛管理干预性临床试验。然而，让患者自己描述他正在经历的情况，临床医生可能会理解患者的"疲乏感"恰恰是使用阿片类药物镇痛的适应证或采取影像学研究评估是否存在脊髓压迫。

允许患者以书信或电子邮件的方式回答开放式问题，也可鼓励患者更详细地描述他们正在经历的事情。下面是一名患有晚期盆腔恶性肿瘤的女性患者的例子，她的电子邮件为她的治疗团队提供了更多的评估方式，这对指导该患者的治疗很有帮助：

> 长寿，其实我很想知道当今美国人是如何变得长寿的。根据现有研究，每个人都能活得更长。哇哦！这些让我感觉很好。事实上，这也让我内心有些煎熬，本来我也应该这样长寿，因为长寿是我应该继承的家族遗产之一。我祖母虽然在 80 岁时得了癌症，但她仍然活到 101 岁。哦，好吧，现在这个年代，51 岁还太年轻，不能就这样离开这个世界。但是我还能做什么，我想当我看到上帝的时候，也只能直面他！

在这个例子中，患者正经历着与死亡相关的精神痛苦。她的医生了解后，将其转诊到一位精神咨询师处，这有助于改善她的整体状况。

情绪是症状管理的另一个关键因素，往往会被忽视且难以解决。恐惧、焦虑、忽然出现的悲苦和其他强烈的情感都会阻断患者与临床医生进行有意义的互动。例如：

> 由于母亲背部疼痛，我陪她去拜访神经外科医生。我不想干扰访问，所以在拜访期间尽量减少参与，由母亲自己回答医生的问题。令我惊讶的是，母亲错误地回答了多个关于她的病史和症状的问题，并且在几个关键问题上也需要加以纠正。拜访结束后，我问她为什么会错误地回答某些问题，她承认自己太焦虑和紧张，以至于回答时思绪混乱。

强烈的情绪可以改变人的认知和思维。癌症患者通常会说到，当他们得知自己诊断时，情绪太过激动，以至于无法记住与医生的其余谈话，他们的记忆和处理信息处于停止状态。为了帮助患者在开始就诊时感到更加放松，临床医生可通过非医学话题开始讨论，如患者的家庭或家乡。患者就诊期间，所经历的任何强烈情绪都应给予承认[8]。只有这样才能开启临床医生的治疗过程，因为这些情绪非常重要，是患者正在经历的。某些情况下，这些情绪需要一段时间才能解决，因此后续随访也非常必要。

单纯一种合理、可重复的系统方法评估症状并不可取。临床医生必须采取多种医学手段进行综合的、跨学科治疗，重点是管理患者的癌症和其他医疗问题，同时预防并减轻其痛苦。从本质上讲，这种治疗方法更符合姑息治疗原则，而不是症状管理原则。不同的患者需要独特、个性化的沟通方式和工具，以优化其与临床医生的关系。例如，虽然"沉默的力量"可有效地搜集一些患者的信息，但它可能会引起另一些患者的焦虑。

每次就诊时，临床医生不仅要评估患者症状，还要明确评估本身是否能进一步改进。事实上，没有任何有效的评估工具或技术能捕获一个人的全部情况。例如，Balaban 描述了一位去办公室拜访他的老年妇女，她看起来比她所称的 76 岁年轻。然而，当他在当地一家商店再次看到这个患者时，却发现她看起来要苍老得多[9]。临床医生必须不断提醒自己，患者提供的是过滤后的信息，医生看到的仅仅是那一时刻的患者。从患者家属和朋友处获得患者在医院和诊所外的生活信息，临床医生才能制定出更全面、更真实的评估。

伪装症状

虽然教育材料、治疗流程和临床试验中采用症状标签（如"疼痛""疲劳""抑郁"）对具体患者的主诉进行分类，但患者往往不知道究竟是什么困扰着他们以及为什么困扰着他们。患者只能描述他们正在经历的事情，临床医生可能对患者不适症状的根源有着不同的理解。临床医生应该注意到那些伪装症状，初看起来似乎只是很简单的诊断，但实际上是患者真实病理过程的误导性症状。下面是两个症状伪装现象的例子。

疼痛伪装成疲乏

第一份病例中，医生讲述了一位患有激素抵抗型前列腺癌患者的来访，他正经受着持续性的严重疲乏：

> 今天，我看到 X 先生，77 岁，患有晚期前列腺癌，同时伴有贫血和极度虚弱疲乏。1988 年确诊时，患者已经有骨转移和疲乏感，最近几个月变得非常严重。患者很沮丧，因其对舍曲林和哌醋甲酯的治疗反应不明显。在我看来，他是因骨损害而引起严重慢性疼痛。患者个人史表明他对疼痛的耐受性相当差。不幸的是，他把抱怨疼痛等同于"发牢骚"。由于个人或文化原因，抱怨疲乏比抱怨痛苦更容易让人接受。他已经服用奥施康定 8 周左右，但没有服用短效强阿片类药物，而且由于他的表达方式，他的止痛药物剂量增长未能满足其需求。从本质上说，我认为他奇特的"疲乏"实际就是慢性疼痛。

这位患者的严重骨痛伪装成疲乏。X 先生说他累了，这并非骗人，他只是将疼痛伪装成疲乏。而且，X 先生的家人也将疼痛理解为疲乏。X 先生的案例中，尽管已向其解释阿片类药物用于治疗疼痛，有助于解决严重疲乏，但 X 先生仍认为阿片类药物只是用来治疗"疲乏"。

发现导致患者症状的真正病因是提供最佳治疗方案的关键。尽管 X 先生有资格参加针对疲乏的精神刺激药物试验，但可能无效。同样，这位患者没有资格参加任何疼痛管理干预试验，因这些试验是以疼痛作为纳入标准。X 先生的案例，从任何角度看，临床研究的治疗方案都无优势，因为伪装症状的试验假设并不存在。

焦虑伪装成恶心

第二个病例中，一位甲状腺癌患者的恶心症状未能得到成功治疗：

> 71 岁男性，患甲状腺未分化癌，因肺炎和严重恶心住院。尽管静脉使用糖皮质激素、胃复安、昂丹司琼和苯海拉明，恶心未见好转。经过全面评估，恶心可能由恐惧和呼吸困难引起。经过气管切开术吸氧、苯二氮䓬类药物治疗和心理咨询后，患者恶心好转，停用所有静脉注射止吐药。

与乏力一样，对恶心的了解甚少，可能涉及多个神经系统途径和各种受体的复杂生物学过程。和其他症状一样，恶心本质是一种中枢神经系统功能障碍。延髓可能是恶心相关刺激的处理场所，位于孤束核和网状结构中，被称为"呕吐中枢"。真正的呕吐中枢与大脑皮层、迷走神经刺激、前庭系统和化学感受器触发区相互作用。这些途径涉及一系列神经递质，包括组胺、乙酰胆碱、神经激肽 -1、多巴胺、5- 羟色胺和大麻素类物质。

可以想到，无论如何了解已知的解剖和可能的生物学过程，也不会有助于解决上面的例子的恶心症状。药物、心理咨询或其他干预措施可以减少传入呕吐中枢的许多潜在刺激。减轻慢性恶心的唯一方法是全面评估患者，明确恶心原因，并在进一步全面评估后进行时间限制性治疗试验。对于恶心的不同原因，如有毒药物引起的急性恶心，如化疗或麻醉，相关临床试验是可行的，偶尔会产生阳性结果。然而，慢性恶心仍然难以治疗和研究，最佳临床结果往往来自评估而非具体的干预措施。

决策制定和治疗目标

临床医生通常在确定患者治疗目标之前就开始实施治疗计划。20 世纪 60 年代前，医患关系主要是以医生为中心和以医生为导向。然而，过去的几十年，共同决策和以患者为中心的医疗模式已经出现。如今，大多数患者希望参与决策过程。一起看一下以下内容：

> 来自农业小镇的一位 85 岁白人女性诊断为乳腺癌。进一步检查后，确定为早期癌症。经过长时间讨论，因为担忧生活质量和自我形象，患者决定放弃治疗。现在，患者 91 岁，仍然独立生活并积极打理她的花园。

在这个病例中，过早制定患者的癌症治疗方案可能并不适宜，因为患者更关注控制症状，以获得可接受的生活质量，包括进行她最喜欢的消遣活动—园艺。生长缓慢的癌症不会导致死亡，但强烈的治疗计划可能会对其自尊心和生活质量产生负面影响。决策制定是平衡临床医生和患者之间治疗倾向的过程。然而，部分患者可能要求成为治疗的最终决策者，而其他患者则更偏向被动角色，由医生指导治疗。无论任何情况下，只有正确的个性化方法才能使患者对其治疗目标和医疗决策感到轻松自在。

未满足的需求

许多肿瘤学家的门诊日程安排越来越紧密，临床就诊仅限于与患者讨论治疗决策。尽管患者与肿瘤学家会面讨论癌症治疗很重要，但是讨论如何治疗妨碍患者正常工作的症状，如疼痛，可能同等重要，因为失业可能导致患者无力支撑家庭或支付医疗保健账单。30 多年前发表在《科学》杂志上的恩格尔生物 - 心理 - 社会的医学模式，就是描述这些方面在医疗中的重要性[10]。如果临床医生不能解决这些需求，患者可能会寻求其他症状治疗，包括补充或替代性药物。虽然其中一些治疗，如按摩，被认为无害，其他治疗，如膳食补充剂或草药治疗，可能具有潜在的伤害。缺少全面评估和适当关注以满足患者所有需求，包括非生物性需求时，患者会认为治疗存在不足。

医疗目标

虽然肿瘤学家已认识到抗癌治疗的局限性，并且清楚有些肿瘤即便是早期，侵袭性也极强。但是仍有一些肿瘤学家过于自信，认为能够预防和控制由严重症状导致的痛苦。事实上，一些患者可以接受因恶性肿瘤死亡，只是希望医生可以控制其疼痛，并在任何情况下维护他们的尊严。虽然维护患者利益是合理的，但临床医生必须承认这些基本愿望并不总能够得到保证。临床医生应时刻谨慎作出承诺，因为症状管理可能会令人失望。

> Y 先生，68 岁，患有雄激素非依赖性前列腺癌伴广泛骨转移。尽管经过早期局部放射治疗和系统性姑息治疗，患者还是出现了骶神经受累引起的严重躯体痛和神经痛。经过几个月治疗，疼痛管理专家多次尝试治疗组织损害性疼痛，明确和处理了疼痛以外的痛苦，但止痛药物治疗结果并不满意。患者最终接受了背中线脊髓切开术和神经消融处理疼痛，术后出现了预期的致残，但疼痛并未得到有效改善。患者 8 周后死于临终关怀病房。

承诺控制症状和维护尊严有时很难一直保证。具有慢性症状的患者往往执着于这种无法实现的愿望，以至于他们愿意忍受长时间住院治疗或不必要的操作，这实际上妨碍了患者整体医疗和人生规划的顺利实施。确立可行的目标能够为患者提供规划未来的机会。事实上，持续多年的症状往往会导致细胞水平的生理变化，因此，在这种情况下"快速缓解症状"很难实现。相反，长期反复评估和不断修正治疗，这才是治疗这些症状的最有效方法。

另一种方法是鼓励患者，尤其是具有复杂

治疗史的患者，主动成为其医疗团队的一员。通常，患者及家属期望医疗系统能完成所有事情，他们只作为被动的旁观者。实际上，患者和其家庭在决策制定和治疗安排中可以发挥积极作用，它能给患者带来权力感和责任感，会形成更可靠的医患关系。当期望未得到满足时，不会认为是医疗团队和患者存在错误，而是认为是疾病本身的问题。虽然生物学结局可能不会改变，但是参与治疗的各方却因此能增加成就感和满意度。

治疗计划

成功的症状管理是一个多步骤过程，而且分析成功的原因并不容易。通常在医学上，当诊断某个独立疾病（如痛风、蜂窝组织炎或胆总管结石）时，会有对应的具体治疗解决问题。然而，管理症状过程中常常涉及很多不确定性，包括症状性质和改善的真正原因。这种不确定性部分是由于疾病的自然进展所致，例如偏头痛、抑郁症、放射相关黏膜炎和许多其他疾病具有不同的病程，有些症状常常自行缓解。虽然某些干预措施能减轻严重程度和缩短持续时间，但是确定特定的干预措施如何有效作用于个体患者却很困难，尤其一些干预措施同时进行，下面案例就是很好的例证。

W 先生患有侵袭性、难治性滤泡性甲状腺癌，伴有肺、骨、眼和软脑膜转移。他与妻子和三个孩子住在家中。患者的药物治疗包括每天两次服用短效阿片类药物、抗抑郁药、控制呕吐的 5-羟色胺拮抗剂、减少便秘的缓泻剂、抗焦虑的长效苯二氮䓬类药物、预防胃炎的质子泵抑制剂、甲状腺和钙补充剂。患者的右眼视力进行性丧失伴流泪，左臂中度骨痛，左腿肿胀不适，0~10 数值评级量表评定疲乏程度为 7，恶心程度为 8。

该患者开始使用长效口服阿片类药物——低剂量美沙酮，同时给予时间限制性地塞米松治疗试验以缓解疼痛和恶心，右眼予以敷片治疗。临床医生与患者及其妻子讨论了患者的社会和情感处境，并回答了以下问题[11]。

1. 我现在发生了什么情况？

2. 还有哪些情况即将发生在我身上？

3. 什么能帮到我？

W 先生的治疗非常复杂，而且疼痛、疲乏、恶心的原因不易查清。由于 W 先生的治疗复杂且有多种药物应用史，无法满足多数症状管理试验的入组要求。即便 W 先生符合相关症状管理临床试验，医务人员也不会在他第一次就诊时就考虑其加入临床试验，主要是由于其痛苦程度以及在门诊评估和治疗所需的时间。相反，简单的干预举措就显著改善了患者症状。目前还不清楚哪种治疗因素改善了患者症状，其中一些干预措施可能是没必要或无效的。然而，2 天后随访结果如下：

W 先生的疼痛控制良好，焦虑减少，但是出现脱水和便秘。排除高钙血症可能，给予静脉补液、胃复安和灌肠治疗。轻微调整了阿片药物剂量，加强了疼痛和症状控制教育。其后 3 天，患者病情进一步改善，在准备恢复强烈的姑息治疗前，他计划并享受到了一周的家庭假期。3 个月后，患者死亡。

临床应用现有症状管理的另一局限是参研患者的异质性，疲乏研究就是典型例子。在混杂患者队列中，疲乏流行状况的预估并不相同，这主要取决于患者群的本质，而不是癌症疲乏的本质。Prue 等[12]的系统综述中包括干预性和非干预性队列研究，研究中对接受抗癌治疗时出现癌症疲劳的成年癌症患者采用多维癌症疲劳工具进行评估。纳入的 40 项研究中，32 项是纵向研究，其中 29 项纵向研究是疾病特异性队列，24 项研究中只纳入了女性患者。研究中疲乏的发生率很高，有时超过 90%。然而，各个研究中的癌症治疗类型（放疗、传统剂量化疗、高剂量化疗）各不相同，一些队列仅涉及男性或女性患者，疲乏的评估时机也各不相同，而且失访率很高。此外，这些研究运用了 12 种不同的多维疲乏评估工具。评估工具差异的问题尤其突出，因为：①每种工具有不同的、具有重要临床意义的疲乏阈值和变化分值；②每个工具的阈值评分和有临床意义的评分变化并未详细描述；③没有一个工具在临床实践中广泛运用，因此限制了数据的普遍性。Lawrence 等[13]在癌症疲乏文献的系统综述中认为，癌症疲乏的发生率变化较大，约为 4%～91%，这与研究人群和评估手段有关。因此，极大限制了肿瘤学家对患者癌症疲乏的描述，这还不包括伪装成疲乏症状或本有疲乏症状而未被正确分类的患者。

即使有新证据支持临床实践，但医学领域的变化常常很慢。很多因素会影响新的临床实践的开展，包括医疗的紧急程度，操作复杂性，经济效益的影响，以往经验和教育，患者的需求，对待干预措施的态度及外部因素，例如法律[14]。当缺少不断完善现有实践模式的愿望时，医疗从业者就不可能整合新的治疗方法和技术。在能够获得足够的信息指导症状管理之前，临床医生必须从发表的临床试验中推断信息，权衡患者如何从现有治疗方案中获益。

是否进行抗癌治疗

晚期癌症的高负荷症状，并不总是影响癌症治疗。患者的体能状态和症状负担水平是预后指标。在针对晚期实体肿瘤的细胞毒化疗临床试验中，多数获益患者具有极好或良好的体能状态，因为体能状态往往是治疗反应的预测因素，同时也是参研的标准。实践中，患者的治疗计划并不基于单次就诊或短时间评估。患者可能会接受时间限制性治疗试验，全面评估合理的症状管理干预措施是否能改善症状，以便确定更积极的治疗选项或治疗目标。以下案例说明了这一点：

> K 先生，74 岁，患丙型肝炎、肝硬化、高血压和缺血性心肌病。因背部疼痛发现肝左叶有一 17cm 肿瘤，诊断肝癌胸椎转移。患者功能状态变差，疼痛剧烈、中度呼吸困难、中度焦虑和厌食。经过全面、多学科评估，高血压和心肌病得到良好治疗。开始使用强阿片类药物止痛和缓解呼吸困难，使用精神兴奋药控制阿片类药物引起的镇静作用，使用促动力药及泻药管理肠道，同时给予抗抑郁药及支持性咨询。患者症状改善，可行手术切除肝肿瘤，随后行椎骨转移灶姑息性局部放射治疗止痛。10 周后，体力状态良好且症状负担很少，开始门诊化疗。

这个病例看起来好像有些特殊，值得强调的是：随着一系列诊治，使症状得到最恰当的控制后，才能真正明确特定患者可接受哪些抗癌治疗。对于一些患者，最初可能是以舒适为目标或临终关怀作为合理的治疗；然而，随着治疗的进行，更积极的抗癌治疗之后可能变得可行。一般来说，对于某些病情，多学科专家治疗能够做到的与临床试验文献中的内容之间存在一定时间差。

有创性疼痛治疗操作

症状控制需要多种类型的专家参与处理，尤其是慢性癌痛治疗方面。麻醉师、骨科医生、神经外科医生和物理康复医生均擅长有创性疼痛治疗操作，包括局部神经阻滞（如对内脏痛进行腹腔神经丛阻滞）、肌肉注射肉毒杆菌毒素、植入硬膜外或鞘内泵、压缩性骨折的椎体成形术和神经消融操作。医疗机构中拥有一批这样技术过硬且富有同情心的专家是一件幸运的事，他们能够合理地开展此类操作或类似操作。然而，实际只有少数患者适合这些操作，那些能获得有意义、持续且无并发症的患者比例则更小。总体来说，在大型肿瘤医院，不到 5% 的患者适合进行这些疼痛治疗或姑息性操作，其中只有不足一半的患者能获得满意的缓解度和缓解持续时间。虽然开展这些操作的医生常常报道成功率很高，但必须注意"视角偏倚"问题，因为转诊医生已经对患者进行了筛选。总之，虽然这些操作可以使患者受益，并在症状管理中发挥重要作用，但是往往仅少数患者症状改善。临床医生开展这些操作时应审慎，而且任何有创性治疗都应仔细权衡风险获益比。

开展介入操作有效治疗癌痛的困难之处与药物疼痛管理相类似。患者评估的差异和患者队列的异质性使得获取和解读临床试验数据变得困难。由于人员和资源限制，介入治疗通常很昂贵，并非所有机构都能实现。有些干预措施，如鞘内植入阿片类药物泵，需要持续监测和专业知识技术，这限制了患者选择治疗地点。例如，植入泵的患者可能会发现，临终关怀在其所在地区不能进行选择。

多重用药和治疗依从性差

W 先生的病案展示了一种医疗场景，一系列复杂的评估和策略成功控制了患者的癌症症状。此案例同时也强调了多重用药的危害。W 先生服用大量药物，它们之间存在叠加毒性和潜在药物相互作用。同时使用强阿片类药物，如美沙酮和长效苯二氮䓬类药物可能导致过度镇静。如果患者因口腔念珠菌病而开始服用氟康唑，则美沙酮代谢会减慢，因为两者均经过肝脏细胞色素 3A4 途径代谢，美沙酮为底物，氟康唑为抑制剂。最终，可能是需要评估和可能减少美沙酮剂量以提高其效果。与此相似，许多患者使用草药和膳食补充剂，虽然这种观念很流行，但自然产品绝对安全的观念并不正确。随着各种研究不断描述这些产品，关于其副作用和潜在药物相互作用的信息越来越多。因此，患者病史中必须说明所有摄入产品，包括处方药和非处方药、草药和膳食补充剂。

此外，W 先生可能因为治疗依从性差而不得不与症状持续抗争。医生为患者处方美沙酮或其他强效、长效阿片类药物治疗慢性疼痛，但患者可能并不愿意服用药物。这种不情愿可能是由于患者对用药意图的误解（"我想这种药物是用来治疗海洛因成瘾"），担心副作用（"我知道这种药物会导致便秘，而我已经便秘"），

害怕成瘾（"我哥哥对可卡因上瘾，我发誓这不会再发生于我的家庭"），或担忧药物相互作用（"药剂师警告我说，这种药物与我服用的另一种药物存在相互作用"）。患者不愿吃药也可能由于药物昂贵，或当地药店无法获得该药物，或者受到家庭成员的影响。也可能患者不清楚如何服药，例如因为视觉障碍（如 W 先生的案例，他的视力进行性损失）而无法阅读药物说明书，也可能存在语言障碍、文化水平低下或认知障碍等情况。患者治疗依从性差的原因需要一定时间进行评估。为积极面对这些问题，不必担心被批评或不被理睬，患者应信任自己的医疗团队，而医疗管理团队也需要通过与患者交流来了解依从性差的原因。

通常，处理混杂用药和治疗依从性差需要较多时间，肿瘤学家在繁忙的门诊无法实施。因此一个成功的症状管理往往需要护士、药剂师和其他工作人员的多方参与。

确定症状管理指南和重要资源

症状管理的现有标准治疗和指南大多基于专家共识，而非经验证据。专家小组成员来自多个学科，其症状学专业知识从基础医学到症状测量学、生物统计学、流行病学、初级医疗保健、内科医学等不同亚分科，以及其他医疗专业领域，例如外科和放射肿瘤学。症状学的多学科性会导致描述症状用语的差异，临床研究设计和实施的异质性，研究结果可能在多种类型的同行评议期刊和全国会议发表。

症状管理不仅缺乏基于证据的指南，专家共识也并不充分，无法将其应用于具体患者和患者家庭。例如，美国临床肿瘤协会（American Society of Clinical Oncology，ASCO）发布了症状管理和姑息治疗的高质量教育材料[15]。而且也制定了一些肿瘤学支持治疗方面的指南，如使用止吐药治疗化疗相关性恶心和中性粒细胞减少性发热的管理，但是缺少疼痛或其他特定症状管理或癌症沟通方面的指南。与之相似，癌症支持治疗多国协会（Multinational Association of Supportive Care in Cancer，MASCC），一个更专

注于症状管理的专业机构，制定了止吐药治疗恶心和黏膜炎的指南，并对中性粒细胞减少性发热的相关研究和教育做出了卓越贡献。然而，其他症状管理的 MASCC 指南尚未发布。以共识为基础、采用治疗流程形式的症状管理指南可从美国国家综合癌症网络（National Comprehensive Cancer Network，NCCN）获得，涉及疼痛、疲劳、疼痛和姑息治疗以及其他具体症状，如呼吸困难、厌食 / 恶病质、恶心 / 呕吐、便秘和谵妄[16]。使用更广泛和更具教育意义的症状管理指南可通过美国国家癌症研究所"应对癌症"主题获得[17]。该信息由一个小规模的专家小组开发和管理，他们的工作相较 NCCN 而言缺少组织性。

总体而言，缺乏有效的症状护理指南和治疗流程不是因为缺乏适当的专业机构；相反，这反映了缺乏指南所依据的证据。

总结

任何减少或消除痛苦的尝试应从建立良好沟通基础上的医患关系开始。以此为基础，临床医生应进行态度开放、心胸开阔、将患者作为一个人的全面评估。这种评估应该延伸到患者家庭成员，因为他们也经受着痛苦，尽管与患者并不相同。症状需要积极、及时、全面的管理，这种管理是以反复全面评估作为基础。通常情况下，多种症状患者的治疗由于症状伪装而变得更为复杂。时间限制性治疗试验对评估干预治疗的获益至关重要，并且需要早期随访和持续性治疗。虽然多学科治疗增加了临床医生的工作，但它可以保证从多种渠道获得患者信息，从而明确患者真实的疾病问题所在。许多患者的治疗很具挑战性，在初始治疗阶段，针对症状所做的治疗目标并不清晰。反复讨论和评估有助于临床医生告知患者现实的治疗目标，避免传达过度的期望或无法满足的需求增加。

绝大多数症状可使用药物和行为干预进行处理，而非介入性操作。在可能的情况下，处理病情根本原因时，应以疾病病理生理学推断或者数据作为治疗的基础。然而，症状特性和症状改善的真正原因可能很难识别，有时也并不是非常重要。对于具体病人来说，应仔细筛查辨别影响症状控制的因素，例如混杂用药和治疗依从性差。

管理患者的痛苦可能像飓风预测一样令人沮丧，症状相关研究亦是如此。症状管理成功的临床医生有多种工具可用，并根据不同患者采用不同工具。卫生专业人员和研究者应强调治疗的合理目标，在安全和有效的治疗过程中体现出恻隐之心和高超技巧。随着对癌症了解的加深，抗癌治疗计划也变得越来越复杂和个性化，症状管理也必须如此。

（张玉松 译　王春红 校）

参考文献

1. Field MJ, Cassel CK, Institute of Medicine, Committee on Care at the End of Life. *Approaching Death: Improving Care at the End of Life*. Washington DC: National Academy Press, 1997.

2. Kantarjian H, Koller CA, Wolff RA. *The M. D. Anderson Manual of Medical Oncology*. New York: McGraw-Hill, *Medical Publications Division*, 2006.

3. Cassell EJ. *The Nature of Suffering and the Goals of Medicine*, 2nd ed. New York: Oxford University Press, 2004.

4. Bowen JL. Educational strategies to promote clinical diagnostic reasoning. *N Engl J Med* **355**(21):2217–2225, 2006.

5. National Institutes of Health. Symptom management in cancer: pain, depression and fatigue: State-of-the-Science Conference Statement. *J Pain Palliat Care Pharmacother* **17**(1):77–97, 2003.

6. Cushing H. *The Life of Sir William Osler*. Oxford: The Clarendon Press, 1925.

7. Cassell EJ. Making the patient better–whatever the outcome. *J Support Oncol* **5**(2):58, 2007.

8. Back AL, Arnold RM, Baile WF, Tulsky JA, Fryer-Edwards K. Approaching difficult communication tasks in oncology. *CA Cancer J Clin* **55**(3):164–177, 2005.

9. Balaban DH. The show. *Ann Intern Med* **151**(2):139–140, 2009.

10. Engel GL. The need for a new medical model: a challenge for biomedicine. *Science* **196**(4286):129–136, 1977.

11. Cohen JJ. Remembering the real questions. *Ann Intern Med* **128**(7):563–566, 1998.

12. Prue G, Rankin J, Allen J, Gracey J, Cramp F. Cancer-related fatigue: a critical appraisal. *Eur J Cancer* **42**(7):846–863, 2006.

13. Lawrence DP, Kupelnick B, Miller K, Devine D, Lau J. Evidence report on the occurrence, assessment, and treatment of fatigue in cancer patients. *J Natl Cancer Inst Monogr* **32**:40–50, 2004.

14. Cleeland CS. Analgesic trials to clinical practice: when and how does it happen? In: Max MB, Portenoy RK, Laska E, eds. *The Design of Analgesic Clinical Trials*. New York: Raven Press, 1991:631–645. Advances in Pain Research and Therapy; vol. 18.

15. American Society of Clinical Oncology. Cancer.Net. Available from: URL: http://www.cancer.net. Accessed Feb 12, 2010.

16. National Comprehensive Cancer Network. Clinical recommendations: NCCN Clinical Practice Guidelines in Oncology™. Available from: URL: http://www.nccn.org/professionals/physician_gls/f_guidelines.asp. Accessed Feb 12, 2010.

17. National Cancer Institute. Coping with cancer: supportive and palliative care. Available from: URL: http://www.cancer.gov/cancertopics/coping. Accessed Feb 12, 2010.

第22章 癌症相关症状的经济学：支持性治疗的价值

Lesley-Ann Miller and Jane C. Weeks

美国的医疗保健费用多年来一直在上升。2007年美国的医疗保健支出增长6.1%，达2.2万亿美元，人均医疗保健支出约7421美元，占国内生产总值16.2%[1]。增加的费用部分是由于人口老龄化、寿命延长和慢性病患病率增加所致。

癌症相关费用是最昂贵的健康支出之一。2008年预计有140万例新发侵袭性癌，100万例基底细胞及鳞状细胞皮肤癌[2]。据美国国立卫生研究院（NIH）估计，2007年癌症整体支出为2192亿美元，其中直接医疗费用890亿美元（总健康支出），间接费用18.2亿美元（疾病导致的生产力损失）[2]。

无论从社会角度还是个人角度，癌症治疗的财务成本都非常巨大。不仅是癌症治疗费用昂贵，诊断、贯穿患者整个生存期的支持治疗和终末期医疗的经济负担也相当可观。过去数年中，癌症生存率持续上升，66%癌症患者生存期至少超过5年[2]。延长生存期与提高生活质量一样，引起了对癌症患者支持治疗相关经济因素的日益关注。

癌症患者支持治疗包括多种症状和病情，从不严重的问题如恶心、呕吐和贫血到更严重复杂的问题，如黏膜炎、中性粒细胞减少性发热及肺栓塞。治疗本身和治疗费用差异很大。例如，2002年中性粒细胞减少性发热的治疗费用估计在2200美元到12100美元，具体情况取决于治疗地点（门诊部或住院部），并且不同医疗机构间的花费也不相同[3]。2002年，治疗骨髓移植患者黏膜炎的费用超过47000美元[4]，

治疗实体肿瘤患者化疗后骨髓抑制需5000美元[5]。此外，用于支持治疗或其他治疗的新的干预措施，如药物、设备和技术，虽然能改善健康结局，但无论是医保系统还是个人，往往需要付出相当大的代价。

与医疗保健有关的费用往往是敏感问题，许多临床医生认为，医疗费用和良好的临床实践或换言之为患者提供最佳治疗之间存在冲突。然而，用于支持疗法的费用与癌症预防和癌症治疗的费用间存在竞争，考虑成本并非不道德[6]。事实上，一种干预措施（或药物）的临床效果只是医疗费用公式中的一部分，因为医疗系统是在资源有限的环境中运作，这意味着干预措施也应根据经济情况进行调整。随着可选择治疗方案的增加和治疗费用的增长，通过经济分析决定资源配置，明确支持性疗法的成本效益至关重要。在有限卫生保健预算下，提供支持性治疗已成为并将持续成为未来重要的医疗问题[7]。

新的干预措施的兴起不仅需要对安全性和有效性进行标准评价，也需对其成本和收益进行评估，以确保有限的医疗资源有效使用[8,9]。可以采用多种方法从经济上评估、比较卫生保健干预措施的成本和结果。这些评估的经济类型可用于政策制定上。

经济评估类型

经济研究的主要目标是证明不同治疗产品与服务的价值和效率。经济评估或评价有多种

类型,从成本和结果两方面比较不同的治疗方案。"成本"指经济资源的消耗,"结果"是指治疗后的效应或结局。

最小成本分析

最小成本分析(cost-minimization analysis,CMA)是指对两个或多个的干预措施已被证明或假定在某种特定结果或后果相当时的成本评估。CMA 的一个例子就是仿制药物的比较。仿制药物必须证明它与原品牌药物生物等效。由于药效相同,因此只有药物本身的成本需要比较。

成本收益分析

成本 - 收益分析(cost-benefit analysis,CBA)指替代性的干预措施产生的收益与产生收益的成本相比的结果。这种分析的结果是美元成本与美元收益的比率。CBA 通常用来比较干预措施,其结局以不同计量单位计量。意愿支付是一种以货币形式评估健康结果的方法,用于成本收益分析。这种方法量化了个人(或社会)对最优资源的倾向程度。它可衡量人们为了获得所需要的而愿意放弃什么[10]。

成本效益分析

成本效益分析(cost-effectiveness analysis,CEA)是描述和分析成本和以自然单位表示的相关结果,例如,获得生命年。干预措施之间主要根据相对成本效益比进行比较,当不同治疗产生相同结果,但效果程度有差异时,就需用到 CEA,此时可以得出 4 种结果:

(1)新的干预措施比对照组更昂贵、效果更差,这表明新的干预措施差于对照措施。也就是说,它以更高的成本产生相对更差的结果。

(2)新的干预措施比对照组费用低,效果更好,这表明新的干预优于对照措施,以较少的费用产生相对更好的结果。

(3)新的干预措施费用较低,但效果不如对照组,这表明新的干预措施产生的健康获益低于标准治疗,不过相应费用更少。

(4)新的干预措施比对照组更昂贵,效果更好,这表明新的干预措施产生的健康获益高于标准治疗,不过相应费用更高。

CEA,两干预措施之间的平均成本差异(新的干预成本减去对照成本)除以平均效益的差异(新的干预效果减去对照效果),即为增量成本效果比(incremental cost-effectiveness ratio,ICER)。

$$ICER = \frac{\Delta\ 成本}{\Delta\ 效益} = \frac{新干预成本 - 对照者成本}{新干预效果 - 对照者效果}$$

这个比率是用来表示与对照相比,新的干预措施为获得一个额外单位的效果而需要的额外成本。ICER 经常通过对预先设定的阈值进行比较,确定新的干预措施是否低于阈值,从而判断是否符合成本效益[11]。

成本效用分析

成本效用分析(cost-utility analysis,CUA)是对成本和相关结果的描述和分析,相关结果包括生存时间和生活质量的测量,即以质量调整生命年(quality-adjusted life years,QALYs)表示质量调整生存。QALY 的概念将在下面详细讨论。CUA 可以用来评估各种疾病状态和干预措施,因其评估终点对各种状态与疾病是标准化的。例如,应用相同的测量单元我们可以比较冠状动脉旁路手术每 QALY 成本和促红细胞生成素治疗贫血每 QALY 成本。表 22.1 列出了如何计算上述评价的示例,表 22.2 显示了假设干预的结果。

对于这个假设的例子:

$$成本 - 收益 = \frac{\$100\ 000 - \$60\ 000}{\$70\ 000 - \$25\ 000} = 0.89$$

$$增量成本 - 效益率 = \frac{\$100\ 000 - \$60\ 000}{2.0 - 1.0}$$
$$= \$40\ 000/ 生命年(LY)$$

$$增量成本 - 效用率 = \frac{\$100\ 000 - \$60\ 000}{1.6 - 0.7}$$
$$= \$44\ 444/QALY$$

表 22.1　经济评价类型

研究类型	成本计算	收益计算	分析单位
最小成本分析	美元	假定相同	美元
成本收益分析	美元	美元	无单位
成本效益分析	美元	生命年或其他	成本/生命年或其他
成本效用分析	美元	QALY	成本/QALY

QALY,质量调整生命年

表 22.2　假设干预举例

方案	成本	获得生命年	效用	获得 QALYs	收益
新干预	$100 000	2.0	0.8	1.6	$70 000
对照者	$60 000	1.0	0.7	0.7	$25 000

QALY:质量调整生命年

成本因素

评价视角

　　经济评估必须明确说明研究的评价视角。研究视角展示的是研究的观点,通常也是主要决策者的观点,可能包括社会、第三方支付、患者、雇主及其他方的观点。根据美国健康医疗成本-效益委员会(US Panel on Cost-Effectiveness in Health and Medicine)决议,从社会角度看,经济评估应包括所有费用和医疗干预结果,无论这些费用和结果由哪方面造成[12]。虽然大多数经济评估教科书推荐社会角度,人们普遍认为,应根据评估目的选择角度[13]。从资源分配角度讲,政府官员可能对新干预措施对社会形成的成本和获益更感兴趣,而管理式医疗机构中的决策者更有可能只对与其机构中的注册患者相关的成本和收益感兴趣。

成本类型

　　经济评估成本可分为直接成本和间接成本。直接成本包括与医疗干预直接相关的医疗和非医疗费用,例如直接医疗成本包括药品费用或治疗费用、急诊室就诊费用、医生出诊费用、住院费用及诊断检验费用。直接非医疗成本包括前往医院或诊所的交通费用、父母接受治疗时育儿保姆的费用。

　　间接成本指患者及其照顾者因接受治疗消耗的时间,也可指疾病或干预措施对劳动力市场的影响。间接成本包括:暂停工作、因疾病或死亡导致生产力损失(无论是患者或患者照顾者)和雇主因更换员工或员工离职产生的成本。

　　如前所述,经济评估中包含的费用类型取决于研究角度和目的。例如,采用社会角度的研究应该包括直接成本和间接成本,以明确新干预措施的总合经济影响。另一方面,采用医疗管理(managed-care)或保险支付机构角度的研究并不经常包括间接成本,因为支付机构最关心的通常是特定健康计划产生的财务结果。

回报时间

　　回报时间是评估临床策略所用的时间。回报时间应该包括正在进行的整个决策过程。当制作决策分析模型时,不论是临床还是经济方面,所有事件和由此产生的效应,都应在回报时间内考虑。比较多个干预措施时,所有潜在干预策略结果评估的回报时间必须相同,保证比较公平公正。

　　经济评估开始时就应明确说明回报时间。然而,没有普遍推荐的特定回报时间,因为每项研究的回报时间应该与干预措施和结果匹配。

　　某些情况下,应该使用较窄的回报时间:

对突发事件或短期事件做出决定时,采用几小时或几天的回报时间可能比较合适。对于慢性事件或长期事件,需要较长的回报时间。

折扣

所有经济评估超过一年回报时间都应该包括时间效应。未来的成本和效果要打折扣调整,因为人们对金钱和健康结果的偏好会因时间改变。例如,大多数人更喜欢现在有钱而不是 5 年后;现在有钱可以现在花费,也可以放在银行赚取利息,5 年内可拥有更多的钱。经济评估中采用不同单位衡量成本和结果,如成本效益和成本效用分析,通常会建议对成本和结果打折[11]。

经济评估中也需要考虑通货膨胀调整。这需要确保评估涉及的费用价值均来自同一货币年度。如果评估采用不同年度的成本数据,例如,药品成本按某年评估,而急救室就诊费用按另一年评估,此时需要医疗价格指数,如美国劳工统计局的医疗保健消费价格指数(Bureau of Labor Statistics Consumer Price Index for Medical Care)对费用价值进行同一年度标准化。

敏感性分析

通常,成本效益和成本效用经济评价将借助决策分析模型进行。决策分析模型在输入参数[成本和(或)结果]不精确的情况下非常有帮助。敏感性分析可以辅助决策分析,这种技术可以发现某个特定输入参数在确定某个优先策略时是否重要。这个工具有助于识别可影响研究结论的不确定性来源。

敏感性分析用于检验评估结论的稳定性。对于不精确的估计,可给出合理的最低和最高可能值,采用一维敏感性分析对最低值进行评估,然后采用最高值再次评估,如果两次计算的最优策略或干预相同,则该决策对该特定输入参数值不敏感。个体也可以进行多维敏感性分析或概率敏感性分析,后者将参数估计以分布图描述并进行重复抽样随机选择参数值。

质量调整生命年概念

因为医疗干预措施可能同时影响生命长度和质量,因此能同时衡量两个维度的方法非常重要。QALY 就是这样的评估方法,它不但能衡量某段生存时间,同时也能通过效用价值评估这段生存时间内的生活质量。

效用价值和质量调整生命年

效用价值是分配给每个健康状态的数值权重。它们是个体对某一特定健康状态或结果的偏好强度的定量测量。按照惯例,以 0~1 进行评级,其中 0 代表死亡,1 代表完全或完美的健康状态(图 22.1)。

效用价值可以估计疾病健康状况及干预效应或不良事件对健康状态产生的影响。效用由假设性健康状况或个体健康状况产生。

有三种常用方法可以直接测量效用价值权重[14]:视觉模拟评分(VAS)、时间权衡(TTO)和标准赌博法(SG):

(1)VAS 要求受访者在"感觉测量计"上假设一个假想或当前健康状态进行测量,0 对应死亡,1 对应完美的健康。这种测量技术并不要求个体权衡生命的质量和数量。

(2)TTO 法需询问参与者愿意用多少完美健康状态的年数等同于某指定健康状态下的年数。例如,询问参与者愿意用多少完美健康的寿命年数(Y)换取 20 年严重疼痛下的生存年

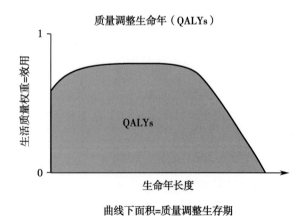

图 22.1　QALY 等于时间效用曲线下的面积

数。对于重度疼痛的 QALY 权重等于 Y/20，意味着参与者愿意放弃（20 - Y）/20 比例的剩余寿命，来提高其生活质量。

（3）SG 方法要求参与者给出，当其从某种特定健康状态转变为完美健康状态时，他们愿意承担的死亡风险。例如，参与者有两种选择：一种是处于严重疼痛状态，但确定可以存活 20 年；另一种是通过手术（赌博），参与者有获得正常生活 20 年的可能性（p）或是立即死亡的可能性（1 - p）。这三种方法，经济学家首选 SG，因其是基于经济学家 von Neumann-Morgenster 的效用理论[15]。

此外也有间接效用价值的评定方法如 EQ-5D 和 SF-6D，均是简单的自理问卷，包含描述性多属性健康状态分类系统，能够生成反映特定健康状态倾向的综合评分或指数。

效用价值作为成本 - 效用分析的一部分，能提供计算 QALYs 的权重，也是对某一健康状态进行相对定量的一种方法，便于决策时对两种状态进行比较。QALY 的计算是通过给每个健康状态分配效用价值或质量权重，评估每个健康状态的持续时间，然后整合和总计。例如，如果一个人生活 7 年，3 年中有疾病影响效用价值因此评分为 0.7，4 年健康状态效用价值评分为 1，QALY 总分为（3 × 0.7）+（4 × 1.0）= 6.1 QALYs。

治愈性干预、延长生命的干预和支持性治疗干预

不同类型的干预措施，包括治愈性干预，能通过改善生活长度和生活质量，显著提高 QALYs（图 22.2）。延长生命的干预中，QALY 的提高主要是源于生存时间延长（图 22.3）。相比之下，支持治疗或姑息性治疗对寿命的影响很小，QALY 提高主要是源于生活质量的改善（图 22.4）。

每单位质量调整生命年的成本和排名表（league table）

通过计算 QALYs，对各种可能提高患者生活质量和生存期的干预措施收益进行评价。它

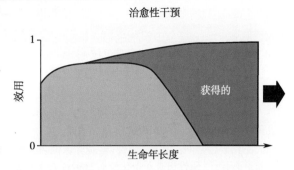

图 22.2　治愈性干预获得的质量调整生命年（QALYs）

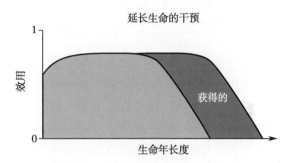

图 22.3　延长生命的干预获得的质量调整生命年（QALYs）

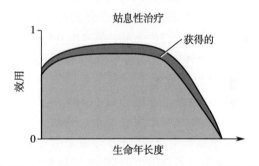

图 22.4　支持性治疗或姑息干预获得的质量调整生命年（QALYs）

不但可以评价干预措施的效能，还可以联合成本支出来评估成本 - 效用比。类似上文所述的 ICER，增量成本效用比是两种干预措施成本差别除以 QALYs 的差别。

增量成本 - 效用比 =

$$\frac{干预 A 成本 - 干预 B 成本}{干预 A 的 QALYs - 干预 B 的 QALYs}$$

每个干预措施增加一个单位 QALY 的成本可与其他干预措施比较，如表 22.3 所示。然而这种显示各种干预措施相对价值的 QALY 排名

表 22.3　QALY 排名表

干预措施	成本 /QALY
50 岁淋巴结阳性乳腺癌患者环磷酰胺 + 甲氨蝶呤 + 氟尿嘧啶辅助化疗 vs 无治疗	$ 13 000 [16]
淋巴结阳性，HER-2 阳性乳腺癌患者采用含蒽环类药物辅助性曲妥珠单抗治疗 vs 常规化疗（无辅助性曲妥珠单抗治疗）	$ 39 000 [17]
成人每年疫苗接种 vs 流感抗病毒治疗	$ 41 000 [18]
乳腺癌骨转移帕米膦酸二钠治疗 vs 无治疗	$ 108 000 [19]
HercepTest 免疫组化 HER-2 阳性，经荧光原位杂交验证仍为阳性的乳腺癌患者，采用曲妥珠单抗联合化疗，阴性患者单用化疗 vs HercepTest 免疫组化 HER-2 阳性乳腺癌患者，未经荧光原位杂交验证，单用化疗	$ 125 000 [20]
晚期胰腺癌患者厄洛替尼联合吉西他滨 vs 单用吉西他滨	>$ 430 000 [21]

QALY，质量调整生命年，HER-2，为人上皮生长因子受体 2

表的构建使用已经引起大量讨论和争议，需要谨慎使用。这是因为表中列出的各种研究是在不同时间、地点和条件下进行，并采用不同的效用价值计算方法，这些在比较时必须予以考虑。

　　每单位 QALY 的成本是目前医疗花费价值最好的衡量标准，但也有局限性。成本效益分析的哲学根源是功利主义。重点是"最大利益最大化"，而不是公平地在个体之间分配资源。一种干预措施在 20 个人中都产生 0.5 QALYs，与在一个个体中产生 10 QALYs 是等值的。成本效用分析只考虑干预对生活质量和长度的绝对提高，而不是生活质量和长度的按比例增加。换言之，某种干预措施对生命终末期患者和更健康患者生命的延长，如果采用 QALY 计算时，认为二者是等值的，但如果按照比例，则终末期患者生命预期比例上延长更多，而更健康患者的生命预期只是轻度延长。由于这些原因，很少有人主张用成本效益分析结果作为分配卫生资源决策的唯一依据。由于医疗资源有限，需竞争性使用，因此采用标准单位测算各种情况下的成本和收益的数据对决策过程有帮助，但最后的决定必然会反映对分配考虑的社会价值判断。

在癌症症状管理和支持治疗中的应用

　　当短期治疗或干预（如支持治疗和姑息治疗）只能提高生活质量而不延长生命长度时，采用每单位 QALY 的成本作为计量单位来评价短期治疗或干预的前景，这必然会引发一些问题。例如，即使是非常有效的预防恶心呕吐的新药，也不会产生可观的 QALY 增量，因为症状缓解只是发生在积极治疗的短时间内。与具有长期影响的干预措施（如可增加预期寿命数年）相比，可能导致低估短时间干预与治疗的作用 [22]。

　　但这真的是方法的局限性吗？社会上可能普遍认为，拯救生命的干预应该比那些暂时缓解症状的干预更具价值。然而，必须认识到，成本效益分析需要同时考虑增量效益和增量成本，缓解症状与延长寿命的干预的增量成本 - 效益可能并无差别，只要增量成本与增量收益保持合理比例。一种新的止吐药虽然只能促进短期生活质量改善，但其应用次数有限，只要价格不是很高，这种产品的增量成本 - 效益比就很容易达到"合理"范围。对增量比率的更大关注可能会导致这些非常有用的药物价格下降，对患者和纳税人都大有裨益。

　　将成本效益框架应用于支持治疗存在挑战，但它更多是来源于实践而不是理论。症状缓解产生的 QALY 受益主要来自生活质量改善而不是生命长度延长。个体对某一特定健康状况的偏好差异很大，这使得衡量医疗干预措施的效用价值变化具有挑战性，特别是当这些变化相当轻微时。目前可用的测量策略理论上可靠有效，但对小的差异或变化则不太敏感。因此，通过研究进一步明确支持性治疗对生活质量的影响很有必要。

提高支持疗法中货币价值的策略

肿瘤学中，新的治疗方案通常需要大量费用。由于药物价格越来越昂贵，评价新疗法的成本与收益就变得很重要。我们并非生活在一个资源无限的社会，因此非常有必要评估新的治疗干预措施的价值，以便优先考虑医疗支出类型。

如果想要成功地控制医疗成本，卫生保健提供者必须积极参与这些努力。方法之一是确保昂贵的药物用于支持治疗仅限于最有可能获益人群使用。限定止吐处方药于高风险患者和决定中性粒细胞减少性发热是否住院护理是减少额外花费、保留高成本于最可能受益的对象的很好的例子。各种指南是这种策略成功执行的范例 [23]。以循证为基础的指南应该包括经济及临床结果两方面内容，特别是有多个相似的治疗策略可选择时。成本效益分析可以帮助政策制定者权衡疗法的成本和结果（包括临床和人道的层面）。根据分析结果，可以评价成本高昂的新药与其临床疗效是否匹配，同时也要考虑如何降低资源消耗和节约成本。

卫生保健提供者在做出治疗决定时要考虑对患者的经济影响，这一点很重要。提供者应该选择具有最大成本效益的治疗方法，也就是任何额外受益的成本增量差异，需注意这意味着成本 - 效益最高的治疗方法不见得是最便宜的。

结论

总之，经济分析包括将医疗干预的成本和收益与一个或多个其他干预措施进行比较。本章所描述的四种分析之间的区别在于如何定义成本和衡量结果，如表 22.1 所述。

临床医生在了解治疗的健康收益和观察这些疗法的成本方面具有独到的视角。肿瘤学家参与癌症新疗法成本效益的评估过程，最符合

患者的利益。如果临床医生、其他癌症保健提供者和癌症研究者不积极参与评估新的肿瘤干预措施的相对成本和收益，那就只能由其他人（如政策制定者和政治家）做出成本效益的结论。最后，许多支持疗法需要谨慎的成本效益和成本效用研究，以指导临床决策。

（贾佳 译　施雅真　史振峰 校）

参考文献

1. Department of Health & Human Services, Centers for Medicare & Medicaid Services. National health expenditure data: Historical. Available from: URL: http://www.cms.hhs.gov/NationalHealthExpendData/02_NationalHealthAccountsHistorical.asp. Accessed Aug 11, 2009.

2. American Cancer Society. Cancer facts and figures 2008. Available from: URL: http://www.cancer.org/downloads/STT/2008CAFFfinalsecured.pdf. Accessed Aug 11, 2009.

3. Elting LS, Cantor SB. Outcomes and costs of febrile neutropenia: adventures in the science and art of treatment choices. *Support Care Cancer* **10**(3):189–196, 2002.

4. Sonis ST, Oster G, Fuchs H, et al. Oral mucositis and the clinical and economic outcomes of hematopoietic stem-cell transplantation. *J Clin Oncol* **19**(8):2201–2205, 2001.

5. Elting LS, Cooksley C, Chambers M, Martin C, Manzullo E, Rubenstein E. Outcomes of oral mucositis among cancer patients [abstract]. Multinational Association of Supportive Care in Cancer (MASCC) 14th International Symposium, Boston MA, June 23–26, 2002. *Support Care Cancer* **10**(4):363, 2002. Abstract 34.

6. Drummond M, Stoddart G, Labelle R, Cushman R. Health economics: an introduction for clinicians. *Ann Intern Med* **107**(1):88–92, 1987.

7. Elting LS, Shih YC. The economic burden of supportive care of cancer patients. *Support Care Cancer* **12**(4):219–226, 2004.

8. Trueman P, Drummond M, Hutton J. Developing guidance for budget impact analysis. *Pharmacoeconomics* **19**(6):609–621, 2001.

9. Taylor RS, Drummond MF, Salkeld G, Sullivan SD. Inclusion of cost effectiveness in licensing requirements of new drugs: the fourth hurdle. *BMJ* **329**(7472):972–975, 2004.

10. Arbuckle RB, Adamus AT, King KM. Pharmacoeconomics in oncology. *Expert Review of Pharmacoeconomics & Outcomes Research* **2**(3):251–260, 2002.

11. Drummond MF, Sculpher MJ, Torrance GW, O'Brien

BJ, Stoddart GL. *Methods for the Economic Evaluation of Health Care Programmes*, 3rd ed. New York: Oxford University Press, 2005.

12. Russell LB, Gold MR, Siegel JE, Daniels N, Weinstein MC. The role of cost-effectiveness analysis in health and medicine. Panel on Cost-Effectiveness in Health and Medicine. *JAMA* **276**(14):1172–1177, 1996.

13. Gold MR. *Cost-Effectiveness in Health and Medicine.* New York: Oxford University Press, 1996.

14. Froberg DG, Kane RL. Methodology for measuring health-state preferences – II: Scaling methods. *J Clin Epidemiol* **42**(5):459–471, 1989.

15. Gafni A. The standard gamble method: what is being measured and how it is interpreted. *Health Serv Res* **29**(2):207–224, 1994.

16. Norum J. Adjuvant cyclophosphamide, methotrexate, fluorouracil (CMF) in breast cancer – is it cost-effective? *Acta Oncol* **39**(1):33–39, 2000.

17. Kurian AW, Thompson RN, Gaw AF, Arai S, Ortiz R, Garber AM. A cost-effectiveness analysis of adjuvant trastuzumab regimens in early HER2/neu-positive breast cancer. *J Clin Oncol* **25**(6):634–641, 2007.

18. Rothberg MB, Rose DN. Vaccination versus treatment of influenza in working adults: a cost-effectiveness analysis. *Am J Med* **118**(1):68–77, 2005.

19. Hillner BE, Weeks JC, Desch CE, Smith TJ. Pamidronate in prevention of bone complications in metastatic breast cancer: a cost-effectiveness analysis. *J Clin Oncol* **18**(1):72–79, 2000.

20. Elkin EB, Weinstein MC, Winer EP, Kuntz KM, Schnitt SJ, Weeks JC. HER-2 testing and trastuzumab therapy for metastatic breast cancer: a cost-effectiveness analysis. *J Clin Oncol* **22**(5):854–863, 2004.

21. Miksad RA, Schnipper L, Goldstein M. Does a statistically significant survival benefit of erlotinib plus gemcitabine for advanced pancreatic cancer translate into clinical significance and value? *J Clin Oncol* **25**(28):4506–4507, 2007.

22. Shih YC, Halpern MT. Economic evaluations of medical care interventions for cancer patients: how, why, and what does it mean? *CA Cancer J Clin* **58**(4):231–244, 2008.

23. Bennett CL, Weeks JA, Somerfield MR, Feinglass J, Smith TJ. Use of hematopoietic colony-stimulating factors: comparison of the 1994 and 1997 American Society of Clinical Oncology surveys regarding ASCO clinical practice guidelines. Health Services Research Committee of the American Society of Clinical Oncology. *J Clin Oncol* **17**(11):3676–3681, 1999.

第四部分 症状评测

第23章 患者报告的症状评测

Charles S. Cleeland and Tito R.Mendoza

癌症及癌症治疗导致的症状（如疼痛、疲乏、食欲减退、睡眠困扰及认知障碍），与其他慢性病类似，会严重影响患者的生活质量、舒适度和功能状态。由于无法耐受治疗引发的症状，甚至不能完成全程有效的治疗；而对于那些疾病已经治愈的患者，治疗后遗留的症状可能会限制患者的功能状态。

以控制症状为中心的干预性临床试验，减轻症状的严重程度及其造成的影响自然成为重要的研究终点。相比之下，在临床就诊期间的症状管理则需要医务人员掌握尽可能详细的患者症状信息，从而制定治疗计划。临床医生和患者经常面临在肿瘤控制率和生存时间类似的多种治疗方法中做出选择，患者的症状便成为决定治疗方案和新药研发的重要参考因素。因此，如果能够比较各种治疗方法引起症状的严重程度，就为评估标准提供有益的补充。此外，政策规划和质量保证同样有赖于症状相关信息，需要了解疾病的症状谱和严重程度。可见，症状的评测意义重大，本章将就此展开论述。

尽管各种症状以复杂的生物和行为表现为基础，但由于症状是一种主观体验，因此其评测方法主要局限于自我报告。本章主要介绍癌症相关症状的描述和评测现状，包括单条目量表、单症状多条目量表及多症状问卷。

症状和患者报告结局

患者报告的症状评估

症状报告是患者对于疾病或治疗导致功能状态受干扰后自我感觉的评估。症状只能够通过患者的主观报告测量，这种主观报告被定义为患者报告结局（patient-reported outcome，PRO），并可以根据其严重程度和对功能的影响程度进行分类。"PRO"的概念包含了所有在临床工作或临床研究中那些通过患者回答问题而收集到的信息；而体征或实验室指标（比如白细胞计数升高或血红蛋白下降）则相应地成为疾病或治疗毒性的客观评价证据。

今天，关于PROs的讨论和研究日新月异，这种蓬勃的发展主要由于下面几个原因：首先，如何准确地评估患者对疾病和治疗的反应越来越引起重视，美国国立研究院（National Institutes of Health，NIH）设立了专项基金资助患者自评问卷的研究，以提高评测的准确性，并将此作为"蓝图计划"（Roadmap Program）的一部分[1]。其次，美国食品药品监督管理局（Food and Drug Administration，FDA）针对药物制造商发布了一份指导意见，题为《患者报告结局的评测：应用于医疗产品的研发以支持产品的标签声明》（*Patient-reported outcome measures：use in medical product development to support labeling claims*），意见中明确了在申请药物批准时如何使用自我报告的评测结果声明该药物的有效性[2]。再次，伴随政策上的讨论，社会公众也越来越意识到，一些治疗措施对症状和功能状态的相关作用可以最终影响治疗的选择。2002年，NIH将"国家症状管理科学会议"列为常规议程（http://consensus.nih.gov），为症状管理方面的现有知识提供综述、推荐方案并规划将来的研究方向,以帮助癌症患者更好地治疗疼痛、抑郁和疲乏[3]。这些都使得症状报告评测方法的优化和应用成为目前最关键的需求。

理想的症状评测量表的特性

理想的症状评测量表应该简明且易于理解,以尽量减少患者的负担。当量表需要被反复使用以动态监测症状变化时,简明的量表尤为重要。量表的语言还应该易于理解,以保证教育背景不高的患者仅需要有限的帮助就可以完全理解。量表最好有多种语言版本,尤其当需要纳入多语言背景或多种族的患者时。此外,好的症状评测量表还应该同时适用于临床和研究两种环境。最后,评测量表的评分应该具有明确的意义,能直观地告诉患者评分意味着什么,并指导临床医生或研究者做出决策。

症状报告与其他患者报告结局的关系

患者报告结局可以有多种形式,包括症状的严重程度和功能受影响程度的评测。患者对自身健康状况的感知被称为健康相关生活质量(health-related quality of life,HRQOL),症状报告是 HRQOL 这个大模块下的一个子集。健康研究者们达成了一个共识,即 HRQOL 是一个多维度的结构,至少需要四个维度的评估,包括:躯体功能(例如日常活动、自理能力)、心理功能(例如情感或精神状态、情绪)、社会功能(例如社会交往、家人的互动)及疾病或治疗相关症状(例如疼痛、恶心)[4]。因此,大多数 HRQOL 评测量表都会包含一些症状相关的问题,以评估至少其中一些症状的严重程度。常用的 HRQOL 量表,包括医学结局研究简明量表(Medical Outcomes Study Short Form-36,SF-36)[5]、癌症治疗功能评价系统(Functional Assessment of Cancer Therapy,FACT)[6] 及欧洲癌症研究与治疗组织研制的生活质量核心调查问卷(European Organization for Research and Treatment of Cancer Quality of Life Questionnaire,EORTC QLQ-C30)[7],都包含了一些主要的症状,例如疼痛、抑郁、疲乏和恶心。在 EORTC QLQ-C30 量表中,30 个条目

中有 18 个自我报告症状的条目。HRQOL 的评测还包括患者在其他维度方面的自我感受,例如社会角色功能及社会支持的需求。在大多数健康相关生活质量的概念中,症状被看作是疾病过程中最接近躯体和心理感受的患者报告,并反映了治疗对这些感受的即时影响[8]。

症状评测的方法

虽然我们知道这些症状真实存在,并且一些患者的症状比其他患者更频繁、更严重,但是我们无法将疼痛、疲乏或恶心放到培养皿中,也无法为其称重。症状只能通过患者自己告诉我们,患者关于症状的陈述往往也是泛泛而谈(如"我的疼痛很严重"),除非症状报告的接收者同样体验过报告者(患者)所描述的那种症状,否则接收者很难真正体会到这个报告的核心含义。也就是说,一个从未体会过疼痛的人,很难真正理解一份疼痛报告。

正是由于别人也曾体验过这些症状,并且曾用过类似的语言描述过这种体验,我们才可能分享这种症状体验。然而,这些语言往往太过空泛,无法帮助我们量化症状多重或者多轻。症状的评测需要我们将这种空泛的语言描述量化地体现出来,以便症状体验者与那些需要了解这些症状的工作者之间交流时更加精确。真正意义的自我报告症状包括了躯体和精神方面的状态,我们无法像度量高度或测量重量那样客观地理解。有兴趣者可以阅读 Cronbach 和 Meehl 的那篇经典的论述[9],以便深入了解症状评测中的心理模块(construct),这方面的评测依赖于心理测量学(psychometrics),这是一个传统的科学,关于教育背景、公众意见和心理状态的评估均来源于这个学科。其中心理测量学的主要领域就在于评测自我报告的准确性。

许多研究者怀疑主观报告是否是真实的科学数据,因此不断致力于寻找症状的客观评测方法。事实上,确实有很多与症状报告相关的生物指标,包括自主神经功能、实验室指标及脑功能影像的变化。某种程度上,这些生理指

标比主观的报告更能反映症状的本质，有人认为其减少了症状报告中的一些已知的变异因素，譬如对社会或环境的期望、情绪状态或个人性格特点等。然而，这些生理指标确切的相关性还是需要依赖于症状的自我报告。本书其他章节中也论述到，如果要更深入地了解一些症状的机制基础，分析生理指标与自我报告之间的关系是其中的关键环节。因此，在症状研究领域，目前还没有自我报告以外的其他替代工具。

症状负担：癌症相关症状的影响

在症状评测方面，目前已经有了一些进展。我们发现，引入"症状负担"这个概念后，可以更好地帮助我们评测多个症状。症状负担类似于疾病负荷，在癌症患者中，症状负担是肿瘤负荷的主观对照物。症状负担不仅包含患者每个症状的严重程度，而且还包括这些症状对患者日常生活功能的总体影响。因此，我们将症状负担定义为：与疾病或治疗前相比，所有疾病或（和）治疗相关的症状对人们功能和能力的总体影响[8]。尽管"症状负担"的概念最常见于癌症领域，在其他慢性病领域，譬如糖尿病、哮喘、HIV 感染等，也使用这一概念[10-12]。

症状对功能的影响

随着症状的加重，其对患者感觉和功能的影响也不断增加，因此，仅仅评估症状的严重程度，往往可能错失一些关键的信息，因此即使是那些简短的症状量表中，也应该包括这些对功能的影响。与症状本身相同，这些症状影响到的功能也是多维度的，譬如疼痛倾向于影响社会、情绪、功能乃至心灵等多个领域，影响的程度也因人而异。极端情况下，我们可能会发现，随着疼痛的加重，患者的所有感觉和功能都变得更糟糕，在评测疼痛时，甚至需要描述所有的维度，而这几乎是不可能达到的评测目标。

好的临床医生可能希望尽可能详细了解症状对患者的生活在各方面的影响程度，而一个症状评估工具又不可能捕捉到所有多维度的影响。折中的方法是评估一个最常见的维度，譬如人们常常评估症状对患者的影响或者对患者造成的痛苦有多大。在我们的研究中，我们会让患者评估这些症状对他们的总体感觉和功能状态的影响[13]。另外有些研究者会问患者，现有的苦恼中，有多少苦恼是由于某个症状引起的，并且评估其严重程度。例如在纪念症状评估量表（Memorial Symptom Assessment Scale，MSAS）中，患者就被要求评估每个症状的严重程度、频率和造成的苦恼程度[14]。在疼痛评测方面，已有共识认为其对生活干扰的评估很有必要[15]，而这很可能同样适用于其他的症状评测。

最后，那些一天（或一周内）发作几分钟（或几小时）的间歇性症状，很可能比那些慢性持续性存在的症状对患者的干扰程度轻。这种情况下，患者可能需要在一段时间内评估某个症状发作的频次及持续时间。但这一假设只是从直觉判断有意义，还需要临床研究去验证。

症状的严重程度与对生活的影响程度之间不一定是线性关系，并且症状在各维度上的影响与症状的严重程度之间的关系模型也并不完美，例如在症状评分量表的低分区域，症状每增加一分，会对功能产生中等的影响。而当症状非常严重时，由于其对功能的影响已经非常严重了，症状每增加一分对功能的影响则相对较轻[16,17]。

症状群

就其本质而言，症状负担来源于同时存在的多种症状的综合作用。有研究调查了癌症患者症状的多样性[13,18-20]，结果显示疼痛、疲乏、睡眠困扰、精神压力及食欲减退的症状几乎普遍同时发生。这种疾病或治疗过程中同时存在的两种或多种具有相同病程的症状被称为症状群[21,22]，事实上，一些严重的症状，例如疼痛、疲乏、注意力不集中及睡眠紊乱在多种疾病及治疗的患者重病时同时存在。本书的许多章节都论述了这种多种症状同时出现的可能机制。

症状评测中的考虑因素

工具种类

单条目评测量表

最简单的评估症状的方法就是利用单个条目让患者为自己的症状定级，例如利用0～10分的量表让患者为自己的疼痛打分，0分被定义为"没有疼痛"，10分被定义为"你能想象到的最糟糕的疼痛"或者"最严重的疼痛"。几条单症状条目组合在一起（详见下述），有时可以用于评测癌症患者诸如恶心、苦恼、疲乏/乏力及食欲减退等这些常见的多个症状，例如，M.D. 安德森症状评估量表（M.D. Anderson Symptom Inventory，MDASI）[13]或埃德蒙顿症状评估量表（Edmonton Symptom Assessment Scale，ESAS）[23, 24]都属于这种量表。一些复杂的HRQOL量表也利用单个条目来代表一些症状。单条目评测量表可以灵敏地反映一些临床相关指标和疗效，常见于临床试验文献中，一些量表（例如疼痛强度量表）甚至被推荐用作临床试验中的结局指标评测工具[25]。

关于单条目量表也有一些反对的声音。一些利用PROs进行的标准心理测量学分析（比如内部一致性评估）对于单条目量表并不适用。有人坚持认为症状是一个体系，因此任何症状都应该通过多个条目来完整表述。不过，单条目量表与单症状-多条目量表之间存在着高度相关性[26]。

单条目量表的可信度取决于它们所代表的症状在概念上的复杂性，多数人可能不难接受诸如恶心、呕吐及气促这些症状的单条目量表。相对而言，另一些症状的单条目量表则颇有争议。例如疲乏，其单个条目可能是"请为你的乏力/疲倦程度打分"。有人坚持认为这样一个单条目无法体现出疲乏在躯体、精神及情感方面多维度的影响。然而实际情况却是，在临床评估中，针对每个症状都去询问患者多个问题的可能性非常小，尤其是需要随着时间推移反复询问以监测临床状态时。

单症状-多条目评测量表

用于评测单个症状，例如疼痛、疲乏、睡眠不安的一些多条目评估工具已经开发出来，其中，只有一部分专门针对癌症患者并在癌症患者中验证过。针对单个症状的多条目评测量表说明了一个观点：症状（例如疼痛）实质上是一个体系，想要充分地代表这个体系，就需要两个或多个维度的表述（例如上文讨论的症状的严重程度和症状的影响程度）。这些维度需要与条目的子集匹配，每个子集代表一个维度。经典的方法是利用析因分析，根据每个模块各自的主成分检验因子载荷，以此决定哪些条目应该与相应的模块匹配。下文中我们将讨论单症状-多条目评测量表的几个例子（表23.1）。

疼痛评估工具 一个疼痛评测量表应该反映以下几个要素：①疼痛患者重要的几方面感受；②该研究或治疗期待何种疼痛变化。"临床试验中的方法、测量和疼痛评估倡议工作组"（Initiative on Methods，Measurement，and Pain Assessment in Clinical Trials，IMMPACT，http://www.immpact.org）长期以来致力于上述问题的研究，工作组在其网站上发表的系列论著，成为症状相关试验的研究者们重要的资源。IMMPACT明确指出了疼痛临床研究中应该考虑的评测模块，譬如疼痛的严重程度、疼痛对生活的干扰及治疗对其他症状（例如心情）的疗效，简明疼痛量表（Brief Pain Inventory，BPI）就是这样一个评估了上述推荐维度的单症状-多条目评测量表[27, 28]。

BPI是临床广泛用来评估疼痛的测量工具之一，最初开发时就是用于癌症患者，患者可以利用BPI对以下几个要素评级：①疼痛的严重程度；②疼痛在日常感受和功能维度上的影响程度。在很多临床情况下，BPI已经被认为是一个合适的疼痛评测量表。

尽管BPI是一个单症状的评测量表，但它设计了疼痛两个维度的评测：疼痛的严重程度和疼痛对功能的影响程度。研究者们发现疼痛自我报告的这两个维度综合了患者形容疼痛时

表 23.1　常用的单症状及多症状量表和工具

疼痛	疲乏	多症状
单条目 NRS	单条目 NRS	单条目 NRS
单条目 VAS	简明疲乏量表 [32]	欧洲癌症研究与治疗组织 QLQ-C30 [7]
单条目 VRS	癌症疲乏量表 [34]	鹿特丹症状清单 [43]
简明疼痛量表 [17]	疲乏症状量表 [35]	M.D. 安德森症状评估量表 [13]
麦吉尔疼痛问卷 [92]，简短麦吉尔疼痛问卷 [31]	癌症治疗功能评价体系 - 贫血子量表 [36, 93]	症状痛苦量表 [44]
医学结局研究 SF-36 躯体疼痛子量表 [5]	李氏疲乏量表 [37]	纪念症状评估量表 [14]
欧洲癌症研究与治疗组织 QLQ-C30 躯体疼痛子量表 [7]	多维度疲乏量表 [38]	症状监测量表 [45]
	Piper 疲乏量表 [39]	埃德蒙顿症状评估量表 [23]
	Schwartz 癌症疲乏量表 [40]	

NRS，数字评定量表；VAS，视觉模拟量表；VRS，语言评价量表

的大部分变异：Beecher 称这两个维度为"疼痛"和"疼痛的反应"[29]；Clark 和 Yang 称它们为"感觉区分"和"态度"[30]。参照 Beecher，我们称这些维度为"感觉"和"反应"[28]。为准确体现"感觉"模块，BPI 量表会让患者就其现在的疼痛，根据最严重时、最轻时及平均状态按照 0～10 分打分；至于"反应"模块，患者需要根据疼痛对其每天的日常活动、心情、行走能力、正常工作活动、与他人的关系、睡眠及享受生活方面的功能影响进行评分。

癌症疼痛评估的其他工具还包括简短麦吉尔疼痛问卷（Short-Form McGill pain questionnaire，近期刚更新）[31]，SF-36 的躯体疼痛子量表 [5] 及 EORTC QLQ-C30 疼痛子量表 [7]。

疲乏评估工具。疲乏是肿瘤患者经常描述到的症状，在进展期及癌症治疗过程中尤其常见。如何更好地评测疲乏这个问题已经引起激烈的争论，很多人认为疲乏的评测包括躯体、精神多个维度，可能还包括情绪维度。因此有人提出单条目疲乏量表或者太过简短的单症状 - 多条目疲乏量表过于简单，无法体现出疲乏的复杂性；而另一方面，过于关注疲乏复杂性的量表又太过冗长，耗费时间，增加了纵向研究的负担。

简明疲乏量表（Brief Fatigue Inventory，BFI）[32]

是由 BPI 改良而来的单症状 - 多条目量表，在临床筛查及临床试验中可以用来快速评估疲乏的严重程度。我们根据 BPI 的条目研发了 BFI，并在住院和门诊的肿瘤患者及社区成人中检验了其心理测量学特性。和 BPI 类似，BFI 让患者通过 3 个条目为自己的疲乏严重程度评分、6 个条目为疲乏对日常功能的影响评分。虽然我们构建 BFI 的目的是同时评估严重程度和对生活的影响，然而一些研究提示 BFI 的这些条目和结构本质上只反映了一个维度。BFI 的这种单因素结果，与 Lai 等的报告一致 [33]，Lai 等的研究中纳入 555 例患者，回答了 72 条疲乏相关条目，结果提示癌症疲乏可以认为是单一维度的。

关于疲乏的其他单症状 - 多条目量表还包括：癌症疲乏量表（Cancer Fatigue Scale）[34]，疲乏症状量表（Fatigue Symptom Inventory）[35]，FACT 疲乏量表（FACT-F）[36]，李氏疲乏量表（Lee Fatigue Scale）[37]，多维度疲乏量表（Multidimensional Fatigue Inventory）[38]，以及 Piper 疲乏量表修订版（Piper Fatigue Scale）[39] 和 Schwartz 癌症疲乏量表（Schwartz Cancer Fatigue Scale）[40]。

各个症状的相关条目库。美国 NIH 建立了患者报告结局测量信息系统（Patient Reported Outcomes Measurement Information System，

PROMIS），旨在倡导建立一个更易传播同时又更加固定的 PRO 测量系统。PROMIS 目前正在研发测试一个大的 PRO 条目库，并且建立了一个计算机自适应测验系统，为临床研究提供高效的、心理测量学特性稳定的 PRO 评估工具[41]。PROMIS 利用项目反应理论（item response theory，IRT）根据初始的线索来建立患者自评报告的题目清单。

基于 PROMIS 的条目库及其方法学上的 IRT 支持，PROMIS 评测极大地促进了 PROs 的发展。尽管如此，我们仍然需要去做大量的工作，为 PRO 评测量表的应用提供证据，以促进临床医生更多地接受并使用这些量表。

多症状评测量表

本书的一个重要话题提到，许多症状同时存在且可能是基于共同的生物机制。如上所述，这些共同存在的症状被称为"症状群"。随着多症状评测量表的发展，这个定义的实质含义也在不断更新，其中的一些量表正是针对癌症患者设计的。理想的多症状评估工具应该包括那些最常见又最令患者痛苦的症状。同时，量表还应该简短、易于理解，并且同时适用于临床和研究用途。考虑到症状都会对功能和活动产生负面的影响，因此这些量表还应该以患者的视角评估症状对不同活动能力的影响。

多症状评测量表可以用来确定那些在多个癌种及治疗过程中都普遍存在且令人痛苦的症状。譬如，MDASI 量表就是这样一个简明的量表，无论癌种或治疗措施，都可用来评测肿瘤相关症状的严重程度及对生活的影响[13, 42]，基于我们前期关于单症状评测的工作，例如 BPI 及 BFI[28, 32]，我们进一步开发了 MDASI 量表。MDASI 要求患者对自己 13 个症状的严重程度评分，这些症状在癌症患者开始治疗后非常常见，包括：疲乏、睡眠不安、疼痛、嗜睡（昏昏欲睡）、食欲不佳、恶心、呕吐、气短、麻木、健忘、口干、苦恼和悲伤感。患者对过去 24 小时内每个症状的存在与否及最严重的情况按照 0～10 打分，0 分代表"无症状"，10 分代表"能想象到的最严重的程度"；MDASI 同时还包含 6 个条目来评估过去 24 小时内的症状对生活各方面的影响，包括：一般活动、情绪、走路、日常工作（包括室外工作和家务劳动）、与家人的关系及生活乐趣，每个条目同样有 11 分，0 分代表"没有影响"，10 分代表"完全有影响"。

其他常用的多症状评估工具还包括 EORTC QLQ-C30[7]、鹿特丹症状清单（Roterdam Symptom Checklist）[43]、症状痛苦量表（Symptom Distress Scale）[44]、MSAS[14]、ESAS[23] 及症状监测量表[45]。

工具的长度：评估全面与评估负担的平衡

如何既能够收集到足够的信息以全面代表症状，又不需要患者回答太多的问题，这可以说是症状评测的一个永恒的挑战。如前所述，单条目症状量表和单症状 - 多条目量表是否已经足以反映一些症状（例如疼痛和疲乏）的复杂性，还是更长的多症状评测量表，通过几个条目来评估每个症状，可以更完整的描述症状？关于这个问题的争论从未停息。某种意义上来讲，更多的条目会更加稳定、更能够反映症状最重或最轻时的极端情况；而另一方面也需要考虑评估负担。相比于单个条目，多条目的问卷更加耗时，也更增加了提问时的复杂性，尤其是在纵向研究中更需要考虑这方面因素。

精确地反映症状严重程度的极端值，可能对临床的决策或临床试验中疗效的评估没有太大意义，因为在极端区域内，症状严重程度每改变 1 个单位可能并没有显著的临床意义。例如，将疲乏的程度从"极其严重"减轻到"非常严重"可能对患者并没有吸引力，或者对于评价一种治疗措施的疗效没有参考意义。然而如果被问起疲乏或疲倦的单个条目时，患者很可能会说评分的显著降低对他们非常有意义。虽然症状评价的研究已经开始纳入患者对结局指标的看法（也叫做定性研究），更多这样的研究仍然很有必要。

关于某个症状，是否单个严重程度条目评估已经足够的争论还会持续一段时间。对于诸如疲乏、苦恼及悲伤感这些症状，单个条目的评测是否充分无疑还需要更多的研究。临床医生也还没有确信患者报告的结局（即使是单症状条目）可以帮助他们更好地治疗患者，而这种态度目前来看也还没有开始改变[46]。也许 PROMIS 研发的计算机管理的条目库可以解决这个困境：关于每个症状几条有限的条目可能会比单个条目更能满足心理测量学的要求。但是临床任何时候实际使用这些症状的 PROs 时，这些争论仍将持续存在。

应答选项

应答量表的种类

症状的评估需要患者对某一症状的严重程度或者该症状对功能的影响程度进行评级，这就会用到某种类别的应答量表来表达患者的答案。最简单的是二分类选项，即让患者去回答某个症状是存在还是不存在。然而，"是"或"否"的回答仅仅为这个症状的特点提供了很有限的信息。大多数的应答量表会包括对症状的测量，让患者根据分级的量表来为症状评级，从而为症状的强度、频率及痛苦程度提供信息。症状的这种强度（严重程度）及其他的特点（例如频率，或痛苦程度，或对生活的干扰程度）可以用多种方法评级，其中最常用的包括视觉模拟量表（visual analogue scale，VAS）、语言评价量表（verbal rating scale，VRS）及数字评定量表（numerical rating scale，NRS）。

视觉模拟量表。 VAS 通常由一条水平或垂直的直线组成，一般 10 厘米，一端代表没有症状，另一端代表症状极端严重，例如"能想象到的最糟糕的情况"或者"能达到的最严重的情况"，患者被要求在这条线上作一个标记，以代表症状的严重程度（或频率、不舒服的程度等等）。

语言评价量表。 VRS 有时又被称为语言描述量表，是分类等级量表，让患者选择一个与其症状最符合的描述性语言，一个简单的 VRS 可能包括"没有"、"轻度"、"中度"和"重度"。

数字评定量表。 许多症状的评测会使用 NRS，让患者用一个数字描述症状的严重程度，经典的量表范围一般为 0～5、0～10 或 0～100。数字量表为水平的形式，每一端有一个语言描述，中间的数字不描述。例如，在一个评估疼痛的症状量表里，"0"端定义为"没有疼痛"，另一端则定义为"能想象到的最糟糕的疼痛"或"非常严重的疼痛"。

应答量表的选择

NRS、VAS 及 VRS 量表已经广泛应用于症状研究中，每个应答量表均有其优点和不足。譬如，VAS 要求患者可以理解模拟的概念，通常需要临床或研究团队大量的指导和监管，同时也耗费更多的时间来测量距离以量化患者的答案。Gagliese[47] 等曾报道使用 VAS 产生无法评分数据的概率较高，显得准确性较低。然而，Breivik[48] 等发现 VAS 和 NRS 在评估疼痛强度改变时的敏感性相同。

VRS 量表假设患者在选择与其症状最符合的描述性语言时，其内心真正的意思与选择的语言意义相近。当患者有着不同的教育、文化或语言背景时，这个假设就显得很有问题[17, 49]。尽管如此，Lund[50] 等因为其较高的重测信度，在评估疼痛强度时更青睐于 VRS；Li[51] 等也发现相比于 NRS 或 VAS，VRS 发生错误的概率更低。

一般认为，NRS 比 VAS 更易于患者理解，用数字取代文字，也可以解决语言描述量表中由于文化或语言差异带来的变异[49, 52]。Hollen 等[53] 报道 NRS 评分充分再现了 VAS 评分，当用 NRS 取代原先的 VAS 量表后，肺癌症状量表（Lung Cancer Symptom Scale）更加完善。在疲乏评估中，当 42- 条目 Piper 疲乏量表最初提出时，量表提供了 0～100 VAS 和 0～10 NRS 两个版本[54]。更简短的修订版 Piper 疲乏量表只使用了 NRS 版本，因为 NRS 版本的缺失数据更少，而且表现出的更好的敏感度，而 VAS 版本没有临床意义[39]。李氏疲乏量表[37] 初始时使用的是 VAS 版本，而在新版本中也更改为 0～10 NRS 版本[55]。

应答选项的数量

应答选项的数量（例如 5 分量表对比 11 分量表）及量表描述的程度（例如轻度对比中度）会影响患者的回答，并且已经有研究检验了这个观点[56-58]。应答选项的形式是否导致测量错误或偏倚，文献报道的观点不一：有些研究[59-62]认为回答的方式有重要的影响，而另一些研究[63,64]认为影响有限。Preston 和 Colman 主持了一项研究[65]，利用一个 5- 条目的问卷，比较了 11 种应答等级（2，3，4，5，6，7，8，9，10，11 及 101 个应答选项）在随机排序情况下的信度、效度、鉴别力和受访者的偏好。结果发现，在信度、效度、鉴别力这些指标上，2 分、3 分、4 分量表的表现欠佳，7～10 等级的量表最可靠，6 个或以上等级的量表则表现出最好的鉴别力，受访者更偏好于 10 分量表，紧次其后的是 7 分和 9 分量表。除此之外，很少有关于应答选项的定性试验，成为症状研究方面一个被忽视的领域。

最后，先行一个预试验，检验应答选项的简便性及在研究目标人群中的意义，是检验最佳应答选项的一个好方法，这样还有助于检验所选用的应答选项的分布情况，确保其可以充分地体现出研究潜在的应答范围。

心理测量学的有效性

任何一个测量，无论是称重、血压还是血细胞计数，都需要证明其稳定性，或者说多点测量的可重复性（信度），是否可以准确体现我们需要了解的信息（效度），以及是否可以准确反映出有意义的变化（灵敏度）。患者报告结局，包括症状报告，同样需要达到上述测量标准。心理测量学由于适用于自我报告的测量，为我们判断这些特性提供了方法。许多心理测量的方法学都来自于教育和心理的测试，美国心理学会教育与心理测试标准（Standard for Educational and Psychological Testing of the American Psychological Association）定期对其总结和更新[66]。这些标准概述了所有验证过程的核心原则，想

要了解自我报告评测量表的功能及想要研发新的自我报告评测量表的人都应该阅读这些标准，FDA 针对患者报告结局的许多指导意见[2]都是基于这些标准。

由于症状报告是一系列观念，Paul Meehl 甚至戏谑其为"有用的杜撰"[9]，对这个工具的验证永远无法完成，也永远不可能存在一个完美验证过的症状自我评估量表。每次使用一个评估工具，我们对它的特点就了解得更多，也是进一步验证的过程。随着时间的增加，每个测量工具都会发展出一份关于它的"信息档案"，帮助其潜在的使用者去判断这份量表的特点是否适用于他 / 她的研究目的。

信度

重测信度。如果患者在短时间内被要求重复为自己的症状评级，而且这些症状没有理由会改变，那么每次症状评级分值也应该非常接近。作为参照标准，如果相同条目在不同时间点的分值之间的相关性大于或等于 0.70，一般认为其一致性可以接受[67]，这种一致性检测方法被称为"重测信度"。由于癌症患者的症状可能会很快地改变，因此重测信度最好在那些症状或病情相对稳定的患者中评估。

内部一致性信度。内部一致性是信度的另一种检测方法，检验某个量表的每个条目与其对总分的贡献度之间的相关性。克伦巴赫 α 系数（cronbach alph）是最常用的内部一致性信度检测方法[68]，其可以理解为当一个检验被分为两半时，所有可能的组合条目之间的相关性均值，条目之间相关性越高，那么克伦巴赫 α 系数越大。

理想状态下，症状的测量量表的长度只要求能够反映出症状有意义的特点即可，冗余条目会延长测量时间、耗费测量的精力，因此应该避免。高度相关的条目很可能是冗余条目，无法提供更多信息，因此在为量表选择最终的条目时，只有中等关联的条目才是合理的[69]。通过聚类分析排除一些高度近似的条目同样可以解决这个问题[13]。

效度

内容效度。自我报告量表的要求不仅仅局限于稳定或一致性，"验证"的概念有时很广泛，包括评价一个自我报告工具的所有步骤。然而，从心理测量学观念的技术层面来讲，"效度"指的是某个评估工具可以准确地表达出它需要测量的那些概念。如果一个评估工具可以很好地测量人们感兴趣的内容，那么它就具有很好的内容效度。Cronbach 和 Meeh[19] 提出，如果一个量表能够测量它需要测量的内容，那么它与其他的内容应该也有逻辑关系。例如，一个疼痛测量量表应该也可以反映出疼痛患者其他方面突出的特点。

内容效度与表面效度相关，后者反映了评测工具的使用者（健康工作专家及患者）同意度，来判断该工具是否恰当地反映出它应该评测的内容。长期以来，选择量表条目时，人们会咨询临床医生；现在认为患者也应该参与进来，尽管 APA 标准未强制要求[66]，但这已经成为量表验证的新标准。FDA 指南推出的常识标准，要求 PRO 量表必须对完成量表的患者有意义，并且应该包括要被评估的疾病或治疗的相关症状[2,70]。这使得在条目研发过程的某些阶段中，都应该包括到患者的访谈和评论，这种方法称为"定性研究"或"认知描述"。这就部分确保了当一个新的测量工具建立时，所有条目和测量尺度都是有意义的，且易于被患者理解[71]。如果一个已有的评估工具将要应用到某个研究，"认知描述"的过程可以为量表是否适用于该研究提供支持。Wang 等的研究就是这方面的很好的例子，举例说明了"定性研究"怎样用于症状评测量表的研发[72]。FDA 指南推荐医药生产商的材料中应该包括"认知描述"研究，以支持其标签声明。

聚合效度。聚合效度检测的是 2 个类似又相互独立的测量结果是否一致。通过将新的某个兴趣变量（症状）的评估结果与已知的"金标准"的评测结果相关联，从而明确聚合相关效度。不幸的是，评测症状的金标准很少，因此一些聚合效度研究使用的是前人验证过的症状评测量表，或者使用已经验证过的 HRQOL 量表中特定症状的子量表，例如 SF-36 中的疼痛相关条目，或者情感状态问卷（Profile of Mood States）中的疲乏子量表，来评估量表的趋同性（聚合度）。

已知族群效度。已知族群效度是指量表区分出预设的不同人群的能力，例如，与癌症早期或一般状态较好的患者相比，晚期或一般状况较差的患者通过评测量表表现出的症状负担应该更高。同样，接受高强度治疗后的患者，其治疗相关症状（例如疲乏）应该比治疗前的患者更严重。

对变化的灵敏度

已知族群效度检测采用的是横断面研究方法，而一个量表的灵敏度检验则需要反复评估症状，观察其随着时间的推移发生改变。当治疗措施对某个症状有影响时，症状量表应该能够表现出这种变化趋势。例如，当疼痛患者接受了恰当的止痛治疗后，其疼痛强度评分应该改善；同样，接受高强度治疗后的患者，其在治疗过程中的症状应该会加重，一个好的症状评估工具应该能够区别出这种预期的变化。

患者报告症状数据的诠释

有临床意义的最小差异

一个测量工具使用的普遍度要看临床医生和研究者是否能够很好地应用或解释一个量表得出的分值。一旦一个量表的有效性已经确立，下一步就是要明确其对临床有意义的最小差异（minimal clinically important difference，MCID）或最小重要差异（minimally important difference，MID）。当样本量足够大时，即使是很小的症状评分差异，也可能显示出显著的统计学差异，然而，这种差异可能对指导患者或医务人员做治疗决策时价值有限。明确健康相关生活质量的 MCID，可以有效地帮助解释症状评分的意义。常用的确定 MCID 的方法包括两种：基于分布的方法和基于参照系的方法[73]。两种方法各有优势，临床显著性共识[74]认为两种方法都不完美，但两者之间可以互补，尤其是当两者结果一致时更有意义。

基于分布的方法

基于分布的方法往往对比临床试验中的症状评分改变值与该评分的分布特征，例如标准差、效应量、测量标准误（standard error of measurement, SEM）。其中常常使用的是效应量，即所有参加临床研究的患者基线（治疗前）症状报告的分布情况；然而在不同研究之间，由于患者样本的异质性，这种差异又可能各不相同。

一种基于分布的方法，是将基线的症状评分标准差的一半定义为 MCID[75, 76]。Cohen 效应量指南为效应的量级赋值，也可以用来辅助诠释症状的评分[77]。计算 SEM 可以减小人群异质性的影响。SEM 等于基线标准差乘以 $\sqrt{1-\text{症状评分信度}}$，对于所有纵向研究，内部一致性信度和重测信度这两种信度值均可选用。Wyrwich 等[78]在计算慢性呼吸病问卷（Chronic Respiratory Questionnaire）和慢性心力衰竭问卷（Chronic Heart Failure Questionnaire）的 MCID 时发现，1 个标准的 SEM 与基于参照系的方法得到的结果具有很强的相关性。

基于参照系的方法

顾名思义，这种方法首先需要一个参照系，这通常是一个或一系列问题，来比较患者认为的改变值（例如健康状况评分）。这个参照系可以基于个体（单参照系），也可以基于人群（多参照系）。两种方法都要求参照系本身易于诠释且与症状相关。例如，单参照系可能是一个诸如"与您的上次治疗相比，现在的症状情况如何？"这样的问题，其回答的选项可能是"好一些""没有变化"或"更差"，这个问题的每个答案所对应的症状评分均值即可用来决定 MCID。这种方法与计算慢性心力衰竭问卷（Chronic Heart Failure Questionnaire）的 MCIDs 方法一致[79]。

多参照系的方法可以扩展利用研究对象的其他变量，诸如疾病严重程度、疾病进展、治疗反应情况或治疗中止这些变量作为参照系。

利用分界值来确定治疗应答

将症状等级分为轻、中、重度，可以帮助诠释临床有意义的症状变化，或者可以帮助明确临床试验中治疗的治疗反应。Serlin 等[80]利用 0~10 NRS 量表评估"最严重的疼痛"，并演示了如何通过多因素方差分析确定分界值，将疼痛等级分为轻（1~4）、中（5~6）和重度（7~10）。前期的研究显示中重度疼痛（大于等于 5 分）的患者，比轻度或没有疼痛的患者报告的对生活的影响更大。类似的分界值同样被引申应用到 0~10 NRS 的简明疲乏量表中。其他研究者用"平均的疼痛"替代"最严重的疼痛"、或者研究其他非癌症疼痛（例如糖尿病性神经炎[81]、腰痛[82]）时也参考了这个方法。对于临床医务人员来讲，临床实践中这种基于分界值确定的轻、中、重度分级方法是一种评估患者症状的非常简单的方法。

这种分界值方法同样可以用于临床试验中，用来比较不同治疗组的疗效[83, 84]，例如，我们可以将有效的治疗应答定义为：患者"最严重的疼痛"从初始时的中、重度改变为干预后的无痛或轻度疼痛。

纵向分析和曲线下面积

如何评估症状随时间的变化是症状评测领域一个复杂的问题[85, 86]，我们可以用总体或个体的症状测量值来评估症状的自然规律（症状的流行率、严重程度及症状模式）。关于纵向模型的具体论述详见本书第 24 章。

纵向模型有一种替代方法，即利用曲线下面积（area under the curve, AUC）来描述研究过程中症状负担的程度。AUC 是一个数字，以反映一段时间内症状严重程度的总体情况。例如每个患者队列的 AUC 值可以是这段观察期内的症状均值。具体如何计算 ACU 详见本书第 25 章。

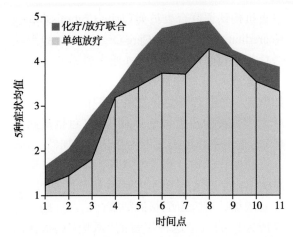

图 23.1　不同治疗分组的曲线下面积示例。利用梯形近似方法计算曲线下面积（AUC）。图中贯穿 AUC 的垂直线代表着放疗，常规不在图中显示，此图中画出这些垂直线仅仅为了更好地说明梯形布局，每个梯形面积等于底乘以两高之和除以 2，其中底为两次评估之间所间隔的天数，两个高分别为上述节点评估的症状评分均值，AUC 即为所有梯形的面积之和

AUC 的一个用途是利用 AUC 表达症状负担的综合测量值，以显示治疗类型的差异。图 23.1 比较了同期放化疗（CXRT；n = 83）的癌症患者对比单纯放疗患者（XRT；n = 69）五种症状（疼痛、乏力、睡眠不安、食欲减退及吞咽困难）的 AUC 差异。在 10 周的病程中，接受毒性更强的 CXRT 治疗的患者，其 AUC 值显著大于 XRT 治疗的患者（CXRT = 198.9 vs XRT = 156.1，$P < 0.021$）。

症状数据收集的技术解决方案

让患者自己在问卷量表上勾选答案，或者研究人员大声读出问题再记录患者的答案，这种收集症状数据的模式被称为"纸笔管理"模式，是曾经常用的模式。这种方法在临床中相对笨拙，因为患者没有私人空间来回答这些问题，没有为量表评分并转化到对临床有用的表格上。在家里，患者常常需要记录症状日记，但是可能会在需要的时间节点忘记记录，然后"猜测"过去几天的症状强度，这种情况有时被称作"候诊室"效应或"停车场"效应。

"纸笔管理"模式的许多问题可以通过计算机解决，现在已经出现了一系列数据收集的新方法。计算机及通讯技术的发展，使得数据的收集在时间和空间上更加灵活，从而为患者症状评估领域的研究带来新的机遇。

将症状问卷放到平板电脑上，并连接到互联网中，可以解决诊所或医院管理中的问题。平板电脑上的问卷可以设计得更加易于阅读，通过触摸屏可以更易于回答问题；对于有阅读障碍的人，还可以利用音频记录的模式表现问卷；电脑（或服务器）可以设计好随时检测不一致的答案、并且敦促患者完成问卷。这些答案可以随时传输给服务器，进行评分、总结、按照一定格式显示进而为临床服务，成为电子病历的一部分。值得注意的是，任何症状的评估都要确保评分过程相对私密，不受家人的干扰，也不能由家人代替患者进行评分。

即使远离诊所，患者也可以通过电脑和互联网为自己的症状评分。利用掌上电脑（personal digital assistant，PDA）可以与互联网或电话同步，从而下载特定时间点的数据。然而还是有一些问题：很多癌症患者可能不懂电脑或者无法使用电脑，PDA 可能被错误放置或者存在使用困难，或者患者可能忘记上传数据。

基于电话的互动式语音应答技术（interactive voice response，IVR）为患者和健康工作者之间的双向交流提供了新的方式，易于被大多数患者接受。电话系统已经广泛应用于门诊的健康管理中，用以与患者沟通、明确需要临床干预的症状及患者治疗后的随访[87]。然而，传统的电话沟通模式耗费大量的人力和时间，并且不适用于反复评估症状。相反，IVR 系统提供了一个更有效的方法，即使患者远离医院或诊所，也可以从那些需要密切监测症状到患者中收集到有效可靠的数据。IVR 技术联合按键式电话、电脑、互联网及 NRS 问卷，患者可以通过电话按键回答语音指令，例如患者可能被要求对过去 1 天中疼痛最严重的情况从 0（没有疼痛）到 10（你能想象到的最糟糕的疼痛）评分。有人设计了一款 IVR 系统，用于评估接受化疗

的癌症患者的需求，结果发现该系统在患者中接受度高，患者可以准确可靠地应用该系统[88]。

基于电子数据收集系统采集到的信息可以扩展应用到多种方式。受保护的患者信息直接传送到安全服务器，再进行下一步医疗记录工作，或者用于研究者的数据分析。电子数据收集系统可以预设一个症状强度阈值，并自动将数据与该阈值比较，当症状超出阈值时即触动警报以提醒医务人员，这种警报可以是多种形式的，包括寻呼机、传真或邮件。进一步，电子系统还可以设计旁支路径，当某个症状评分超出预设值时，系统会提出附加问题。例如，当疼痛评分≥4分时即触动附加问题来描述疼痛的特点，诸如疼痛发作的模式、部位及疼痛的性质。这些特点有时被称为计算机自适应测验，从而实现既能收集到对临床医生或研究目的更多有用的数据，又减少了那些没有症状或症状较轻的患者的回答时间。

尽管我们还在研究各种条目呈现方法的潜在方法学的差异，许多研究已经显示了计算机或 IVR 采集方法与传统的纸笔采集方法之间的相对一致性[89]。然而，一些研究提示两者之间可能存在系统的差异，与电子系统采集方法相比，当患者被门诊医务人员询问时，可能会更多地报告那些不那么严重的症状，从而产生偏倚[90]。

症状评测的背景

选择哪个症状评测工具，或者决定是否需要开发一个新的工具，这取决于其预期的用途（临床实践还是临床试验），同时还需要考虑我们想要得到这个或这些症状哪方面的知识。许多症状评测量表都适用于多种用途，但是仍然需要深入考虑具体如何使用它们，以及使用它们后可能产生的影响。

临床实践中的症状评测

在临床实践中，量表的可行性、管理的方便性、患者（评估）的负担、评分及其可诠释性是最主要的问题。自从 2001 年开始，国际医疗卫生机构认证联合委员会（Joint Commission on Accreditation of Health Care Organizations）要求医疗机构都评估疼痛程度（通常采用 0~10 分疼痛强度），但对癌症相关的其他主要症状（例如疲乏）并没有规定。此外，多中心的长期临床调查也提示患者报告结局量表（包括症状清单）的使用率在过去几年内并没有增加[91]。

初始评估时一般会使用多症状量表，例如 MDASI 或 ESAS，当患者症状非常严重时，就需要增加针对特定症状的细节评估。一些专科诊所采用的就是这种序贯的"纸笔"症状评测管理模式，而计算机自适应测验系统，通过旁支路径，可以获得关于这些特定症状的更多的信息，从而提高临床症状管理水平，帮助制定症状治疗的决策。

临床试验中的症状评测

在以症状作为结局指标的临床试验中，选择的症状评测方法往往有别于临床管理患者时使用的评测工具。以症状作为结局指标的临床试验的设计者必须在试验开始前即选择好评估工具，评测所有参研患者的工具必须一致。最后，试验要回答的问题同样影响评测工具的选择，并且选用的评测量表的反馈结果还应该清晰简明地体现出研究中发生了什么，这就需要研发评测计划。

FDA 关于患者报告结局的指南中提到的关于标签申明的指导[2]，为如何设计评估量表提供了很好的框架（详见第 28 章）。一旦试验完成，关于治疗措施我们还能做哪些分析：治疗是否可以减轻已经存在的症状（例如肺癌中的气促），或者是否可以阻止一般情况下预计会发生的症状（例如一些化疗导致的神经炎），治疗是否可以对某些症状快速起作用，以至我们需要在短时间内重复评测症状，甚至是每小时评测一次，又或者是否治疗措施对症状的作用是逐步的，就像姑息性放疗缓解疼痛那样。若是前者，重复应用单条目量表可能是唯一的选择；而若为后者，症状的评估可以不需要那么频繁，但是可能需要更多条目的量表。

结论

目前，临床实践和临床试验中关于症状评估的很多问题都尚未解决，因此将来还需要更多的研究。但是，目前应该已经形成共识，即我们无法像标准的临床评估或实验室检测那样，通过患者报告来精确地表达患者的症状，达到像"检验灵敏度"那样的标准。

通过患者报告来评测的症状变化，对指导临床治疗、实施症状控制临床指南至关重要。质量保证体系及临床疗效研究对症状评估的要求越来越高，以反应临床试验或临床实践中患者的真实体验。此外，本书的一个主要论题，症状表现的生物行为学机制，其研究进展同样依赖于我们是否能够通过患者的报告准确体现症状强度和对功能影响的变异。

（朱燕娟 译　刘昊 校）

参考文献

1. Patient-Reported Outcomes Measurement Information System. Welcome to PROMIS. Available from: URL: http://www.nihpromis.org. Accessed Oct 30, 2009.

2. US Food and Drug Administration, Center for Drug Evaluation and Research, Center for Biologics Evaluation and Research, Center for Devices and Radiological Health. Guidance for industry. Patient-reported outcome measures: use in medical product development to support labeling claims. Available from: URL: http://www.fda.gov/downloads/Drugs/GuidanceComplianceRegulatoryInformation/Guidances/UCM071975.pdf. Accessed Dec 18, 2009.

3. Patrick DL, Ferketich SL, Frame PS, et al. National Institutes of Health State-of-the-Science Conference statement: symptom management in cancer: pain, depression, and fatigue, July 15–17, 2002. *J Natl Cancer Inst* **95**(15):1110–1117, 2003.

4. de Haes JC. Quality of life: conceptual and theoretical considerations. In: Watson M, Greer S, Thomas C, eds. *Psychosocial Oncology*. Oxford: Pergamon Press, 1988:61–70.

5. Ware JE, Jr., Sherbourne CD. The MOS 36-item short-form health survey (SF-36). I. Conceptual framework and item selection. *Med Care* **30**(6): 473–483, 1992.

6. Cella DF, Tulsky DS, Gray G, et al. The Functional Assessment of Cancer Therapy scale: development and validation of the general measure. *J Clin Oncol* **11**(3):570–579, 1993.

7. Aaronson NK, Ahmedzai S, Bergman B, et al. The European Organization for Research and Treatment of Cancer QLQ-C30: a quality-of-life instrument for use in international clinical trials in oncology. *J Natl Cancer Inst* **85**(5):365–376, 1993.

8. Cleeland CS. Symptom burden: multiple symptoms and their impact as patient-reported outcomes. *J Natl Cancer Inst Monogr* **37**:16–21, 2007.

9. Cronbach LJ, Meehl PE. Construct validity in psychological tests. *Psychol Bull* **52**(4):281–302, 1955.

10. Ciechanowski PS, Katon WJ, Russo JE, Hirsch IB. The relationship of depressive symptoms to symptom reporting, self-care and glucose control in diabetes. *Gen Hosp Psychiatry* **25**(4):246–252, 2003.

11. Paton NI, Chapman CA, Chan SP, et al. Validation of the Medical Outcomes Study HIV Health Survey as a measure of quality of life in HIV-infected patients in Singapore. *Int J STD AIDS* **13**(7):456–461, 2002.

12. Adams BK, Cydulka RK. Asthma evaluation and management. *Emerg Med Clin North Am* **21**(2):315–330, 2003.

13. Cleeland CS, Mendoza TR, Wang XS, et al. Assessing symptom distress in cancer patients: the M. D. Anderson Symptom Inventory. *Cancer* **89**(7):1634–1646, 2000.

14. Portenoy RK, Thaler HT, Kornblith AB, et al. The Memorial Symptom Assessment Scale: an instrument for the evaluation of symptom prevalence, characteristics and distress. *Eur J Cancer* **30A**(9):1326–1336, 1994.

15. Turk DC, Dworkin RH, Allen RR, et al. Core outcome domains for chronic pain clinical trials: IMMPACT recommendations. *Pain* **106**(3):337–345, 2003.

16. Wang XS, Mendoza TR, Gao SZ, Cleeland CS. The Chinese version of the Brief Pain Inventory (BPI-C): its development and use in a study of cancer pain. *Pain* **67**(2–3):407–416, 1996.

17. Cleeland CS. Pain assessment in cancer. In: Osoba D, ed. *Effect of Cancer on Quality of Life*. Boca Raton: CRC Press, Inc., 1991:293–305.

18. Portenoy RK, Thaler HT, Kornblith AB, et al. Symptom prevalence, characteristics and distress in a cancer population. *Qual Life Res* **3**(3):183–189, 1994.

19. Grond S, Zech D, Diefenbach C, Bischoff A. Prevalence and pattern of symptoms in patients with cancer pain: a prospective evaluation of 1635 cancer patients referred to a pain clinic. *J Pain Symptom Manage* **9**(6):372–382, 1994.

20. Donnelly S, Walsh D, Rybicki L. The symptoms of advanced cancer: identification of clinical and research priorities by assessment of prevalence and severity. *J Palliat Care* **11**(1):27–32, 1995.

21. Dodd MJ, Miaskowski C, Paul SM. Symptom clusters and their effect on the functional status of patients with cancer. *Oncol Nurs Forum* **28**(3):465–470, 2001.

22. Barsevick AM, Whitmer K, Nail LM, Beck SL, Dudley WN. Symptom cluster research: conceptual, design, measurement, and analysis issues. *J Pain Symptom Manage* 31(1):85–95, 2006.

23. Bruera E, Kuehn N, Miller MJ, Selmser P, Macmillan K. The Edmonton Symptom Assessment System (ESAS): a simple method for the assessment of palliative care patients. *J Palliat Care* 7(2):6–9, 1991.

24. Philip J, Smith WB, Craft P, Lickiss N. Concurrent validity of the modified Edmonton Symptom Assessment System with the Rotterdam Symptom Checklist and the Brief Pain Inventory. *Support Care Cancer* 6(6):539–541, 1998.

25. Dworkin RH, Turk DC, Farrar JT, et al. Core outcome measures for chronic pain clinical trials: IMMPACT recommendations. *Pain* 113(1–2):9–19, 2005.

26. Wolfe F. Fatigue assessments in rheumatoid arthritis: comparative performance of visual analog scales and longer fatigue questionnaires in 7760 patients. *J Rheumatol* 31(10):1896–1902, 2004.

27. Cleeland CS, Ryan KM. Pain assessment: global use of the Brief Pain Inventory. *Ann Acad Med Singapore* 23(2):129–138, 1994.

28. Cleeland CS. Measurement of pain by subjective report. In: Chapman CR, Loeser JD, eds. *Issues in Pain Measurement*. New York: Raven Press, 1989:391–403. Advances in Pain Research and Therapy; vol. 12.

29. Beecher HK. *Measurement of Subjective Responses: Quantitative Effects of Drugs*. New York: Oxford University Press, 1959.

30. Clark WC, Yang JC. Applications of sensory decision theory to problems in laboratory and clinical pain. In: Melzack R, ed. *Pain Measurement and Assessment*. New York: Raven Press, 1983:15–25.

31. Dworkin RH, Turk DC, Revicki DA, et al. Development and initial validation of an expanded and revised version of the Short-form McGill Pain Questionnaire (SF-MPQ-2). *Pain* 144(1–2):35–42, 2009.

32. Mendoza TR, Wang XS, Cleeland CS, et al. The rapid assessment of fatigue severity in cancer patients: use of the Brief Fatigue Inventory. *Cancer* 85(5):1186–1196, 1999.

33. Lai JS, Crane PK, Cella D. Factor analysis techniques for assessing sufficient unidimensionality of cancer related fatigue. *Qual Life Res* 15(7):1179–1190, 2006.

34. Okuyama T, Akechi T, Kugaya A, et al. Development and validation of the cancer fatigue scale: a brief, three-dimensional, self-rating scale for assessment of fatigue in cancer patients. *J Pain Symptom Manage* 19(1):5–14, 2000.

35. Hann DM, Jacobsen PB, Azzarello LM, et al. Measurement of fatigue in cancer patients: development and validation of the Fatigue Symptom Inventory. *Qual Life Res* 7(4):301–310, 1998.

36. Cella D. The Functional Assessment of Cancer Therapy-Anemia (FACT-An) Scale: a new tool for the assessment of outcomes in cancer anemia and fatigue. *Semin Hematol* 34(3 Suppl 2):13–19, 1997.

37. Lee KA, Hicks G, Nino-Murcia G. Validity and reliability of a scale to assess fatigue. *Psychiatry Res* 36(3):291–298, 1991.

38. Smets EM, Garssen B, Bonke B, de Haes JC. The Multidimensional Fatigue Inventory (MFI) psychometric qualities of an instrument to assess fatigue. *J Psychosom Res* 39(3):315–325, 1995.

39. Piper BF, Dibble SL, Dodd MJ, Weiss MC, Slaughter RE, Paul SM. The revised Piper Fatigue Scale: psychometric evaluation in women with breast cancer. *Oncol Nurs Forum* 25(4):677–684, 1998.

40. Schwartz AL. The Schwartz Cancer Fatigue Scale: testing reliability and validity. *Oncol Nurs Forum* 25(4):711–717, 1998.

41. Garcia SF, Cella D, Clauser SB, et al. Standardizing patient-reported outcomes assessment in cancer clinical trials: a patient-reported outcomes measurement information system initiative. *J Clin Oncol* 25(32):5106–5112, 2007.

42. Kirkova J, Davis MP, Walsh D, et al. Cancer symptom assessment instruments: a systematic review. *J Clin Oncol* 24(9):1459–1473, 2006.

43. de Haes JC, van Knippenberg FC, Neijt JP. Measuring psychological and physical distress in cancer patients: structure and application of the Rotterdam Symptom Checklist. *Br J Cancer* 62(6):1034–1038, 1990.

44. McCorkle R, Young K. Development of a symptom distress scale. *Cancer Nurs* 1(5):373–378, 1978.

45. Hoekstra J, Bindels PJ, van Duijn NP, Schadé E. The symptom monitor. A diary for monitoring physical symptoms for cancer patients in palliative care: feasibility, reliability and compliance. *J Pain Symptom Manage* 27(1):24–35, 2004.

46. Donaldson MS. Taking stock of health-related quality-of-life measurement in oncology practice in the United States. *J Natl Cancer Inst Monogr* 33:155–167, 2004.

47. Gagliese L, Weizblit N, Ellis W, Chan VW. The measurement of postoperative pain: a comparison of intensity scales in younger and older surgical patients. *Pain* 117(3):412–420, 2005.

48. Breivik EK, Björnsson GA, Skovlund E. A comparison of pain rating scales by sampling from clinical trial data. *Clin J Pain* 16(1):22–28, 2000.

49. Cleeland CS, Serlin RC, Nakamura Y, Mendoza TR. Effects of culture and language on ratings of cancer pain and patterns of functional interference. In: Jensen TS, Turner JA, Wiesenfeld-Hallin Z, eds. *Progress in Pain Research and Management*. Seattle: IASP Press, 1997:35–51. Proceedings of the 8th World Congress on Pain; vol. 8.

50. Lund I, Lundeberg T, Sandberg L, Budh CN, Kowalski J, Svensson E. Lack of interchangeability between visual analogue and verbal rating pain scales: a cross sectional description of pain etiology groups. *BMC Med Res Methodol* 5:31, 2005.

51. Li L, Liu X, Herr K. Postoperative pain intensity assessment: a comparison of four scales in Chinese adults. *Pain Med* 8(3):223–234, 2007.

52. Cleeland CS. Assessment of pain in cancer: measurement issues. In: Foley KM, Bonica JJ, Ventafridda V, eds. *Proceedings of the Second International Congress on Cancer Pain*. New York: Raven Press, 1990:47–55. Advances in Pain Research and Therapy; vol. 16.

53. Hollen PJ, Gralla RJ, Kris MG, McCoy S, Donaldson GW, Moinpour CM. A comparison of visual analogue and numerical rating scale formats for the Lung Cancer Symptom Scale (LCSS): does format affect patient ratings of symptoms and quality of life? *Qual Life Res* 14(3):837–847, 2005.

54. Piper BF. Piper fatigue scale available for clinical testing. *Oncol Nurs Forum* 17(5):661–662, 1990.

55. Miaskowski C, Lee KA. Pain, fatigue and sleep disturbances in oncology outpatients receiving radiation therapy for bone metastasis: a pilot study. *J Pain Symptom Manage* 17(5):320–332, 1999.

56. Bogen K. *The effect of questionnaire length on response rates – a review of the literature. Proceedings of the Survey Research Methods Section*. Alexandria VA: American Statistical Association, 1996:1020–1025.

57. Sloan JA, Berk L, Roscoe J, et al. Integrating patient-reported outcomes into cancer symptom management clinical trials supported by the National Cancer Institute-sponsored clinical trials networks. *J Clin Oncol* 25(32):5070–5077, 2007.

58. Sloan JA, Aaronson N, Cappelleri JC, Fairclough DL, Varricchio C. Assessing the clinical significance of single items relative to summated scores. *Mayo Clin Proc* 77(5):479–487, 2002.

59. Cleopas A, Kolly V, Perneger TV. Longer response scales improved the acceptability and performance of the Nottingham Health Profile. *J Clin Epidemiol* 59(11):1183–1190, 2006.

60. Arnould B. Patient-reported outcomes and clinical practice. From measurement instruments to decision tools: much more than a simple change in format. *Patient-Reported Outcomes Newsletter* 36:21–24, 2006.

61. Cheung YB, Goh C, Thumboo J, Khoo KS, Wee J. Quality of life scores differed according to mode of administration in a review of three major oncology questionnaires. *J Clin Epidemiol* 59(2):185–191, 2006.

62. Cheung YB, Wong LC, Tay MH, et al. Order effects in the assessment of quality of life in cancer patients. *Qual Life Res* 13(7):1217–1223, 2004.

63. Brundage M, Feldman-Stewart D, Leis A, et al. Communicating quality of life information to cancer patients: a study of six presentation formats. *J Clin Oncol* 23(28):6949–6956, 2005.

64. Grassi M, Nucera A, Zanolin E, Omenaas E, Anto JM, Leynaert B. Performance comparison of Likert and binary formats of SF-36 version 1.6 across ECRHS II adults populations. *Value Health* 10(6):478–488, 2007.

65. Preston CC, Colman AM. Optimal number of response categories in rating scales: reliability, validity, discriminating power, and respondent preferences. *Acta Psychol (Amst)* 104(1):1–15, 2000.

66. American Educational Research Association, American Psychological Association, National Council on Measurement in Education, Joint Committee on Standards for Educational and Psychological Testing. *Standards for Educational and Psychological Testing*, 2nd ed. Washington, DC: American Educational Research Association, 1999.

67. Litwin MS. *How to Measure Survey Reliability and Validity: 7 (Survey Kit)*. Thousand Oaks CA: Sage Publications, 1995.

68. Nunnally JC, Bernstein IH. *Psychometric Theory, 3rd ed.: McGraw-Hill Series in Psychology*. New York: McGraw-Hill, 1994.

69. Crocker LM, Algina J. *Introduction to Classical and Modern Test Theory*. Pacific Grove CA: Wadsworth Publishing Co., 2006.

70. Turner RR, Quittner AL, Parasuraman BM, Kallich JD, Cleeland CS. Patient-reported outcomes: instrument development and selection issues. *Value Health* 10(s2):S86–S93, 2007.

71. Willis GB, Reeve BB, Barofsky I. Invited Paper C: The use of cognitive interviewing techniques in quality of life and patient-reported outcomes assessment. In: Lipscomb J, Gotay CC, Snyder C, eds. *Outcomes Assessment in Cancer: Measures, Methods and Applications*. Cambridge UK: Cambridge University Press, 2004:610–622.

72. Wang XS, Williams LA, Eng C, et al. Validation and application of a module of the M. D. Anderson Symptom Inventory for measuring multiple symptoms in patients with gastrointestinal cancer (the MDASI-GI). *Cancer*. In press.

73. Revicki D, Hays RD, Cella D, Sloan J. Recommended methods for determining responsiveness and minimally important differences for patient-reported outcomes. *J Clin Epidemiol* 61(2):102–109, 2008.

74. Guyatt GH, Osoba D, Wu AW, Wyrwich KW, Norman GR. Methods to explain the clinical significance of health status measures. *Mayo Clin Proc* 77(4):371–383, 2002.

75. Norman GR, Sloan JA, Wyrwich KW. Interpretation of changes in health-related quality of life: the remarkable universality of half a standard deviation.

Med Care **41**(5):582–592, 2003.

76. Sloan JA, Dueck A. Issues for statisticians in conducting analyses and translating results for quality of life end points in clinical trials. *J Biopharm Stat* **14**(1):73–96, 2004.

77. Cohen J. *Statistical Power Analysis for the Behavioral Sciences*, 2nd ed. Hillsdale, NJ: Lawrence Earlbaum Associates, 1988.

78. Wyrwich KW, Tierney WM, Wolinsky FD. Further evidence supporting an SEM-based criterion for identifying meaningful intra-individual changes in health-related quality of life. *J Clin Epidemiol* **52**(9):861–873, 1999.

79. Guyatt G, Walter S, Norman G. Measuring change over time: assessing the usefulness of evaluative instruments. *J Chronic Dis* **40**(2):171–178, 1987.

80. Serlin RC, Mendoza TR, Nakamura Y, Edwards KR, Cleeland CS. When is cancer pain mild, moderate or severe? Grading pain severity by its interference with function. *Pain* **61**(2):277–284, 1995.

81. Zelman DC, Gore M, Dukes E, Tai KS, Brandenburg N. Validation of a modified version of the brief pain inventory for painful diabetic peripheral neuropathy. *J Pain Symptom Manage* **29**(4):401–410, 2005.

82. Keller S, Bann CM, Dodd SL, Schein J, Mendoza TR, Cleeland CS. Validity of the brief pain inventory for use in documenting the outcomes of patients with noncancer pain. *Clin J Pain* **20**(5):309–318, 2004.

83. Cleeland CS, Portenoy RK, Rue M, et al. Does an oral analgesic protocol improve pain control for patients with cancer? An intergroup study coordinated by the Eastern Cooperative Oncology Group. *Ann Oncol* **16**(6):972–980, 2005.

84. Wong GY, Schroeder DR, Carns PE, et al. Effect of neurolytic celiac plexus block on pain relief, quality of life, and survival in patients with unresectable pancreatic cancer: a randomized controlled trial. *JAMA* **291**(9):1092–1099, 2004.

85. Cleeland CS, Wang XS. Measuring and understanding fatigue. *Oncology* **13**(11A):91–97, 1999.

86. Sprangers MA, Moinpour CM, Moynihan TJ, Patrick DL, Revicki DA. Assessing meaningful change in quality of life over time: a users' guide for clinicians. *Mayo Clin Proc* **77**(6):561–571, 2002.

87. Korcz IR, Moreland S. Telephone prescreening enhancing a model for proactive healthcare practice. *Cancer Pract* **6**(5):270–275, 1998.

88. Given CW, Sikorskii A, Tamkus D, et al. Managing symptoms among patients with breast cancer during chemotherapy: results of a two-arm behavioral trial. *J Clin Oncol* **26**(36):5855–5862, 2008.

89. Abernethy AP, Herndon JE, Wheeler JL, et al. Improving health care efficiency and quality using tablet personal computers to collect research-quality, patient-reported data. *Health Serv Res* **43**(6):1975–1991, 2008.

90. Sikorskii A, Given CW, Given B, Jeon S, You M. Differential symptom reporting by mode of administration of the assessment: automated voice response system versus a live telephone interview. *Med Care* **47**(8):866–874, 2009.

91. Velikova G, Booth L, Smith AB, et al. Measuring quality of life in routine oncology practice improves communication and patient well-being: a randomized controlled trial. *J Clin Oncol* **22**(4):714–724, 2004.

92. Melzack R. The McGill Pain Questionnaire: major properties and scoring methods. *Pain* **1**(3):277–299, 1975.

93. Yellen SB, Cella DF, Webster K, Blendowski C, Kaplan E. Measuring fatigue and other anemia-related symptoms with the Functional Assessment of Cancer Therapy (FACT) measurement system. *J Pain Symptom Manage* **13**(2):63–74, 1997.

研究随时间变化的症状,目的之一是描绘症状严重程度随着时间的推移的平均轨迹。实践中常常有这样的问题:症状是否随着时间推移而改变?如果是,哪些因素(如治疗)会改变其轨迹?我们还会对症状的影响感兴趣并提出这样的疑问:哪些症状对研究对象的影响最大?症状的改变如何影响患者对自身健康状况及生活质量的评分,影响程度如何?最后,通过描述症状的个体间变异和个体内变异的特征,从而回答下列问题:有没有在群体内以相似的方式变化的一组症状?有没有随症状改变而变化的生物学因素(如细胞因子)?例如,炎症因子与癌症及其治疗相关的疲乏、疼痛和其他症状的关系。

如果我们要检验症状的平均变化是否由某些生物学因素所致,经典的方法是比较高水平生物因子组患者与低水平组患者症状的平均分值。与传统分析方法不同,当我们着眼于个体而非群体改变时,会对以下问题感兴趣,例如:以白介素(IL)-6(一种与肺癌显著相关的炎症因子)水平升高的患者是否会报告更严重的疼痛?在校正了其他生物学因素和症状的初始水平后,IL-6 水平升高者的疼痛水平是否也随之升高?如果 IL-6 水平随时间变动,是否可预测疼痛水平也将有类似的变化?

本章将用两项研究的数据来阐述纵向统计模型是如何回答这些问题的。研究 1 是一项前瞻性纵向研究,共纳入 64 例局部晚期(Ⅱ-ⅢB期)非小细胞肺癌(NSCLC)患者[1]。采用 M.D. 安德森症状量表(MDASI)肺癌子表测量患者同步放化疗前、治疗期间以及治疗后的症状,测量频率为治疗前 1 次,治疗开始后每周 1 次,共 12周。MDASI 主表包括 13 个症状项目:疲乏、睡眠不安、疼痛、嗜睡、食欲缺乏、恶心、呕吐、气短、麻木、健忘、干口、苦恼、悲伤;MDASI 肺癌子表还包括 2 个肺癌及其治疗相关症状:咳嗽和咽喉疼痛。采用 0~10 数字计分法,MDASI要求患者报告过去 24 小时内症状最严重程度,0 分代表"无症状",10 分代表"能想象到的最严重程度"。此外,MDASI 症状量表还包括 6个症状干扰项目,以测量过去 24 小时内这些症状在多大程度上影响了患者日常生活功能,包括:一般活动、心情、行走能力、正常工作(包括在外工作和家务劳动)、与他人的关系以及生活乐趣。这些日常功能受干扰项目也采用 0~10 评分,0 分表示"无干扰",10 分表示"完全干扰",分析时可计算所有 6 个干扰项目的平均分以代表肿瘤相关症状的负荷。

研究 2 是一项试验研究,共纳入 18 例接受同期放化疗的Ⅲ期成年非小细胞肺癌患者[2],每周 1 次检测血清细胞因子水平并使用 MDASI测量患者报告的症状。研究目的包括:①在放化疗的刺激下,血清炎症因子(重点是 IL-6)水平和症状严重程度(重点是疼痛)是否会随时间推移共变;②治疗期间炎症因子水平是否会随着时间推移升高。

平均轨迹建模

多项式模型是拟合随时间变化的症状平均

轨迹最传统的方法,在研究 1 中以四次幂多项式模型用于模拟治疗过程中疲乏随时间变化的轨迹(图 24.1),该模型如下:

$$Y_{ij} = \beta_0 + \beta_1 t_{ij} + \beta_2 t_{ij}^2 + \beta_3 t_{ij}^3 + \beta_4 t_{ij}^4 + e_{ij} \qquad (模型 1)$$

式中 Y_{ij} 代表第 i 个对象的第 j 次测量结果,t_{ij} 代表这个结果的测量时间,e_{ij} 代表残差,在该模型中假定其与不同时间点的个体内差异相关,而与个体间的差异无关。

尽管多项式模型有助于直观地对变化进行描述,然而除了仅包含截距和斜率的最简单的模型外,对上述各估计参数($\hat{\beta}_s$)的解读会非常困难。一种实用的替代方法是采用分段线性模型,通过估计各个时间段的线性变化率描述症状随时间变化的总体轨迹。如图 24.1 所示,在第 1 周、第 2 周和第 4 周,变化率(或斜率)是可以改变的。该模型如下:

$$Y_{ij} = \beta_0 + \beta_1 t_{ij} + \beta_2 t_{ij}^{[1]} + \beta_3 t_{ij}^{[2]} + \beta_4 t_{ij}^{[4]} + e_{ij} \qquad (模型 2)$$

其中,$t_{ij}^{[k]} = \max(0, t-k)$(0 和 t-k 的最大值),当 $t_{ij} = $ k 的时候,斜率可改变,模型中的参数代表 $t_{ij} = $ k 后斜率的改变。例如,β_2 表示治疗 1 周后斜率的改变。当 $\beta_2 = 0$ 时,可以推断治疗 0 周至 1 周阶段的改变率等于治疗 1~2 周阶段的改变率。当 $\beta_2 \neq 0$ 时,那么治疗 1~2 周阶段的改变率约等于初始斜率 β_1 与治疗 1 周后斜率 β_2 之和。

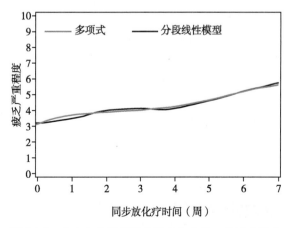

图 24.1 非小细胞肺癌患者同步放化疗 7 周四次幂多项式模型和分段线性回归模型预测的疲乏症状轨迹

研究 1 中的所有症状分析均采用了这种分段线性模型,假定在以下四个阶段中变化均为线性:①治疗初始 2 周;②治疗中间 3 周;③治疗最后 3 周;④治疗结束后 4 周[1]。根据 MDASI 量表(1~10 分),四个阶段的平均疲乏变化率分别为 0.45(标准误 SE,0.16)、0.01(SE,0.13)、0.73(SE,0.16)及 -0.22(SE,0.08),提示,患者的疲乏症状加重最快的情况出现在治疗早期及治疗后期,已经减轻的疲乏症状于治疗后停止。这种模型被扩展用于所有症状,从而归纳出 4 类不同形态的轨迹(如图 24.2 所示)。

我们常常会对各种因素(如治疗方式以及患者的临床特征)如何改变症状轨迹感兴趣。设想在一项包括治疗组和对照组的随机研究中,其主要研究目的是治疗(Tx)如何改变症状的平均轨迹。然后,这个模型可通过添加时间与治疗交互作用项而得以扩展。假设治疗初始 4 周和 4 周后的变化是线性的,我们可以提出下列模型:

$$Y_{ij} = \beta_0 + \beta_1 t_{ij} + \beta_2 t_{ij}^{[4]} + \beta_3 Tx t_{ij} + \beta_4 Tx t_{ij}^{[4]} + e_{ij}$$
$$(模型 3)$$

式中,$Tx = 0$ 代表对照组,$Tx = 1$ 代表治疗组。如果统计检验拒绝无效假设 $\beta_3 = 0$,那么可以认为,相对于对照组,这种试验治疗在初始 4 周改变了症状轨迹。同理,如果统计检验拒绝无效假设 $\beta_3 + \beta_4 = 0$,那么认为该治疗在 4 周后改变了症状轨迹。

在研究 1 这样的观察性研究中,当考虑了各种患者相关因素(如年龄、既往治疗)对症状的整体效应后,我们往往会对它们是否改变症状轨迹感兴趣。如果针对随时间而变化做一个类似假设,我们应当提出下列模型:

$$Y_{ij} = \beta_0 + \beta_1 t_{ij} + \beta_2 t_{ij}^{[4]} + \beta_3 X_i + \beta_4 X_i t_{ij} + \beta_5 X_i t_{ij}^{[4]} + e_{ij}$$
$$(模型 4)$$

式中,β_3 评估治疗前患者的某个临床特征对症状结果的影响,以 $\beta_4 = 0$ 以及 $\beta_4 + \beta_5 = 0$ 作为无效假设的统计检验,分别评估在头 4 周的治疗期间以及治疗结束后,患者特征对症状严重程度的影响。

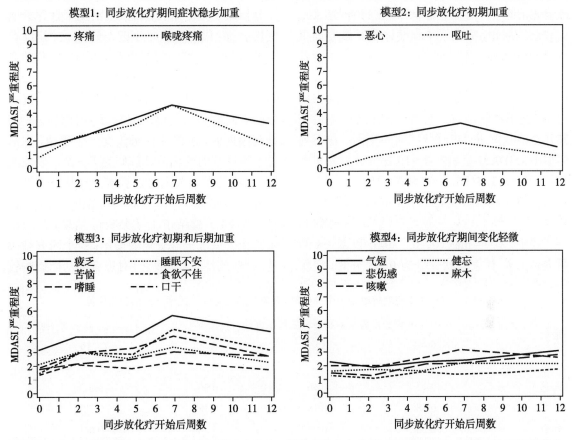

图 24.2　非小细胞肺癌患者同步放化疗 7 周及治疗后 4 周的症状变化类型。MDASI, M.D. 安德森症状评估量表。
来源：Wang XS et al：*J Clin Oncol* 24（27），2006：4485-4491. Reprinted with permission. © 2008 American Society of Clinical Oncology. All rights reserved.

症状对生活质量的影响

　　类似的模型还可以扩展应用，以探讨症状对其他结局的影响，诸如患者的生活质量或日常活动能力。临床感兴趣的问题是：哪些症状对患者的日常生活功能影响最大？这种影响是否会因症状严重程度不同而呈现差异？在研究 1 中，利用 MDASI 量表测量症状对日常生活功能的干扰。在一个疗程中，干扰程度增加，但并没有疗程之间存在差异的证据。因此，参考模型包括 2 个平均轨迹参数：

$$Y_{ij} = \beta_0 + \beta_1 t_{ij} + e_{ij} \qquad (模型 5)$$

　　为了估计特定症状的影响，首先可假设它对结局变量的影响程度与其自身强度呈线性关系：

$$Y_{ij} = \beta_0 + \beta_1 t_{ij} + \beta_2 X_{ij} + e_{ij} \qquad (模型 6)$$

　　式中 X_{ij} 代表某症状第 j 次测量时的症状严重程度；$\hat{\beta}_2$ 代表该症状每改变一个单位，结局指标改变的估计值；$\hat{\beta}_1$ 代表该症状严重程度恒定时，结局指标随时间变化的估计值。如果模型 6 中的 $\hat{\beta}_1$ 比模型 5 中更接近零，提示症状导致了结局变量随时间的增加。如研究 1 所示，当所有作为解释变量的症状不存在时，症状干扰评分每周平均增加 0.27 单位（SE, 0.04）；当模型中纳入疲乏症状时，生活受干扰程度随时间的变化大约降低了一半，至 0.12 单位 / 周，而疲乏每变化 1 分，日常生活功能受干扰的程度变化为 0.47 分（SE, 0.03）。尽管观察性研究不可能得出强有力的因果推论，这些结果仍然提示疲乏与整个疗程中治疗的影响高度相关，因此改善疲乏的干预措施可能带来潜在的临床获益。

众所周知，症状严重程度评分对患者健康状况的影响可能不是线性关系，为了描述两者间的关系，可在特定的分值区间估计症状的影响程度。如前所述，可采用分段线性回归模型，以便于结果解读。例如，估计结局变量在某几个症状严重程度评分区间的变化。在下列模型中，MDASI 量表的 0～10 评分被分为 4 个区间，即 0～3，3～5，5～7 和 7～10。

$$Y_{ij} = \beta_0 + \beta_1 t_{ij} + \beta_2 X_{ij} + \beta_3 X_{ij}^{[3]} + \beta_4 X_{ij}^{[5]} + \beta_5 X_{ij}^{[7]} + e_{ij}$$
（模型 7）

式中，$X_{ij}^{[k]} = \max(0, X_{ij} - k)$（0 和 $X_{ij} - k$ 的最大值），$\hat{\beta}_2$ 代表症状评分为 0～3 分时，症状评分每改变一个单位，日常生活受干扰评分的变化值；$\hat{\beta}_3$ 代表症状评分在 3～5 分之间时，在 $\hat{\beta}_2$ 的基础上，症状对日常生活受干扰评分的影响。当 $\hat{\beta}_3 = 0$ 时，我们可以推断，症状评分在 0～5 分范围内时，症状评分和生活受干扰评分两者间的关系恒定；否则，症状评分在 3～5 分范围内时，症状评分每改变一个单位，生活受干扰评分的变化估计值即为 $\hat{\beta}_2 + \hat{\beta}_3$。以此类推，相同的逻辑关系可以扩展到症状严重性评分为 5～7 分和 7～10 分的区间范围。

表 24.1 总结了上述分析的结果，并为临床实践提供了一些有趣的提示：一个研究结果是，某些的症状（如疲乏）对患者的功能影响较

表 24.1　症状严重程度每改变一个单位时，日常生活功能受干扰评分的预测变化值 [a]

症状	0～10 评分量表中症状评分的范围区间			
	0～3	3～5	5～7	7～10
症状越严重，其对日常生活功能的干扰越明显				
疲乏	0.12	0.50[b]	0.50[b]	0.91[b]
睡眠	0.18[b]	0.18[b]	0.18[b]	0.70[b]
恶心	0.26[b]	0.26[b]	0.26[b]	0.66[b]
咽喉疼痛	0.12[c]	0.12[c]	0.38[b]	0.38[b]
症状评分在 3～10 分范围内时，其对日常生活功能的干扰恒定				
气短	0.20[d]	0.49[b]	0.49[b]	0.49[b]
嗜睡	0.15[c]	0.49[b]	0.49[b]	0.49[b]
食欲减退	0.14[c]	0.39[b]	0.39[b]	0.39[b]
疼痛	0.05	0.35[b]	0.35[b]	0.35[b]
咳嗽	0.08	0.22[b]	0.22[b]	0.22[b]
症状越严重，其对日常生活功能的干扰越轻				
悲伤	0.61[b]	0.61[b]	0.15	0.15
苦恼	0.49[b]	0.49[b]	0.49[b]	−0.03
症状对日常生活功能的干扰恒定				
记忆困难	0.48[b]	0.14	0.53[b]	0.53[b]
口干	0.31[b]	0.31[b]	0.31[b]	0.31[b]
呕吐	0.32[b]	0.32[b]	0.32[b]	0.32[b]
麻木	0.25[b]	0.25[b]	0.25[b]	0.25[b]

[a] Wang XS et al. *J Clin Oncol* 24（27），2006：4485-4491. Reprinted with permission. © 2008 American Society of Clinical Oncology. All rights reserved.

[b] $P < 0.001$

[c] $P < 0.05$

[d] $P < 0.01$

大，而这种影响在不同的症状严重程度区间是有差别的；另一项研究发现，对于大多数症状而言，低区段评分比高区段评分对日常生活功能的影响更小，而像悲伤和苦恼这些症状，即使症状评分较低，其对功能的影响亦很明显。

个体间变异和个体内变异

如研究 2 所示，要弄清症状与症状之间以及症状与生物学因素之间的关系，可以采用哪些方法呢？最简单的就是两个变量 Y 和 X, N 个个体的横断面相关性检验，$r = \sum Z_{Xi}Z_{Yi}/(N-1)$，其中 i 代表第 i 个个体，$\bar{X}$ 和 S_x 分别为变量 X 的均数和标准差，$Z_{Xi} = (X_i - \bar{X})/S_x$，$Z_{Yi} = (Y_i - \bar{Y})/S_Y$。这种模型的实施和解释比较简单，但不能估计两个变量的动态变化之间的关系。一种替代方法是在固定的时间段内分析两个变量变化的相关性，但其结果仅仅适用于估计变化率。我们也可以考虑先用简单线性回归估计纵向数据的截距和斜率，然后再去检验两者之间的相关性。但是，这一策略引出了许多方法学问题，譬如：当个体的测量次数或测量间隔时间存在差异时，研究者将这些不同的个体作同一假设是否合理？我们还可以考虑用前章节描述的模型 6 或模型 7 的方法，把一个测量指标看作因变量 Y_{ij}，另一个作为时间相关的协变量 X_{ij}，以解释结局变量的平均变化。

为了回答本章序言部分的那些问题，我们可以考虑使用双层模型。第一层包含是第 i 个研究对象的两个变量（X 和 Y）平均水平的个体内差异，第二层则是不同个体间的差异。例如在研究 2 中，如果 X 和 Y 呈正相关，那么 IL-6 越高的患者，越可能报告更严重的疼痛。相应的模型应该表示为：$X_{ij} = \mu_X + d_{Xi} + e_{Xit}$ 以及 $Y_{ij} = \mu_Y + d_{Yi} + e_{Yit}$，其中 d_{Xi} 和 d_{Yi} 代表第 i 个研究对象的个体均值与总体均值（μ_X 和 μ_Y）之间的差异，d_{Xi} 和 d_{Yi} 之间可以有相关性。我们还想知道症状与细胞因子水平随时间变化的总体趋势，因此，我们会期待升高的（或降低的）某些细胞因子与加重的症状有相关性。要为此建模，我们还需要增

加另一个要素，与斜率（变化率）的个体间变异相对应，如图 24.3 所示：图中深色线代表所有患者的平均分值，浅色线代表该患者的个体平均分值，相应的模型应表示为：

$$X_{ij} = \beta_{0X} + \beta_{1X}t_{ij} + d_{0Xi} + d_{1Xi}t_{ij} + e_{Xij} \quad \text{（模型 8a）}$$
$$Y_{ij} = \beta_{0Y} + \beta_{1Y}t_{ij} + d_{0Yi} + d_{1Yi}t_{ij} + e_{Yij} \quad \text{（模型 8b）}$$

式中 d_{0Xi} 和 d_{0Yi} 代表个体截距与总体截距（β_{0X} 和 β_{0Y}）间的偏离度，d_{1Xi} 和 d_{1Yi} 代表个体变化率与总体斜率（β_{1X} 和 β_{1Y}）的偏离度；两个测量值 X 和 Y 之间的关系通过 d_{0Xi} 和 d_{0Yi} 之间以及 d_{1Xi} 和 d_{1Yi} 之间的相关性得以模拟。

在说明了个体间两个检测指标均值的变化后，细胞因子每周的个体内变化可能与同步的症状变化相关。我们尤其可能看到细胞因子的残差变化（e_{Xij}）与症状的残差变化（e_{Yij}）之间的相关性，如图 24.3 中，这与实际值应该是符合的（图中 * 所示），高于大致同时间点的深色线。这些图给我们的直观感受也提示，测量值越接近，相关性越强，这可能是因为自回归模型的误差结构，其中当测量值之间的时间绝对值 $|t-t'|$ 增加时，测量值之间的相关性 $\xi^{|t-t'|}$ 降低。

研究 2 中，治疗前研究对象之间的基线 IL-6 水平和疼痛严重程度的差异很小（$\hat{\rho}_1 = 0.077$）。然而，随着时间的推移，$\log_{10}$ IL-6 水平和疼痛严重程度变化在个体间有明显的相关性（$\hat{\rho}_S = 0.85$），两者在个体内的变化有中等相关性（$\hat{\rho}_w = 0.30$）。

缺失数据

前面介绍的方法[3,4]是基于既定的观测数据和协变量随机缺失（missing at random, MAR）的假设[5]。当患者因活动能力差或死亡而退出研究或评估中断时，如果那些症状非常严重的研究对象正是缺失数据的提供者，随时间而变化的估计值可能发生偏倚，组内变化的估计值最可能受影响，那么，留在研究队列的研究对象则会呈现比总体水平更好的症状变化轨迹。过去的 15 年内在统计学方法上有广泛的研究，以期使这种偏倚最小化，其主要障碍是无法收集与缺失相关的信息，而这些缺失相关信息正

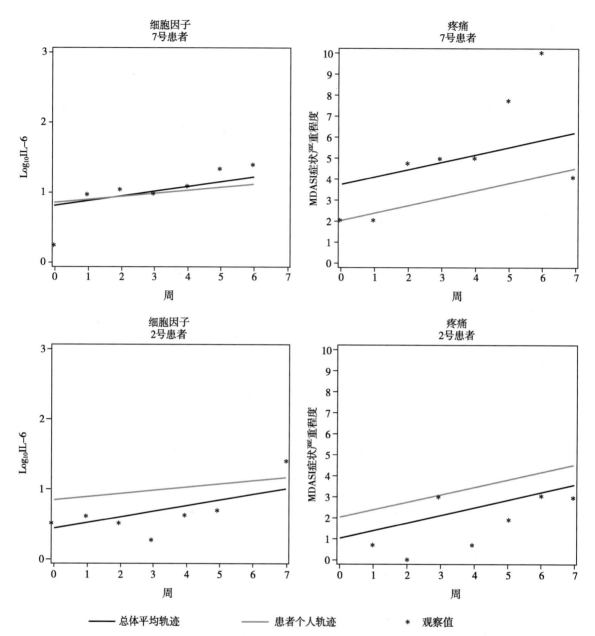

图 24.3 两例患者疼痛严重程度和 $\log_{10}$ IL-6 值的个体间变异和个体内变异。MDASI，M.D. 安德森症状评估量表。每张图中，浅色线和深色线间的差异代表个体间变异；星号与浅色线间的差异代表个体内变异。改编自：Fairclough DL，Wang XS. Understanding the correlations between biologic and symptom measures over time. In: Lenderking WR，Revicki DA，editors. *Advancing Health Outcomes Research Methods and Clinical Applications*. *Mc*Lean，VA: Degnon Associates；pp. 177-190，2005. Used with permission of the International Society for Quality of Life Research.

是我们决定哪个模型是正确的或者更近似于真实值的依据，这使得我们不得不依赖于某些假设来确定分析方法。解决缺失的最佳方法是预防，尤其在研究设计阶段，如果做不到，次好的办法是收集那些与结局指标高度相关的辅助数据或替代数据，用这种辅助数据[6-9]联合建立意向结果模型，可以满足既定观测结果、辅助数据和协变量随机缺失的假设。

总结

在症状评估和患者报告相结合的纵向研究中，可能有大量未使用的信息，这些信息也许为症状间关系以及症状与生物学因素（例如细胞因子）间的关系提供研究线索。此章节仅着重阐述了几种已被广泛应用的研究方法。

（朱燕娟 译　王社论 校）

参考文献

1. Wang XS, Fairclough DL, Liao Z, et al. Longitudinal study of the relationship between chemoradiation therapy for non-small-cell lung cancer and patient symptoms. *J Clin Oncol* **24**(27):4485–4491, 2006.

2. Wang XS, Shi Q, Mao L, Cleeland CS, Liao Z. Association between inflammatory cytokines and the development of multiple symptoms in patients with non-small cell lung cancer undergoing chemoradiation therapy [abstract]. American Society of Clinical Oncology 44th Annual Meeting, Chicago IL, May 30–June 3, 2008. *J Clin Oncol* **26**(15 Suppl), 2008.

3. Jennrich RI, Schluchter MD. Unbalanced repeated-measures models with structured covariance matrices. *Biometrics* **42**(4):805–820, 1986.

4. Laird NM, Ware JH. Random-effects models for longitudinal data. *Biometrics* **38**(4):963–974, 1982.

5. Little RJA. Modeling the drop-out mechanism in repeated-measures studies. *Journal of the American Statistical Association* **90**(431):1112–1121, 1995.

6. Fairclough DL, Gagnon D, Papadopoulos G. Planning analyses of quality-of-life studies: a case example with migraine prophylaxis. *J Biopharm Stat* **14**(1):31–51, 2004.

7. Schluchter MD. Methods for the analysis of informatively censored longitudinal data. *Stat Med* **11**(14–15):1861–1870, 1992.

8. Vonesh EF, Greene T, Schluchter MD. Shared parameter models for the joint analysis of longitudinal data and event times. *Stat Med* **25**(1):143–163, 2006.

9. deGruttola V, Tu XM. Modeling progression of CD4-lymphocyte count and its relationship to survival-time. *Biometrics* **50**(4):1003–1014, 1994.

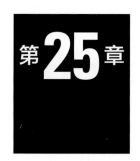

第25章 贝叶斯自适应设计：一种评价患者报告结局症状缓解效果的新方法

Valen E. Johnson and Tito R. Mendoza

由于缺乏强有力的临床试验证据指导症状管理实践，在癌症和其他疾病中实施更好的症状管理一直受到阻碍。2001年，美国医学研究所的报告《改善癌症姑息治疗》(*Improving Palliative Care for Cancer*)[1]回顾了因缺乏足够的临床研究导致循证医学证据不足的状况。2003年，美国国立卫生研究院的一篇科学评论[2]认为，癌症症状的治疗缺乏管理，尤其是疼痛、疲乏和抑郁，建议加大力度提供证据，指导合理使用生物和行为干预措施进行症状管理。

尽管已有充分的症状测量方法，但各种障碍限制了控制症状负担循证医学研究方法学的发展。例如，在传统的随机临床试验中，单一症状通常由单一药剂控制（例如用单一镇痛药控制疼痛），但是目前控制癌症治疗相关症状多使用联合治疗模式，用传统的随机临床试验设计难以评价。当临床医生治疗多种症状时，他们可能会根据以往的经验或患者的需求处方多种药物，而不是基于循证医学研究结果。此外，许多有效控制症状的药物已超过专利保护期或者属于非专利药物，它们永远不会收到来自制药行业的研究经费支持，因为测试其是否能有效控制症状的临床试验不能给制药行业带来经济利益。

评价症状联合治疗效应的经典方法（如析因设计）需要大量样本，特别是当治疗主效应需要多种药物及其所有可能的组合来解释时。作为一种传统随机临床试验的替代方法，贝叶斯自适应随机化设计（Bayesian adaptive randomization design）为有效的症状管理提供了临床研究数据支持的方法，为评价多种潜在疗法的疗效提供了快速评估的潜力。随着试验的进行，结合试验中已积累的和新的信息对患者治疗结局进行评估，以修改干预措施或终止无明显效果的干预措施组合。适应性设计也是基于这样一个事实，即大多数预期有控制效果的治疗通常具有最小的毒副作用，而在癌症的治疗药物开发中这种情况非常罕见。

目前，自适应设计开发的主要障碍—缺乏执行此类试验所需的计算能力和算法—已被克服[3,4]。美国食品药品管理局（FDA）认识到适应性试验方法已经成熟，发布了一个指导性意见，肯定了评价医疗器械测定及其标签时使用适应性试验设计的高效性[5]。一个主要的三级癌症中心已经将贝叶斯方法作为设计临床试验的标准方法[6]。网络数据采集和关系型数据库植入软件的开发，使快速和相对容易地获取持续更新的试验数据成为可能。

虽然贝叶斯方法在测试医疗器械方面的潜在效用越来越被人们所认识（如FDA指南5所证明的那样[5]），但其在对症状结局的研究设计和分析方面应用仍较少。例外情况包括使用疗效/毒性联合结局的适应性随机化研究[7]，以及使用斯堪的纳维亚卒中量表（Scandinavian Stroke Scale）测量的急性缺血性中风研究[8]。然而，这些试验的结果是医生或临床工作者评级，而不是患者报告。据我们所知，目前尚无以患者报告症状评分为结局指标的临床试验使用适应性设计方法。

在本章中，我们将描述贝叶斯自适应随机

化的基本原则，并讨论将此技术纳入临床试验设计时的常见问题。最后，我们将介绍一项头颈部癌患者症状控制临床试验，该试验使用贝叶斯自适应性随机设计测试四种症状干预组合的有效性。

症状干预与癌症治疗

症状干预随机临床试验与癌症治疗临床试验有许多不同，每种不同对试验设计都有重要影响，这些差异主要包括以下方面：

- 症状干预往往要求无毒，并且通常与严重不良事件无关。即使与其他治疗联合使用，情况仍然如此。
- 由于症状负担是多方面的，因此可能需要多种症状干预措施来缓解患者痛苦的不同方面。
- 症状干预随机临床试验效果必须采用患者报告结局（PRO）工具进行测量，而不是依据传统的、医生报告的临床结局指标。
- PRO 测量通常采用连续（甚至连续多维）评分标尺，这些评分方式本身支持使用更复杂的统计分析。

症状干预的这些特征可用于设计那些可快速确定有效治疗和治疗组合的临床试验。此外，实现这种设计的方法——贝叶斯自适应性随机化——将增加参与临床试验的患者使用有效治疗的可能性，因此在招募高风险患者群体的试验中采用贝叶斯自适应性随机化尤为重要。

贝叶斯自适应性随机化设计

经典的Ⅱ期和Ⅲ期随机临床试验，设计使预定数量的患者接受标准治疗（对照组）或者一种或多种药物（治疗组）。在试验开始前确定分配给治疗和对照组的患者数量，确保试验具有特定的统计学意义和检验效能（power）。显著性水平通常基于对标准治疗和试验治疗之间无差异的无效假设进行检验，而计算检验效能是以假设治疗效果的大小为前提。

分阶段试验设计在试验终止之前纳入了患者结局的中期分析。大多数分阶段设计都包含一次中期数据分析，因此也称为两阶段设计。阶段性试验可能会在中期分析期间终止，原因至少有两个：当试验早期收集到的证据令人信服地证明了有益的治疗效果时，试验可以宣告成功，并提前终止；或者如果在中期分析时获得的数据显示，在所有患者试验完成后，其成功的可能性较小，那么试验将由于无效而被提前停止，并视为失败。为了在分阶段试验中控制Ⅰ型错误（无效治疗被宣布优于标准治疗的可能性），经典多阶段设计需要采用比单阶段设计更严格的试验成功判断标准。在标准的单阶段和多阶段设计中，在试验的每个阶段，分配给每个治疗组的患者数量不会随着患者结果数据的累积而偏离最初的试验设计。

与经典设计不同，贝叶斯自适应设计可根据先期进入试验的患者的结果，对之后的患者被分配接受治疗的概率进行修正。

贝叶斯自适应设计的例证

为了简单地说明自适应设计的操作，下面举一个例子，接受标准治疗之后患者被"治愈"的概率以 p 表示，在接收试验药剂之后患者被"治愈"的概率为 q。一般来说，p 或 q 的值都是未知的。在贝叶斯公式中，关于 p 和 q 的未知值的不确定性由概率分布表示。在检验任何试验数据之前，这些概率分布被称为"先验分布"。例如，可以假设分配给 p 和 q 的先验分布在区间（0，1）上是均匀的；也就是说，假设 p 和 q 的所有值都是相等的。在检验试验数据后，代表 p 和 q 值不确定性的更新概率分布称为"后验分布"。

假设现在正在进行适应性试验，标准治疗组的 m 个患者中的 x 个被治愈，试验治疗组的 n 个患者中的 y 个被治愈。一名新患者刚刚进入试验阶段，我们希望将该患者分配到标准治疗或试验治疗组。

举一个例子，假设 $x=3$ 和 $m=6$，或换句话说，分配给标准治疗组的前 6 名患者中的 50% 被治愈。另外，假设 $y=5$ 和 $n=6$，或者分配给

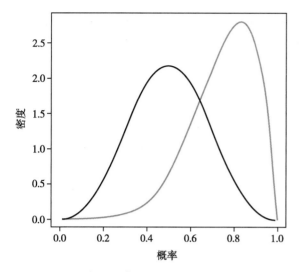

图 25.1 后验概率密度。后验概率密度是通过一个一致的先验密度和 3/6（左）和 5/6（右）成功者计算而得

试验组的前 6 名患者中的 83% 被治愈。依据这些数据和 p 和 q 的均匀先验分布的假设，p 和 q 的后验分布可以采用贝叶斯定理计算。描述这些分布的密度函数如图 25.1 所示。

进入试验治疗的下一位（第 13 位）患者的随机分配是基于（当前）后验概率 $q > p$。这个概率等于从 q 的后验密度随机抽取一个值大于从 p 的后验密度随机抽取一个值的概率。令 r 表示该概率的值，在这种情况下计算得出其值为 0.87。

目前已经提出了一些规则来用 r 值为新入组患者分配治疗。这里使用的规则只是简单地将新患者分配给试验治疗组，其概率等于 r。其他规则可能基于根据 r 的一些函数将下一个患者分配给试验治疗组，例如与 $\sqrt{r}$ 成比例的概率。

适应性随机分配患者治疗的优势在于，患者被分配到目前被认为最成功的治疗的可能性较高。在这个例子中，如果第 13 名患者被分配到试验治疗组并且被治愈，则第 14 名患者被分配到试验治疗组的可能性将增加到 0.90。

终止规则，操作特征和样本量计算

上一节描述了贝叶斯自适应设计中使用的随机化过程的基本原则。这类设计的其他重要方面涉及终止试验的规则。通常，这些规则要

求一种治疗比所有其他治疗效果好的后验概率超过一定的阈值，或者入组患者的登记数量已达到指定的最大值。例如，当发生以下任何一种情况时，贝叶斯自适应随机化试验可能会终止：

- 一种试验药物比所有其他药物更有效的后验概率超过了指定的阈值。在上面的例子中，考虑到所有可用的患者，这种终止规则可能要求 $\Pr(q > p \mid data) > 0.95$，或换句话说，试验治疗组有至少 95% 的可能性优于标准治疗。
- 没有任何试验治疗比标准疗法更有效的概率超过了指定的阈值。也就是说，在上面的例子中如果 $\Pr(q < p \mid data) > 0.8$，可能会终止并宣布试验失败。
- 患者入组人数达到最大限制。
- 试验到期。

如果由于后两个原因中的任何一个而停止试验，则还必须制定一个标准来表明治疗是成功的。

试验的操作特征描述了关于自然真实状态（例如 p 和 q 的真实值，但是未知值）在各种假设下试验的频率论属性。这些属性包括 I 类错误率和试验的假设重复效能。在上面描述的例子中，试验的操作特性可以总结在一个表格中，该表格提供对于各种 p 和 q 的假定值，①试验治疗被宣布优于标准治疗的可能性；②标准治疗被宣布优于试验治疗的可能性；③试验终止前登记患者的平均数。一般来说，自适应随机临床试验的操作特性必须通过模拟数值来确定。

确定试验操作特性所需的数值计算，也可用于计算试验（频率）效能确定样本量和指定治疗效果的函数。在这方面，针对贝叶斯自适应随机化设计的样本大小计算，在概念上与用于确定经典设计所需样本大小的计算类似。试验设计者指定试验所需的效力（经常达到 80%）及标准治疗和试验治疗的效果值，然后反复模拟试验结果，直到找到能够提供所需效能的样本量。贝叶斯自适应试验为确定样本量提供了更多的灵活性，因为它们的停止规则也可以作为此优化过程的一部分进行修改。

一项针对头颈部肿瘤患者症状干预的贝叶斯自适应性随机临床试验

为了说明前面描述的基本概念，下面将介绍贝叶斯自适应试验如何应用于实际操作。该试验旨在测试单一或联合治疗对头颈部癌症放射治疗中出现的症状的有效性。接受头颈部癌症治疗的患者通常会报告疲乏、疼痛、睡眠障碍、吞咽困难和食欲缺乏等症状，这些症状都与黏膜炎有关。

该试验的目标是测试单一试验药物或试验药物组合成功减少同步放化疗相关症状负担的假设。在这项研究中，将对 200 名头颈部癌症患者评估四种试验药物：

- 米诺环素（minocycline）：一种抑制促炎症细胞因子药物。临床前数据表明，米诺环素可防止化疗和其他神经损伤引起的神经病变的进展，并且对患有其他类型癌症的患者施用时表现出高度安全性。
- 姜黄素（diferuloylmethane）：一种来自姜黄根茎的多酚，是黄色香料姜黄的主要成分。其安全性和抗炎特性均已被证实。
- 莫达非尼（modafinil）：最初为治疗嗜睡症而开发的莫达非尼是一种唤醒促进剂，用作精神兴奋剂，也被证明可能会改善癌症患者和其他疾病患者的觉醒状态。
- 安非他酮（bupropion）：氨基酮类抗抑郁药，是与三环、四环或选择性 5- 羟色胺再摄取抑制剂或其他已知抗抑郁药无关的多巴胺和去甲肾上腺素转运蛋白的非选择性抑制剂；安非他酮也是神经元烟碱型乙酰胆碱受体拮抗剂，因此被广泛用于促进戒烟；除了其抗抑郁作用之外，已知安非他酮具有抗炎作用，特别是抑制肿瘤坏死因子 -α。

结果变量：曲线下方面积

本研究中的主要结局变量是曲线下面积（area under the curve，AUC）。AUC 表示在一段时间内计算的两个或更多个梯形的近似组合面积；梯形的面积是通过乘以基数的一半，两次测量之间的距离乘以两个高度之和（两个时间点中的每一个的分数）得出的。在这项研究中，AUC 代表放疗开始后 10 周内的疲乏、吞咽困难、食欲缺乏、疼痛及睡眠不安症状的严重程度，每个梯形的基数是两个症状测量时间点之间的天数，并且这两个高度对应在每个时间点计算的两个平均症状评分（五个症状的平均值）。给定的 10 周内每周测量一次，本研究的 AUC 即是 10 个梯形面积的总和。主要部分之间的数据缺失将通过拟合较少的梯形来插值，并用回归模型进行外推。

选择疲乏、吞咽困难、食欲缺乏、疼痛和睡眠不安这 5 个症状，是因为它们是这组特殊患者中最普遍和最严重的症状；将使用 M.D. 安德森症状量表（MDASI）的头颈部癌症子表进行测量[9-11]，使用交互式语音应答（IVR）系统收集 MDASI 评分，使用按键式电话键采集 MDASI 的 0～10 计分，0 表示没有被询问的症状，而 10 表示给定症状的最严重水平。

设定 $auc(i)$ 为第 i 位患者收集的 AUC 值。因为 $auc(i)$ 表示大量有序变量的平均值，所以我们假设中心极限定理的值可以近似为正态分布。根据初步数据，该变量 AUC 值的标准偏差的保守估计为 130。

本研究的贝叶斯自适应性随机临床试验设计包含两个阶段，一个析因设计导入阶段和一个适应设计阶段（图 25.2）。在第一阶段，我们根据析因设计分配患者进行治疗。因设计试验析的目的是获得所有治疗组合疗效的最初估计值。请注意，有四种药物，$2^4 = 16$ 种可能的治疗组合。每种治疗组合 2 名患者，我们将能够获得 16 种可能治疗方法治疗效果和相关方差的估计值。因此，析因试验需要 32 名患者。本阶段收集的数据，将支持后续适应性随机化试验中 168 名患者的治疗组分配。

该析因设计试验析的主要优点是可以评估单一治疗效果和多种治疗之间的二级交互作用的效率。忽略治疗之间的高阶相互作用，这意味着在评估每种治疗的主要效果时，我们可以获得与仅包括该治疗的双臂试验相同的精度。

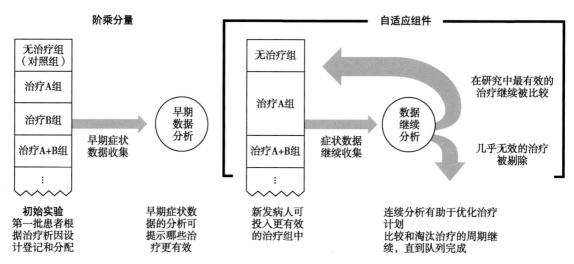

图 25.2 适应性临床试验的研究模式

在评估治疗之间的二级协同效应时,效率也将得到提高。因此,我们预计将大幅减少分配到无效治疗的患者数量。

治疗成功率将根据预测的平均 AUC 来判断,并对治疗种类数进行处罚。这种处罚的目的是为了控制多种治疗带来的不便和费用,以及避免预计只能为患者提供边缘利益的治疗。以下推理方法评估治疗成本与治疗效益之间的成本权衡。根据以前对这些患者群体的分析经验,我们将有效治疗定义为一种治疗方法可使患者的 5 个 MDASI 症状变量中的每一个的日均减少量都是 0.35,该队列的 AUC 值近似等于在 10 周观察期内观察到的五个症状评分的总和。因此,我们预计有效治疗将患者的平均 AUC 评分降低 0.35×10 周×7 天 =25。反之,如果治疗方案无法达到 40% 的效果,则认为该治疗无效且不值得此项花费和管理不便。因此,每个干预管理需要 10 个 AUC 单位的成本。该惩罚项可解释 7% 的 AUC 标准差。

如果没有任何一种治疗有效的后验概率超过 0.99,我们将停止试验以免徒劳。或者,如果一种治疗比所有其他治疗效果好的后验概率超过 0.99,那么我们也将尽早停止试验并宣布治疗效果更好。如果试验纳入了所有 200 例患者,我们将报告具有最低后验平均 AUC 的治疗为最优。

析因试验

试验将对 4 种治疗——米诺环素、姜黄素、莫达非尼和安非他酮——单独和联合用于降低患者症状 AUC 值的能力进行测试。初步析因设计将用于估计所有 16 种治疗组合的治疗效果,并将重复两次,以获得治疗效果的估计值和这些估计值的变异性。因为需要另外 16 名患者重复 4 种治疗的析因设计,因此在本阶段将使用 32 名患者。

根据完整的析因试验设计,进入试验的前 16 名患者被随机分配到 16 种治疗方案中的一种。如表 25.1 所示,每种治疗药物将单独或以某种组合形式分配给 16 名患者中的 8 名,并且不会给其余 8 名患者。因此,每种治疗的主要效果可以通过估计两组间平均值的差异进行评估,也就是说,四种药物中每一种的主要治疗效应都是基于两组 8 名患者的平均差异。

症状干预相关毒性问题

此类析因设计的效率还可延伸至 4 种以上试验药剂的试验。然而,需要要注意的是,表 25.1 中描述的析因设计通常不能用于癌症治疗试验,因为癌症治疗药物多具有显著的毒副作用。析因设计仅适用于有证据表明每种治疗与其他治疗相结合是安全的情况。

表 25.1　4 种治疗析因设计患者分配表

治疗	患者															
	1	2	3	4	5	6	7	8	9	10	11	12	13	14	15	16
姜黄素	0	×	0	0	0	×	×	×	0	0	0	×	×	×	0	×
莫达非尼	0	0	0	×	0	×	0	0	×	0	×	0	×	0	×	0
米诺环素	0	0	0	×	0	0	×	×	0	0	×	0	×	0	0	×
安非他酮	0	0	0	0	0	0	0	0	0	×	0	0	0	×	0	×

治疗	患者															
	17	18	19	20	21	22	23	24	25	26	27	28	29	30	31	32
姜黄素	0	×	0	0	0	×	×	×	0	0	0	×	×	×	0	×
莫达非尼	0	0	0	×	0	×	0	0	×	0	×	0	×	0	×	0
米诺环素	0	0	0	×	0	0	×	×	0	0	×	0	×	0	0	×
安非他酮	0	0	0	0	×	0	0	0	0	×	0	0	0	×	0	×

在该设计中，患者按随机分配到表中所列的 16 种治疗中的 1 种。例如，患者分配到第 7 或第 23 个治疗栏将会接受姜黄素和米诺环素，但不会接受莫达非尼或安非他酮

析因设计特别适用于治疗方法的协同效应。当认为某几种治疗相互作用导致不良反应时，可以考虑使用分式析因设计。分式析因设计只包涵完全析因设计中治疗或治疗组合的子集或部分，使用稀疏效应原理，合理的方法是选择主效应和一阶相互作用。另一种更实际的方法是在研究过程中加入 I 期毒性设计。

为了解决所提出的症状治疗组合是否可能伤害患者的问题，我们将包含 I 期毒性设计。I 期试验通常包括连续的队列，每个队列 3~6 名患者，以找到最大耐受剂量（maximum tolerated dose，MTD）。每个队列都是一小部分患者。我们将使用标准 3+3 标准（每剂量范例 3 或 6 个患者）来确定是否有任何治疗或治疗组合在其前 6 名患者中产生 3 级或 4 级毒性。

也就是说，如果在分配给任何治疗组合的前 6 名患者中观察到超过一种症状干预相关毒性（等级 3 或 4），那么将从研究中删除该治疗组合。每当对特定治疗观察到至少一种毒性时，将统计包含该治疗的所有高阶组合的 3 级或 4 级毒性。例如，如果至少有一种 3 或 4 级的治疗毒性归因于接受姜黄素和莫达非尼的患者，则接受姜黄素 + 莫达非尼 + 米诺环素，姜黄素 + 莫达非尼 + 安非他酮，或姜黄素 + 莫达非尼 + 米诺环素 + 安非他酮的患者也将计入接受单用姜黄素和莫达非尼联合用药的患者人数。同样，当主治医生确定毒性可能是单独一种组分治疗的结果时，3 级或 4 级毒性也将针对低阶治疗组合进行计数。例如，分配到姜黄素和莫达非尼组患者的 3 级腹泻观察结果，也要与单剂姜黄素治疗一起统计，因为已知姜黄素与腹泻的发生有关。通过咨询主治医生，项目负责人将判定患者的 3 级或 4 级毒性是否由症状治疗组合（而不是由化疗）引起。试验项目事先编制已知与主要治疗相关的不良事件清单。

在 6 名患者被分配到治疗之后，如果毒性大于 0.33 的后验概率超过 0.5，那么该治疗将在进一步的研究中被放弃。在此计算中将使用贝塔（0.5，0.5）密度作为先验密度。由此产生的毒性排除界限是 2/6，3/9，4/12，5/15 或 6/16。

尽管每种治疗的具体组合将只分配给 2 名患者，但 4 种主要治疗中的每一种都将由 16 名患者接受。例如，16 名患者将单独接受姜黄素或与其他治疗联合使用。如果姜黄素在这 16 名患者中的任何一名中引起不良反应，那么在所有经历过该不良反应的患者中，将作为姜黄素不良反应进行计数，无论该毒性反应是否跟其他治疗相关。因此，16 名患者可用于评估姜

黄素的安全性。同样,将有 8 名患者评估每种二阶治疗组合的安全性,4 名患者将可用于评估每种三阶治疗组合的安全性,并且将有两名患者评估 4 种治疗组合的安全性。在本阶段试验中收集的毒性报告将保留,用于后续适应性试验,结合上述停止界限值,可以完成在适应性试验期间治疗的安全性评估。

关于安全性评估,这类研究结合了析因导入研究和后续适应性试验设计的优点,我们可以避免评估不被认为有效的治疗组合。例如,如果其中一种研究药物没有显示疗效,那么分配到包括该药物的治疗组合的患者数量就会受到限制。因此,也就不需要评估涉及该药物的治疗组合的安全性。例如,一种或多种治疗或治疗组合无效,即可避免评估将所有四种治疗分配给同一个患者的安全性,因为除析因试验阶段的 2 名患者之外,将不会有其他患者被分配到这种治疗组合。

贝叶斯自适应随机化试验

在完成析因设计试验后,我们将进入试验的贝叶斯自适应随机化阶段,根据当前对每种治疗效果的估计,我们将随机分配患者进行治疗。在这一阶段,根据每种治疗导致最低预测综合症状 AUC 测量的概率将受试者被分配到相应的治疗组。这种适应性分配方案代表了"挑选获胜者"的随机版本[12],并且保证了不会由于试验早期的失败而完全禁止有效治疗。

为了获得每个治疗组合的患者 AUC 值的预测概率,我们假设响应变量 $auc(i)$ 的统计特性可以通过如下形式的线性模型来描述:

$$auc_i = \beta_0 + \beta_1 Ind(T_1) + \beta_2 Ind(T_2) + \beta_{1,2} Ind(T_1 T_2) + \cdots + \beta_{1,2,3,4} Ind(T_1 T_2 T_3 T_4) + \varepsilon_i$$

(公式 25.1)

在此等式中,$Ind(T_1, T_2)$ 表示患者 i 被分配到治疗 / 干预 1 和 2 的组合和 $\beta_{1,2}$ 代表这种治疗对症状 AUC 评分的平均效果。类似的符号适用于其他治疗组合。注意参数 $\beta_{1,2}$ 代表,除其单独效应(即 $\beta_1 + \beta_2$)后,治疗 1 和治疗 2 合用的附加或协同处理效果。ε 代表 AUC 值中患者间变异,并被假定为近似正态分布,具有均值 0 和方差 σ^2,这里回归系数 β 和 σ^2 的值被假设为非信息先验。

前一阶段的析因试验将提供回归系数 β 和患者方差参数 σ^2 值的联合后验分布。在完成第一阶段导入之后,根据给定治疗的概率加上与治疗施用相关的惩罚为新患者分组,以得到患者较低的预测平均症状 AUC。换句话说,我们将从当前的后验分布中抽取向量 β 的值,并且把新入组患者分配给线性预测和惩罚总和最小的治疗。通过从其(当前)后验取样 β,基于在该试验中收集的数据,我们可隐含地解释与其值相关的不确定性。如果在最初的 32 位患者接受治疗和评估后,治疗和治疗组合疗效的不确定性仍然很高,那么每种治疗组合的接受概率几乎与下一位患者相同。随着试验的进行,与每次治疗相关的不确定性将会降低,有效治疗被分配给每个新患者的可能性更高。

模拟试验的操作特性

贝叶斯自适应试验设计阶段的一个重要验证步骤是通过反复模拟试验固定模型参数以评估试验设计的执行性能。模拟所用参数是根据假设的治疗受益而任意指定的值。根据这些指定值,通过假设的结局变量模型模拟出患者的结局。在这个假设试验中,假定患者结局为线性模型,因此根据上面公式 25.1 给出的回归系数 β 的值很容易计算患者预测的平均反应。考虑患者间的变异性,将方差为 σ^2 的随机误差与预测的平均值相加,以获得患者 AUC 的模拟值。

使用这样的程序,可以通过模拟任意治疗组合的患者反应来进行统计学实验。在这个设计中,前 32 名患者根据表 25.1 中提供的析因设计的两次重复分配治疗。在模拟其中每个患者的 $auc(i)$ 值之后,可以使用析因设计阶段的结果(假设 β 和 σ^2 的实际值未知)来估计 β 和 σ^2 的联合后验分布。接下来,采用上述适应性随机化方案将额外的 168 名患者依次分配到治疗中,并且也为这些患者模拟 AUC 值。后验分布在每个 AUC 值被模拟后重新估计,根据进入试验时可用的所有数据得到患者的随机化概率。以这种方式模拟了 200 例患者的 AUC 值和治疗分配后，记录试验的结论并进行下一次重复试验。

表 25.2 说明了 4 次实验的结果，其中以这种方式模拟了 1 000 次试验。未在表格第一列中列出的回归参数 β 的所有值假定等于零。例如，在表的第二行（$\beta_1 = -25$），只有治疗 1 被认为对症状负担有影响，并且这种治疗对症状负担的影响是降低 10 周 MDASI 的 AUC 得分 25 个单位。将该试验重复 1 000 次，治疗 1 被判断为唯一有效治疗的概率是 0.98。表中第三列列出了平均在试验期间接受最有效治疗的患者比例。对于表中的第二行，平均 175/200 患者仅接受治疗 1—最佳治疗。请注意，在未接受治疗的 25 名患者中，有 16 名在适应性随机化之前的析因设计阶段纳入试验。同样，表中第三行报告是当仅有治疗 1 和治疗 2 联合治疗（单独治疗无效）有效时的结果。表中第四行提供治疗 1 和组合治疗 1 和 2 均具有降低平均 AUC 25 点的有益效果。

样本量计算和试验的统计规模

工作特性表也可以用来总结设计功效和与无效假设相关的显著性水平。再次参考表 25.2 的第二行，如果唯一有效的是治疗 1，且治疗 1 的效果是将 10 周的 AUC 平均值减少 25 个单位，那么这一行的数据显示出现次数最多、检测最佳治疗的效能是 0.98。

这个试验设计的统计学显著性意义可以从表 25.2 的第一行推断出来。在这一行所代表的模拟试验中，没有任何治疗方法有效。在这些试验结束时，预测最低平均患者 AUC 的治疗在 96% 的模拟试验中是"无治疗"的；也就是说，在试验结束时，"无治疗"被宣布为最佳治疗的可能性为 0.96。与无效假设相关的测试效应是 $\alpha = 1 - 0.96 = 0.04$。那么，我们提出的适应性试验的显著性水平是 4%。

该试验检测治疗效果的能力列于第 2 栏的其余行中。例如，如果单一治疗平均降低患者

表 25.2　试验的操作特征

治疗	选择正确治疗的概率	接受最佳治疗的患者的平均人数
没有准确的疗效	0.96	123/200
$\beta_1 = -25$	0.98	175/200
$\beta_{1,2} = -25$	0.97	150/200
$\beta_1 = \beta_{1,2} = -25$	0.98	159/200

的 AUC 值 25 个单位，则有 98% 的机会在试验结束时宣布此治疗方案有效。检测这种治疗效果的能力因此是 0.98。第三行的记录显示，即使单一治疗无效，该试验在检测 25 个单位的交互作用的有效性具有 97% 的效力；第四行表明该试验在检测单一治疗效果时具有 98% 的效力，并且当这两种效应的量级均为 25 个单位时，该试验具有协同效应。

报告研究结果

根据试验设计，随机分组将持续进行，直到 200 名患者累计完成（32 个在因子部分，168 个在适应部分）。贝叶斯分析的结果将使用后验可信区间进行总结，因为我们在模型中假设了回归系数的非信息先验，所以这些可信区间将与相应的非贝叶斯置信区间完全匹配。也就是说，我们在治疗效果试验结束时估计的 95% 可信区间将与使用相同的试验数据计算的 95% 置信区间完全匹配。

关于最佳治疗或治疗组合的最终报告，根据试验结束时治疗 / 治疗组合对症状减轻的后验平均估计值来确定。这也与通常的非贝叶斯最小二乘法估计对应。贝叶斯方法不是使用传统的 P 值来比较治疗组，而是使用后验概率和可信区间来量化治疗效果的大小，提供了一种直观的方式来思考临床研究的结果。贝叶斯公式内的后验可信区间的解释与传统的频率值（非贝叶斯）解释略有不同。例如，贝叶斯 95% 可信区间解释为包含真实效应值的区间，概率为 0.95。比如，在最近的贝叶斯自适应性试验中，以单药或联合抗癌治疗作为其主要研究焦点，作者报告说"根据提供的数据，吉西他滨 -

多西他赛联合抗肿瘤治疗优于无进展和总生存率的后验概率分别为 0.98 和 0.97"[13]。

结论

贝叶斯统计方法正越来越多地应用于临床研究，因为贝叶斯统计方法非常适合于将试验治疗与试验期间累积的信息相结合，可能允许进行更小规模、提供更多信息的试验，并使患者在研究过程中得到更好的治疗。贝叶斯方法提供了一种在试验期间更新试验积累结果的机制。这种更新可以完全、明确和前瞻性地植入试验，并可以定期评估积累的结果，调整随机化概率以支持更好的治疗方法，以及修正试验对象以纳入对试验治疗反应更好的患者亚组。贝叶斯方法的一个重要用途，是根据当前结果计算未来结果的预测概率分布，此类分析还允许使用历史信息并综合相关试验的结果。

几项成功的适应性肿瘤学试验已经证明，这种方法在治疗性试验过程中能有效减少接受劣效治疗的患者数量[13-15]。贝叶斯自适应设计的最新创新应用包括开发肺癌靶向治疗[16]、单克隆抗体疗法的有效性和安全性的联合建模[7]，以及生存期临床试验中的短期临床反应[17]。

采用贝叶斯方法进行临床试验设计的优势包括更高的效率、试验中患者接受更好的治疗及更高精确度的主要研究终点，这些都有利于缓解症状的临床研究。

（赵翌 译　周文丽 校）

参考文献

1. Foley KM, Gelband H. *Improving Palliative Care for Cancer*. Washington DC: National Academy Press, 2001.

2. National Institutes of Health. Symptom management in cancer: pain, depression and fatigue: State-of-the-Science Conference Statement. *J Pain Palliat Care Pharmacother* **17**(1):77–97, 2003.

3. Thall PF, Wathen JK. Practical Bayesian adaptive randomisation in clinical trials. *Eur J Cancer* **43**(5):859–866, 2007.

4. Spiegelhalter DJ, Abrams KR, Myles JP. *Bayesian Approaches to Clinical Trials and Health Care Evaluation*. Chichester: Wiley, 2004.

5. US Food and Drug Administration, Center for Devices and Radiological Health. Draft guidance for industry and FDA staff. Guidance for the use of Bayesian statistics in medical device clinical trials. Available from: URL: http://www.fda.gov/downloads/MedicalDevices/DeviceRegulationandGuidance/GuidanceDocuments/ucm071121.pdf. Accessed Jun 9, 2009.

6. Biswas S, Liu DD, Lee JJ, Berry DA. Bayesian clinical trials at the University of Texas M. D. Anderson Cancer Center. *Clin Trials* **6**(3):205–216, 2009.

7. Ji Y, Bekele BN. Adaptive randomization for multiarm comparative clinical trials based on joint efficacy/toxicity outcomes. *Biometrics*:e-pub ahead of print, 2009.

8. Krams M, Lees KR, Hacke W, Grieve AP, Orgogozo JM, Ford GA. Acute Stroke Therapy by Inhibition of Neutrophils (ASTIN): an adaptive dose-response study of UK-279,276 in acute ischemic stroke. *Stroke* **34**(11):2543–2548, 2003.

9. Cleeland CS, Mendoza TR, Wang XS, et al. Assessing symptom distress in cancer patients: the M. D. Anderson Symptom Inventory. *Cancer* **89**(7):1634–1646, 2000.

10. Rosenthal DI, Mendoza TR, Chambers MS, et al. Measuring head and neck cancer symptom burden: the development and validation of the M. D. Anderson Symptom Inventory, head and neck module. *Head Neck* **29**(10): 923–931, 2007.

11. Rosenthal DI, Mendoza TR, Chambers MS, et al. The M. D. Anderson symptom inventory-head and neck module, a patient-reported outcome instrument, accurately predicts the severity of radiation-induced mucositis. *Int J Radiat Oncol Biol Phys* **72**(5): 1355–1361, 2008.

12. Berry DA, Fristedt B. *Bandit Problems: Sequential Allocation of Experiments (Monographs on Statistics and Applied Probability)*. London: Chapman and Hall, 1985.

13. Maki RG, Wathen JK, Patel SR, et al. Randomized phase II study of gemcitabine and docetaxel compared with gemcitabine alone in patients with metastatic soft tissue sarcomas: results of sarcoma alliance for research through collaboration study 002 [corrected]. *J Clin Oncol* **25**(19):2755–2763, 2007.

14. Giles FJ, Kantarjian HM, Cortes JE, et al. Adaptive randomized study of idarubicin and cytarabine versus troxacitabine and cytarabine versus troxacitabine and idarubicin in untreated patients 50 years or older with adverse karyotype acute myeloid leukemia. *J Clin Oncol* **21**(9):1722–1727, 2003.

15. Kantarjian H, Oki Y, Garcia-Manero G, et al. Results of a randomized study of 3 schedules of low-dose decitabine in higher-risk myelodysplastic syndrome and chronic myelomonocytic leukemia. *Blood* **109**(1):52–57, 2007.

16. Zhou X, Liu S, Kim ES, Herbst RS, Lee JJ. Bayesian adaptive design for targeted therapy development in lung cancer – a step toward personalized medicine. *Clin Trials* **5**(3):181–193, 2008.

17. Huang X, Ning J, Li Y, Estey E, Issa JP, Berry DA. Using short-term response information to facilitate adaptive randomization for survival clinical trials. *Stat Med* **28**(12):1680–1689, 2009.

第26章 促进癌症症状学研究

Ann O'Mara and Maria Sgambati

自 1975 年以来,联邦政府对癌症症状学研究的支持一直稳步增长,部分原因是响应国家政策,即不只在生命末期,而是贯穿在整个肿瘤治疗过程中,都应该优先考虑有效缓解症状。美国国家科学院医药协会(Institute of Medicine,IOM)将控制癌症疼痛列为改善医疗保健的 20 项优先事项之一[1]。2001 年 IOM 的报告"改善癌症姑息治疗[2]"和美国国立卫生研究院(National Institutes of Health,NIH)科学大会报告"癌症疼痛、抑郁、乏力症状的管理[3]"都着重报道了现有数据缺乏癌症症状的流行病学、潜在机制及有效管理这些与癌症和治疗相关的最常见症状。IOM 2001 年报告呼吁大幅度增加癌症症状方面的研究,认为缓解症状和姑息治疗是综合治疗的重要组成部分。严重的症状会影响患者的治疗,可用的治疗方法可能会延迟或无法使用;而症状控制不佳是大多数患者痛苦的来源,也影响患者和家人身体及社会功能。对于很多患者和存活者来说,有效缓解症状与控制肿瘤进展一样重要。

疼痛、认知损害、抑郁、疲乏、食欲缺乏 / 恶病质和睡眠障碍等症状并不是癌症特有的,同时这些症状的病因和治疗的研究也不是特属于某个科学或专业领域。研究人员在申请 NIH 资助进行癌症症状学研究时,必须将这些原则铭记在心,因为不止一个 NIH 研究所和中心(Institutes and Centers,ICs)参与肿瘤相关症状研究的科学审查和基金支持。此外,NIH 只是为癌症研究提供支持的政府和非政府机构之一。

本章我们将介绍以下内容:①现阶段支持癌症症状研究的研究所和中心;②简要介绍 NIH 对于基金申请的审核过程;③总结 NIH 对于该领域研究的资助机制;④回顾 NIH 从 1980 年开始对于疼痛、认知障碍、抑郁、疲乏、食欲缺乏 / 恶病质、睡眠障碍等症状的支持趋势;⑤重点叙述美国国家癌症研究所(National Cancer Institute,NCI)特别是社区临床肿瘤项目(Community Clinical Oncology Program,CCOP)实施的症状管理临床试验;⑥认识支持癌症研究的其他政府和非政府机构。

支持癌症症状学研究的 NIH 重点研究所和中心

初涉此领域的研究者在寻找癌症症状学研究申请 NIH 支持时,都会有一个普遍的误解,认为科学审查和资助决策都是由同一个研究所或中心决定。但事实是,大多数的科学审查都是由 NIH 综合评审小组(Integrated Review Groups,IRGs)完成,而做出资助决策的是不同的中心。

每一个 IRG 都由许多研究部分组成,每个部分都有其负责的科学领域。同样,每个中心都有专门负责的任务和专业领域,通常针对特定疾病,如 NCI、过敏及传染病研究所(Institute for Allergies and Infectious Diseases,NIAID)。但是也经常会有多个 IRG 或中心同时涉及一个科学领域,比如癌症疼痛症状的研究除了可以得到 NCI 的支持,也可以作为四个研究主题之一,同时获得 15 个其他中心的资助。很多中心都参与支持疼痛和睡眠的研究，NIH 建立了疼痛研究联盟和睡眠研究协调中心来促进这些领域的发展，在研究解决问题的过程中也促进了各个中心研究人员之间的合作[4-5]。

IRG 与中心之间的重叠见表 26.1，其中概述了目前正在审查的 IRG 研究领域及目前支持疼痛、疲乏、认知障碍、抑郁症、厌食症和睡眠障碍研究的评审中心。表中列出的不是全部症状，而是有依据地选取 6 个具有代表性的症状，这些依据包括：① IOM 报告的症状[1]、NIH 科学会议报告[3] 及 Cleeland 等的报告[6]中的数据；② NCI 档案中普遍资助研究的这些症状；③这些症状可在多种疾病中出现，因此引起多个中心的关注和支持。

NIH 拨款审核程序

NIH 拨款审核包括两步，旨在公平地审查每一个申请，并将申请的科学价值（IRG 审查）与其对特定中心政策（中心咨询委员会审查）的影响分开审查，以避免利益冲突[7]。在 NIH 科学评估中心收到申请时，会开始做下列事情：

表 26.1 美国国立卫生研究院（NIH）关于对癌症相关症状的科学评论及研究所和中心对其的支持

症状	科学评论（IRGs）[a]	资金（ICs）[b, c]
疼痛	1. 综合、功能、认知神经科学	跨 NIH 疼痛协会成立协调 15 个 ICs 支持研究的活动（http://painconsort ium. nih.gov/members.html）
	2. 风险、预防和健康行为	
	3. 外科学、生物医学图像和生物工程	
	4. 人口健康	
疲劳	1. 肌肉骨骼，口腔和皮肤病学	1. 国际护理研究机构
	2. 肿瘤科学	2. 国际心理健康机构
	3. 人口健康	3. 国际过敏及传染病机构
	4. 风险、预防和健康的行为方式	4. 国际支持治疗中心
认知障碍	1. 人口健康	1. 国际老年机构
	2. 风险、预防和健康行为	2. 国际护理研究机构
		3. 国际心理健康机构
		4. 国际神经病学和脑卒中机构
抑郁 / 消极损伤	1. 生物行为和生物行为过程	1. 国际老年机构
	2. 风险、预防和健康行为	2. 国际护理研究机构
	3. 分子、细胞和发育神经科学	3. 国际心理健康机构
厌食症 / 恶病质	1. 内分泌、代谢、营养和生殖科学	1. 国际护理研究机构
	2. 肿瘤学	2. 国际结缔组织疾病机构
	3. 综合神经科学，功能神经科学和认知神经科学	
睡眠障碍	1. 大脑疾病和临床神经科学	跨国立卫生研究院睡眠研究协调中心成立，以协调 12 个 ICs 支持研究的活动
	2. 人口健康	（http://www.nhlbi.nih.gov/health/prof/ sleep/sleep-05.htm）
	3. 综合神经科学，功能神经科学和认知神经科学	

IRG，综合审查小组；ICs，机构和中心

[a] 更多信息详见：http://cms.csr.nih.gov/PeerReviewMeetings/CSRIRGDescription

[b] 各机构和中心由 NCI 资助

[c] 各机构更多信息详见：http://www.nih.gov.

- 申请被分配到最合适的 IRG 的研究领域，以评估其科学和技术价值，同时也会被分配给最适合资助该申请的中心（可以根据需要分配多个中心）。鉴于 IRG 和中心有兴趣参与癌症症状研究，并有专业知识来审查申请，所以建议寻求 NIH 资助的研究人员考虑①哪个研究小组可能会最好地审查这个申请；②该申请如何与一个或多个中心的任务和目标相吻合。除非申请是针对特定申请（RFA）或融资机会公告（FOA）提出的，否则研究人员可以在资金申请所附的说明信中要求转到特定的课题部门（study section）或中心。申请人应该知道，各个中心提交和审查的要求各不相同，应该在提交项目之前联系特定的 IC。

- 有关申请信息可在 NIH 的网站"共享"（Commons）上在线获取，包括将申请分配给可能资助的 NIH 研究所，资助机构的 12～14 个字符的编号，审查申请的 IRG 或研究领域，以及将会管理这个研究部分的审查员的姓名和联系方式。想了解更多关于 NIH 共享或是申请账户，可以访问 http://commons.era.nih.gov/commons。

- 科学审查员会评估申请是否合理完整及对指南的遵守情况，审查申请所涉及的科学技术专业知识。在研究领域会议前大约 6 周，每个申请都会被分配给 3 名审稿人，至少其中两人要向科学评估中心提供保密的初步书面评论和评分。这些指定的审稿人将在会上主持讨论。

- 在研究会议之前，科学评估中心会给评审者一个最初得分较低的申请名单。如果所有评审者都同意，那么这些申请就是"需要改进的"，不会在会议上讨论。"需要改进的"申请需要申请者改进审查员提出的问题，重新提交一个改进的申请书。

- 在研究会议上，分配的评审员和讨论者提出评价，并阅读其他人的意见。在一般性讨论之后，评审员在评分表上独立在评分表上标出自己的"优先分数"，之后由科学

- 评估中心制表列出。

- 在会议的几天内，NIH 共享上就可查到优先分数和百分数排名。简要说明将在大约 1 个月后发布在网上，说明包括：①指定的评审员所写的书面评论；②科学审查员在课题部门讨论的总结；③课题部门对于研究的建议；④特殊考虑的管理笔记。

- 审查完毕后，指定的中心会负责这个项目，项目员即是主要联系人。

- 在二级同行评审中，中心咨询委员会考虑研究会的建议，并确定所审查的申请与中心重点和公共卫生需求的相关性，来决定是否为研究申请提供资金。研究负责人将会在 6～10 个月内知道资助情况。

NIH 对生物医学研究的资助机制

多年来，NIH 已经开展了多个机制来资助特定类型的研究项目。这些资助机制被分配到一个字母数字识别码（例如 K23，R01），可以采取资助金（grant）、合作协议或合同的形式。每个机制都对受助人和资金来源（NIH）角色有特定的规则和政策。本节的其余部分将重点讨论最有可能支持肿瘤症状研究的资助金和合作协议，有关其他资助机制的信息可以在各个 NIH 网站上找到[8]。

资助金

资助金广义上被定义为对已获得批准课题的奖励，所以中心在执行经济援助活动期间，不会干涉课题[9]。大多数研究人员都熟悉 NIH 最古老的资助机制 R01[10]。R01 机制支持由研究者执行的一个独立的特定项目，每年的研究直接资助费用可高达 50 万美元，可以涵盖一个到五个预算期（1～5 年）。R01 拨款可以由调查员启动，或提交给 FOA[11]。有一些 R01 FOA 侧重于癌症症状学研究，而 R 机制中的 R03（较小的研究项目）[12] 和 R21（探索 / 发展项目）[13] 的资助和预算较少。

P 机制与 R 机制密切相关[8]，总的来说，这

些机制支持多学科团队或一个学科多方面有关的研究项目，旨在实现一个明确的研究目标下多个互相关联的课题。除非在 FOA 中指定，P 机制没有资金限制。P01（研究计划项目）资助支持多个独立研究员共享知识和资源，进行综合性多项目研究工作。每个项目都必须有助于或直接关系到整个研究工作的共同主题，从而形成一个协同的研究和项目体系。P50（专业中心）资助支持针对特定疾病或生物医学问题领域的广泛多学科活动，包括基础和临床研究与开发工作及相关辅助支持活动，如长期患者护理。P50- 资助中心可作为区域或国家资源用于特定研究。其他 P 机制（如 P20, P30）通过资助行政活动、规划、共享资源和设施等，从而支持大型研究项目和中心的活动。这些资助金与研究的组成部分项目或方案项目有关，但是独立供资的。

职业发展奖项（F、K 和 T 机构）资助支持预备博士及博士后人员的培训。F 机制[14]资助奖学金项目，K 机制[15]资助职业研究项目，而 T 机制[16]是资助培训项目。其中很多机制（如 F32、K07、K08、K12、K23、K25 和 T32）对刚刚完成博士学位的初级研究人员们特别有帮助，因为这种资助机制为被资助者延长学习时间以获得更多的知识和技能，并继续他们的研究项目。举例来说，K07（学术职业）奖项旨在支持有意提高学术和研究专长的初级研究人员的发展，以及帮助更高级别的研究员提高教学和科研能力。NCI 资助的癌症预防、控制、行为和人口科学职业发展奖项（K07 的一部分），支持那些尚未独立的或者想从事癌症预防、控制、人口或行为科学研究工作的具有卫生专业或科学博士学位的人员。其他职业发展奖项（如 F33、K05 和 K24）则是针对那些需要保证时间来扩大其研究背景或指导新手的既定研究人员的资助。

NIH 的 PI（Pathway to Independence）奖项（K99/R00）为有前途的博士后科学家提供给导师和独立研究项目的资助。初始阶段为有前途的博士后研究科学家提供 1 年或 2 年有导师的支持，其后为长达 3 年的独立研究的支持。在职业过渡期间，获奖者将被期待从 NIH 成功获得独立的 R01 机制的资助。

合作协议

字母 U（U01，U10）指定的合作协议，在资助期间当 IC 预计大量政府方案参与时使用[17]。最广为人知的例子是 U10 基金，该基金被授予癌症合作组，如癌症和白血病 B 组（CALGB）和儿童肿瘤组（COG）。每个资助小组与 NCI 工作人员合作，以确定癌症研究的重要问题，并设计临床试验来回答这些问题。

对这些和其他资助机制的进一步讨论超出了本章的范围。请访问 http://www3.cancer.gov/admin/gab/2005GPB/GPB05-HighRes.pdf 获取关于 NCI 资助流程的更多信息。

政府支持的癌症症状科学项目

NIH 的 RePORTER（研究报告）[即 Research Portfolio Online Reporting Tools Expenditures & Results（研究文件在线报告工具支出和结果）；http://www.projectreporter.nih.gov/reporter.cfm]是一个由政府资助的生物医学研究项目，可在大学、医院和其他研究机构公开查询的数据库机构。该数据库可追溯到 1972 年，其中包括由 NIH、药物滥用和心理健康服务管理局（SAMHSA）、卫生资源和服务管理局（HRSA）、食品药品管理局（FDA）、疾病预防控制中心（CDCP）、卫生保健研究与质量局（AHRQ）和卫生部助理部长办公室（OASH）等机构资助的项目。RePORTER 界面允许用户搜索科学概念和新兴趋势和技术，并识别具体项目和研究人员。

为了了解整个政府肿瘤症状研究情况，作者尽可能广泛的检索了 RePORTER 的前身数据库 CRISP（科研项目信息的计算机检索），以详细掌握过去三十年的资金筹措模式。

搜索参数和纳入标准

对于这里提供的数据，CRISP 数据库检索分三个时间段进行(以十年计：1980—1989 年；1990—1999 年；2000—2007 年)。虽然 CRISP 包含的信息可以追溯到 1972 年，但是从 1972 年到 1979 年，有关癌症症状学的资助数量很少，所以这些年没有包括在内。

可以使用 CRISP 数据库中的搜索字段修改几个因素。搜索词被定为"癌症和[特定症状]"。即疼痛、抑郁／情感障碍、食欲减退／恶病质、疲乏、认知障碍和睡眠障碍／失眠六个症状。对于有两种术语表达(例如"食欲缺乏"或"恶病质")的症状，进行单独搜索，重复删除，结果合并。资助类型，只选择新的资助，因此研究员的项目在资助期间只计算一次。如果一名研究员的资助金获得了更新，则被视为新的补助金。这种搜查不受资助机制或机构类型的限制。

表 26.2 中列出了这些检索项目的初始项目，以确定它们是否准确地反映了癌症症状的研究。与会议相关的资助(U13 或 R13)或 NIH 内部资助(Z01)，那么资助不包括在内。同样如果是当前 CCOP 资助的合作协议的一部分，或者在 20 世纪 80 年代获得资助的前身项目社区医院肿瘤学计划的一部分，也不包括在内。这些资助机制的项目将在本章稍后讨论。如果同样的资助项目出现在一个以上症状研究中(例如，"辐射过程中的疲劳，疼痛和睡眠问题"的所有三个症状检索中出现了同一个资助项目)，那么这个项目会在每个症状下计数。

对于临床研究，如果课题专注于非癌症人群的指定症状的研究，则不包括这些资助。例如，如果发现对糖尿病性神经病变的研究仅仅是因为癌症相关性神经病可能在 CRISP 的摘要或同义词术语中被提及，那么该资助金就不算在内。如果症状术语仅用于参考化疗方案的预期副作用(例如，研究一种新的生物制剂，其中疲劳可能是预期的副作用)，则排除这项资助金。同样最后的统计中不包括以看护者的抑郁和失调为重点的资助。保留了特定症状的临床研究相关或最终有助于临床研究的基础科学项目(例如，在动物模型中的美沙酮受体表达的研究)。

如果不清楚有的课题是否应该计入，我们会裁定这些项目。在可能的情况下，对每项研究的摘要进行审查，以确定是否纳入。然而，在许多情况下，在 CRISP 中没有摘要，我们根据是否由 NCI 为唯一的(相对于其他 NIH 研究所)资助和我们对症状研究领域的知识来判定是否排除或纳入这一项。如果我们仍然不确定，将会使用内部 NIH 资助数据库来查找更多信息。

CRISP 搜索的结果

数据如图 26.1 和表 26.2 所示。基础科学和临床研究资助都列在 CRISP 中，但是由于数据库没有办法对这些资助进行排序，所以资助只记录为一个总数。进一步的讨论将只涉及最终的资助编码。

表 26.2　美国国立卫生研究院资助项目在 CRISP 中对选定癌症症状的最初和最终计数[a]，每十年计

	1980—1989 年		1990—1999 年		2000—2006 年	
	最初	最终	最初	最终	最初	最终
疼痛	105	48	175	107	312	145
抑郁／情感障碍	85	38	99	33	230	104
食欲减退／恶病质	45	17	33	18	45	19
疲乏	12	4	51	19	137	93
认知障碍	2	2	11	1	32	21
睡眠障碍／失眠	4	2	3	6	49	22

CRISP，计算机检索科学项目数据库的信息
[a] 详见正文以了解如何确定最初和最终计数

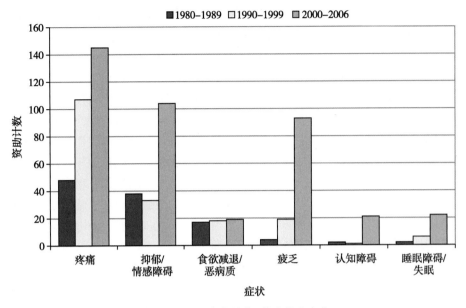

■ 1980—1989 □ 1990—1999 ■ 2000—2006

图 26.1 NIH 资金计数，按症状和年代

从第一个十年（1980—1989 年）到最后十年（仅有数据到 2006 年），CRISP 记录基金资助的是疼痛、抑郁 / 情感障碍、食欲减退 / 恶病质、疲乏、认知障碍和睡眠障碍 / 失眠等症状，研究基金资助从 12% 增加至 2 225%。对于食欲减退 / 恶病质研究的资助变化最小，绝对数量在过去三十年基本上没有变化。绝对数量增幅最大的是疼痛症状：1980—1989 年仅有 48 项与癌症疼痛相关的项目获得资助，2000—2006 年新增资助共计 145 项，增加了 200%。相对增长最明显的是疲乏症状，资助从 1980—1989 年的 4 项增加到 2000—2006 年的 93 项，增长了 2 225%。

促成这些增长的因素包括以下方面：1999 年至 2003 年期间，NIH 的预算翻了一番，这对提交和发出的资助数量产生了重大影响。例如，在 1995 年，NIH 拨款近 47 亿美元用于 R01 资助机制；到 2005 年，这一数字已经翻了一倍，达到近 107 亿美元[18]。在同一时期，政府和科学界对癌症相关症状越来越多的关注。2001 年 IOM 发表的报告"改善癌症的姑息治疗"[2] 和 2002 年 NIH 科学大会发表的报告"癌症疼痛，抑郁和疲乏的症状管理"[3] 强调缺乏关于与疾病

和治疗有关、最常见的癌症症状的流行病学和潜在机制及有效治疗的现有数据。

这里给出的数据表述有一些限制性。首先，作者承认裁决过程具有一定程度的主观性，出于这个原因，这个报告中包括了最初的和最终的检索数字，并且已经描述了排除拨款的过程。其次，CRISP 并没有对临床科学项目和基础科学项目进行分类，因此最后表述必然会将这些数据组合在一起，这使得很难讨论实际资助了多少临床项目。

社区临床肿瘤学计划作为症状试验的单位

1983 年，NCI 认识到需要增加学术中心以外的肿瘤临床试验，NCI 建立了社区临床肿瘤学项目[19]，该项目由 U10 机制资助。除了扩大癌症治疗试验的范围外，CCOP 还为癌症预防，症状管理和姑息治疗设计和开展了临床试验网。截至 2008 年，由 8 个癌症合作组织和 4 个 NCI 指定癌症中心（表 26.3）组成的 12 个研究基地参与其中，全国 61 个医师组织患者参加这些试验和 NCI 批准的疾病治疗试验。NCI 为以

表 26.3 NCI 资助的研究基地(截至 2008 年中)

癌症互助小组	癌症中心
1．儿童癌症互助小组	1. H.Lee Moffitt 肿瘤中心
2．癌症和 B 组白血病	2．德克萨斯大学安德森医学癌症中心
3．东方肿瘤学互助小组	3．罗切斯特大学癌症中心
4．肿瘤治疗北方中心小组	4．维克森林大学癌症中心
5．肿瘤放射治疗小组	
6．西南肿瘤小组	
7．国家外科辅助乳腺 / 肠道项目	
8．妇科肿瘤小组	

下这些人和活动提供资助和支持：①全职和兼职管理人员，临床研究员，数据管理员和学习助理提供支持；②课题带头人的工资；③与研究直接相关的供应和服务（如总结和发送用于病理检查的材料，处理和发送放射治疗质量控制数据）；④适当的路费支持参与和研究直接相关的会议[20]。

CCOP 早期进行的许多症状管理方案都是观察性的或描述性的，因为对癌症相关症状的发病率，流行程度或严重程度知之甚少，对于如何预防或改善这些症状几乎没有任何了解。早年间 CCOP 所资助的最重要的一个研究之一，就是 1994 年 Cleeland 等对 1 308 例转移癌门诊患者的疼痛研究，这些患者在东部肿瘤协作组的 54 个地点接受了治疗[6]。数十年后，这项研究数据仍被引用，证明癌症疼痛管理中一直存在问题。

过去和当前的 CCOP 症状管理临床试验

使用内部 NCI 数据库，我们调查了过去和现在通过 CCOP 进行的症状管理临床试验。自 1988 年以来，在疼痛、认知障碍、抑郁、疲乏、食欲减退 / 恶病质和睡眠障碍的特定领域进行了 72 项研究；然而，在 20 世纪 80 年代和 90 年代，CCOP 没有对睡眠障碍，认知障碍和抑郁 / 有效性障碍症状进行研究（表 26.4）。与此形成鲜明对照的是，在 2000 年至 2008 年 6 月，在这些领域共开展了 45 项研究。值得注意的是，在 2000—2006 年期间开始关注神经性疼痛的疼痛研究（75%）。这种关注可以归因于具有神经毒性副作用的药物，如紫杉烷的广泛使用。表 26.5 列出了 2000—2007 年已经或正在进行的一系列干预措施。

由于行为干预往往是劳动密集型的，而 CCOP RFA 不允许报销患者护理费用，因此大多数 CCOP 赞助的方案是测试药物干预结果。

其他政府和非政府的支持资源

在 NIH 之外寻找支持癌症症状研究的资源可能是一个艰巨的考验，要找到额外的政府资源，可以访问 http://www.grants.gov。最近使用搜索术语"癌症症状"搜索该网站，将美国陆军部门确定为进行癌症症状管理研究的潜在资源。该网站列出了乳腺癌、卵巢癌和前列腺癌方案，每个方案都描述了症状管理和生活质量研究的问题。

在谷歌搜索"资助癌症研究"和"资助癌症症状研究"这两个术语，产生了 6 个公认的支持癌症研究的基金会和团体。其中，美国癌症协会、肿瘤护理学会和 Susan G. Komen 基金会列出了癌症症状管理范围内的特定研究方向（症状、癌症控制、社会心理支持和生存能力）。表 26.6 列出了非 NIH 和非政府资源及 2008 年的网址。确定潜在非政府资助机会的另一个途径是基金会中心，该中心成立于 1956 年，它保存了关于美国资助者及其捐款明细的数据库[21]。

表 26.4　CCOP 方案增长情况，每十年计[a]

症状方案	1983—1989 年	1990—1999 年	2000—2006 年	总数
疼痛 / 神经病变	8	9	12	29
睡眠障碍	0	0	2	2
食欲减退 / 恶病质	1	6	9	16
疲乏	0	3	13	16
认知障碍	0	0	8	8
抑郁 / 情感障碍	0	0	1	1
总数	9	18	45	72

CCOP，社区临床肿瘤项目
[a] 来源：CCOP 数据库已批准和开放的方案

表 26.5　在 CCOP 临床试验中测试的干预类型，2000—2006 年[a]

症状	干预类型[b]
疼痛（12）	氨磷汀；谷氨酸；α 硫辛酸；脊髓药物输送系统；加巴喷丁；拉莫三嗪；利多卡因贴片；钙和镁针剂；维生素 E；冷冻消融；认知行为疗法
失眠（2）	缬草（Valeriana ofcinalis）；瑜伽
食欲减退 / 恶病质（9）	醋酸甲地孕酮片（Megace）；沙利度胺；肌酸；盐酸赛庚啶；依那西普；多西他赛 / 英夫利昔单抗；Juven[®]；氧雄龙
疲乏（13）	缓释哌醋甲酯；缬草；促红细胞生成素；左卡尼汀；认知行为疗法；人参，西洋参；莫达非尼；辅酶 Q10
认知障碍[c]（8）	银杏叶；哌醋甲酯；多奈哌齐；维生素 E；苯丙胺 / 右旋安非他命 XR
抑郁（1）	圣约翰草（St. John's Wort）/ 舍曲林

CCOP，社区临床肿瘤项目
[a] 来源：CCOP 研究数据库
[b] 同一药物可用于多项研究
[c] 两项观察性研究

表 26.6　其他政府和非政府的支持资源

政府支持	网址
陆军部（USAMRAA）	http://www.grants.gov/search/basic.do，keyword＝USAMRAA
非政府支持	
美国癌症社团	http://www.cancer.org/Research/ResearchProgramsFunding
美国癌症研究协会	http://www.aacr.org/home/scientists/research-funding-fellowships.aspx
癌症研究机构	http://www.cancerresearch.org/criprogs.html
兰斯阿姆斯特朗基金会	http://www.livestrong.org/What-We-Do/Our-Actions/Professional-Tools-Training/For-Communities/Community-Awards
肿瘤护理社团	http://www.ons.org/Awards/FoundationAwards
Susan G. Komen 基金会	http://cms.komen.org/komen/GrantsProgram/index.htm

总结

　　癌症相关症状的研究需要多学科的努力，NIH 的多个研究机构和研究中心都对这一研究领域提供了资助和支持。各种资助机制可对这一领域提供帮助，最显著的是 R 机制和职业发展项目。自 20 世纪 80 年代以来，NIH 对于研究癌症相关的疼痛、疲乏、睡眠障碍、厌食 / 恶病质、认知功能障碍和抑郁 / 情感障碍这些症状的资助和支持显著增多。除政府资源之外，最多见的支持来源是美国癌症协会，设有多个资助机制支持研究的发展。

（杜瀛瀛 译　贾佳 校）

参考文献

1. Institute of Medicine. *Priority Areas for National Action: Transforming Health Care Policy*. Washington DC: The National Academies Press, 2003.

2. Foley KM, Gelband H. *Improving Palliative Care for Cancer*. Washington DC: National Academy Press, 2001.

3. Patrick DL, Ferketich SL, Frame PS, et al. National Institutes of Health State-of-the-Science Conference Statement: Symptom Management in Cancer: Pain, Depression, and Fatigue, July 15–17, 2002. *J Natl Cancer Inst* **95**(15):1110–1117, 2003.

4. National Institutes of Health, NIH Pain Consortium. Purpose. Available from: URL: http://painconsortium.nih.gov/purpose.html. Accessed Oct 1, 2008.

5. National Institutes of Health, National Heart Lung and Blood Institute. Annual Report of the Trans-NIH Sleep Research Coordinating Committee, Fiscal Year 2005. Available from: URL: http://www.nhlbi.nih.gov/health/prof/sleep/sleep-05.htm. Accessed Oct 2, 2008.

6. Cleeland CS, Gonin R, Hatfield AK, et al. Pain and its treatment in outpatients with metastatic cancer. *N Engl J Med* **330**(9):592–596, 1994.

7. National Institutes of Health, Center for Scientific Review. The peer review process. Available from: URL: http://cms.csr.nih.gov/AboutCSR/OverviewofPeerReviewProcess.htm. Accessed Oct 8, 2008.

8. National Institutes of Health, Office of Extramural Research. Types of extramural programs. Available from: URL: http://grants.nih.gov/grants/funding/funding_program.htm. Accessed Oct 2, 2008.

9. National Institutes of Health, Office of Extramural Research. Glossary and acronyms: G. Available from: URL: http://grants1.nih.gov/grants/glossary.htm#G. Accessed Oct 2, 2008.

10. National Institutes of Health, Office of Extramural Research. NIH research project grant program (R01). Available from: URL: http://grants1.nih.gov/grants/funding/r01.htm. Accessed Oct 2, 2008.

11. National Institutes of Health, National Cancer Institute. Funding opportunities in symptom management and palliative care research. Available from: URL: http://www.cancer.gov/researchandfunding/announcements/symptommanagement. Accessed Oct 2, 2008.

12. National Institutes of Health, Office of Extramural Research. NIH small grant program (R03). Available from: URL: http://grants1.nih.gov/grants/funding/r03.htm. Accessed Oct 2, 2008.

13. National Institutes of Health, Office of Extramural Research. NIH exploratory/developmental research grant award (R21). Available from: URL: http://grants1.nih.gov/grants/funding/r21.htm. Accessed Oct 2, 2008.

14. National Institutes of Health, Office of Extramural Research. F kiosk: information about Ruth L. Kirschstein NRSA individual fellowship funding opportunities. Available from: URL: http://grants1.nih.gov/training/F_files_nrsa.htm. Accessed Oct 8, 2008.

15. National Institutes of Health, Office of Extramural Research. K kiosk: information about NIH career development awards. Available from: URL: http://grants1.nih.gov/training/careerdevelopmentawards.htm. Accessed Oct 2, 2008.

16. National Institutes of Health, Office of Extramural Research. About grants: activity codes search results: T. Available from: URL: http://grants1.nih.gov/grants/funding/ac_search_results.htm?text_curr=T&Search_Type=Activity. Accessed Oct 8, 2008.

17. National Institutes of Health, Office of Extramural Research. Glossary and acronyms: C. Available from: URL: http://grants1.nih.gov/grants/glossary.htm#C. Accessed Oct 2, 2008.

18. National Institutes of Health. Frequently asked questions about the NIH extramural budget. Available from: URL: http://grants.nih.gov/grants/financial/QA_Doubling_Period.doc. Accessed Oct 2, 2008.

19. National Cancer Institute, Division of Cancer Prevention. Community Clinical Oncology Program (CCOP): history and accomplishments. Available from: URL: http://dcp.cancer.gov/programs-resources/programs/ccop/about/history. Accessed Oct 8, 2008.

20. National Institutes of Health, Office of Extramural Research. Funding opportunities and notices: RFA-CA-07–025: Section II – award information. Available from: URL: http://grants.nih.gov/grants/guide/rfa-files/RFA-CA-07–025.html#SectionII. Accessed Oct 8, 2008.

21. Foundation Center. Welcome grantmakers. Available from: URL: http://foundationcenter.org/grantmakers. Accessed Oct 8, 2008.

Joanna M. Brell and Lori M. Minasian

癌症的经历或许可以描述成经历症状的持续过程，从诊断开始，癌症相关症状提供了疾病最初的迹象，并且持续贯穿于治疗至死亡或幸存的整个过程。癌症相关症状的发生率相当高，通常通过肿瘤的根除得到控制。然而，恶性肿瘤的治疗也与治疗相关症状和毒性相关，这可能会致残甚至危及生命。通常，治疗相关毒性可通过减少抗肿瘤治疗的剂量或中止治疗得到控制，但这种做法可能不利于患者的长期生存。目前，在开始应用化疗过去几十年后，人们逐渐意识到需要在幸存于癌症和幸存于治疗之间取得平衡。

最初癌症药物的研发重点在治疗性药物上，而很少花精力关注支持性药物，这也许是可以理解的。因此，尽管抗癌治疗的进展引起了一系列治疗相关毒性，然而获批的症状管理药物的数量与癌症治疗的进展并不平行。本章节重点介绍用于减少癌症治疗产生的毒性和症状的特定药物的开发，讨论症状评估和治疗反应的测量及症状管理试验设计的相关问题。

问题的定义

在美国，癌症生存率呈现上升的趋势。由于筛查、早期检查和治疗的发展，2009 年美国癌症幸存者的数量约为 1 100 万人。一些恶性肿瘤的治愈率很高，或者具有良好的长期预后。例如，女性乳腺癌幸存者占所有癌症生存者的 23%[1]。儿童急性淋巴细胞白血病 5 年总生存率超过 80%，在 2009 年大约有 50 000 名幸存者。

大约 90% 的霍奇金淋巴瘤患者可存活至少 5 年。

然而，这些进步也是有代价的。这些疾病的治疗计划范围很广，往往涉及多种模式的治疗手段。患者和幸存者不仅要面对治疗期间出现的急性毒性，还要面临治疗后可能出现的长期问题（表 27.1）。例如，霍奇金淋巴瘤患者 10 年后大约三分之二的死亡与治疗引起的并发症有关，包括心血管疾病和第二原发性肿瘤，而不是肿瘤复发[2]。癌症幸存者面临的一些问题涉及健康相关生活质量（health-related quality of life，HRQOL）的变化，HRQOL 是指关于患者健康所有方面的综合评价。广泛的影响有：①对患者而言，不能参与劳动，不能享受健康保险，尤其是儿童患者出现学习 / 认知障碍；②对医疗系统而言，长期失能相关的医疗负担加重。

这种严峻的形势促使发现新方法来减轻急性和慢性治疗相关毒性，并最大程度地改善 HRQOL，且不降低治疗效果。这些方法依托于症状控制和支持治疗新药的研发和测试。在症状控制药物的研发中，临床试验设计的新模式可以采用治疗性药物研发中应用的原则。

癌症症状控制学面临着艰巨但可实现的任务：

- 将复杂症状分解成独立的生物学问题。
- 探索研究导致症状和治疗毒性的关键通路的生物学过程。
- 思考新的治疗方法来对抗这些病理生理学靶点。
- 找到最优的方法将主观和经验性的感觉转换成可重复、可测量的数据。

表 27.1　举例说明抗肿瘤治疗可能出现的慢性毒性[40,41]

可能的毒性	治疗措施
心肌病变	阿霉素
左心室功能障碍	曲妥珠单抗
充血性心衰	米托蒽醌
冠状动脉痉挛	5- 氟尿嘧啶
	卡培他滨
冠状动脉疾病	放疗
不孕不育	烷化剂
	手术
	放疗
性功能障碍	大多数的激素
致畸	孕早期给予的大多数抗肿瘤治疗
肺纤维化	博来霉素
间质性肺疾病	厄洛替尼
白内障	他莫昔芬
骨质钙流失	芳香化酶抑制剂
长期骨髓抑制	烷化剂
	替莫唑胺
周围神经病变	铂类
	紫杉类
	长春碱类
	蛋白酶抑制剂
小脑毒性	阿糖胞苷
脑白质病	甲氨蝶呤
器质性脑综合征	放疗
脑血管意外	贝伐珠单抗
多发性神经根病	鞘内注射甲氨蝶呤
	阿糖胞苷
糖尿病 / 胰腺功能不全	胰腺切除
肾功能不全	顺铂
肝功能不全	伊马替尼
	长春瑞滨
	甲氨蝶呤
管腔狭窄	放疗
继发恶性肿瘤	拓扑异构酶抑制剂
	烷化剂

- 设计具有基于假设的治疗评估和有意义研究终点的试验。

症状生物学的探索

症状的病理生理学与肿瘤生物学一样复杂,需要相同的学科基础、关注细节和基金支持。了解症状病理生理学的可观察部分有助于症状管理药物的发现,其最初的发展是通过一个生理学过程来发现作用机制。生物学对某些症状的病理生理学产生了一定影响,然而,随着癌症早期治疗的发展,转化研究成为相对较新的进展,因而推迟了将这些发现应用于临床实践的过程。

症状生物学研究面临的障碍

症状管理药物的发展看起来进展缓慢,这与存在一些障碍有关,如表 27.2 所示。首先,与用于癌症治疗性药物研发的动物模型数量相比,用于癌症症状研究的临床前模型较缺乏。小动物模型(主要是小鼠)可一定程度上类比人的症状,如神经病变引起的疼痛或恶病质导致的肌肉萎缩。治疗试验中常用的其他类型的模型,如组织培养,基因和蛋白微阵列(例如用于骨骼肌试验),以及数学或计算机生成的模型,尚未被广泛应用于症状管理研究中。研究患者体征与对痛苦的感知之间相关性的方法也同样缺乏。

第二个障碍在于药物的评价缺乏已知的作用机制。在很多临床机构中,为尽快减轻患者的痛苦,医生采取经验性的方法,尝试各种现有的药物。研究者"从临床到实验室"的研究基于患者的报告,即这些药物对他们是有效的

表 27.2　症状管理药物开发研究面临的障碍

缺乏具有可测症状组分的生理性数据
很少有专门用于症状控制的药物
用基于经验的方法来发现潜在的药物
多重,多因素症状的存在,使单一药物的研发复杂化
症状负担过重的患者可能无法参与临床试验

或是对非肿瘤的症状有一定作用。为试图找到推测可能不存在额外毒性的药物，一些患者使用中药和其他替代药物来缓解症状[3]；对这些药物后续的评估并没有取得值得关注的成果。从经验性方法着手的研究一直是药物研发"从实验室到临床"的障碍。

此外，由于治疗的主要目标是根除肿瘤，症状管理最初并不属于研究前沿。由于症状是主观的，变化较快，在强度上不固定，因此寻找一个特定的药物解决确切的问题，在症状药物研发中是一个相当大的挑战。必须注意要把与疾病负荷有关的症状同其他引起症状的因素分开，如治疗毒性、身体功能、财务问题和其他问题[4]。

更复杂的问题在于癌症患者不只有一个症状，通常以一种综合征的形式出现，提示它们存在一个共同的病理生理学基础[5,6]。综合征具有不同的表现形式，与很多环境和心理社会因素相关，导致患者不同程度的功能损害。在综合征研究中关键的一步是区分肿瘤特异性的症状和治疗引起的副作用，两者可能涉及完全不同的治疗方法。

例如，癌症疲乏与多种因素有关，通常与睡眠障碍、抑郁和治疗相关的毒性如贫血有关。试图去梳理综合征中症状之间复杂的相互关系本身就存在诸多困难，通过一个试验来举例说明：这是一项研究帕罗西汀（paroxetine）对化疗期间患者疲乏的治疗效果的随机对照试验，推测该 5- 羟色胺（5-hydroxytryptamine，serotonin，5-HT）再摄取抑制剂将会减轻疲乏和抑郁的症状[7]。不论最初是否存在抑郁，帕罗西汀组与安慰剂组相比并没有改善患者疲乏水平，然而，安慰剂组患者抑郁水平更高。因此，并没有证实疲乏和抑郁存在共同的机制作用于中枢神经系统 5-HT[7]。这些症状间的相似性是来自其他通路，还是本身就是两种不同的问题，必须分别去研究。

另一个容易忽视的障碍与患者本身有关。晚期癌症患者存在不可控制的症状，病情很重，可能是最具挑战性的研究群体。症状较轻的患者能够描述他们的症状而参与临床试验，然而对于症状负担较重的患者，他们的信息并不总能获得。在药物或其他治疗试验中，具有细微症状的患者组间差异可能很难测量到，如果是这种情况，小到中等规模的试验容易出现阴性结果。

癌症相关症状的生物学通路

临床前的研究模型可能有助于发现癌症相关症状潜在的机制。有一种模型显示给予炎性因子后动物出现的某些行为与人的恶性肿瘤和其他疾病如全身感染非常相似。这些动物表现得不太活跃，进食量和社会行为减少[8]，这种现象称为"病态行为"[9]。病态行为是很多热门研究的焦点。

血清炎症因子、神经内分泌皮质醇反应、下丘脑 - 垂体 - 肾上腺轴功能、中枢神经系统儿茶酚胺 / 神经递质的生成，同恶性肿瘤及治疗涉及的信号通路之间存在的相互关系，被认为是引起病态行为的复杂机制[10]。细胞因子的产生对于很多疾病是已知的现象，也包括癌症，有数据表明细胞因子水平在抑郁和疲乏的动物模型和患者体内升高（参考第 8 章至第 11 章）。通过系统的方法来处理这种复杂的模型，需要研究者评估恶性肿瘤的神经免疫功能，监测合适的生物学指标，然后将这些指标与临床症状相联系起来[10]。

对症状产生机制的了解将有助于药物靶点的发现。换句话说，如果能分离出一种可引起症状的相关生物分子，便可设计一种药物来靶向该分子并最终抑制症状出现。这在肿瘤治疗药物的发展中是一个相当直接的过程，因为肿瘤组织很容易获得，然而与症状相关的特异性组织很少。因此关键是要在所有类型的癌症相关症状中发现更多的核心靶点，从而可以设计药物来抑制它们。例如，一些循环细胞因子就是潜在的靶点，如 TNF-α 和 IL-6，因为已经产生了针对它们的抗体。细胞因子抗体正用于缓解症状的研究。活跃状态的恶性肿瘤或感染可持续产生内源性的炎性蛋白，因此细胞因子在细胞水平上的产物可能是另外可考虑的特异性靶点。

治疗相关毒性的生物学通路

曾经认为恶性肿瘤只能通过外科手术治疗；然而，多模式治疗常常在很大程度上影响生存。例如，早期乳腺癌的幸存者在约 1 年的治疗方案完成前，通常要经历手术、放疗、联合化疗，有时还需要单克隆抗体的治疗；对于激素受体阳性的患者，每天的激素辅助治疗需要持续 5 年甚至更长时间。多种治疗方式的应用增加了治疗期间及治疗数年后毒性发生的概率。任何抗肿瘤治疗都能产生毒性。综合治疗的好处在于增加了幸存者的数量，其利益大于风险。然而，随着越来越多的人承受着治疗相关的长期显著的毒性，当务之急是要对急性和慢性副作用进行精确分析。

在肿瘤学中，治疗的毒性使其很难应用全部的治疗手段，为解决这一问题开发新药来降低毒性的严重程度（如止吐药）或防止毒性同时产生（如造血生长因子）。这些药物的发展基于重要的基础医学研究，其研究目的是为了更好地理解潜在问题的病理生理学机制（如呕吐或造血生长因子涉及的神经信号）。此外，随着新抗癌治疗的发展，抗肿瘤治疗的毒性范围也越来越广。

新型抗癌治疗药物具有明确的作用机制，可以早期预测毒性。在多种动物模型中进行的临床前药物检测揭示了药物副作用及其严重性；如果在动物中毒性太大，这种药物通常需要重新进行设计或放弃使用。新型抗癌药物的 I 期研究列举了在人体内的毒性类型及强度，并在不同人群中进行测试，如健康志愿者和经过大剂量预处理的癌症患者。早期研究有助于对 III 期试验药物的毒性管理作出规划，包括利用已有药物的循证指南，比如治疗呕吐等问题，或可能需要开发新药用于表皮生长因子受体（epidermal growth factor receptor，EGFR）抑制剂引起的皮疹或化疗引起的神经病变。

分子靶向药物很快被发现具有多种治疗应用，一些不同的毒性具有类似的效应，或类似的药物有共同的毒性。了解了这些规律，制药公司和研究者就可以同时解决同一类新药出现的毒性控制问题。例如，EGFR 抑制剂最常见的毒性是皮疹和腹泻[11]。EGFR-1，一种 EGFR 亚群，发现其不只存在于肿瘤组织中，也存在于皮肤和肠道。这些小分子导致细胞功能障碍和肿瘤的稳定，即肿瘤可测量的参数不发生显著的变化。患者可长期获益于 EGFR-1 抑制剂，但会出现慢性毒性。有报告显示患者不能耐受 EGFR-1 抑制剂引起的皮肤表现，如丘疹性皮疹，由此导致的治疗中断也很常见。这种皮肤表现的病理生理学机制在于真皮中 EGFR-1 的活性被阻断，抑制了正常角质形成细胞的功能，从而导致皮疹的出现[12]。研究者借鉴其他类型皮肤病如痤疮的治疗经验，来研究用现有的药物治疗或预防全身或局部皮疹，但是成效甚微[13]。尽管药物通过靶向抑制 EGFR-1 发挥作用，但重建 EGFR 活性可能会加速肿瘤生长。因此，相对于全身治疗，针对皮肤的局部治疗似乎是一个可行的研究方案。

副作用管理的难点在于如何将累及的器官独立出来而不影响治疗效果，如上述例证中的皮肤问题。症状控制药物的应用必须经证实不会阻止最佳的癌细胞死亡或功能障碍。如果这些药物不利于生存率、治疗反应率，或其他任何重要的参数，则并不会使患者获益。这些药物在与抗肿瘤治疗结合时可能需要研究药代动力学变化（类似于联合 I 期试验）及治疗效果的衰减。而这需要大规模的随机对照试验来获得生存率相关信息，这在药物研发过程中出现较晚。例如，研发促红细胞生成的药物来改善贫血，因为在恶性肿瘤中发现贫血会降低治疗效果和 HRQOL，尤其与疲乏有关。几项大规模的研究出现了矛盾的数据，一些研究发现患者总生存率下降。一项来自 Cochran 协作组 2009 年的 meta 分析评估了随机试验中近 14 000 名患者，总结发现应用促红细胞生成药物治疗的患者总生存率更低[14]。尽管早期试验中已经发现了相关毒性，但要揭示对生存率的影响仍需要成千上万的患者参与试验。目前新型靶向药物的晚期毒性也需要多年的观察才能呈现出来。上市后的监测对于抗肿瘤治疗和症状管理药物都至关重要。

症状管理最好能够缓解全部的症状负担而不增加额外的、难处理的问题，因此，控制症状或管理毒性的药物产生另外的副作用是要关注的问题。以醋酸甲地孕酮（megestrol acetate）为例，这是一种促进食欲的药物，但它可增加血栓栓塞的风险，不适合用于高凝状态的癌症患者，尤其是患有厌食症但具有高血栓栓塞风险的胰腺癌患者。在药物的研发过程中，特别是对于症状控制药物，必须要考虑到患者的风险受益率。

新型症状控制药物的研发

如果症状产生的机制是明确的，临床前研究可以依照类似于国家肿瘤研究所（National Cancer Institute，NCI）治疗发展项目[15]和转化研究工作组（Translational Research Working Group，TRWG）治疗发展计划的方式进行[16]。TRWG是由NCI组建来推动转化研究的发展，在国家层面推动靶向治疗和生物制剂的产生。该工作组记录了抗癌和防癌治疗药物研发的基本通用过程，称之为药物路径（agent pathway）。希望通过药物路径的实施来加速转化研究的进程，在进一步发展前对药物的靶点进行验证，与政府、学术界和制药公司协作推动药物的研发，并参与药物研发的所有阶段，在进入临床试验前不只是逐步进行，同时需要进行适当的测试[16]，并不是所有的步骤都按部就班。然而，如果没有达到特定的标准，针对的目标或药物的临床应用的信心就会大打折扣。

这种有组织性的路径，虽然是为治愈性药物所制定，但也可应用于症状药物的研发中。关于症状转化研究恰当的例证是二十碳五烯酸（eicosapentaenoic acid，EPA）用于肿瘤相关体重下降的研究，如表27.3所示。尽管该研究是很久之前发表的，但他们概括了基于假设的恶

病质生物学通路来开发新药的过程[17-19]。

理想情况下，症状药物的试验只有在对TRWG路径的每一步都进行了靶点验证以后才可以继续进行[16]。症状研究的靶点验证试验可能不包括肿瘤细胞系，而是评估受损的细胞，如化疗引起周围神经病变的神经元轴突。有些症状显然不容易由现有的动物模型产生，这就需要找到合适的模型。例如，糖尿病和外伤性神经病变的神经结扎模型已经建立成功，这种模型与化疗引起的周围神经病变之间的相关性尚属未知。尽管在科学上极具挑战性，用于其他肿瘤相关症状如疲乏和疾病相关认知功能障碍的动物模型仍需被建立起来。

找到症状管理的生理标志物将有助于症状药物的发展。大多数目前或潜在的生物标志物是直接测量某些肿瘤成分（如PSA、CA-125、循环肿瘤细胞、β-连环蛋白）。对于前瞻性的生理生物标志物的探索，正开展功能性大脑MRI成像用于认知功能障碍[20]，去脂肪体重或瘦体重用于非故意体重下降[21]，以及循环细胞因子用于抑郁症的研究[22]。然而，当前任何生物标志物与症状严重性之间的相关性远未完善。

转换主观指标为可测量的指标

在可行的情况下，阐明"症状表型"（即患者症状的表现）背后的遗传变异和病理生理学机制有助于为患者提供合理的干预措施。从综合征中可以看出，症状表型是多种多样的，与很多环境和心理社会因素有关。恰当的问卷评估有助于将这些重要问题归类为有形组分。

患者自我报告的症状

如果所研究的症状不存在可观测部分，那么症状测量完全依靠患者的自我报告。很多肿瘤学临床试验终点都是客观和可测量的，由医护专业人员进行评定。较为主观的信息最好由患者直接提供，由患者报告结局（patient-reported outcome，PRO）量表进行收集。经验的PRO量表用于测量特异的主观症状，并用作症状试验

表 27.3　EPA 治疗恶病质的开发路径

发展阶段 [a]	举例：EPA 用于肿瘤恶病质
● 资格认证 明确靶点、评估相关性 该靶点是否有临床意义？ 可以开发药物来作用于靶点吗？	恶病质/非有意的体重减轻是一个重要的临床问题，缺乏有效的治疗手段 推测具有潜在靶点的炎症机制： ● 细胞因子增加 [b] ● Eicosanoid 形成增多 ● 核因子 -κB 增加 ● 泛素蛋白酶系统激活 ● 糖异生作用增强 ● 肿瘤释放 PIF 营养不良和神经内分泌指标未明确描述 摘要：抑制炎症是临床相关的靶点，潜在的药物研发方向
● 支持工具 药物和检测方法并行开发 药效学试验测定靶点的抑制作用 验证终点 哪类患者可能获益？	在小鼠 MAC-16 恶病质模型中抗炎治疗降低了细胞因子水平，且体重增加 EPA n-3 是食物中的必需脂肪酸，用于维持细胞膜和酶的功能，人体平均摄入～ 0.1g/d 在 MAC-16 小鼠模型中，较高剂量的 EPA 降低了炎症标志物和 PIF 的水平，减少了体重/肌肉的损失 检测血清细胞因子、EPA 水平；去脂体重，易检测的体重 胰腺癌患者恶病质发生率较高 摘要：通过试验发现药物；在小鼠模型中证实有效
● 模式的建立 研发用于人体的药物	EPA 胶囊或液体制剂难以大量服用 配制具有高剂量 EPA 的口服营养补充剂 患者对口味的反映 研发体积最小的药物媒介，且药物在媒介中保持稳定 摘要：用改进的药物传递系统配制药剂
● 临床前的研发阶段 评估代谢、生物利用度和毒性 产品的生产是否能保持一致？	在动物模型中探索剂量；测试 EPA 的生物利用度 未发现剂量限制性毒性反应 标准生产方法时是每瓶补充剂含有 1.0g EPA 摘要：药物不存在严重毒性；生产计划可靠
● 临床试验 在人体内测试 在目标人群中测试	Ⅰ期试验：非肿瘤人群：测试 EPA 的安全性、耐受性、可接受性 Ⅰ/Ⅱ期试验：肿瘤患者：去脂体重增加，IL-1、IL-6、PIF 水平下降具有统计学意义 Ⅲ期试验：晚期胰腺癌患者：无统计学意义 摘要：无统计学意义的随机试验

EPA，二十碳五烯酸；PIF，促蛋白质分解因子；IL，白细胞介素
[a] 基于转化研究工作组药物研发计划的分类 [16]
[b] 主要是 IL-1 和 IL-6

的目标或终点。PROs 成为症状评估和测量的指标。美国食品药品管理局（Food and Drug Administration，FDA）报告了"行业指南：患者报告结局测量，用于医疗产品的开发以支持其标签注释"[23]，强调了量化主观性终点的问题，并提出开发有效的 PRO 评估工具的方法。

几种经过充分验证用于癌痛测量的 PRO 量表（如简要疼痛量表 [24]）以类似于 TRWG 支持工具的方式进行了测试。其中，特定的药物如加巴喷丁（gabapentin）因能主观上改善疼痛，已被批准用于医疗 [25]。发现某种症状最恰当的测量方法需要完善、反复评估及验证患者报告

的测量方法。PRO 应用于临床试验，同任何生物标志物或肿瘤的测量一样，要求试验目标和研究终点是相关的、简洁的和可测量的。

患者报告结局（PRO）的测量

PRO 的测量必须包括症状的基本要点，并且症状可包括多个组分。例如，化疗引起的神经病变通常包括疼痛、深部腱反射减退及神经病理性感觉和运动变化，如麻木、刺痛和灼热感。运动功能的改变包括手眼协调和平衡减退。这种神经病变的非痛觉成分即使在没有疼痛的情况下也会使患者丧失活动能力。这种多组分症状在一项研究中一个量表往往是不够的，需要多种测量方式来捕捉患者的主观体验。如果缺乏特定终点的测量方法，则必须在临床试验规划的早期进行开发。

在构建课题过程中，所有的 PRO 测量必须意义明确，以确保收集的数据具有统计学意义。PROs 可用于明确患者纳入标准（比如症状需要有足够的严重程度以体现对治疗的反应），并且应对基线状态及干预后的反应进行测量。在试验期间对治疗毒性的评估可能需要多种评估方式。作为主观性的报告，PROs 容易出现多种偏倚，因此不同于治疗性的研究，这些临床试验需要干预措施的随机与设盲结合。即便如此，截止到 2009 年，以 PROs 为依据的 7 种用于改善症状或机能状态的肿瘤治疗药物已通过 FDA 批准[26]。

形成标准化有助于 PROs 的报告。推进临床试验进程的美国国立卫生研究院（National Institutes of Health，NIH）路线图项目（Roadmap Initiative）[27]已经开发了患者报告结局测量信息系统（Patient-Reported Outcomes Measurement Information System，PROMIS）[28]。PROMIS 网络包括主要研究单位和 NIH，目的是制造标准化的和验证后的患者报告工具用于各种慢性疾病的多个领域。为验证癌症人群工具量表，NCI 加入到 PROMIS 中，以规定癌症患者和幸存者的机体功能、疲乏、疼痛和情绪障碍领域相关的格式。通过共同努力，PROMIS 目前正

在评估癌症疲乏简要量表（Cancer Fatigue Short Form），最终版本将很快提供给所有癌症研究者和临床医生，而关于此量表最小临床意义变化值的研究仍在继续进行[28]。鉴于量表是有效的、相关的、准确的，与提供的结果相一致，并且不会过度增加患者或研究者的负担，研究组将可以利用这种有效的方法来交流试验结果以加快研究进程。

临床试验设计的进一步思考

假设检验

合理的试验设计是任何类型的临床试验获得有意义数据的关键。FDA 对于新药应用测试的临床和统计部分的格式和内容均有指南，这是试验设计的基石[29]。癌症症状试验的设计通常是随机的、有安慰剂对照的，平行组设计的药物常有多种剂量水平。但在这种类型的 II 期试验中，经常会出现高估受益的情况，假阳性率为 20%～40%[30]。

交叉设计是较为常用的一种研究方式。在交叉设计中，一组患者接受治疗，另一组患者接受安慰剂处理，一定时间后，患者交叉到相反的组中。交叉设计相对于随机对照试验有几个优点：交叉设计实施更容易而且采用不复杂的统计分析方法，对于急性或慢性疾病都能很容易的进行研究。相反，在平行组设计中部分患者只接受安慰剂处理，这种做法可能并不合适。交叉设计能快速检测药物的半衰期，确定其有效性和安全性[31]，而且所有的患者最终都接受了研究药物的治疗。为使得交叉设计真正有效，在设计前必须确定主要终点。交叉设计可能较难用于某些症状的药物研究，因为在试验期间，疾病相关和治疗相关症状的进程可能出现变化，这可能会混淆结果。

为完善症状治疗试验结果，也可以考虑其他的设计方法。其中一个范例就是随机中止试验设计（randomized discontinuation trial，RDT），适用于非均质性群体的研究，常见于症状控制

试验。RDT 可以快速减少接受无效药物治疗的患者数量，而富集潜在获益患者的数量。所有纳入试验的患者在某一特定时间点接受研究药物，通过某种测量方法推测不受益的患者中止试验。剩余患者随机分配至继续治疗组或安慰剂组。在第二次评估后，安慰剂组的患者如果出现症状复发则被交叉至药物组。RDT 的优点包括快速提早放弃无效药物，减少安慰剂的用量，其在症状控制试验中应用更广泛，并且患者是基于临床反应 / 获益继续进行研究，而没有更多武断的因素[32]。贝叶斯自适应试验设计也有类似的优势，可用于症状研究临床试验，在第 24 章中有所描述。

对抗癌治疗试验的 RDT 设计存在的问题也适用于症状管理试验：①对于进行安慰剂对照的Ⅲ期试验，尤其是对于有症状的患者，存在伦理上的问题；②在实际为阴性结果时可能存在阳性的交叉反应；③进一步研究富集后的群体生物学组成，以选择进一步研究的纳入标准[33]。

终点的确立

对于症状管理试验，为验证某一特定假设，确定合适的自身报告或生物学终点是一项艰巨任务。不同于一种有形指标的改善，如在抗肿瘤治疗试验中总生存率从 12 个月延长到 24 个月，患者报告的某种变化所反映的实际临床意义的程度往往难以在试验前确定，因为症状管理试验缺乏参与试验者更易接受的典型的终点（如总生存率、疾病进展）。研究者必须事先确定主诉症状什么程度的变化假定是有显著意义的。例如，患者报告的严重腹泻在数字评定量表中从 10 降至 8 是否与从 10 降至 7 临床意义有何不同？

最小测量差异，或最小显著变化值（minimally important difference，MID），指的是能影响患者治疗的最小受益值。MID 是确定干预措施前后结果变化的一个整体概念[34]。有研究者提出用群体症状严重程度测量值的标准差的二分之一或标准误差来表示 MID[35]，也有提出采用其他的方法[36]。MID 的重要性是试验结果的解释

和推广的核心（见第 23 章）。

最后，很多症状控制试验在设计时没有考虑到试验药物在生物学基础上的预期变化。例如，关于癌症疲乏的研究，试验药物是否在药物生物学上潜在影响了情绪、认知障碍或是减少警觉性，而这些指向患者报告的疲乏？这类问题要求认真考虑试验终点的确定。

未来的方向

症状管理药物的开发的一个方向是去争取更多的基础科学研究者的参与。本书中很多章节概述了基础科学的贡献。从其他有症状问题的领域招募临床和基础研究人员，如风湿病学、免疫学、内分泌学、心脏病学和神经病学，将有助于识别疾病间共同的症状机制。基于生物学的临床前症状研究会促进药物研发和开展更有意义的临床试验。

NCI 对症状管理临床试验的发展方法进行了重新评估。临床试验工作组[37]以优先将科学研究与症状管理方法相结合为目标，针对这项任务成立了特种疾病指导委员会。其一是症状管理和健康相关生活质量（Symptom Management and Health-related Quality of Life，SxQOL）指导委员会。SxQOL 指导委员会负责评估来自 NCI 临床肿瘤项目组研究基地的临床试验。此外，该委员会将重点关注 HRQOL 终点在Ⅲ期临床试验合作组的应用[38]。该委员会由来自多个背景具有不同专业知识的成员组成（如政府资助的研究者、结果研究者、NCI 科学家、统计学家、维护患者权益者及社区研究调查员）。SxQOL 指导委员会已明确缺乏特定的症状控制药物是改善症状管理的一个主要障碍。最近，SxQOL 召集了药物研发工作组，从战略上推动药物研发相关研究的发展，并与症状药物研发的利益相关者进行交流。

SxQOL 指导委员会正关注当前的科学研究进展，在 2009 年 3 月主办了一场关于化疗引起的周围神经病变的临床试验规划会议[39]。会议提出了收集基础科学研究数据的需要，制定

了针对疾病发病机理中关键靶点的循证治疗方法，并且对适宜的临床结果测量方法进行了验证。这一类的研讨会可能有助于推动其他肿瘤相关症状药物的发展。

结论

症状的相关测量可以统一症状的多种概念定义，并且未来可以研究症状的物理测量组分与患者的主观报告之间的相关性。因此，改进评估生物学指标和主观报告的方法是找到准确的药物研发试验终点的关键。

症状改善可通过检查现有的数据，明确已知和未知的知识进一步提高改善的目标。此外，还需要更多的研究来更好地理解各种各样的症状、综合征和症状的病理生理学机制，合理设计新的治疗方法来缓解肿瘤症状，减轻治疗相关毒性。

致谢

非常感谢 Ann O'Mara，Pamela Maxwell，Kara Smigel-Croker 对本章节重要的贡献。

（张宏艳　史振峰 译　梁峰 校）

参考文献

1. National Cancer Institute, Division of Cancer Control and Population Sciences, Office of Cancer Survivorship Research. Estimated US cancer prevalence counts: who are our cancer survivors in the U.S.? Available from: URL: http://dccps.nci.nih.gov/ocs/prevalence/. Accessed Aug 31, 2009.

2. Ng AK, Bernardo MP, Weller E, et al. Long-term survival and competing causes of death in patients with early-stage Hodgkin's disease treated at age 50 or younger. *J Clin Oncol* **20**(8):2101–2108, 2002.

3. Ott MJ. Complementary and alternative therapies in cancer symptom management. *Cancer Pract* **10**(3):162–166, 2002.

4. Cleeland CS. Symptom burden: multiple symptoms and their impact as patient-reported outcomes. *J Natl Cancer Inst Monogr* 37:16–21, 2007.

5. Miaskowski C, Dodd M, Lee K. Symptom clusters: the new frontier in symptom management research. *J Natl Cancer Inst Monogr*(32):17–21, 2004.

6. Dodd M, Janson S, Facione N, et al. Advancing the science of symptom management. *J Adv Nurs* **33**(5):668–676, 2001.

7. Morrow GR, Hickok JT, Roscoe JA, et al. Differential effects of paroxetine on fatigue and depression: a randomized, double-blind trial from the University of Rochester Cancer Center Community Clinical Oncology Program. *J Clin Oncol* **21**(24):4635–4641, 2003.

8. Konsman JP, Parnet P, Dantzer R. Cytokine-induced sickness behaviour: mechanisms and implications. *Trends Neurosci* **25**(3):154–159, 2002.

9. Cleeland CS, Bennett GJ, Dantzer R, et al. Are the symptoms of cancer and cancer treatment due to a shared biologic mechanism? *Cancer* **97**(11):2919–2925, 2003.

10. Miller AH, Ancoli-Israel S, Bower JE, Capuron L, Irwin MR. Neuroendocrine-immune mechanisms of behavioral comorbidities in patients with cancer. *J Clin Oncol* **26**(6):971–982, 2008.

11. Shepherd FA, Rodrigues Pereira J, Ciuleanu T, et al. Erlotinib in previously treated non-small-cell lung cancer. *N Engl J Med* **353**(2):123–132, 2005.

12. Lacouture ME. Mechanisms of cutaneous toxicities to EGFR inhibitors. *Nat Rev Cancer* **6**(10):803–812, 2006.

13. Jatoi A, Rowland K, Sloan JA, et al. Tetracycline to prevent epidermal growth factor receptor inhibitor-induced skin rashes: results of a placebo-controlled trial from the North Central Cancer Treatment Group (N03CB). *Cancer* **113**(4):847–853, 2008.

14. Bohlius J, Schmidlin K, Brillant C, et al. Erythropoietin or Darbepoetin for patients with cancer: meta-analysis based on individual patient data. *Cochrane Database Syst*Rev3:CD007303, 2009.

15. National Cancer Institute, Division of Cancer Treatment and Diagnosis. *Developmental therapeutics program (DTP)*. Available from: URL: http://dctd.cancer.gov/ProgramPages/dtp/default.htm. Accessed Aug 31, 2009.

16. Schilsky RL, Gordon G, Gilmer TM, et al. The Translational Research Working Group developmental pathway for anticancer agents (drugs or biologics). *Clin Cancer Res* **14**(18):5685–5691, 2008.

17. Wigmore SJ, Ross JA, Falconer JS, et al. The effect of polyunsaturated fatty acids on the progress of cachexia in patients with pancreatic cancer. *Nutrition* **12**(1 Suppl):S27–S30, 1996.

18. Babcock T, Helton WS, Espat NJ. Eicosapentaenoic acid (EPA): an antiinflammatory omega-3 fat with potential clinical applications. *Nutrition* **16**(11–12):1116–1118, 2000.

19. Fearon KC, von Meyenfeldt MF, Moses AG, et al. Effect of a protein and energy dense N-3 fatty acid enriched oral supplement on loss of weight and lean tissue in cancer cachexia: a randomised double blind trial. *Gut* **52**(10):1479–1486, 2003.

20. Vardy J, Wefel JS, Ahles T, Tannock IF, Schagen SB. Cancer and cancer-therapy related cognitive dysfunction: an international perspective from the Venice cognitive workshop. *Ann Oncol* **19**(4):623–629, 2008.

21. Simons JP, Schols AM, Westerterp KR, ten Velde GP, Wouters EF. The use of bioelectrical impedance analysis to predict total body water in patients with cancer cachexia. *Am J Clin Nutr* **61**(4):741–745, 1995.

22. Mikova O, Yakimova R, Bosmans E, Kenis G, Maes M. Increased serum tumor necrosis factor alpha concentrations in major depression and multiple sclerosis. *Eur Neuropsychopharmacol* **11**(3):203–208, 2001.

23. US Food and Drug Administration, Center for Drug Evaluation and Research, Center for Biologics Evaluation and Research, Center for Devices and Radiological Health. Guidance for industry. Patient-reported outcome measures: use in medical product development to support labeling claims. Available from: URL: http://www.fda.gov/downloads/Drugs/GuidanceComplianceRegulatoryInformation/Guidances/UCM071975.pdf. Accessed Dec 18, 2009.

24. Cleeland CS, Ryan KM. Pain assessment: global use of the Brief Pain Inventory. *Ann Acad Med Singapore* **23**(2):129–138, 1994.

25. US Food and Drug Administration, Center for Drug Evaluation and Research. Drugs@FDA: FDA Approved Drug Products. Available from: URL: http://www.accessdata.fda.gov/scripts/cder/drugsatfda/. Accessed Jun 8, 2009.

26. Rock EP, Kennedy DL, Furness MH, Pierce WF, Pazdur R, Burke LB. Patient-reported outcomes supporting anticancer product approvals. *J Clin Oncol* **25**(32):5094–5099, 2007.

27. National Institutes of Health, Division of Program Coordination, Planning, and Strategic Initiatives. *NIH roadmap for medical research*. Available from: URL: www.nihroadmap.nih.gov. Accessed Oct 2, 2009.

28. Garcia SF, Cella D, Clauser SB, et al. Standardizing patient-reported outcomes assessment in cancer clinical trials: a patient-reported outcomes measurement information system initiative. *J Clin Oncol* **25**(32):5106–5112, 2007.

29. US Food and Drug Administration. New drug application (NDA). Available from: URL: http://www.fda.gov/Drugs/DevelopmentApprovalProcess/HowDrugsareDevelopedandApproved/ApprovalApplications/NewDrugApplicationNDA/default.htm. Accessed Oct 19, 2009.

30. Chow S-C, Liu J-P. Designs for clinical trials. In: Chow S-C, Liu J-P, eds. *Design and Analysis of Clinical Trials: Concepts and Methodologies*. Hoboken NJ: Wiley-Interscience, 2004:167–214. Wiley Series in Probability and Statistics.

31. Chow S-C, Liu J-P. Designs for cancer clinical trials. In: Chow S-C, Liu J-P, eds. *Design and Analysis of Clinical Trials: Concepts and Methodologies*. Hoboken NJ: Wiley-Interscience, 2004:215–238. Wiley Series in Probability and Statistics.

32. Stadler WM, Rosner G, Small E, et al. Successful implementation of the randomized discontinuation trial design: an application to the study of the putative antiangiogenic agent carboxyaminoimidazole in renal cell carcinoma – CALGB 69901. *J Clin Oncol* **23**(16):3726–3732, 2005.

33. Freidlin B, Simon R. Evaluation of randomized discontinuation design. *J Clin Oncol* **23**(22):5094–5098, 2005.

34. Jaeschke R, Singer J, Guyatt GH. Measurement of health status: ascertaining the minimal clinically important difference. *Control Clin Trials* **10**(4):407–415, 1989.

35. Norman GR, Sloan JA, Wyrwich KW. Interpretation of changes in health-related quality of life: the remarkable universality of half a standard deviation. *Med Care* **41**(5):582–592, 2003.

36. Dworkin RH, Turk DC, Wyrwich KW, et al. Interpreting the clinical importance of treatment outcomes in chronic pain clinical trials: IMMPACT recommendations. *J Pain* **9**(2):105–121, 2008.

37. National Cancer Institute, Coordinating Center for Clinical Trials. Report of the Clinical Trials Working Group of the National Cancer Advisory Board: restructuring the national cancer clinical trials enterprise. Available from: URL: http://restructuringtrials.cancer.gov/files/ctwg-report.pdf. Accessed Oct 2, 2009.

38. Minasian LM, O'Mara AM, Reeve BB, et al. Health-related quality of life and symptom management research sponsored by the National Cancer Institute. *J Clin Oncol* **25**(32):5128–5132, 2007.

39. National Cancer Institute, Coordinating Center for Clinical Trials. Restructuring the clinical trials enterprise: symptom management and health-related quality of life steering committee. Available from: URL: http://restructuringtrials.cancer.gov/steering-committees/symptom-management. Accessed Oct 2, 2009.

40. Casciato DA. Cancer chemotherapeutic agents. In: Casciato DA, ed. *Manual of Clinical Oncology*. Philadelphia: Lippincott Williams & Wilkins, 2004:49–101. Spiral Manual.

41. Abeloff MD, Armitage JO, Niederhuber JE, Kastan MB, McKenna WG. *Abeloff's Clinical Oncology*, 4th ed. Philadelphia: Churchill Livingstone/Elsevier, 2008.

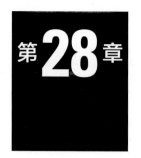

第**28**章 美国癌症相关症状的治疗药物及治疗性生物产品说明书撰写需要考虑的问题

Jane A. Scott

本章之前的章节强调了症状和症状控制在癌症患者临床治疗中的重要性。尽管癌症及癌症治疗极具复杂性，癌症患者的诸多症状需要干预，但令人感到奇怪的是，在美国，批准的癌症症状治疗非常之少，特别是预防和治疗抗癌药物引发症状的治疗也寥寥无几。究其原因，部分是由于癌症本身和癌症治疗都会影响症状的出现及其严重程度，准确记录症状治疗疗效变得很有难度[1]。

在美国，治疗或预防癌症相关症状的医药、生物技术或医疗企业的开发、生产和市场产品必须遵守由国会制订的法律和由美国食品药品管理局（Food and Drug Administration，FDA）确立的法规。这些法律法规规定，实验研究必须详述癌症治疗的有效性及安全性。医学类产品的开发研究要求必须得到 FDA 的审批才能投入市场，而这种研究通常花费巨大、耗时多年。

本章将概述美国对症状声明的法律和监管要求，重点介绍满足用于治疗或预防癌症相关症状产品的批准和营销监管要求必须克服的各种挑战。对这些要求的理解有助于研究人员设计将减少和预防症状作为研究终点的临床试验。

产品标签与广告说明

法律法规要求

美国开发和售卖医疗产品公司须在将产品投入市场前通过 FDA 批准。正如联邦食品药品化妆品法案（Federal Food，Drug and Cosmetic Act，FD&C Act）所述，产品标签（在产品包装里面或包装附带的书面、印刷或者图形材料[2]）是描述产品和列出经 FDA 批准的有关其使用的声明。文件中的"声明"是指在标签或广告（包括印刷或广播广告）中的任何声明，此声明描述了 FDA 管理的产品应该如何使用，谁应该使用，它可以做什么用以及患者在使用后可能经历哪些问题[2]。产品标签为是医疗保健专业人员和公众提供 FDA 审定的证据和确立的描述产品的信息。

FDA 根据符合严格临床研究设计和测量法规要求的证据授权产品声明。在一份用于 FDA 批准癌症新药申请的研究终点总结报告中，Johnson 等[3]引用联邦法规，要求所有药物和生物制剂的上市批准应基于充分和控制良好的药物有效性证据。各种 FDA 法规和指南出版物中描述了通过 FDA 批准所需临床研究的特征。FDA 用于评估产品安全性和有效性的法律法规要求，需确保对产品效果的定量评估和与对照进行有效比较，治疗的临床获益必须有证明延长生存、提高生活质量，或者经过验证的两者中至少其一的替代指标。对于药物的适应证和目标人群的药物安全性必须进行准确描述。药物批准过程的审议主要评估产品的风险是否可以为目标人群带来的临床获益所补偿。

FDA 一旦批准了产品说明，销售公司就可以把这些信息特点包含在广告和市场推广信息中。在批准的产品标签上的所有声明信息都可用于广告。法规禁止药品说明带有宣传产品优势、而未反应临床患者获益的促销性内容[4]。然而，公司可以宣传其产品对于患者的重要性而具有优势的一面，虽然未列在已批准的产品标签上，但这些优势已在广告涉及的患者群体中被充分记录（如由控制良好、观察终点设置合理、可靠的临床研究中获取的大量证据）。产品生产或销售公司可以向 FDA 申请复审原始产品应用标签补充条款，这个复审申请必须有足够的新发现的临床证据支持其补充的临床获益。如果 FDA 复审发现提交的信息满足证据要求，可以对已批准的产品标签进行修订来反映出这些新增的产品优势。

宣传广告应该为目标人群使用适当语言来描述临床试验中观察到的药物优点，并保证无虚假或误导性信息[4]。联邦食品药品化妆品法案认为："在洲际内商品交易中对食品、药品、器械或化妆品的介绍或传递介绍信息存在虚假或伪标行为是违法的[5]。""伪标"是指在任何特定的已批准的商品标签或广告中存在任何虚假的或误导的信息[6]。它包括过度和夸大的优点陈述，推广未经批准（未标的）的商品用途，如声称存在潜在的、还没有证实的优势或声称对未测试过的患者群体有效。产品伪标行为还包括没有对产品的优点和合理阐述治疗引起的副作用或毒性方面提供足够的均衡信息。

例如，假设 FDA 根据特定情况患者的临床试验批准了某一产品治疗某种症状，如治疗偏头痛，但是没提供其他合并疾病的信息。临床医师可以为患有偏头痛的癌症患者处方这种药物，甚至可以探索这个药物除了可以治疗癌症患者偏头痛外是否可以用于治疗其他头痛。然而产品出售公司不能将产品的广告信息拓展到批准的产品标签描述的产品适应证或适应人群以外。所以，如果公司发布的宣传材料显示适合治疗癌症患者偏头痛，那么材料中声称治疗癌症患者偏头痛之外且未经过严格测试的症状就是伪标。将产品用途推广到非标签指定范围的公司将受到 FDA 审查，从公开警告信件或联邦食品药品化妆品法案控告，到被要求提供"尊敬的医生"信件告知临床医生之前广告的错误信息，再到回收产品、被判有罪或法院强制停止出售和发放产品[5,7]。

因此，产品标签和广告材料描述信息最关键考虑因素是准确描述在临床试验中观察到的产品价值，而不是暗示没有证实的临床收益。公司通常尽力避免不实的广告宣传，即使这样，用广告语言来合适地描述临床试验中测量到的治疗收益也颇具挑战。面向普通公众的广告的出现——"直接面向消费者"（direct-to-consumer，DTC）广告——不仅 FDA 面临挑战，同时也为医疗产品生产商和广告商清晰表述产品标签属性并避免误导增加了难度。例如：基于患者、医生或护理人员满意度或选择倾向性，以及疗效被患者之外的人（如护理人员或患者家属）进行评估的证据，均不在临床治疗重要收益的范畴内。因此这种情况被写在已经获得批准的产品标签中并不合适。如果来自质量良好和研究终点合理的临床试验得到的证据充足的话，这些治疗收益是可以作为市场推广的。

癌症相关症状在产品标签中的声明

推广控制癌症或癌症治疗相关症状的产品，生产者必须提供足够的证据。这些证据必须基于设计良好、实施规范的临床试验，且这些证据可以证明产品在正确使用后，可以有效治疗癌症患者的症状。临床试验疗效数据资料必须证明收益超过治疗相关毒性及物质滥用的风险。

建立临床获益标准：追溯历史

Johnson 和 Temple[8] 指出："患者症状和体征的改善被认为代表症状改善。这一理念自从 20 世纪 50 年代开始就一直被认为是患者获益因而支持癌症药物批准的主要证据"。然而，直到 20 世纪 90 年代初期，FDA 根据肿瘤反应率批准了很多癌症治疗药物。"根据实验室检查和体征评估临床可观察的肿瘤负荷作为临床有意义终点的替代指标，直接检测患者感受，功能或生存期"[9]。

从 20 世纪 80 年代中期开始，肿瘤反应率作为批准抗癌药物单一指标的合理性受到质疑。因为许多癌症治疗方法具有高度毒性，肿瘤反应率以确保肿瘤体积缩小合理化为借口让患者必须忍受副作用，它成为一个伦理问题，特别是一些患者肿瘤体积的减小不能转化为生存期的提高。在20世纪90年代早期，FDA肿瘤药物咨询委员会（Oncology Drugs Advisory Committee，ODAC（由FDA邀请、审核临床试验的安全性和有效性数据并提出建议的专家组）提出肿瘤反应率尚不足以成为一个合适的、可作为批准抗癌药物唯一指标的患者临床获益替代指标。为解决这些问题，FDA和美国国家癌症研究所回顾了其他有潜力证实患者临床获益的研究终点指标[10]。总生存期或症状缓解被确认为临床获益的直接证据，足以成为批准药物入市的证据指标。以下两个替代指标与临床获益密切相关，代替肿瘤反应率被用于药物审批：

- 如果大多数复发都有症状，无疾病生存期的改善与临床获益充分相关，以此作为辅助治疗的研究终点。
- 持续完全缓解同样被认为是有效的临床研究终点替代指标，因为与生存期延长和其他临床结局强烈相关，因而被推荐。

这两种替代指标因为对症状的影响而被认为经过充分验证。

在1992年，FDA新法规提出入市药品批准的加速审批制度，以满足快速获取新兴抗癌药物的持续呼声[11]。当存在尚未解决的医学需求时（例如，对于一个严重的或威胁生命的疾病状态，证实的药物获益超出目前可获得的治疗手段），如有证据显示可改善临床结局、并能合理预测临床获益的替代指标可以用于加速审批。只要有附加研究证明对患者临床获益并在规定时间内提交给FDA，公司就可以被允许在证明临床收益前允许药品入市。这样能够证明癌症症状改善的证据依旧可以赢得全面的批准。

表28.1列出了自1995年1月到2009年6月被美国食品药物管理局批准的肿瘤产品，这些产品均部分或完全缓解临床症状。

患者报告在症状评估中的兴起

对于已批准的肿瘤相关症状药物声明，有一项系统回顾显示，直到20世纪90年代中期，临床试验中的症状评估几乎都是由临床医护人员完成的，他们询问患者，然后根据自己的判断将症状分级。鉴于症状是由癌症患者自身感受的，所以越来越多的人对临床医护人员评估的合理性产生质疑，支持建立患者自身评估体系[12]。他们指出，症状评估与疾病的临床状态不同，不能被多个设盲的临床医生评估，最佳的症状评估方式应由癌症患者自己使用科学研发且经验证有效的患者报告结局（patient-reported outcome，PRO）作为评估工具，整合为临床试验终点。光卟啉（卟吩姆）是第一个基于患者报告系统症状评估体系开发并获得FDA审批的癌症药物。FDA评估专家饶有兴致追踪利用PRO评估作为研究终点，记录癌症治疗的影响。在1995年至2006年之间，7种药物根据PRO终点试验被批准应用于治疗癌症缓解症状[13]。

表28.1展示了被批准的癌症治疗药物的疗效，超过一半产品同时包含了PRO评估为基础的证据或包含PRO症状数据在内的复合终点证据。临床医务人员报告的终点用来为评估临床观察体征，例如通过观察皮肤病变，用以证实放疗用于控制局部疼痛。

症状缓解治疗与减瘤治疗

有效的抗癌治疗可能是充分缓解疾病引发的症状的唯一方法。在这种情况下，症状改善是抗癌治疗的有效证据（如卡波西肉瘤病变范围的缩小）。然而，在癌症研究人群特定的临床试验（如预防化疗患者呕吐）中单纯改善症状但不影响癌症治疗可以作为处理或治疗症状的适应证。事实上，FDA法规提出："疾病相关症状群或者综合征的缓解可以作为一个产品的适应证[14]。"在这种情况下，症状声明等同于适应证。下面是目前已上市治疗的一些例子：

- Targretin（贝沙罗汀）：1%的贝沙罗汀胶是对"无法耐受其他治疗或复发难治性皮肤T细胞淋巴瘤（1A或1B期）患者皮肤病变进行局部治疗"的适应证（引自2009年6

表 28.1　美国食品药物管理局基于肿瘤相关症状部分或全部好转批准的治疗药品

	批准年份	适应证	症状终点	其他终点	研究设计
阿利维 A 酸（Panretin®）	1999	卡波西肉瘤	医生评估的皮肤外观的改善	肿瘤缓解率	双盲，空白对照随机试验
阿米福汀（氨磷汀）（Ethyol®）	1999	头颈肿瘤患者放疗后口腔干燥症	PRO 评估的口腔干燥	唾液产生量	开放性随机对照试验
阿瑞匹坦（Emend®）	2003	预防化疗相关性恶心呕吐（CINV）	复合终点：临床医生评估的呕吐事件＋PRO 评估的恶心事件	PRO 评估化疗引起恶心呕吐对日常生活的影响	随机，平行，双盲、对照试验
蓓萨罗汀胶囊（Targretin® capsules）	1999	皮肤 T 细胞淋巴瘤	皮肤表现（临床医生评估皮肤损伤严重程度的复合终点）	肿瘤缓解率	单臂试验
蓓萨罗汀胶（Targretin® gel）	2000	皮肤 T 细胞淋巴瘤	皮肤表现（临床医生评估皮肤损伤严重程度的复合终点）	肿瘤缓解率	单臂试验
枸橼酸柔红霉素脂质体（DaunoXome®）	1996	卡波西肉瘤	临床医生评估皮肤外观的改善	肿瘤缓解率	开放，随机对照试验
多拉司琼（Anzemet®）	1997	预防化疗引起的呕吐	PRO 评估的恶心严重程度和呕吐事件	PRO 评估对解救药物的需求	随机，双盲，多重剂量对比试验
依库珠单抗（Soliris®）	2007	阵发性夜间血红蛋白尿	PRO 评估的疲乏和健康相关生活质量	血红蛋白，输血的次数	双盲，随机对照试验
柠檬酸芬太尼（Fentora®）	2006	对于持续性癌症疼痛已接受阿片类药物治疗且已经耐受的患者，控制突发性疼痛	PRO 评估突发性疼痛	无	双盲，随机对照试验
阿瑞吡坦（Emend®）	2008	预防高致吐性化疗相关的呕吐	PRO 评估的恶心，临床评估呕吐事件	PRO 评估化疗引起的恶心呕吐对患者生活的影响；解救药物的应用	双盲，随机对照试验
吉西他滨（健泽®）	1996	胰腺癌	PRO 评估的疼痛强度；临床监测体重增加	生存期；临床获益率——通过评估疼痛、一般状况评分和体重增加的复合终点	单盲试验
吉西他滨（健泽®）	1998	非小细胞肺癌	PRO 评估的健康相关生活质量，包括症状和功能测量	生存期	单盲，随机对照试验
伊马替尼（格列卫®）	2003	费城染色体阳性的慢性髓性白血病	PRO 评估的干扰素毒性症状	安全数据的补充	开放性随机对照试验
醋酸亮丙瑞林（Eligard®）	2002	前列腺肿瘤	PRO 评估的骨和尿道疼痛，泌尿系症状和体征	睾酮水平，WHO 功能评分	开放性，多重剂量对比试验

表 28.1 （续）

	批准年份	适应证	症状终点	其他终点	研究设计
甲氧沙林（Uvadex®）	1999	皮肤 T 细胞淋巴瘤	临床评估整体皮肤评分，水肿的改善，刮痕和裂痕的清晰度	无	单臂试验
米托蒽醌（Novantrone®）	1996	激素耐受性进展期前列腺癌的疼痛	PRO 评估的疼痛	疼痛解救药物的应用	开放性随机对照试验
昂丹司琼（枢复宁®）	1992	化疗相关的恶心呕吐	PRO 评估呕吐事件，呕吐和恶心的复合终点	无	无
昂丹司琼氯化钠注射液（昂丹司琼®）	2006	预防顺铂化疗相关的恶心呕吐	PRO 评估恶心的严重程度；临床评估呕吐的次数	PRO 评估的控制恶心呕吐的满意程度	随机，设置安慰剂对照的试验
紫杉醇（泰素®）	1997	卡波西肉瘤	基于步行，水肿和溃疡改善的临床获益评估	肿瘤缓解	单臂试验
紫杉醇（泰素®）	2000	非小细胞肺癌	PRO 评估的肺癌相关症状量表	肿瘤缓解肿瘤进展时间	开放性随机对照试验
帕立非明（Kepivance®）	2004	预防骨髓移植后严重的口腔黏膜炎	PRO 评估的黏膜炎（口腔和喉咙的疼痛）	麻醉剂的使用	随机，双盲，安慰剂对照试验
盐酸帕洛诺司琼（Aloxi®）	2003	减少中到重度化疗相关的恶心和呕吐	PRO 评估的呕吐间期，恶心的严重程度	解救药物的应用；治疗的整体满意度；健康相关生活质量	随机，双盲，对照试验
毛果芸香碱（Salagen® tablets）	1994	头颈肿瘤或干燥综合征的口腔干燥；	PRO 评估的口腔干燥的整体评估；PRO 评估的口腔干燥的具体症状	无	随机，双盲，安慰剂对照试验
卟吩姆钠（Photofrin®）	1995	食管癌完全性梗阻患者的光动力治疗	PRO 评估的吞咽困难	食管鲁米诺反应	单臂试验
卟吩姆钠（Photofrin®）	1998	非小细胞肺癌部分或全部支气管梗阻的光动力治疗	临床评估九种呼吸系统症状的严重程度	鲁米诺反应	开放性随机对照试验
托泊替康（Hycamtin®）	1998	小细胞肺癌	PRO 评估的呼吸系统症状	反应率；反应持续时间	开放性随机对照试验

PRO，患者报告结局，这里指的是 PRO 评估指标；CINV，化疗引起的恶心和呕吐；WHO，世界卫生组织；FACT-L，癌症治疗的功能评估 - 肺问题；FLIE，功能性生活指数 - 呕吐

月 9 日批准的 Targretin 产品标签）[15]。

● Ethyral（氨磷汀）：适应证是"降低进展期卵巢癌患者重复使用顺铂造成的累积性肾毒性"和"减少头颈肿瘤患者接受术后放疗中到重度口腔干燥的发生率，因其放疗野包含了大部分腮腺"（引自 2009 年 6 月 9 日批准的 Ethyral 产品标签）[15]。

● Photofrin（光卟啉）：一种用来放大光动力治疗效果的光敏剂，适应证是"缓解完全梗阻的食管癌患者症状，或医生推荐用于 Nd：YAG 激光治疗疗效不佳的不全性梗阻的食道癌患者"；或为"完全或部分支气管内梗阻的非小细胞肺癌患者减轻梗阻症状"；或为"无法进行手术或放疗的微浸

润性支气管内非小细胞肺癌患者的治疗"；或"无法手术的 Barrett 食管炎患者高度不典型增生病灶的治疗"（引自 2009 年 6 月 9 日批准的 Photofrin 产品标签）[15]。

症状改善同样被认为是与肿瘤体积缩小或者与疗效相关的其他临床表现的临床获益证据。

举例：

- Hycamtin（盐酸托泊替康）注射液的适应证是治疗"初始或序贯化疗失败后的转移性卵巢癌"和"一线化疗失败后敏感的小细胞肺癌"。与顺铂联合应用的适应证是"不适合根治性外科手术和（或）放疗的Ⅳ-B 期、复发或难治性宫颈癌"（引自 2009 年 6 月 9 日批准的 Hycamtin 产品标签）[15]。

Hycamtin 是基于 9 种呼吸道症状改善的肿瘤缓解和肿瘤缓解持续时间作为临床获益证据被批准的。

- 健泽（吉西他滨）：适应证是乳腺癌、非小细胞肺癌和胰腺癌。除了改善生存，吉西他滨具有更好的临床获益。临床获益是指与用 5-Fu 类药物相比，疼痛、一般状态评分、体重增加的综合症状改善（引自 2009 年 6 月 9 日批准的健泽产品标签）[15]。

症状的改变也可为抗癌治疗的毒性提供证据（如接受放疗的头颈部肿瘤患者中发生口腔干燥）。如果临床试验证明一种治疗可显著减少毒性症状，同时可提供有可比性的生存率和肿瘤反应率，那么这就为证明产品标签和入市申请中的安全性获益提供了证据。例如，格列卫（伊马替尼）的适应证是多种不同肿瘤，在多个比较格列卫和含干扰素方案的开放性试验中，接受格列卫治疗组与干扰素组相比，报告了更少的毒性症状（引自 2009 年 5 月 27 日批准的格列卫产品标签）[15]。

FDA 关于症状说明的审批过程

一个产品若要确保通过 FDA 的入市审批，需要进行严密细致的研究，首先确保能在目标患者人群中安全应用，同时有足够证据证明患者能够临床获益，并能说明疗效和毒性（安全性）平衡的合适的剂量方案。在威胁生命的疾病例如癌症中，症状信息有助于解决审批决策的关键问题：确定在治疗相关毒性和生存获益之间可接受的平衡点。

评估者

治疗癌症及其症状的药物由 FDA 肿瘤药物产品办公室（Office of Oncology Drug Products，OODP）审批，为确保证美国公众获取的肿瘤药物或生物治疗的安全性和有效性负有首要责任。OODP 负责审查癌症治疗药物和生物疗法、癌症预防相关药物或生物治疗、医学影像学相关药品和生物制剂、非恶性血液系统疾病药品的开发，批准和管理[16]。在 OODP 内部，肿瘤药物科和肿瘤生物制剂科分别负责审批预防和治疗肿瘤的新药和生物制剂。

FDA 各个审评单元通常在一起工作，为产品入市前药品研发的申办方提出意见，评审决定市场准入可行性的证据，开发商标用语，评审药品适应证的原始上市材料。癌症治疗和研究主要在癌症患者中进行，由 OODP 的一个下属科室来评审，FDA 的其他分部负责审评包括癌症患者在内、但并不局限于癌症的症状控制疗法。例如，治疗术后恶心呕吐和化疗相关毒性的药物由 OODP 通过咨询胃肠病学药物科后进行审评。同样，评审减轻双侧卵巢切除术后（为治疗或预防卵巢癌）症状的激素替代疗法的适应证由 OODP 咨询泌尿和生殖药物科来完成。相反，在其他分部审批过程中，OOPD 也为癌症相关适应证和产品标识提供意见。

产品研发

当一个研究申办各方寻求新药在人体上的初始研究时，他们需要先向 OOPD 肿瘤药物科提交研究性新药（Investigational New Drug，IND）申请，以获得开始研究的许可[17]。所有 FDA 与发起人之间的通信和联系都要使用 IND 编码，以保证药物开发研究中进行准确记录。当申办方按照要求完成所有用于评估药物安全性和有效性的研究，他们需提交新药申请（New Drug Application，NDA），包含所收集的关于建立用药剂量、药理和药代动力学研究、生产过程、临床效果和安全性在内的所有数据。如果FDA同意申请满足评审基本需要，新药申请文件就被接受入档。肿瘤生物产品科也使用类似的程序，用于跟踪新药开发和市场准入。新药开发研究在BB（血液和生物制品）-IND（研究性新药）指导下进行，研发过程中所有的文件记录均作为生物学许可申请（Biologic Licensing Application，BLA）进行提交和审批。

申办方和FDA之间的会议贯穿于药品研发全程，以及向FDA提交关键文件均是药品研发过程中的里程碑事件。图28.1显示了这些里程碑会议和产品临床研发中的关键事件。申办方和FDA之间的交流互动要按照FDA标明的药品研发"关键路径"进行，从研究性新药前（pre-IND）会议开始，在这个会议中，研究申办方要展示人体研究的合理性分析、预期收益、研究计划，以及启动相关患者群的预试验安全数据研究。在pre-IND会议之后是提交IND的申请，如果这个申请被FDA批准，申办方就可以在FDA的监督下按计划进行研究，FDA监督工作包括安全问题和药物开发过程中的整体设计。

众所周知，3期临床试验是产品被批准入市的基础。而在开始3期临床试验之前，申办方需收集1期试验和2期试验数据，提供给FDA进行审批以确认启动大规模试验的合理性。在2期试验结束后，申办方要提供证据证明他们已经明确了药物最低有效剂量、最大安全剂量、以预期最小毒性的最大药效剂量方案，以及评估3期临床试验安全性和有效性的合适（明确且可靠）的临床研究终点。对于罕见病相关人群数量过小时，可采取2~3期试验合并试验。在完成3期试验后，申办方准备NDA或BLA时，通常会与FDA开会共同回顾研发进展，回顾研究目标相关的预试验数据分析，讨论增加分析内容以澄清研究设计或中期报告中需解决的问题。FDA经常利用此会议列出为支持预期结论和上市申请而准备的一揽子要求。当完成临床研究、数据分析和文件记录后，申办方便可向FDA提交入市申请（NDA、BLA、补充NDA等）。

制药药品使用者付费法案（Pharmaceutical Drug Users Fee Act，）明确规定，FDA要安排各种审批和回复的时间表，法案还规定，由研究申办方为FDA审批付费，来支持FDA的预算，从而协助FDA加速审批流程。2007年度食品药品管理法修正案（Food and Drug Administration

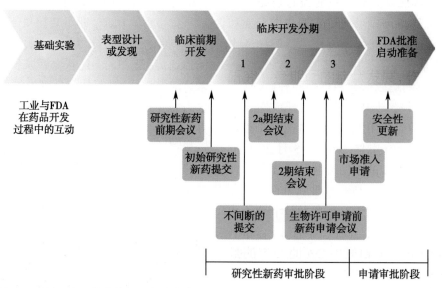

图28.1　美国食品药物管理局在医学产品开发过程中的审批。来源：改编自Rock 2006.[18]

Amendments Act，FDAAA）作为最新立法，其目的是加大 FDA 基金和全面管理美国的公共健康[19]。FDAAA 重新授权使用者付费并增加 FDA 药品评估和研究中心的可获取资源，以确保药品审评过程产品的安全性，监督产品入市后的安全性，审核自愿提交给 FDA 的面向消费者的电视广告[19]。FDAAA 同样重新授权关键程序，通过鼓励增加儿童药物开发的研究数量（包括儿童肿瘤治疗方面）来保证儿童用药的安全性。

指南文件和指导性会议

FDA 通常依赖三个工具来管理医学类产品的开发和市场准入：①美国国会通过立法，由 FDA 实施；② FDA 发布法规，来解释如何实施计划；③ FDA 发布监管指南文件，描述机构对现行法律法规的解读。指南作为有价值工具有助于理解目前 FDA 思路，主要是关于理解特殊疾病范围的法规条文，也是 FDA 制定法规过程和结论所作的不懈努力的一部分，这些均与药品开发和投入市场相关。

FDA 监管机构执行立法的任务有时难以与推进医疗创新相协调。开发治疗威胁公众健康的新方法、新产品、新标准是 FDA 的职责所在。然而，现行法律法规并非一直能为药企提供足够的指导，或者说不能帮助 FDA 处理用于临床研究的创新治疗方法。当发生这种情况时，FDA 和全球其他管理机构利用这些指南为如何服从立法和法规的要求提供总体性建议[20]。这些指南常常措辞建议为"大体上推荐但不要求"。其目的是公开发布有广大受众的信息。指南文件可以作为法规的前提文件，但也并不总是如此。FDA 发布的指南文件可提供当前政策的重要新信息，为确保所有推荐与现存法律法规一致，必须经内部全面讨论审核。FDA 在发布指南文件时，同时发布评论指南的过程和要求。

FDA 药物评估和研究中心最近公布的指南文件，对测量癌症相关症状的治疗作用的研究人员很有价值：

- 产业指南：癌症药物和生物制剂的临床试验终点。最后发表于 2007 年 5 月 15 日[21]。
- 产业指南：人体处方药和生物产品标签的临床研究部分 - 内容和形式。最后发表于 2006 年 1 月 18 日[22]。
- 产业指南：患者报告结局测量：用于开发医疗产品支持标签声明。最后发表于 2009 年 12 月[12]。

癌症药物及生物制剂临床试验终点 2007 版指南有一个重要的讨论内容：将症状评估作为临床试验终点[21]，其中，大部分关于讨论鉴别癌症相关症状和抗癌治疗毒性的重要性，并同意症状进展时间可作为研究终点，支持抗癌治疗的适应证。举例来说：骨转移的复合临床研究终点包括病理性骨折、骨放疗（用于缓解骨痛）、骨科手术和脊髓压迫症状为骨相关事件提供了证据，这些事件是 Aredia®（帕米膦酸钠）和 Zometa®（唑来膦酸钠）被批准的依据。临床终点指南推荐了在肿瘤临床试验中记录症状获益的多种研究方法，并强调使用预先设定的方法使症状数据最小化的重要性，强调前瞻性设定临床试验终点，以控制因统计分析多重对比出现 II 型错误的重要性。

FDA 批准药物或生物制剂标签声明的临床研究部分包含描述临床研究中记录产品有效性的信息摘要，这些信息构成了 FDA 批准产品适应证的基础。根据 FDA 要求，确保产品标签不包含虚假或诱导性信息，指南中 FDA 批准产品有关临床研究的内容和形式部分，强调了清晰描述可观察疗效指标的重要性：

> 应避免出现缺乏普遍理解意义的语言或词语（如不精确的定量术语）、不容易定义的、模糊的、误导性的或具有推销口吻的语言或词语。例如下列词汇：大或小（应提供，具体的尺寸或数量体积）；精心设计（应提供，具体的研究设计）；广泛研究（应提供，数据库的具体信息）；迅速（应提供，每单位时间内的具体变化）；趋势（应提供，关于结果

的具体情况）；强效（应提供，效果的大小）；关键研究（应提供，研究的主要效果）；高度显著（应提供，可信区间）[22]。

本指南介绍了提供各种类型数据的有效方法，以及适用于临床研究部分信息的性质和范围。

指南关于使用 PRO 研究终点支持产品标签声明对于临床试验中的症状测量尤其重要，因为症状最好是由患者自己评估。因此，准确定义可靠的临床症状终点应该基于患者可以完成的有效评估。PRO 指南提供了 FDA 关于正确开发和验证 PRO 终点的思考，推荐临床试验中使用 PRO 进行症状评估，以及 FDA 在审核临床试验中评价 PRO 终点的有关问题。其中包括 PRO 在临床试验中的实施是否充分的问题，以支持研究申办方希望在标签包含的产品声明。

为了利于临床试验，PRO 评估必须用清晰的文字描述，并与试验中完成评估的患者密切相关，必须已经证实试验中目标患者群的适应证有足够的测量属性（如效度、信度、检测变化的能力），即 PRO 终点变化可以解释为患者真正的临床获益，并且 PRO 评估已被应用于充分且良好对照的临床试验中。非盲法、非随机研究设计（如开放性试验和单臂试验）不足以支持症状终点的产品声明，因为这样的试验设计存在症状评估的主观倾向性。由于 PRO 评估量表的修改、翻译或改编会削弱评估的信度和效度，所以要求研究申办方提供信息证明修改或翻译的测量方法是有效且可靠的。如果一个多版本 PRO 获得的是合并数据（例如：多重翻译版本，长短形式，纸笔个人完成或电子化记录管理），那么 FDA 要求记录必须证实多版本的可比性良好，适合多版本的合并性分析。

我们已经知道每一种指南文件对于评估肿瘤产品症状声明的重要性，关于处理这方面的主题将会在这一章的下一节中做更详细的讨论，以强调为支持产品声明而对测量癌症相关症状的细节内容。

肿瘤试验中的症状测量

FDA 最新版指南文件鼓励使用 PRO 评估监测临床试验中的症状改变，以支持症状的改善或预防症状的相关声明。改善或预防癌症相关症状的产品声明可能主要依据 PRO 数据作为研究临床试验终点来评估症状的变化。确定有效的评估工具，患者可以用它来系统描述他们经历的症状，这对于开发新的症状治疗至关重要。

症状定义

用于指代症状或综合征的临床术语并非总是明确定义的，这可能导致关于症状评估必须包含什么（内容有效性）以及当要求患者报告症状时使用的哪些术语的问题。一个典型例子就是疲乏，经常被引为癌症和其治疗导致的主要症状。科研人员和已发表的诊断系统关于疲乏的一些方面仍有分歧，包括疲乏的具体表现、疲乏是否是一个可有其他备选名词的一维症状（如疲乏、劳累、筋疲力尽、乏力）或是一个多维症状，通过对患者生理功能，认知功能和情感状态的影响进行量化[23]。从对癌症患者进行访谈的数据表明，患者经历的肿瘤性疲乏无论从定性还是定量角度都与他们劳力后或失眠后体会到的"普通"疲乏不同[24]。FDA 的 PRO 终点指南，和肿瘤学临床研究终点指南关于批准产品标签内容与形式部分[21]均指出"疲乏"可能会引起误导，因为这个名词并非一直使用同样的定义或测量。

在医学审批药物 Soliris®（依库珠单抗）治疗阵发性夜间血红蛋白尿中，审评讨论特别强调了 FDA 在面对测量复杂症状（例如：癌症疲乏）的挑战。医学审评专家注意到 FDA 研究终点与标签开发（Study Endpoints and Label Development, SEALD）小组审核并对生活质量评估工具（包括 FACT-F 和 EORTC QLQ-C30 量表）对疲乏多维度属性测量的价值提出质疑。尽管存此考虑，批准依库珠单抗产品标签的临床试验部分包含了以下内容："在应用 3 周 Soliris® 治疗后，患者报告了更少的疲乏和更高的健康相关生活质量"。这一决定是根据包括疲乏评估在内所有观察终点的实际疗效所驱策的。

症状测量

有效的症状评估需要明确的目标。症状评估中需要捕捉到的重点应与目标人群的治疗预期效果相一致。或者说，为证实对患者有临床获益，症状需要评估的内容通常并不清楚。回顾疾病的自然历史，结合专家建议和患者群的定性研究，将有利于开始理解对患者重要的症状，理解这些症状何时开始出现在目标肿瘤或治疗方案的自然病史。

无论是癌症终点指南[21]还是 PRO 指南[12]均认为最适合的症状报告的人就是患者本人。尽管可观察体征的临床评估有利于患者之间和疾病部位之间的标准化，但它并不能反映患者体验的症状，而患者体验的症状对于理解有效控制疾病才是重要的[12]。患者访谈或小组座谈可提供患者关注的初始印象，但是观察到临床获益的最终证据在患者个体间变化或组间差异均须通过临床试验才能获得，临床试验所使用评估方法的信度和效度应已在目标人群证实。

症状在不同临床试验中可采用不同方法评估，例如：

- 单一项目 PRO 测量（如日记或定期记录症状的严重性，每次门诊就诊进行一次当时的状态评估）。
- 多种症状或单一症状多种特征（如频率、严重性、持续时间、开始时间和对身体功能的影响）的 PRO 量表评估：内容可以在日记或定期日志中记录，但更常用于整个试验中对重点患者的随访。
- 大型 PRO 工具测量中定义域或条目的症状评估，目的是测量疾病负担，健康相关生活质量，与症状相关的其他概念；这些评估的特点是需在多次就诊时进行，因为条目太长无法每天完成一次。

对于症状量表，FDA 癌症研究终点指南警示："复合症状终点每一要素应该具有相似的临床重要性，并且研究终点不能归因于一个要素"[21]。如果 PRO 量表中有 3 个问题评估呼吸困难，只有一个问题评估咳嗽和胸痛，那么所有项目的集合得分将会强调治疗呼吸困难的作用，而弱化了咳嗽和胸痛，这个不经意的权重可以通过将项目测量平均化来克服，即测量每一个单一症状，然后将症状的得分汇总或者取平均分（如肺癌症状得分 = 3 个单位平均呼吸困难得分 + 咳嗽得分 + 胸痛得分）。

FDA PRO 指南推荐 PRO 症状评估关注评估时的当下状态或最近的症状特点以避免回顾性偏倚（如现在症状的严重性或近 24 小时内最严重的症状经历）[12]。认知研究表明最严重的体验最容易准确回忆，因此临床试验中对过去 24～48 小时内最严重的症状评估可以提供可靠有效的测量。PRO 终点合理的回忆区间（recall period）须确立并且经 FDA 认可，作为足够的证据支持产品声明。

有些症状总是病理学证据，疼痛就是典型例子。其他症状是正常状态在强度，持续时间，内容等等方面的病理学扩展。例如，如果一个人刚刚跑了 1 万米赛跑，那么他气短就很正常，但是如果没有耗费体力就有气短或者活动后很长时间才恢复正常呼吸的气短，气短就成为值得研究的症状。扩展到健康状态的病理水平的症状诊断对于症状试验必不可少[21]。

识别开发多项目症状量表或单一项目症状评估的过程是本质上相同的，尽管任务需要扩展到多项目评估[12]。简单地说，FDA 鼓励申办方提供拟标签声明的适应证，然后为每一种终点的测量开发找到概念框架，用这个框架指导试验病例选择或入组测量选择。为症状评估测量属性找到足够证据，以及为症状计分变化或区别找到合理解释都将是患者临床获益的证据，这些应在开启 3 期试验之前被证实。

研究设计的考虑

本章前几节讲述了研究设计和分析相关问题，这些问题在新产品入市向 FDA 提交商品标签声明时需要考虑。最终，症状评估如何用于试验将决定它可以在广告和产品标签声明出现怎样的信息。因此，要达到最佳的产品期望水平试验设计就甚为重要，可通过预先为 3 期试验设定研究设计、目标人群、症状评估测量工具和分析而达到目的[22]。

将主观内容量化或症状评估相关经历量化均是十分困难的，因为不可能直接比较两个患者之间的主观感受。鉴于此因，症状声明应该基于随机、双盲、对照的临床试验，还必须精确记录患者在试验中经历的症状（最小的回忆误差）以及标准化评估来完成。开放性试验设计使得应用概念性研究终点变得很有挑战性，因为不可能将患者或临床医生设盲以使主观性偏倚最小化。

患者自我评估和代理人（代替患者本人评估的任何人）评估的混合试验设计难以解释，因为代理报告中存在明确的偏倚。患者的症状报告，应尽可能在整个试验中使用同一个版本的评估，以避免已知偏倚带来的结果不易解释的问题，这些问题可能是实施模式[25]或不同语言语种版本间的细微差别造成。

正如症状本身可以是癌症、也可以是治疗导致的表现，随着时间改变，症状的严重程度可能代表肿瘤变化（减小或进展）、转移、毒性治疗的反应、或者疾病进展与治疗副作用相结合的结果。当症状作为主要研究终点来评估抗肿瘤药物疗效时，研究设计必须提出研究方法来区分症状变化是治疗毒副作用带来的，还是治疗失败引起的。

试验中症状评估时间点应该有选择性，以便 FDA 能够评估治疗效果，并且理想情况下，评估该效果的可持续性[21]。

临床试验设计的一个关键部分是确定多大的症状变化程度可被认为是对患者有重要的临床获益，已有多种试验方法用于评估组间有意义的变化。为根据症状评分批准临床获益的适应证，FDA 经常要求申办方记录评分的变化作为患者临床获益的证据。例如，有怎样的改善才能确定患者是治疗的"受益者"。"受益者"标准同样要求阐述其合理性，但临床医生发现他

们在决定治疗特定患者中的可能效果时更为直观，而不是根据组内平均差异相关效应大小的解释指导文件。然而，FDA 指出新的测量方法缺少在临床研究和临床实践的长期应用史，因此，利用多种方式提供治疗有效的证据将会十分有用[12]。

举例：选择和应用症状量表

假设申办方想要通过改善肺癌症状证明一种方法的疗效，需要做以下方面工作：

- 找到产品最可能的效果作为"目标声明"，同时也是在试验中计划的研究终点和测量内容，标明"产品 X 改善肺癌患者症状"。
- 确定于肺癌患者重要的症状。
- 证实产品改善的症状是其中之一。
- 确定或者开发肺癌症状评估方法（一套个体症状评分，或者有重要症状总分的评估量表）用来评估所有不同维度的重要症状（如症状严重程度的降低、症状频率、症状数目、症状持续时间等）。这些维度均需在目标声明中记录。研究人员往往提出癌症或治疗毒性相关系列症状，评估可以容易理解为各种症状的总和或平均值的复合结果。当每一种症状对于患者都同等重要时，这种方法是合理的。如果列表中没有包括相同症状的不同术语，可以询问同一症状时采取替代说法。
- 确认肺癌症状评估的测量属性适合临床试验的目标患者：
  - 证实所有重要的症状均已包括在内（内容合理性）。对于症状量表，确定没有症状被重复提及是很重要的（如评估呼吸困难的三个名词——呼吸困难、气短和喘气费力，而评估其他所有症状都用的是一个名词）。
  - 确定评估测量方法的科学程度——可靠性、有效性、敏感性——已在临床试验的目标人群和基本适应证中得到证实。
  - 确定肺癌患者理解评估名词的意义并准确评估。首先包括认知报告过程，以

检测对问卷调查的理解力[26]。

- 确定个体症状评分或症状评分量表中的变化程度作为患者明确临床获益的评分。
- 在对肺癌患者进行的控制良好的研究中，用可以充分捕获预期症状改善的量表实施评估：
  - 将方案评估与试验分析计划充分整合为两个随机、盲法治疗试验。
  - 将症状评分合并到研究终点分层分析，并预先指定用于控制多个测试的方法。
  - 保证每一个设计步骤使失访的 PRO 数据最小化，并在失访发生时记录原因。
- PRO 症状资料统计分析时，利用上述预先设定的研究终点分层计划分析多个研究终点。
- 报告每项研究的结果，提供 PRO 评估的测量属性证据，以及如何与使用同样的评估方法的先前研究进行比较。
- 完成产品标签草稿和广告模板，准确描述临床试验中的研究设计、目标人群、评估方法、疗效观察以及安全性结果。
- 按照产品开发和上市要求的各种建议会议和申请提交时间点，将所有材料和文件提交 FDA 审核。

正如前述简单例子所见，确保症状声明的过程与 PRO 指南中建议的过程非常一致，要求充分记录用于支持产品声明的任何 PRO 测量[12]。肿瘤临床试验和终点的研究细节参考肿瘤学试验指南[12]，对避免研究设计、测量工具、肿瘤试验症状数据解释中的小漏洞很有帮助。

结论

研究者开发改善癌症相关症状的新治疗方法必须克服一系列研究设计分析过程中的挑战，这些挑战如果处理不得当将会影响证据的完整性，进而影响安全性和有效性：

- 他们必须提供证据证明新治疗方法的症状评估是合理的。

- 他们必须设计临床试验，试验产生的数据将会对决策有帮助。
- 他们必须用可以让管理者评估治疗效果的方法来分析临床试验，而不将治疗的毒副作用与疗效混为一谈。
- 他们必须提供研究进行中的清晰全面的原始数据记录。

即便克服了上述障碍，当产品被批准的时候，准确描述产品安全性和有效性的研究证据仍然是一项艰巨的任务。药物开发人员必须与 FDA 共同工作，完成关于开发研究的准确翔实的报告，并提供有关治疗风险和获益方面的充分信息。

最后，有效利用 FDA 指南和建议会议可以使临床开发新治疗方法形成流水线作业，保证对法规要求的充分理解，同时完成 FDA 为批准症状声明而提出的要求。

致谢

本章写作和开发得到 Mapi Values, LLC. 的大力支持，对于 Jeanie Woodruff 给予的编写建议，Barath Rao 收集肿瘤产品声明信息的帮助，以及 Nicola Moss 和 Daria Pelech 整理文献索引的协助，一并表示衷心感谢。

（吕嘉晨　史振峰　译　张玉松　校）

参考文献

1. Williams G, Pazdur R, Temple R. Assessing tumor-related signs and symptoms to support cancer drug approval. *J Biopharm Stat* **14**(1):5–21, 2004.

2. Federal Food, Drug and Cosmetic Act (FD&C Act), 21 USC §321 (2009).

3. Johnson JR, Williams G, Pazdur R. End points and United States Food and Drug Administration approval of oncology drugs. *J Clin Oncol* **21**(7):1404–1411, 2003.

4. Prescription Drug Advertising, 21 CFR §202.1e (2008).

5. Federal Food, Drug and Cosmetic Act (FD&C Act), 21 USC §331 (2009).

6. Federal Food, Drug and Cosmetic Act (FD&C Act), 21 USC §352 (2009).

7. Federal Food, Drug and Cosmetic Act (FD&C Act), 21 USC §355a (2009).

8. Johnson JR, Temple R. Food and Drug Administration requirements for approval of new anticancer drugs. *Cancer Treat Rep* **69**(10):1155–1159, 1985.

9. Temple R. A regulatory authority's opinion about surrogate endpoints. In: Nimmo WS, Tucker GT, eds. *Clinical Measurement in Drug Evaluation*. Chichester, West Sussex, England: J. Wiley, 1995:3–22.

10. O'Shaughnessy JA, Wittes RE, Burke G, et al. Commentary concerning demonstration of safety and efficacy of investigational anticancer agents in clinical trials. *J Clin Oncol* **9**(12):2225–2232, 1991.

11. US Food and Drug Administration. Fast Track, Accelerated Approval and Priority Review. Available from: URL: http://www.fda.gov/ForConsumers/ByAudience/ForPatientAdvocates/SpeedingAccesstoImportantNewTherapies/ucm128291.htm. Accessed Jun 9, 2009.

12. US Food and Drug Administration, Center for Drug Evaluation and Research, Center for Biologics Evaluation and Research, Center for Devices and Radiological Health. Guidance for industry. Patient-reported outcome measures: use in medical product development to support labeling claims. Available from: URL: http://www.fda.gov/downloads/Drugs/GuidanceComplianceRegulatoryInformation/Guidances/UCM071975.pdf. Accessed Dec 18, 2009.

13. Rock EP, Kennedy DL, Furness MH, Pierce WF, Pazdur R, Burke LB. Patient-reported outcomes supporting anticancer product approvals. *J Clin Oncol* **25**(32):5094–5099, 2007.

14. Specific Requirements on Content and Format of Labeling for Human Prescription Drugs, 21 CFR §201.57c (2008).

15. US Food and Drug Administration, Center for Drug Evaluation and Research. Drugs@FDA: FDA Approved Drug Products. Available from: URL: http://www.accessdata.fda.gov/scripts/cder/drugsatfda/. Accessed Jun 8, 2009.

16. US Food and Drug Administration, Center for Drug Evaluation and Research. Office of Oncology Drug Products (OODP). Available from: URL: http://www.fda.gov/AboutFDA/CentersOffices/CDER/ucm091745.htm. Accessed Jun 9, 2009.

17. US Food and Drug Administration. How drugs are developed and approved. Available from: URL: http://www.fda.gov/Drugs/DevelopmentApprovalProcess/HowDrugsareDevelopedandApproved/default.htm. Accessed Jun 9, 2009.

18. Rock E. FDA response to Paper 1: Patient-reported outcomes: conceptual issues [abstract]. Podium presentation at the FDA-Mayo Clinic co-sponsored conference "FDA Guidance on Patient Reported Outcomes: Discussion, Dissemination, and Operationalization," Chantilly VA, February 23, 2006.

19. Food and Drug Administration Amendments Act of 2007(FDAAA), 21 USC §105–115 (2007).

20. Good Guidance Practices, 21 CFR §10.115 (2000).

21. US Food and Drug Administration, Center for Drug Evaluation and Research, Center for Biologics Evaluation and Research. Guidance for industry. Clinical trial endpoints for the approval of cancer drugs and biologics. Available from: URL: http://www.fda.gov/downloads/Drugs/GuidanceComplianceRegulatoryInformation/Guidances/UCM071590.pdf. Accessed Jun 9, 2009.

22. US Food and Drug Administration, Center for Drug Evaluation and Research, Center for Biologics Evaluation and Research. Guidance for industry. Clinical studies section of labeling for human prescription drug and biological products –content and format. Available from: URL: http://www.fda.gov/downloads/RegulatoryInformation/Guidances/ucm127534.pdf. Accessed Jun 9, 2009.

23. Wu H-S, McSweeney M. The assessment and measurement of fatigue in people with cancer. In: Armes J, Krishnasamy M, Higginson I, eds. *Fatigue in Cancer*. Oxford: Oxford University Press, 2004:193–222.

24. Richardson A, Ream E, Wilson-Barnett J. Fatigue in patients receiving chemotherapy: patterns of change. *Cancer Nurs* **21**(1):17–30, 1998.

25. Unruh M, Yan G, Radeva M, et al. Bias in assessment of health-related quality of life in a hemodialysis population: a comparison of self-administered and interviewer-administered surveys in te HEMO study. *J Am Soc Nephrol* **14**(8):2132–2141, 2003.

26. Willis G, Reeve BB, Barofsky I. Invited Paper C. The use of cognitive interviewing techniques in quality-of-life and patient-reported outcomes assessment. In: Lipscomb J, Gotay CC, Snyder C, eds. *Outcomes Assessment in Cancer: Measures, Methods and Applications*. Cambridge UK: Cambridge University Press, 2005:610–622.

27. US Food and Drug Administration, Center for Drug Evaluation and Research. Drugs@FDA: FDA Approved Drug Products. Available from: URL: http://www.accessdata.fda.gov/scripts/cder/drugsatfda/. Accessed Jun 8, 2009.

第29章 症状学研究：展望未来

Charles S. Cleeland, Michael J.Fisch, and Adrian J.Dunn

　　癌症和癌症治疗会产生多种影响功能的症状，本书列举了其中最突出和最令人感到痛苦的症状。目的是将从癌症相关症状（包括疼痛、疲乏、食欲下降、体重减轻、睡眠障碍、认知功能障碍及癌症相关情感改变）方面的临床研究中所获得的信息，与基础实验室研究（通常为动物模型研究）中所揭示的这些症状的潜在机制联系起来。

　　本书部分章节提到了研究症状的一些新方法，包括开发更加合适的动物模型，从分子，遗传和神经影像学角度更好地了解症状。部分章节重点在于关注自我报告的症状评估问题、症状报告与生物学关系的纵向模型问题及新型临床试验的设计问题。最后几章讨论了如下现实问题：为症状研究提供资金，建立症状管理的成本效益机制，将症状研究纳入癌症协作研究组，证明缓解症状药物确实有效的监管指南，以及探索症状的新药开发新的路径。总之，这些章节均支持多学科协作的症状科学的实现机会——至少是与癌症有关的症状科学。

症状研究目前的挑战

症状的主观性质

　　如第23章所述，症状的主观性及评估已经成为症状研究有效发展的主要障碍。即便客观疾病相似，临床实践中经常见到症状报告严重程度的高度可变性相当普遍。这种可变性导致了对于最能说明症状的主观报告数据的不信任。症状报告的主观性已经限制了一些创新研究的发展，这些创新研究有可能阐明这些症状的基础机制，并开发新的治疗方法或预防手段。研究的主要困难包括：许多评估和结果变量具有主观性，现有的此类健康相关研究的疾病模型不合适，以及缺乏将"粗略的"自我报告数据与生物数据相结合的统计模型。尽管如此，近来已经在症状测量方面取得了实质性的进展：自我报告的症状已经被认为是临床试验中合理的主要结果变量[1]，并正在成为衡量癌症症状和治疗毒性的标准[2]。

需要以机制为重点的研究

　　在为本书做准备的讨论中，我们注意到许多在症状学相关领域工作的研究人员都明白癌症会引起多种症状，但是由于他们没有临床经验，所以无法理解症状导致的痛苦，也不能认识到最终可能对生存的影响。而其他研究人员对可能导致症状的潜在生物学机制又知之甚少。

　　直到最近，疼痛以外的症状研究主要包括：①在特定类型癌症、特定阶段的患者自我报告的横断面描述性研究；②检验特定症状减轻为结局指标的临床试验。例如，一个典型的描述性研究可能会针对Ⅳ期乳腺癌患者，测量患者报告的疲乏程度，寻找疲乏与其他症状、功能和情绪（如总体或健康相关的生活质量）之间的关系，并确定其他变量（年龄、性别、癌症类型和分期，少数族裔身份）是否会影响疲乏与功能状态和生活质量等这些更复杂维度症状的相关性。只有极少数的研究（多为疼痛和抑郁方面）尝试从生物学基础的角度去研究症状。

临床医生有时缺乏症状的生物学基础信息，而这些症状是预防和治疗的合理目标。因此，症状管理的临床试验可能没有充分认识所研究的症状缓解药物的作用机制。如有些章节中所述，减轻症状的方法可以是生物（药物）和行为干预。鉴于多种癌症症状以一种可预测的方式集中出现，因此可能共有相似的基本机制，深入研究这种机制可能会发现一种有效的、系统的方法来控制这些症状。动物临床前研究可以帮助了解症状相关药物的疗效和适宜剂量；然而，除了疼痛（目前已有符合疼痛临床情况的动物模型），很少有机会能开展临床前研究，评估候选药物缓解其他症状的机制。

缺乏跨学科的方法

组织编写本书的基本原则是，症状研究必然是一门跨学科的科学。前面的章节也证明了这一原则。如果在症状方面能够采用像在癌症生物学研究领域及癌症治疗研发领域所作出的那种积极的、多学科的、科学的努力，那么在症状预防和症状管理领域同样具有提升的可能性。然而，根据编者的经验，目前关于这方面的思考还远远不够。正如我们在本书中所考虑的各种主题一样，我们很清楚，跨学科症状研究缺乏一个长期的、持续的框架，将研究的结果应用和推广到症状机制研究中。

症状研究领域刚刚开始对癌症患者症状的潜在机制提出生物行为学方面的理解，但启动研究受到自身障碍的阻挡。虽然在症状研究的某些方面已经取得了一些进展，但对症状机制的研究很难概念化、组织化和资金化。也许我们面临的最突出的挑战是汇集和整合各种学科知识，以理解导致症状表现的复杂的生物学和行为学现象。症状研究需要多种相关研究领域的学者参加，其中包括行为科学家、分子生物学家、免疫学家、行为遗传学家、神经认知和比较神经科学家、统计建模人员和肿瘤临床医师。许多能够对理解症状有重大意义的学科（如分子成像）尚未完全投入到这项研究事业中。

研究人员之间的交流是促进癌症症状控制研究所必需的。繁忙、高产的科学家已经在从事自己的研究项目了，再持续致力于一个新的研究领域，自然会产生冲突。他们可能来自不止一个机构，带来不同的机构文化和视角。一个跨学科的计划需要有适当的激励和认可，以吸引、留住和聚集最出色的研究人员。

尽管面临这些挑战，但对症状的长期跨学科研究将有助于协同阐明症状集群的性质和机制，这是单学科无法实现的。这种努力的一个重要意义是为交叉培训不同学科的研究人员提供途径。这将为研究人员应对千百万人的重大卫生保健问题铺平道路，而这是单学科无法解决的。

未来发展方向

应用现有的研究方法和发展战略加速症状学的进展，在实际的时间框架内通过减轻症状，为癌症患者带来切实的益处。我们支持"转化路径"的发掘，以发现和评估更好的症状控制方法，其中包括：①关注治疗引起的症状；②利用我们所了解的有关炎症和症状的知识；③在癌症症状的动物模型研究方面付出更多努力；④检查症状高表达风险的遗传决定因素；⑤使用神经影像学研究中枢神经系统（CNS）对症状的表现；⑥通过临床试验研究症状干预方法。

研究治疗期间的症状发展，作为理解症状机制的模型

研究癌症治疗过程中的症状表现，为理解导致症状的机制和评估可能预防或控制症状的药物提供了独特的视角。癌症患者，即使是那些患有更晚期疾病的患者，来到医院治疗时也会有相对的健康和无症状状态。然而，一旦开始治疗，许多患者就会开始经历由治疗引起的多种症状（手术、化疗、放疗或这些的组合）。症状的严重程度在患有相同癌症且接受相同治疗的患者中是不同的，这种不同正是我们的研

究目标以更深地理解导致症状的原因。

图 29.1 展示了利用多学科方法在治疗中跟踪多个症状的轨迹。在治疗的每个步骤中，症状严重程度都存在差异，从诊断到生存，我们可以使用纵向患者报告、认知和神经感觉测试、纵向生物统计学建模、遗传学（如细胞因子基因的多态性）、蛋白质分析和神经成像的组合来鉴别具有罹患症状高风险或低风险的患者，发现标志物和潜在的症状机制。这些信息说明动物行为模型反映了症状表现，可以用来进行进一步的症状机制研究，以及可能的症状调节药物的临床前研究。这种综合方法的最终目标是开发候选药物，以进入症状相关的 1～2 期临床试验。

调查炎症对于症状发生的影响

多学科研究应该坚持的一个方向是继续研究炎症作为症状产生的机制，其在疾病和治疗中的作用。本书的一条主线就在于越来越多的证据表明炎症机制可能参与多种癌症相关症状的发生。众所周知，疾病和治疗都会引起症状和特异性炎性细胞因子的增加，主要包括白细胞介素（IL）-1、IL-6 和肿瘤坏死因子（TNF）-α。内源性细胞因子的过度产生可导致炎性反应，其中核转录因子如核因子 κB（NF-κB）的激活可促进炎症。最近关于类风湿性关节炎、炎症性肠病和抑郁症的研究表明，除了癌症以外的其他疾病中，炎症同样在引起多种症状起了主要作用，细胞因子靶向疗法通过减轻炎症缓解疼痛和其他症状。

本书的几个章节已经阐明了炎症相关通路与其他症状相关通路（如神经内分泌和神经调节通路）之间密切的相互作用。虽然细胞因子可以在癌症治疗中起作用，但它们产生的症状会干扰患者对治疗的耐受性，从而减弱治疗效果[3]。与细胞因子治疗有关的最严重的不良症状是疲乏，涉及身体（贫血、肌肉无力、恶病质、发烧和盗汗）和精神（快感缺乏症）方面表现，从而导致认知和情感伤害[4,5]。与肿瘤相关的恶病质与 TNF-α、IL-1、IL-2 和 IL-6 疗法有关

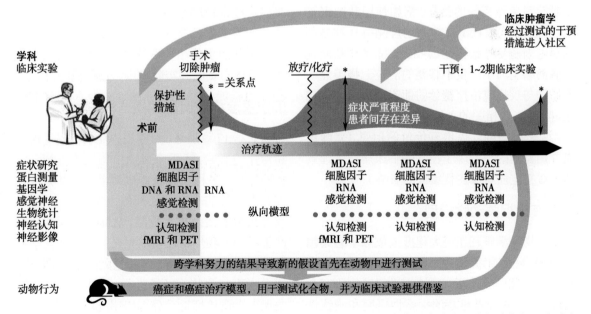

图 29.1　在治疗相关症状研究中跨学科相互作用的轨迹。大多数早期患者在治疗前的症状相对较轻。关系点（points of interest）（*）是预期癌症治疗（手术、化疗、放疗和生物治疗）所造成症状严重程度的高值，受患者个体差异影响。在该概念性研究中，需要经常监测症状，同时跟踪分析蛋白质的改变，并进行神经感觉检测。在术前收集 DNA 和 RNA，并在术后多次收集 RNA。在症状基线和峰值时进行认知和情感评估，同时进行影像研究。症状预防和治疗的结论性假设最终将进入临床试验。动物研究与人类研究相似，并可以借鉴或指导人类研究

（第12章）；细胞因子，特别是IL-6和IL-8，与移植后及其他积极治疗（如联合放化疗）后的症状负担密切相关，疲乏为其最常见的症状。

鉴于我们对炎症机制和疾病行为的理解，我们已经在动物模型中提出了几种方法来改善或阻止疾病行为的发展，这可能有助于减少治疗相关症状。中枢神经系统促炎性细胞因子是"治疗"疾病行为的可行靶点，在脑内阻断促炎性细胞因子受体（最显著的是IL-1受体）、阻断促炎细胞因子合成（通过抑制促炎性细胞因子激素原裂解为成熟蛋白）、选择性胶质抑制及给予抗炎细胞因子如IL-10（无论是作为蛋白质还是通过病毒载体），都证明可以有效地缓解多种疾病行为[6]。

通过一些设计良好的、以症状作为结局指标、以临床已经获批用于其他适应证的药物作为干预措施的临床试验，我们可以进一步了解症状产生的机制。研究症状的炎症基础，其中一个动机在于目前已经存在获批的调节特定细胞因子的治疗制剂，以及其他诱导炎症减少的广谱药物，如米诺环素。干预的重点可以通过直接针对免疫系统的治疗，例如使用细胞因子活性抑制剂（如TNF-α抑制剂）、NF-κB抑制剂或细胞因子受体拮抗剂（如IL-6抗体），从而减少促炎细胞因子产生不必要的活性。痛苦症状的加重与疾病或治疗诱导的细胞因子的产生相关，阻断与之相关的关键生物标志物以治疗症状，这一策略可以提供有价值的信息，来确认或否定特定的细胞因子在某些临床病理生理条件下对特定症状或症状集群的影响。

开发其他相关动物模型

生物医学研究在很大程度上依赖于感兴趣的动物模型，症状科学也是如此。在"从临床到实验室"和"从实验室到临床"的转化研究合作模式下，对患者进行的探索性研究和确认性研究可以在相似症状的动物模型中再现。疲乏症状研究就是一个很好的例子：正如很多人指出的那样，我们不能问动物是否有疲乏症状。但是，许多患者描述的疲乏表现为：缺乏活动的愿望、解决问题费力、社交兴趣下降等，可以用动物来模拟（第3章和第11章），并且这些表现多数都是动物研究中典型的疾病行为表现。疾病引起的疼痛和癌症治疗引起的疼痛的动物模型（第5章）提示了疼痛发展的潜在机制和治疗癌症疼痛的新方法[7-9]。恶病质的动物模型也有助于理解食欲缺乏和消瘦症状（第13章），从而引出可能减轻患者恶病质方法的假设（第12章）。

动物模型对于开发性研究是必要的，同时它们也是临床前研究症状治疗药物的必要条件。在疼痛研究领域，有一种针对症状表现的治疗策略，联合了新的免疫学和药理学治疗，动物模型为这种治疗策略提供了有效的临床前研究，这将形成新的假说从而用于人类的临床试验。尽管动物模型已经被用于开发治疗精神疾病和痴呆的药物，但是这些模型的有效性评估是基于动物对已证实对人有效的药物的反应或动物中枢神经系统的形态学变化。相反，开发的动物模型所反映的症状行为能否对患者和临床医生都"有意义"，这需要以患者自我报告的症状严重程度和患者行为评估为基础，并将其与动物身上反映这些症状的行为、中枢神经和系统性的变化相关联。毫无疑问，我们有必要投资人力资源和实验室生产这些模型。

确定重度症状风险的遗传标志物

如第17章所述，癌症相关症状不仅受疾病和治疗的影响，还受个体遗传特征的影响。癌症的发生、多种自我报告的症状、自身免疫及神经退行性病变有着相同的内源性炎症通路，或者类似的治疗相关机制，从而对外源性药物产生反应。我们可以使用先进的分子遗传学技术，如高通量的基因分型和基因扩增（微阵列）技术来研究这些途径或机制，这些技术也用于发现人类遗传标记。分析治疗过程中症状发生和严重程度的遗传预测因子，有助于我们理解症状的生物学基础、识别易感人群、开发具有预后能力的检测方法、设计新型药物靶点并预测治疗结果。

多态性分析可以帮助描述每个患者的遗传背景。基因表达模式决定了功能，而基因的表达是一个动态的过程，可以是暂时或永久的改变，从而反映细胞、组织、器官和机体状态暂时性或持久性变化。因此，基因表达分析可能更准确地识别有严重症状高风险的患者，并且帮助我们将患者分组，从而更精确地预测患者对治疗的反应。

基于假说的、关于特定通路的遗传多态性方面的研究，可能有助于人们确定癌症相关症状的遗传标记。全基因组关联研究将通过扫描整个基因组数百万个遗传多态性，提供新的候选遗传标记，无需再假设可能与癌症症状相关的特定的生物学通路。

涉及症状表达的大脑通路的研究

机体表现出的症状，本质上是机体对丰富的外周生理信息的处理过程，而这最终是大脑的一项功能，因此，症状可以被概念化为中枢神经系统的功能障碍[10]。然而，当症状进展并产生影响时，大脑内部发生了怎样的改变，我们对这些机制的理解仍处于初级阶段。综合研究表明，大脑处理许多症状方式都很类似[11]。脑结构和功能成像技术的迅速发展使我们能够检查中枢神经系统中的症状相关事件（第18章）。新的神经影像学技术已经实现可视化地观察大脑的解剖结构如何在功能性环境中作为网络相互作用，并开始打开分子水平研究大脑变化的大门。使用正电子发射断层扫描的分子成像技术已经广泛用于研究癌症的生物学和抗癌药物的作用，但最近才被用于疼痛和抑郁症的检查，仍未被用于研究疲劳、认知障碍、食欲改变和睡眠障碍症状。

寻求症状干预的临床研究

最后，症状机制假说及可能具有预防或调节症状作用的治疗都需要临床研究证明。这将需要对症状研究有兴趣且有相关技能的基础、医学、放射、外科肿瘤学和血液学研究人员的共同努力，还需要受过症状研究培训的研究人员和数据管理人员，以及对生物学和主观报告研究领域的细微差别有所了解的生物统计学家共同参与。

例如，如果产生症状的炎症通路得以确认，那么就可以探索出几种新的治疗方法。首先，可以通过针对免疫系统的治疗，来减少产生促炎细胞因子不必要的活性，例如使用环氧化酶抑制剂或细胞因子受体拮抗剂之类的免疫抑制剂和细胞因子活性抑制剂。其次，可以尝试恢复那些因为细胞因子激增刺激而失衡的大脑区域的平衡，例如由于脑内细胞因子改变导致中枢神经系统生物胺代谢失调，通过使用抗抑郁药，可以恢复生物胺代谢的平衡。再次，可以通过更具代表性的止痛药、精神兴奋剂和行为干预的使用，来达到治疗症状的效果。最后，可以设计一种治疗方法，模拟正常机体的内源性反馈通路，使其对疾病的反应控制在正常范围内，就像对病毒性疾病的反应一样，关于这一点，完善正常的神经内分泌系统对疾病的反应可能会对控制症状有好处。

除炎症之外，还有几种潜在的通路也涉及症状的表现，对症状机制的研究也需要研究这些通路。例如，神经调节剂和神经保护剂在预防和减轻症状方面可能有实质性的益处。

开发症状控制疗法的转化医学途径

上述步骤旨在通过更有效的治疗来改善对癌症相关症状的控制。要做到这一点，需要一个转化医学途径，包括：①来自于动物和患者的遗传易感性信息，以反映高风险的症状表达和对候选药物的反应；②候选药物对动物和患者症状的调节作用，以及其反应在中枢神经系统神经影像学上的表现；③将症状行为转化为动物模型，以高通量开发减少、甚至预防癌症相关症状的药物。

将实验室结果转化为临床患者的获益存在诸多困难，这在每个疾病领域都是广泛存在的。2005年，美国国家癌症研究所成立了一个转化医学研究工作组，以加速将分子肿瘤学的研究成果应用于患者的治疗,工作组制定了一个转化研究路径模型。虽然该模型是为新疗法而开发的,但是可以使用类似的模型来研究如何将基础和临床的症状研究成果转化到临床中。图 29.2 简要说明了这种症状研究的转化路径。

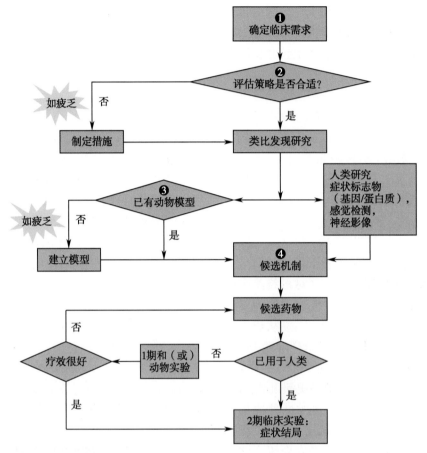

路径中的几点注意事项:

(1) 确定临床需求:症状 / 毒性流行病学支持
- 化疗引起的周围神经病变:显著
- 疲乏:显著
- 神经认知障碍:显著

(2) 评估策略的统一:患者报告的结果(PROs),临床发现
- 化疗引起的周围神经病变:神经性疼痛(患者报告的结果,临床表现)的一些共识,较少的疼痛性神经病变
- 疲乏:缺乏概念和评测共识
- 神经认知障碍:就临床标准达成共识

(3) 动物模型
- 化疗引起的周围神经病变:有几种模型可用
- 疲乏:动物模型未达成共识
- 神经认知障碍:有几种模型可供选择

(4) 机制:由患者和动物生物标志物 / 症状或毒性研究提出。症状结果通常是自我报告,但过程反映治疗方法的机制研究

图 29.2 症状研究的发现和转化途径

该途径的早期组成部分包括基于患者纵向观察的研究发现、研究步骤和决策点。体现生物标志物和症状表达协变特征的相关性研究虽然重要，但无法提供足够的症状形成机制基础方面的信息，无法帮助开发潜在的控制症状药物。通过检查来源于患者的纵向症状数据、临床相关性、生物标志物（基因、蛋白质）和影像数据，人们提出关于症状表达机制的假说；接着，在动物模型中进一步检验这些机制假说，并在实验室开发研究可能影响这些机制的药物，然后再应用于特定疾病的动物模型。那些有趋势显示可以预防或减某些癌症而又没有过度毒性的药物，将应用于人体研究以确定合适的剂量、效果和对人体的毒性。

本书的一些章节论述了针对症状的药物的转化医学途径。对于一些症状，如神经性疼痛或骨相关性疼痛（第5章）的动物模型已经取得了长足的进步，动物模型提供了对机制的基本了解，并用于测试可能临床获益的药物。相比之下，治疗相关性认知功能障碍、疲乏和治疗相关性抑郁等症状的动物模型的开发却很少。虽然目前已经有一些抑郁症的动物模型，但是癌症及癌症治疗对这些模型的影响还没有被评估（第9章）。此外，仍然需要花费大量的精力来开发反映患者疲乏和认知功能障碍的动物模型；第6章、第7章和第11章分别介绍了这些模型可能的建议，经历这些症状的患者的神经成像和生物标志物信息将会促进这项研究。

更好的症状临床试验设计

我们已经注意到，很多治疗慢性疼痛的临床研究均以失败告终，得到一些阴性结果，无法为临床决策提供信息。关于其他症状的大量研究同样面临着类似的失败结局。我们所描述的转化途径可能会减少实验的失败次数。幸运的是，上述步骤能提供更多关于症状机制的知识，促进重点明确的临床调查，以更好地描述行为和自我报告的结果。此外，临床前模型有助于提供药物的有效剂量。慎重考虑设计的临床试验要回答的问题同样重要，同时还需要考虑能够提高试验效率的其他设计要素，如足够的基线评估、试验持续时间、固定剂量与灵活剂量、试验中的滴定及只研究那些对治疗有反应的"有意义的"试验。读者可参考 Dworkin 等关于这些问题的综述[12]。

结语

癌症症状负担影响了成千上万的癌症患者的生存质量，包括癌症治疗期间和之后的生存期。我们应该有更多更深的研究来解决这个问题。如本卷所示，症状研究最好在跨学科的框架内进行，以海纳包括多种来源的信息。许多令人鼓舞的新的科学技术可以帮助解决这个问题。如果这本书成功地鼓励新的研究者将症状表达和调节机制作为主要的研究焦点，那么就已达到目的。

（杜瀛瀛 译 朱燕娟 校）

参考文献

1. US Food and Drug Administration, Center for Drug Evaluation and Research, Center for Biologics Evaluation and Research, Center for Devices and Radiological Health. Guidance for industry. Patient-reported outcome measures: use in medical product development to support labeling claims. Available from: URL: http://www.fda.gov/downloads/Drugs/GuidanceComplianceRegulatoryInformation/Guidances/UCM071975.pdf. Accessed Dec 18, 2009.

2. Basch E. The missing voice of patients in drug-safety reporting. *N Engl J Med* 362(10):865–869, 2010.

3. Cleeland CS, Bennett GJ, Dantzer R, et al. Are the symptoms of cancer and cancer treatment due to a shared biologic mechanism? *Cancer* 97(11):2919–2925, 2003.

4. Kurzrock R. The role of cytokines in cancer-related fatigue. *Cancer* 92(6 Suppl):1684–1688, 2001.

5. Valentine AD, Meyers CA. Cognitive and mood disturbance as causes and symptoms of fatigue in cancer patients. *Cancer* 92(6 Suppl):1694–1698, 2001.

6. Bilbo SD, Biedenkapp JC, Der-Avakian A, Watkins LR, Rudy JW, Maier SF. Neonatal infection-induced memory impairment after lipopolysaccharide in adulthood is prevented via caspase-1 inhibition. *J Neurosci* 25(35):8000–8009, 2005.

7. Ledeboer A, Jekich BM, Sloane EM, et al. Intrathecal interleukin-10 gene therapy attenuates paclitaxel-

induced mechanical allodynia and proinflammatory cytokine expression in dorsal root ganglia in rats. *Brain Behav Immun* **21**(5):686–698, 2007.

8. Cata JP, Weng HR, Dougherty PM. The effects of thalidomide and minocycline on taxol-induced hyperalgesia in rats. *Brain Res* **1229**:100–110, 2008.

9. Xiao WH, Bennett GJ. Chemotherapy-evoked neuropathic pain: abnormal spontaneous discharge in A-fiber and C-fiber primary afferent neurons and its suppression by acetyl-L-carnitine. *Pain* **135**(3):262–270, 2008.

10. Kroenke K, Harris L. Symptoms research: a fertile field. *Ann Intern Med* **134**(9 Pt 2):801–802, 2001.

11. Craig AD. How do you feel? Interoception: the sense of the physiological condition of the body. *Nat Rev Neurosci* **3**(8):655–666, 2002.

12. Dworkin RH, Turk DC, Peirce-Sandner S, et al. Research design considerations for confirmatory chronic pain clinical trials: IMMPACT recommendations. *Pain*:e-pub ahead of print, 2010.

英中名词对照

---

[*] 原著所在页码

[#] 中文版所在页码